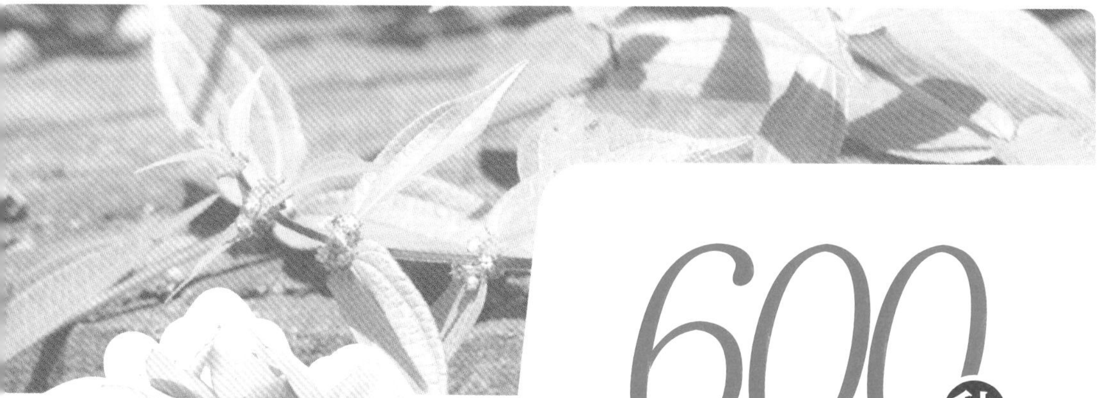
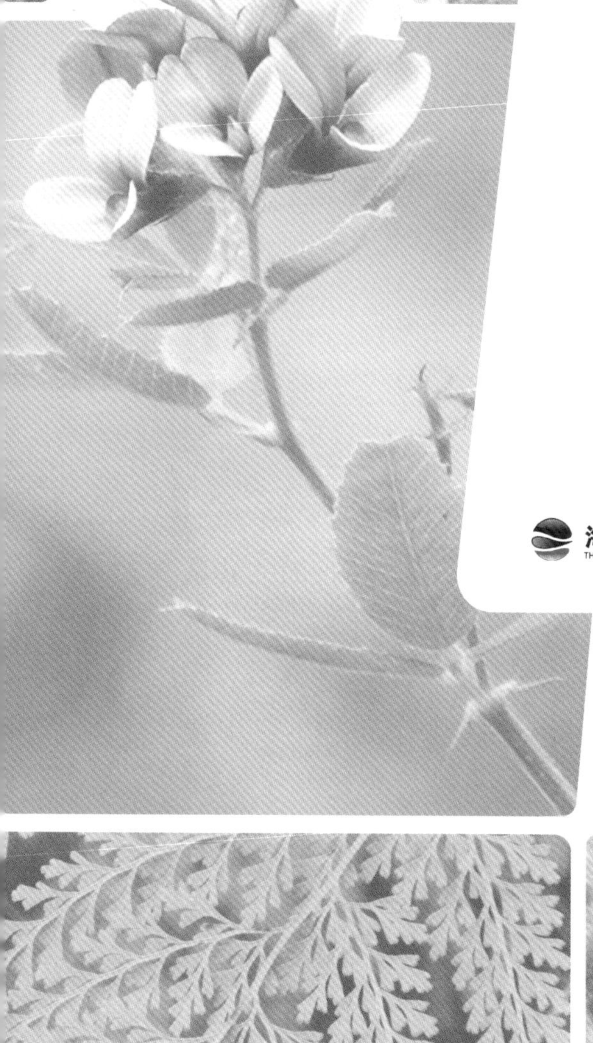

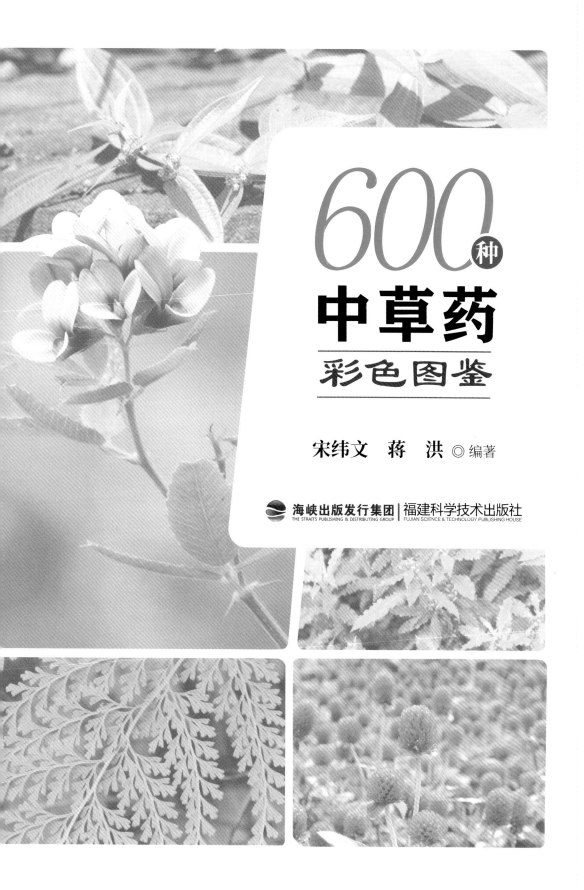

600种中草药彩色图鉴

宋纬文　蒋　洪 ◎ 编著

海峡出版发行集团 | 福建科学技术出版社
THE STRAITS PUBLISHING & DISTRIBUTING GROUP | FUJIAN SCIENCE & TECHNOLOGY PUBLISHING HOUSE

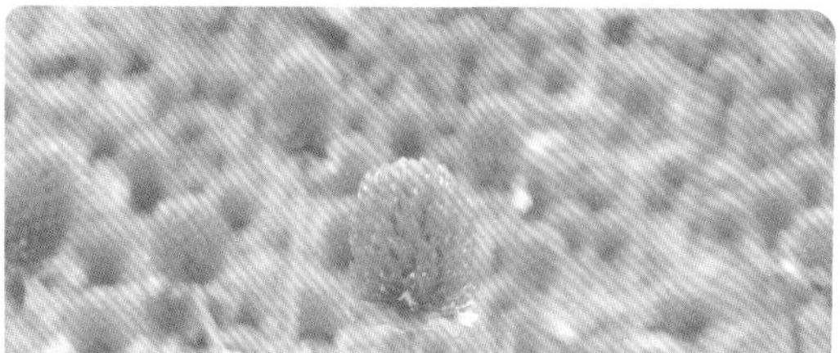
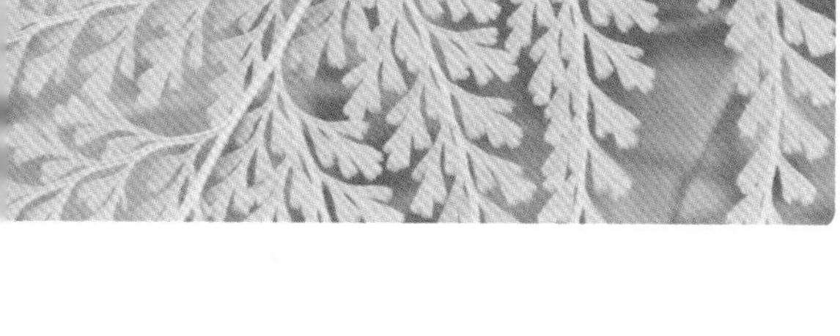
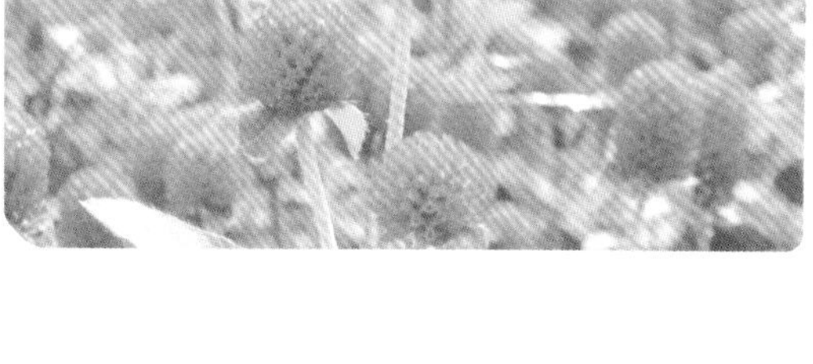

图书在版编目（CIP）数据

600种中草药彩色图鉴 / 宋纬文，蒋洪编著. —福州：福建科学技术出版社，2023.3

ISBN 978-7-5335-6837-5

Ⅰ.①6… Ⅱ.①宋…②蒋… Ⅲ.①中草药－图集 Ⅳ.①R282-64

中国版本图书馆CIP数据核字（2022）第179930号

书　　名	**600种中草药彩色图鉴**	
编　　著	宋纬文　蒋洪	
出版发行	福建科学技术出版社	
社　　址	福州市东水路76号（邮编350001）	
网　　址	www.fjstp.com	
经　　销	福建新华发行（集团）有限责任公司	
印　　刷	福建新华联合印务集团有限公司	
开　　本	700毫米×1000毫米　1/16	
印　　张	27.25	
字　　数	522千字	
插　　页	4	
版　　次	2023年3月第1版	
印　　次	2023年3月第1次印刷	
书　　号	ISBN 978-7-5335-6837-5	
定　　价	88.00元	

书中如有印装质量问题，可直接向本社调换

内容简介

　　本书共介绍野外常见中草药 600 种，全书以科别归类，按植物等级，从低等到高等的顺序编排，介绍每一种中草药原植物拉丁学名、别名、药用部位、植物特征与采制、性味功用、实用简方等内容，并配有野外实地拍摄的精美照片 1~2 幅。文前增设"中草药功效速查"，读者可根据中草药的功效查找相关内容；文后还附有植物拉丁学名索引和中草药正名、别名笔画索引，读者可快速查找到所需内容。值得一提的是，书中的实用简方具有应用简便、实用性强的特点，有些方子还可作为药膳食用，但建议在专业医生的指导下用药。另外，部分中草药配有二维码，扫码可拓展更多中草药相关知识，实现纸数互动。个别有毒中草药，由于读者缺乏对其毒性的认识，严禁内服，外用也需在专业医生指导下使用，以免造成意外。

中草药功效速查

（中草药名前的数字为内文中草药名称前的序号，而非页码）

注：①原植物名。
　　②中药材名。

1

9

目 录
CONTENTS

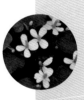

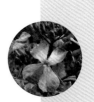

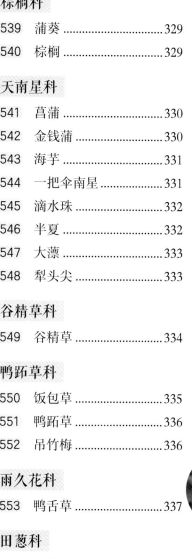
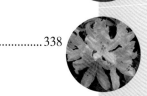

蝉花

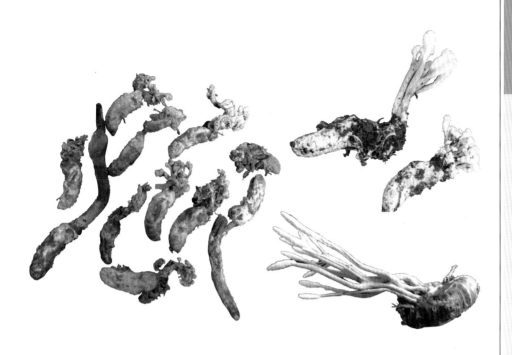

Cordyceps sobolifera (Hill.) Berk. et Br.

■ **别　　名**　虫花、蛹茸、蝉茸菌。

■ **药用部位**　整个虫体和子座。

■ **植物特征与采制**　子座单生或 2 ~ 3 个成丛地从寄主前端长出。中空，柄部呈肉桂色，干后色深，有时具不孕的小分枝，其头部呈棒状，肉桂色至茶褐色，干后呈浅朽叶色。立夏前后生于竹林下，寄主为山蝉和黑头蝉。分布于浙江、江苏、福建、广东、四川和云南等地。4 ~ 5 月虫体自土中抽出子座时采收，去净泥土，晒干。

■ **性味功用**　咸，寒。有小毒。定惊镇痉，散风热。主治小儿惊风、夜啼、心烦失眠、风热咳嗽。3 ~ 9 克，水煎服。

　　实用简方　①小儿夜啼：蝉花、灯心草各适量，水煎服。②小儿惊厥：蝉花 2 只，水炖服，各种惊厥发作时服或作预防用。③小儿麻疹未透：蝉花 3 ~ 6 克，水煎服。④痘疹遍身作痒：蝉花（微炒）、地骨皮（炒黑）各 30 克，研末，每服 1 茶匙，水酒调下。⑤安神：蝉花适量，开水冲泡代茶。

木耳

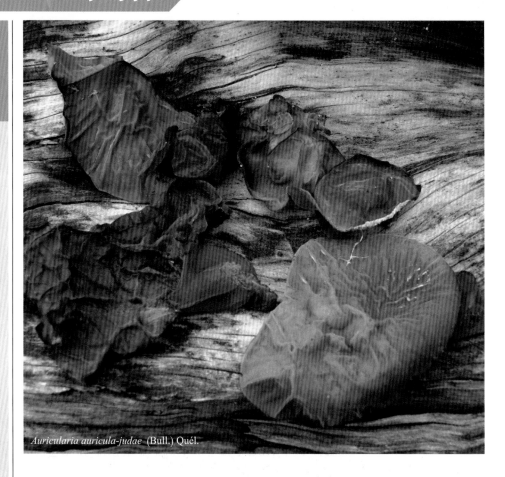

Auricularia auricula-judae (Bull.) Quél.

■ **别　　名**　黑木耳。

■ **药用部位**　子实体。

■ **植物特征与采制**　子实体耳状至杯状或稍不规则的叶片状，胶质，半透明，有弹性，表面平滑，或有脉络状皱纹，红褐色，干后体质收缩，子实层变为近黑色，不孕的下表面则呈灰黑色或暗青褐色，密布细短绒毛。春至秋季生于栓皮栎、桐树、桑、榆、柳等枯树上，或栽培。分布于全国各地。春、秋季采收，通常烘干备用。

■ **性味功用**　甘，平。凉血止血，养阴润肠。主治吐血、鼻出血、咯血、创伤出血、便秘。9～15克，水煎服；或微火炒出烟为度，研末，开水送服。

> **实用简方**　①贫血：木耳30克，大枣30枚，水煎温服。②痢疾、便血、腹痛：木耳15克，红糖60克，水1碗半煮熟，连渣服。③一切牙痛：木耳、荆芥各等分，煎汤含漱，痛止为度。④误食毒蕈中毒：木耳、白糖各30克，水煮食。

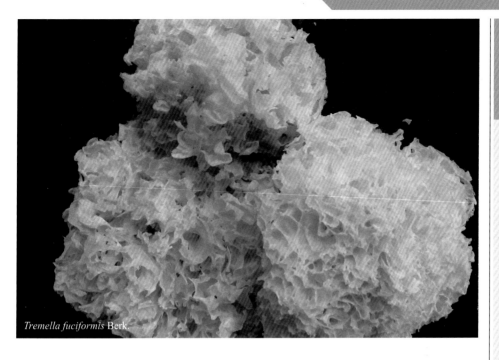

Tremella fuciformis Berk.

■ **别　　名**　白木耳。

■ **药用部位**　子实体。

■ **植物特征与采制**　子实体纯白色，胶质，半透明，耳基黄色或黄褐色，鸡冠形或菊花形，大小不一；干后角质，硬而脆，白色或米黄色，体质收缩，子实层生于整个瓣片的表面。4～7月产生在柳、合欢、杜英、猴耳环、乌桕、枫杨、米槠、桉、桃、柿、龙眼、桑、榕树等数十种的木头上。分布于四川、浙江、福建、江苏、江西、安徽、海南、湖南、广东、香港、广西、贵州、云南、陕西、甘肃和西藏等地。现多人工栽培。春、夏季子实体瓣片完全开放后，用竹刀或不锈钢刀从基部切下，晒干或烘干。

■ **性味功用**　甘，凉。补肺益气，养阴润燥。主治咳嗽、肺痿、咯血、便秘、慢性肝炎。3～10克，先用水浸透，炖1～2小时，加适量冰糖调服。

> **实用简方**　①肺阴虚、咳嗽、痰少、口渴：银耳6克（先用水泡发），冰糖15克，水炖，分2次服。②癌症放疗、化疗期：银耳12克，绞股蓝45克，党参、黄芪各30克，共水煎，取银耳，去药渣，加大米、薏苡仁各30克，煮粥吃，每日1剂。长期配合放疗、化疗，可防止白细胞下降。③阴虚口渴、大便秘结：银耳10克，粳米100克，酌加冰糖，煮粥食。④预防妇女因气滞血瘀、月经不调、经期腹痛而引起的黑眼圈及黄褐斑：银耳15克，猪肝180克，生姜1片，大枣2枚，水炖服。⑤咽痛燥咳、大便秘结：银耳10克，蜂蜜适量，水炖服。

4

灵 芝

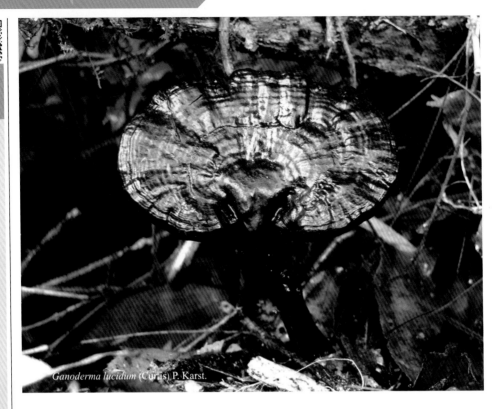

Ganoderma lucidum (Curtis) P. Karst.

■ **别　　名**　赤芝、灵芝草。

■ **药用部位**　子实体。

■ **植物特征与采制**　菌盖木栓质，肾形或半圆形，黄色，渐变为红褐色，皮壳有光泽，有环状棱纹和辐射状皱纹，边缘薄或平截，往往稍内卷。菌肉近白色至淡褐色，后变为浅褐色。菌柄侧生，罕偏生，长度通常长于菌盖的直径，紫褐色或黑色，有漆色光泽。孢子褐色，卵形。夏、秋季生于枫、梅、栲、栗等阔叶树的树桩附近地上或人工培育。分布于安徽、江西、福建、广东、广西等地。夏、秋季采收，鲜用或晒干研末或制成糖浆。

■ **性味功用**　淡，微温。补气安神，止咳平喘。主治神经衰弱、胃痛、高血压、虚劳咳喘、高胆固醇血症。15 ～ 30 克，水煎服，或粉末 1.5 ～ 3 克，开水送服。

> **实用简方**　①高胆固醇血症：灵芝、泽泻、黄精各 15 克，绵茵陈 20 克，水煎，分 3 次服。②慢性支气管炎：灵芝、百合各 9 克，南沙参、北沙参各 6 克，水煎服。③迁延性肝炎：灵芝 5 克，甘草 4.5 克，水煎服。④过敏性鼻炎：灵芝适量，煎浓汤，过滤后，频频滴鼻。⑤失眠（肝火旺）：灵芝 10 ～ 15 克，地耳草 30 克，水煎代茶。⑥中暑：灵芝 15 克，水煎代茶。

■ **别　　名**　铺地石松、伸筋草、蔓石松。

■ **药用部位**　全草。

■ **植物特征与采制**　多年生草本。茎初为匍匐，后渐直立；近攀缘状，多分枝。叶螺旋状排列，密集，细条状钻形，全缘。孢子囊穗单生枝顶，卵圆形或圆柱形；孢子囊圆肾形，腋生。7月至翌年1月生孢子。生于山野路旁酸性土壤中。分布于浙江、江西、福建、台湾、湖南、广东、香港、广西、海南、四川、重庆、贵州、云南等地。全年可采，鲜用或晒干。

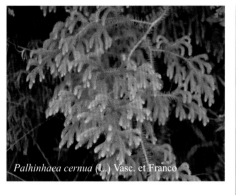
Palhinhaea cernua (L.) Vasc. et Franco

5 垂穗石松

■ **性味功用**　微甘、苦，平。清热利湿。主治肝炎、痢疾、白带异常、乳痈、鼻出血、带状疱疹。15～30克，水煎服；外用鲜草适量，捣烂敷患处，或研末调茶油涂患处。孕妇禁服。

> **实用简方**　①急性病毒性肝炎：鲜垂穗石松60克，鸡蛋、鸭蛋各1个，水煎服。②手足麻木：鲜垂穗石松60克，猪肉适量，水炖服；另以薏苡仁适量，煎汤代茶。③胃酸过多：鲜垂穗石松30克，猪胰1条，水炖服。④风湿骨痛：垂穗石松、蔓性千斤拔根各15克，水煎服。⑤白带异常：垂穗石松15克，猪小肠适量，水煎，饭前服。⑥鼻出血：鲜垂穗石松根30克，猪鼻子1个，水炖服。

■ **别　　名**　石子藤、石子藤石松。

■ **药用部位**　全草。

■ **植物特征与采制**　攀缘藤本。茎多回2叉分枝，主茎圆柱形，扁平，下垂；孢子枝近圆柱形，多回2叉分枝。叶钻状。孢子囊穗下垂，圆柱形；孢子叶阔卵形，边缘膜质；孢子囊近圆形。5～11月生孢子。生于林缘灌木丛中。分布于华东、华南、华中及西南大部分地区。夏、秋季采收，鲜用或晒干。

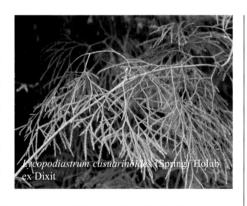
Lycopodiastrum casuarinoides (Spring) Holub ex Dixit

6 藤石松

■ **性味功用**　微苦、辛，平。舒筋通络。主治风湿痹痛、关节疼痛、扭伤、跌打损伤。6～15克，水煎服。

> **实用简方**　①小儿盗汗：藤石松、麦秆各适量，煎水洗浴，连洗1～2周。②风湿关节痛、跌打损伤：藤石松15～30克，五加皮、草珊瑚各9～15克，上肢加桂枝9克，下肢加牛膝9克，水煎服。③筋络受伤后手脚不能伸直：藤石松60克，猪蹄筋与猪骨头适量，水炖服。④风湿痹痛：藤石松15克，水煎服。⑤扭伤：藤石松30克，泡酒250克，每日服15毫升。⑥夜盲：藤石松嫩苗30克，鸡眼草15克，水煎服。

7

蛇足石杉

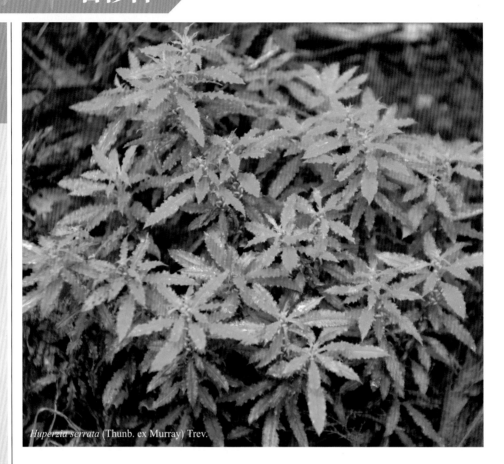

Huperzia serrata (Thunb. ex Murray) Trev.

- **别　　名**　千层塔、蛇足石松。
- **药用部位**　全草。
- **植物特征与采制**　多年生土生植物。茎直立或下部平卧。叶互生，螺旋状排列，密集，椭圆形或椭圆状披针形，边缘具不规则的锐齿，主脉明显；无柄或具短柄。孢子叶肾形，孢子球圆四面体形，黄色。8月至翌年1月生孢子。生于山谷林下、溪边阴湿地。全国除西北地区部分省区、华北地区外均有分布。夏、秋季采收，鲜用或晒干。
- **性味功用**　辛、微苦，平。有毒。散瘀消肿，解毒，止痛。主治癫狂、跌打损伤、痈、疖、皮肤瘙痒、毒蛇咬伤。1.5～3克，水煎服；外用鲜草适量，捣烂敷患处。孕妇忌服。

　　实用简方　①精神分裂症（狂躁型）：蛇足石杉6克，水煎，分2次服。②月经不调、痛经：蛇足石杉3～6克，若经前腹痛，酒水各半煎服；若经后疼痛，酌加童便煎服。③跌打损伤：蛇足石杉3～6克，猪瘦肉120克，水炖服。④跌打扭伤肿痛：鲜蛇足石杉适量，酌加酒糟、红糖，捣烂加热敷患处。⑤无名肿毒：鲜蛇足石杉适量，捣烂敷患处。⑥烫火伤：鲜蛇足石杉适量，捣烂调桐油敷患处，频换。

8

卷柏

■ **别　　名**　长生不死草、还魂草、九死还魂草。

■ **药用部位**　全草。

■ **植物特征与采制**　多年生矮小草本。主茎短，直立；侧枝 2～3 回羽状分枝，干时内卷如拳。小枝上的叶二形。孢子囊穗生小枝顶，四棱形；孢子叶卵状三角形，交互排列；孢子囊肾形；孢子二形。生于山坡或岩壁积土上。分布于东北、华北、华东、中南及陕西、四川等地。全年可采，鲜用或晒干。

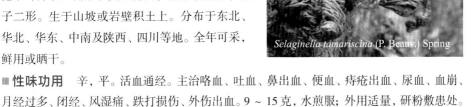

Selaginella tamariscina (P. Beauv.) Spring

■ **性味功用**　辛，平。活血通经。主治咯血、吐血、鼻出血、便血、痔疮出血、尿血、血崩、月经过多、闭经、风湿痛、跌打损伤、外伤出血。9～15 克，水煎服；外用适量，研粉敷患处。孕妇忌服。

> **实用简方**　①便血、痔血、子宫出血：卷柏炭、地榆炭、侧柏炭、荆芥炭、槐花炭各 9 克，研末，每服 4.5 克，开水送服，每日 2～3 次。②经闭腹痛、月经不调：卷柏 30～60 克，水煎，或调红糖、酒服。③尿血：卷柏、大蓟、海金沙藤、旱莲草、荠菜各 15 克，水煎服。④支气管炎：卷柏 10 克，花生仁或猪瘦肉适量，水炖服。⑤劳伤咳嗽：鲜卷柏 30～60 克，酌加冰糖，水煎服。

9

深绿卷柏

■ **别　　名**　石上柏、岩扁柏、地侧柏。

■ **药用部位**　全草。

■ **植物特征与采制**　多年生草本。主茎直立，多回分枝，常在分枝处着地生根，侧枝密。叶二形。孢子叶卵状三角形，龙骨状，先端渐尖，边缘有细齿，主脉明显。孢子囊卵圆形；孢子二形。4～11 月生孢子。生于高山林下、溪沟阴湿地或岩石壁上。分布于安徽、重庆、福建、广东、贵州、广西、湖南、海南、江西、四川、浙江等地。全年可采，鲜用或晒干。

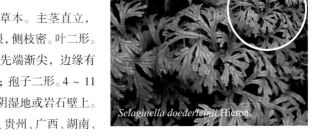

Selaginella doederleinii Hieron.

■ **性味功用**　淡，凉。清热解毒，抗癌。主治肝炎、黄疸、痢疾、尿道炎、跌打损伤、鼻咽癌。15～30 克，水煎服。

> **实用简方**　①急性病毒性肝炎：鲜深绿卷柏 100 克，水煎，酌加白糖调匀代茶。②尿道感染：深绿卷柏、海金沙藤、车前草各 15～30 克，水煎服。③尿血：鲜深绿卷柏、大蓟根各 30 克，水煎服。④口干、尿黄：深绿卷柏 50～100 克，葛根 50 克，水煎代茶。⑤鼻咽癌、肺癌、咽喉癌：深绿卷柏 30～60 克，猪瘦肉适量，水炖服。⑥小儿疳积：鲜深绿卷柏 5～10 克，猪瘦肉适量，水炖服。

兖州卷柏

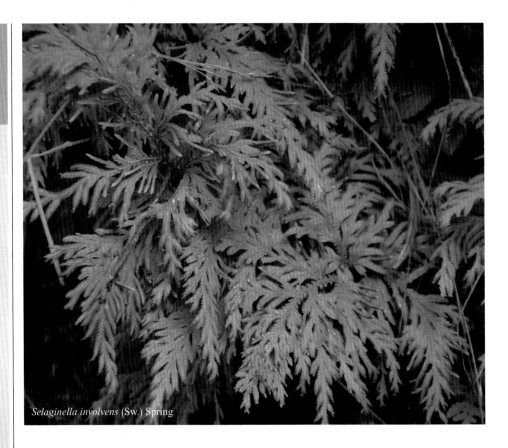

Selaginella involvens (Sw.) Spring

■ **别　　名**　金扁柏、金花草。

■ **药用部位**　全草。

■ **植物特征与采制**　多年生草本。主茎稻秆色,直立,仅基部着地生根,下部不分枝,上部呈 3 回羽状分枝。近主茎基部的叶阔卵形;主茎上部的叶疏生;小枝上的叶二形;中叶卵形,先端具芒状尖头,基部心形,边缘有细齿。孢子囊穗常生于中部以上分枝的顶端。4 ~ 11 月生孢子。生于林下阴湿岩石上。分布于我国大部分地区。全年可采,鲜用或晒干。

■ **性味功用**　淡、微苦,凉。清热利湿。主治肝炎、黄疸、痢疾、胆囊炎、痰湿、咳嗽、急性肾炎、尿道炎、水肿、乳痈、外伤出血、食管癌、胃癌。15 ~ 30 克,水煎服。

实用简方　①肝硬化腹水:兖州卷柏、半边莲各 60 ~ 125 克,马鞭草 30 克,水煎服。②劳力过度:兖州卷柏 30 克,目鱼干 1 只,黄酒适量,水炖服。③咯血:兖州卷柏、旱莲草各 60 克,侧柏叶 30 克,水煎服。④急性肾炎:兖州卷柏、大蓟根、地胆草、积雪草各 15 克,水煎服。⑤尿道感染:兖州卷柏、海金沙藤、爵床、鱼腥草、车前草各 15 ~ 30 克,水煎服。⑥细菌性痢疾:鲜兖州卷柏根 15 克,擂米泔水适量,酌加白糖,饭前服。

11

笔管草

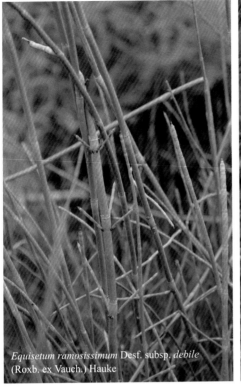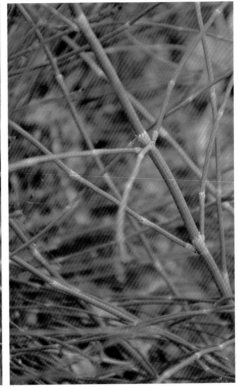

Equisetum ramosissimum Desf. subsp. *debile*
(Roxb. ex Vauch.) Hauke

■ **别　　名**　木贼、笔筒草、节节草。

■ **药用部位**　全草。

■ **植物特征与采制**　多年生草本。根状茎横走。地上茎不分枝或不规则分枝，具明显的关节状节，节间中空，表面具细纵棱，粗糙。叶退化，下部连合成筒状鞘，鞘齿通常褐色。孢子囊穗长圆形，顶生，黄褐色，无柄。10～12月生孢子。生于河边或溪边沙地上。全国大部分地区均有分布。全年可采，鲜用或晒干。

■ **性味功用**　甘、微苦，平。清热利尿，明目退翳。主治急性结膜炎、肝炎、黄疸、痢疾、肾炎、尿血、泌尿系统感染、荨麻疹。10～30克，水煎服。

> **实用简方**　①结膜炎：鲜笔管草15克，水煎服；另取鲜笔管草适量，水煎熏洗患眼。②目赤肿痛、羞明流泪、角膜云翳：笔管草9～15克，水煎服。③泌尿系统感染、尿道结石：鲜笔管草、车前草各60克，水煎服。④尿急、尿痛：笔管草40～50克，半边莲20克，车前草15克，水煎服。⑤急性病毒性肝炎：笔管草、金丝草、兖州卷柏各15克，水煎服。⑥外感头痛、目赤：笔管草30克，目鱼少许，水煎服。⑦咽喉肿痛：鲜笔管草适量，捣汁，酌加蜂蜜调匀，含咽。⑧腰痛：笔管草30克，豆腐适量，水炖服。

瓶尔小草

12

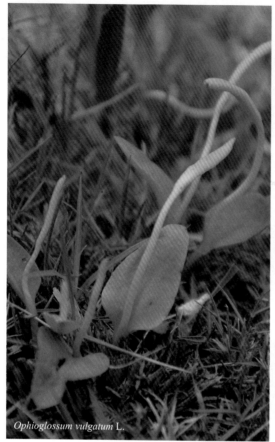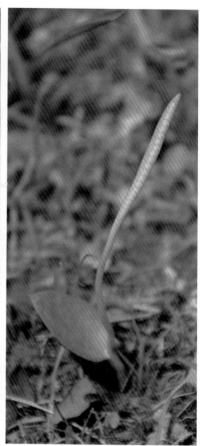

Ophioglossum vulgatum L.

- **别　　名**　单枪一支箭、一支箭、一支枪。
- **药用部位**　全草。
- **植物特征与采制**　多年生小草本。夏季地上部分常枯萎。根状茎短，直立，生数条肉质粗根。叶单一；营养叶卵圆形，全缘。孢子囊穗生总柄顶端，条形。春季生孢子。多生于林下或山坡灌木丛中。分布于我国南方大部分地区。夏季采收，鲜用或晒干。
- **性味功用**　微甘、酸，凉。清热解毒，消肿止痛。主治小儿肺炎、脘腹胀痛、毒蛇咬伤、疔疮肿痛、急性结膜炎、角膜云翳。6～15克，水煎服；外用鲜草适量，捣烂敷患处。

> **实用简方**　①胃热痛、肺结核潮热：瓶尔小草15～30克，水煎服；或瓶尔小草30克，研粉，开水冲服。②中暑腹痛：鲜瓶尔小草10克，水煎冲酒服。③痈疽肿毒：鲜瓶尔小草适量，捣烂敷患处。④诸毒虫咬伤：鲜瓶尔小草适量，捣烂擦患处。⑤疔疮：瓶尔小草15克，水煎服，渣捣烂擦患处。

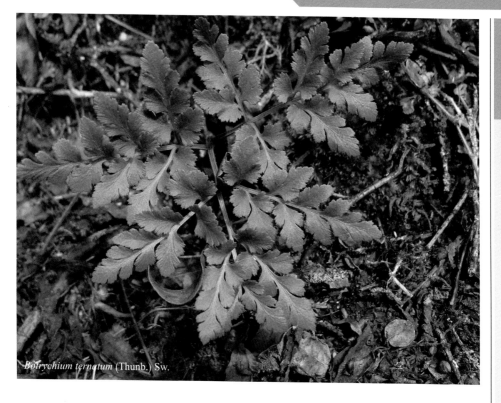

Botrychium ternatum (Thunb.) Sw.

■ **别　　名**　蛇不见、小春花、背蛇生。

■ **药用部位**　全草。

■ **植物特征与采制**　多年生草本。根状茎短，生有一簇肉质粗根。叶二形，通常单生；3回羽状分裂；羽片互生，具柄。孢子叶具长柄，孢子囊穗土黄色，2～3回羽状，集成圆锥形。孢子囊群圆形，穗状着生。11月至翌年1月生孢子。生于荒山、草坡或灌木丛下。分布于浙江、江苏、安徽、江西、福建、湖南、湖北、贵州、四川、台湾等地。冬、春季采收，鲜用或晒干。

■ **性味功用**　微甘、苦，凉。平肝，清热，镇咳。主治头晕头痛、咯血、惊痫、火眼、目翳、疮疡肿毒。9～15克，水煎服。

　实用简方　①癫痫：阴地蕨18克，蚱蜢干3～5只，白芍15克，灯心草30克，石菖蒲4.5克，水煎服。②小儿高热不退：阴地蕨10～15克，水煎，酌加冰糖调服。③小儿支气管肺炎：阴地蕨、白英、绵毛鹿茸草、鱼腥草、夏枯草、筋骨草各10～15克，水煎，少量多次分服。④百日咳：阴地蕨、黄花稔、毛大丁草各15克，水煎，酌加蜂蜜调服。⑤麻疹后发热咳嗽：阴地蕨6～12克，水炖服。⑥风热咳嗽：阴地蕨6～15克，白萝卜、冰糖各适量，水炖服。⑦虚咳：阴地蕨、淫羊藿、白薇各30克，水煎服。⑧肺热咯血：鲜阴地蕨、凤尾草、白茅根各30克，水煎服。⑨疮毒、风毒证：阴地蕨10～15克，水煎服。

14

福建观音座莲

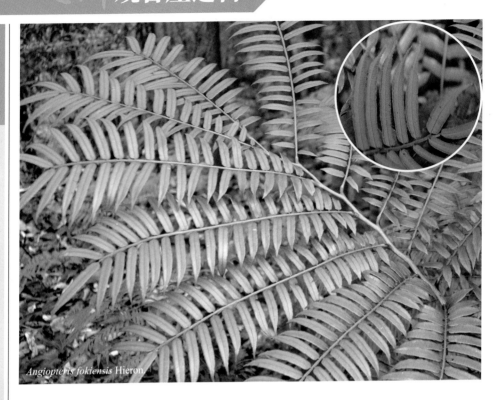

Angiopteris fokiensis Hieron.

- **别　　名**　福建莲座蕨、观音座莲、山猪肝。
- **药用部位**　带叶柄的根茎。
- **植物特征与采制**　多年生蕨类植物。根状茎块状，外皮棕色或黑褐色，近肉质。叶簇生，宽卵形，2回羽状；羽片长圆状披针形；小羽片条状披针形，下部渐缩小，先端长渐尖，基部近截形或近圆形，边缘具疏圆齿，中脉明显；总叶柄粗壮，肉质。孢子囊群由8～12个孢子囊组成。10月生孢子。生于林下溪边或阴湿岩石间。分布于福建、湖北、贵州、广东、广西、香港等地。全年可采，鲜用或晒干。
- **性味功用**　苦，寒。祛风止痛，清热解毒。主治肠炎、风湿关节痛、跌打损伤、疔疮疖肿、无名肿毒。15～30克，水煎服；外用鲜品适量，捣烂敷患处。

　　实用简方　①肠炎：鲜福建观音座莲30～60克，水煎，酌加冰糖调服。②异常子宫出血：福建观音座莲适量，研末，每次3克，温开水冲服，每日3次。③痔疮：鲜福建观音座莲15克，猪瘦肉适量，酒水各半炖服。④无名肿毒：福建观音座莲适量，磨白醋涂患处。⑤外伤出血：鲜福建观音座莲适量，捣烂敷或研末撒患处。

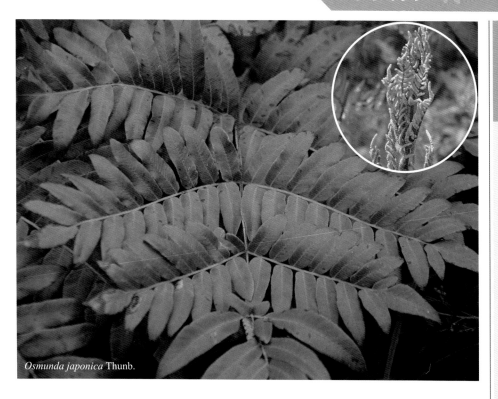

Osmunda japonica Thunb.

■ **别　　名**　贯众、紫萁贯众、大贯众。

■ **药用部位**　根茎、嫩叶上的绒毛。

■ **植物特征与采制**　多年生草本。根状茎粗短，斜生。叶二形，簇生，幼时被绒毛；营养叶三角状广卵形，2 回羽状复叶；羽片对生，长圆形，主脉明显，侧脉近平行，几无柄。孢子囊圆形，沿中脉两侧密生。4 ～ 5 月生孢子。生于林下或溪边酸性土壤。分布于甘肃、山东、江苏、安徽、福建、广东、广西、四川、云南及华中等地。根茎春、秋季采收，鲜用或晒干；绒毛于嫩叶初出时采收，晒干。

■ **性味功用**　苦，微寒。清热解毒，止血杀虫。根茎主治感冒、痢疾、白带异常、崩漏，以及驱钩虫、蛲虫；嫩叶上的绒毛主治创伤出血。根茎 9 ～ 15 克，水煎服；外用绒毛适量研粉，敷患处。

> **实用简方**　①流行性感冒：紫萁 30 克，板蓝根 9 克，水煎服。②白带异常：幼嫩紫萁根茎（去鳞片）30 克，水煎，冲白糖服。若白带色黄有臭味者加车前草、凤尾草、杠板归各 15 克，大枣 5 枚，水煎服。③蛔虫病：紫萁 30 克，乌梅 6 克，大黄 3 克，水煎服，连服 3 剂。④鼻出血：紫萁适量，炒炭存性，研末，每服 3 克，每日 2 次。⑤外伤出血：紫萁嫩叶柄上的绒毛适量，烘干，研末敷患处；或紫萁孢子叶上的幼芽适量，捣烂敷患处。⑥无名肿毒：鲜紫萁适量，酌加白糖，捣烂敷患处。

16

海金沙

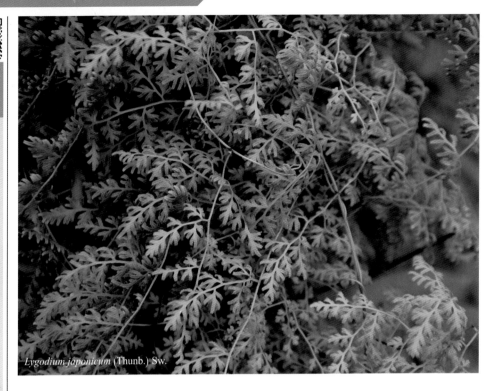

Lygodium japonicum (Thunb.) Sw.

■ **别　　名**　虾蟆藤、左转藤、海金沙藤。

■ **药用部位**　全草、孢子（药材名海金沙）。

■ **植物特征与采制**　多年生草质藤本。根状茎黑色，横走，被有节的毛。叶1～3回羽状，羽片对生于叶轴上的短枝两侧，二形，连同叶轴、羽轴疏生短毛，有短柄。孢子叶卵状三角形；末回小羽片边缘生流苏状的孢子囊穗。8月生孢子。生于山坡路旁或溪边灌木丛中。分布于江苏、安徽南部、江西、浙江、福建、台湾、广东、广西、湖南、四川、云南、陕西南部等地。全草全年可采；孢子于秋季成熟时，将藤采下，放在衬有纸的竹筐内晒，干后将孢子打下，去叶和藤。

■ **性味功用**　甘、咸，寒。清利湿热，通淋止痛。主治尿道感染、尿道结石、白浊、白带异常、肝炎、肾炎性水肿、咽喉肿痛、痄腮、肠炎、痢疾、皮肤湿疹、烫伤。全草15～60克，海金沙10～15克，水煎服；外用适量，研末调敷患处。

> **实用简方**　①肺炎：海金沙根、马兰根、忍冬藤、抱石莲各15克，水煎服。②尿道炎：海金沙藤、天胡荽、车前草各30克，水煎服。③湿热黄疸：海金沙藤、凤尾草、地耳草、白英、兖州卷柏各15克，水煎服。④细菌性痢疾：海金沙藤、铁苋菜、马齿苋各30克，凤尾草15克，水煎服。⑤小便出血：海金沙藤30克，小蓟15克，冰糖适量，水煎服。

17

芒萁

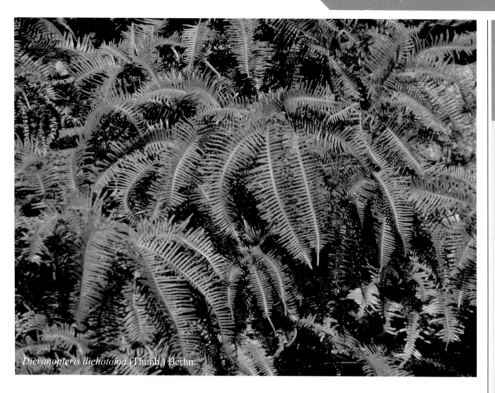

Dicranopteris dichotoma (Thunb.) Berhn.

■ **别　　名**　狼萁蕨、铁狼萁、铁蕨鸡。

■ **药用部位**　全草。

■ **植物特征与采制**　植株直立或蔓生。根状茎棕褐色，横走，被棕色钻形鳞片。叶远生，羽轴 1～2 回或多回假二歧分枝，边缘羽状深裂，叶面绿色，叶背灰白色；幼时基部有棕色星状毛，后渐脱落。孢子囊群圆形。5 月生孢子。多生于强酸性的红壤土荒坡上。分布于江苏、安徽、湖北、四川、福建、台湾、广东、香港、广西、云南等地。全年可采，鲜用或晒干。

■ **性味功用**　苦、涩，平。清热利尿，化瘀，止血。全草主治皮肤瘙痒；根茎主治淋病、咳嗽、血崩、虚火牙痛、跌打损伤；叶柄髓心主治鼻出血、淋病、尿道炎、遗精、白带异常、血崩、烫伤；嫩叶主治咯血、血崩、白带异常、痢疾、外伤出血、痈肿、烫伤、带状疱疹。根茎 15～30 克，叶柄髓心、嫩叶 9～15 克，水煎服；或取叶柄髓心、嫩叶研末，每次 6～12 克，开水冲服；外用鲜全草适量，水煎熏洗患处，或取鲜嫩叶适量，捣烂敷患处。

> **实用简方**　①尿道炎：芒萁 15～30 克，稍捣烂，水煎服。②关节炎：芒萁根、茜草根、盐肤木根各 30～50 克，水煎，取煎出液炖猪脚，分 2～3 次服。③白带异常：芒萁茎心 9～12 克，龙眼肉 15～30 克，冰糖 30 克，水煎服。④外伤出血：芒萁幼芽捣烂敷。⑤风疹瘙痒：鲜芒萁，煎水洗。

18 金毛狗

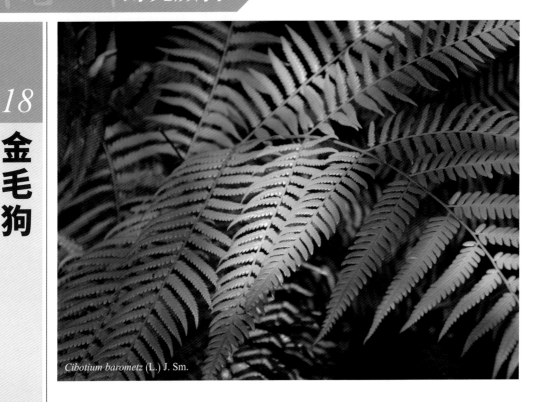

Cibotium barometz (L.) J. Sm.

- **别　　名**　狗脊、金狗头、金狗脊、金毛狗脊。
- **药用部位**　根茎（药材名狗脊）、茸毛。
- **植物特征与采制**　陆生蕨类植物。植株根状茎粗壮，连同叶柄基部被金黄色有光泽的条形长茸毛。叶簇生，阔卵状三角形，3 回羽状分裂，羽片互生。孢子囊群长圆形，位于裂片下部边缘，形如蚌壳。4 ～ 8 月生孢子。生于山坑溪边和林下阴湿处。分布于云南、贵州、四川南部、广东、广西、福建、海南、浙江和湖南等地。全年可采，但以秋、冬季采挖较佳，除去金黄色茸毛及须根，晒干或切片后晒干，称"生狗脊"。用水煮或蒸后，晒至半干时，切片晒干，称"熟狗脊"。茸毛晒干用。
- **性味功用**　苦、甘，温。根茎，补肝肾，强腰膝，祛风湿；主治风湿关节痛、腰膝酸痛、腰肌劳损、肾虚腰痛、坐骨神经痛。茸毛，止血；主治外伤出血。根茎 9 ～ 15 克，水煎服；外用茸毛适量，敷患处。

> **实用简方**　①坐骨神经痛：狗脊 15 克，牛膝、木瓜、杜仲各 9 克，薏苡仁 18 克，水煎服。②腰膝酸痛：狗脊 60 克，黄酒 250 克，炖服。③肾虚腰痛：狗脊 30 克，猪尾巴 1 条，水炖服。④腰肌劳损：狗脊 15 ～ 30 克，南五味子根 15 克，猪排骨适量，水炖服。⑤关节炎：狗脊 15 克，石楠藤 10 克，酒水各半煎服。⑥风湿骨痛：狗脊 15 ～ 30 克，水煎服或浸酒服。⑦外伤出血：茸毛适量敷患处。

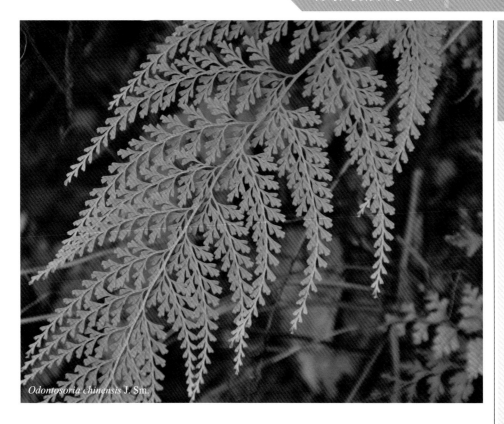

Odontosoria chinensis J. Sm.

■**别　　名**　乌韭、土黄连、孔雀尾。

■**药用部位**　全草。

■**植物特征与采制**　多年生草本。根状茎短，横走，被棕褐色钻形鳞片。叶柄棕褐色，除基部外均无毛；叶披针形至长圆状披针形；羽片互生，卵状披针形。孢子囊群近圆形。5月至翌年1月生孢子。生于较阴湿的山坡。分布于浙江南部、福建、台湾、安徽南部、广东、海南、香港、广西、湖北、四川、贵州、云南等地。全年可采，鲜用或晒干。

■**性味功用**　苦，寒。清热利湿，解毒。主治肝炎、痢疾、肠炎、急性胃肠炎、急性支气管炎、吐血、尿道炎、白带异常、急性结膜炎、湿疹、无名肿毒、毒蛇咬伤。15～30克，水煎服；外用适量，捣烂敷患处。

实用简方　①急性病毒性肝炎：乌蕨、凤尾草、绣花针根各 30 克，水煎服。②肝炎：乌蕨、绣花针、白马骨、地耳草、兖州卷柏各 30 克，水煎服。③食物中毒：鲜乌蕨适量，捣汁灌服。④膀胱炎、尿道炎：乌蕨、白茅根各 30 克，海金沙藤 20 克，水煎服。⑤乳痈（乳腺炎）：乌蕨根茎 30 克，水煎，酌加黄酒冲服；另取鲜乌蕨叶适量，捣烂敷患处。⑥无名肿毒：鲜乌蕨叶、豆腐柴叶、糯米团各适量，捣烂敷患处。⑦香港脚糜烂：鲜乌蕨适量，水煎熏洗患处。

20

圆盖阴石蕨

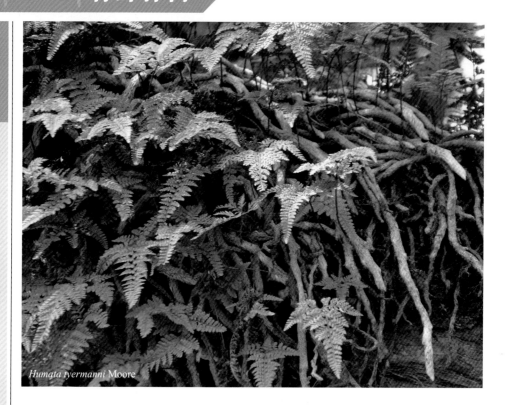

Humata tyermanni Moore

- **别　　名**　阴石蕨、白毛蛇。
- **药用部位**　根茎。
- **植物特征与采制**　小型附生草本。根状茎圆形，横走，密被白棕色狭鳞片。叶远生；叶片长三角状卵形，3～4回羽状分裂。孢子囊群圆形，生于小脉先端；囊群盖近圆形，仅基部一点附着。9月至翌年4月生孢子。附生于阴湿树干和岩石上。广布于华东、华南等地。全年可采，鲜用或晒干。
- **性味功用**　微苦，凉。清热利湿，消肿止痛。主治咯血、扁桃体炎、牙痛、尿道炎、膀胱炎、尿血、风湿关节痛、白带异常、急性乳腺炎、痔疮、骨折肿痛、带状疱疹、肺脓肿。15～30克，水煎服；外用鲜根茎适量，捣烂敷患处。

> **实用简方**　①肺脓肿：鲜阴石蕨60克，冰糖少许，水炖服。②膝关节肿痛：阴石蕨90克，水煎去渣，加入猪脚1只，炖至肉烂，吃肉喝汤。③风湿性关节炎：阴石蕨120克，白酒500克，浸泡15天，每日2～3次，每次15～30毫升。④脚跟疼痛：阴石蕨30克，老酒少许，水炖服。⑤淋浊、便血：鲜阴石蕨30～60克，冰糖15克，水煎服，每日1剂，分3次服。⑥带状疱疹：阴石蕨适量，烧灰存性，调茶油频抹患处。⑦风火牙痛：鲜阴石蕨根茎30～60克，青壳鸭蛋1个，水煎服。⑧扭伤：阴石蕨根茎、虎杖各适量，泡白酒，涂擦患处。

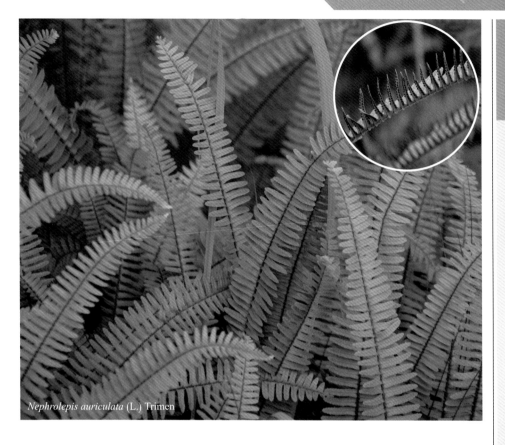

Nephrolepis auriculata (L.) Trimen

■ **别　　名**　圆羊齿、凤凰蛋、马留蛋。

■ **药用部位**　全草。

■ **植物特征与采制**　多年生草本。根状茎被淡棕色钻形鳞片；匍匐茎褐色，铁丝状，疏生鳞片；块茎生于匍匐茎上，圆形，半透明。叶簇生，窄披针形，1回羽状；总叶柄暗褐色，略有光泽，连同叶轴具鳞片。孢子囊群肾形，有盖。生于溪边林下或石缝中。分布于浙江、福建、台湾、湖南南部、广东、海南、广西、贵州、云南、西藏等地。全年可采，鲜用或晒干。

■ **性味功用**　淡、微酸，凉。清热利湿，消肿解毒。主治睾丸炎、痢疾、肠炎、黄疸、带下病、乳痈、呕逆、淋病、中耳炎、痈、疔、多发性脓肿。15～30克，水煎服；外用鲜全草或块茎适量，捣烂敷患处。

> **实用简方**　①肠炎、腹泻：鲜肾蕨全草、丁癸草、仙鹤草各30克，水煎，酌加食盐调服。②痢疾：鲜肾蕨叶90克，捣烂取汁，酌加米泔水调服。③感冒发热、慢性支气管炎：肾蕨块茎9～15克，水煎服。④蜈蚣咬伤：鲜肾蕨叶、红薯叶各适量，红糖少许，捣烂敷患处。⑤中耳炎：鲜肾蕨块茎适量，虎耳草30克，捣烂取汁，滴耳内。⑥外伤出血：鲜嫩肾蕨叶适量，嚼烂敷患处。

22

井栏边草

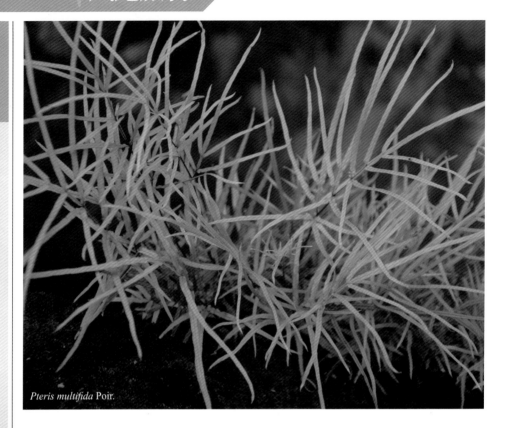

Pteris multifida Poir.

- **别　　名**　凤尾草、鸡脚草、凤尾蕨。
- **药用部位**　全草。
- **植物特征与采制**　多年生草本植物。根状茎短而直立，被棕褐色钻形鳞片。叶二形，簇生。上部羽片单一，条状披针形，先端渐尖，基部下延成翅；孢子叶除先端外均为全缘。孢子囊群条形，连续着生叶边缘。8月生孢子。生于井边、墙脚阴湿地。分布于华东、中南、西南及山西、陕西等地。全年可采，鲜用或晒干。
- **性味功用**　微苦，凉。清热利湿，解毒止痢，凉血止血。主治痢疾、肝炎、黄疸、胃肠炎、带下病、乳痈、泌尿系统感染、感冒发热、便血、鼻出血、咯血、蛔虫性肠梗阻、风火牙痛、咽喉肿痛、口腔炎、疔疮肿毒。15 ～ 30 克，水煎服；外用鲜全草适量，捣烂敷患处。

　　实用简方　①急性细菌性痢疾：鲜凤尾草、乌蕨各30克，水煎服。②急性病毒性肝炎、黄疸：鲜凤尾草60克，鲜地耳草30克，水煎服。③白带异常：鲜凤尾草90克，鲜野苎麻根（去皮）25 ～ 30克，猪小肚或猪小肠适量，酌加食盐，水炖服。④小儿夜啼：鲜凤尾草30克，蝉蜕（去头足）7只，水炖服。⑤咽喉炎、扁桃体炎：鲜凤尾草30 ～ 60克，水煎服。

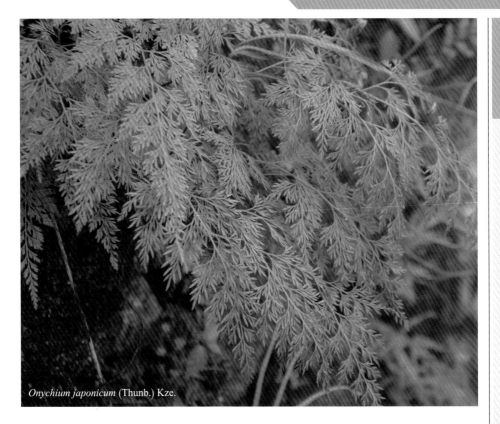

Onychium japonicum (Thunb.) Kze.

23

野雉尾金粉蕨

■ **别　　名**　日本乌蕨、野雉尾、野鸡尾。

■ **药用部位**　全草。

■ **植物特征与采制**　多年生草本。根状茎横走，质硬；鳞片深绿色，披针形，全缘。叶近簇生，叶片卵状披针形或三角状披针形；羽片互生，3回羽状，具短柄。12月至翌年5月生孢子。生沟沿或林下阴湿处。广布于我国华东、华中、东南及西南等地。全年可采，鲜用或晒干。

■ **性味功用**　苦，寒。清热解毒，凉血止血。主治痢疾、泄泻、高热、诸出血证、无名肿毒、毒蛇咬伤。15～30克，水煎服；外用鲜叶适量，捣烂敷患处。

实用简方　①肝炎：鲜野雉尾金粉蕨15～30克，水煎服。②痢疾、肠炎：野雉尾金粉蕨、凤尾草各15克，半边莲30克，三桠苦20克，水煎服。③热结小便不利或下血：鲜野雉尾金粉蕨适量，酌加米泔水同捣烂，取汁1杯，调蜜半杯，炖温，饭前服，每日2次。④食物中毒：鲜野雉尾金粉蕨60～90克，水煎服；或鲜野雉尾金粉蕨90克，捣烂，加适量冷开水，绞汁服。⑤风火牙痛：野雉尾金粉蕨30～50克，鸭蛋1～2个，水炖服。⑥烫火伤：野雉尾金粉蕨适量，晒干，研细末，调茶油涂搽患处。⑦外伤出血：鲜野雉尾金粉蕨叶适量，捣烂敷患处；或野雉尾金粉蕨适量，研末，外撒伤口。

铁线蕨

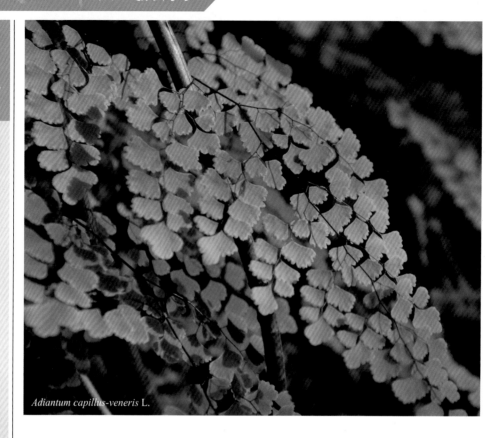

Adiantum capillus-veneris L.

■ **别　　名**　乌脚芒、铁丝草、铁线草。

■ **药用部位**　全草。

■ **植物特征与采制**　多年生草本。根状茎横走，被棕色披针形鳞片。叶近生，2 回羽状分裂，基部 1 对羽片最大；小羽片互生，有柄，扇形或斜方形；总叶柄细弱，黑色有光泽。孢子囊群生于裂片上侧边缘。3 ~ 10 月生孢子。生于阴湿的石灰岩或钙质土上。分布于华东、中南、西南及河北、山西、陕西、甘肃等地。全年可采，鲜用或晒干。

■ **性味功用**　微苦，凉。清热利湿。主治急性病毒性肝炎、胆囊炎、胃肠炎、泌尿系统感染、颈淋巴结结核、乳腺炎、毒蛇咬伤。15 ~ 30 克，水煎服。

实用简方　①急性病毒性肝炎：铁线蕨、兖州卷柏、马兰、马鞭草各 15 克，水煎服。②痢疾：铁线蕨 30 克，水煎服。③前列腺炎、疔疮：铁线蕨 30 克、星宿菜、白绒草各 20 克，水煎服。④小便不利：铁线蕨、三白草、海金沙藤各 30 克，水煎服。⑤风湿关节酸痛：鲜铁线蕨 30 克，浸酒 500 克，每次 1 小杯（约 60 克），温服。⑥跌打损伤：铁线蕨 30 克，水煎服。⑦湿疹：铁线蕨适量，水煎洗患处。⑧毒蛇咬伤：鲜铁线蕨适量，捣烂绞汁服，渣敷患处。

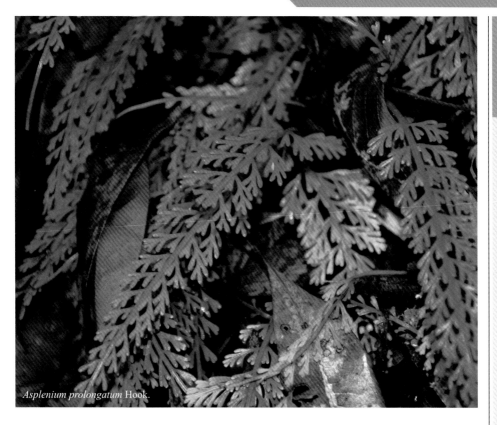

Asplenium prolongatum Hook.

25

长叶铁角蕨

■ **别　　名**　长生铁角蕨、倒生莲。

■ **药用部位**　全草。

■ **植物特征与采制**　多年生草本。根状茎短，直立。叶近肉质，簇生，条状披针形，2 回羽状深裂；羽片互生，长圆形；叶柄上面有 1 纵沟。孢子囊群条形，生于中脉向轴一侧；囊群盖膜质，全缘。11 月生孢子。附生于山谷潮湿的岩石或树干上。分布于甘肃、浙江、江西、福建、台湾、湖北、湖南、广东、广西、四川、贵州、云南等地。春、夏、秋季均可采收，鲜用或晒干。

■ **性味功用**　辛、微苦，凉。清热利湿，活血化瘀，止咳化痰。主治痢疾、肠炎、咳嗽、哮喘、风湿痹痛、尿道感染、吐血、外伤出血。9 ~ 30 克，水煎或泡酒服；外用鲜全草适量，捣烂敷患处，或干草研末，撒患处。

　实用简方　①咳嗽痰多：长叶铁角蕨 30 克，水炖服。②急性胃肠炎：鲜长叶铁角蕨 30 ~ 50 克，水煎服。③吐血：长叶铁角蕨 30 ~ 60 克，水炖服。④风湿疼痛：长叶铁角蕨 30 克，泡酒服。⑤跌打损伤、外伤出血：鲜长叶铁角蕨适量，捣烂敷患处。⑥烫火伤：长叶铁角蕨适量，研末，调麻油或老茶油，涂擦患处。

乌毛蕨

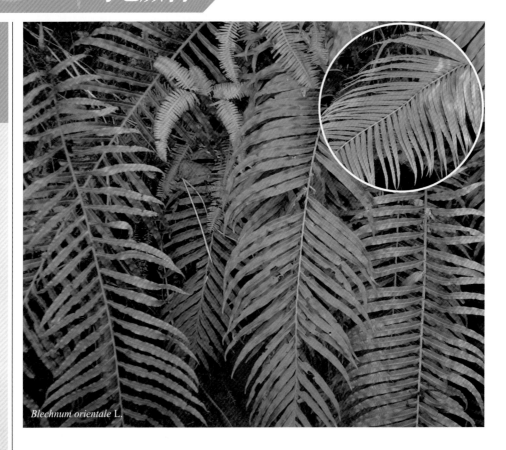

Blechnum orientale L.

- **别　　名**　贯众、龙船蕨、大凤尾草。
- **药用部位**　根茎。
- **植物特征与采制**　多年生草本。根状茎粗壮，直立。叶丛生，卵状披针形，1回羽状；总叶柄禾秆色，坚硬，上面有纵沟。孢子囊群条形，连续，沿叶背主脉两侧着生。11月至翌年3月生孢子。生于林下或溪边湿地。分布于广东、广西、海南、台湾、福建、四川、重庆、云南、贵州、湖南、江西、浙江和西藏等地。春、秋季采挖，削去须根及叶柄，洗净，鲜用或晒干。
- **性味功用**　苦、甘，微寒。清热解毒，凉血止血。主治感冒、头痛、盆腔炎、鼻出血、漆过敏。6～15克，水煎服。

　　实用简方　①预防流行性感冒（简称"流感"，下同）、麻疹：乌毛蕨15克，水煎服。②流行性感冒：乌毛蕨、板蓝根、蓝花参各15克，苦参9克，水煎服。③赤痢（大便带血的痢疾）不止：乌毛蕨15克，酒煎服。④蛔虫病、钩虫病：乌毛蕨15克，使君子9克，水煎服。⑤腮腺炎：乌毛蕨、海金沙藤、大青叶各15克，水煎服。

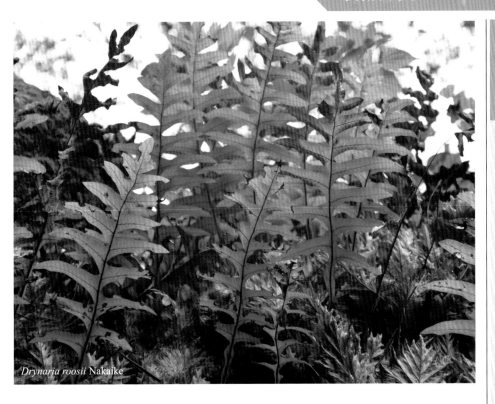

Drynaria roosii Nakaike

■ **别　　名**　骨碎补、猴姜、申姜。

■ **药用部位**　根茎（药材名骨碎补）、茸毛。

■ **植物特征与采制**　多年生附生草本。根状茎粗壮，肉质，密生棕色钻状披针形鳞片。叶二形，叶面红棕色，疏生短毛，叶背灰棕色，边缘不规则浅裂；叶柄有翅。孢子囊群圆形，黄褐色，无盖。12 月至翌年 5 月生孢子。附生于树干或石壁上。分布于江苏、安徽、江西、浙江、福建、台湾、湖北、湖南及西南、华南等地。全年可采，将茸毛刮下，鲜用或晒干。

■ **性味功用**　骨碎补，苦，温；祛风除湿，补肾壮骨，活血止痛；主治风湿关节痛、肾虚腰痛、久泻、耳鸣耳聋、头风痛、牙痛、跌打损伤、骨折、带状疱疹、脱发、斑秃。茸毛，止血；主治创伤出血。骨碎补 9 ~ 15 克，水煎服；外用鲜骨碎补适量，捣烂敷患处，或水煎熏洗。茸毛外用适量，敷患处。

实用简方　①肾虚腰痛、久泻耳鸣：骨碎补 10 ~ 15 克，研末，纳入猪肾中，水炖服。②风湿关节痛：骨碎补 60 克，水煎服；另取骨碎补适量，水煎熏洗患处。③跌打损伤、扭伤：鲜骨碎补适量，去毛，捣烂，炒热，酌加松节油调匀，敷患处。④蛀牙痛：骨碎补 30 克，水煎服。⑤风火牙痛：骨碎补 15 克，大青根、栀子根各 30 克，水煎服。⑥腮腺炎：鲜骨碎补适量，酒糟少许，捣烂敷患处。

水龙骨科

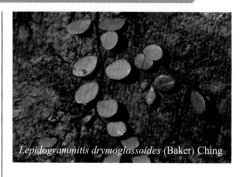

Lepidogrammitis drymoglossoides (Baker) Ching

28 抱石莲

■ **别　　名**　抱树莲、瓜子金、鱼鳖金星。

■ **药用部位**　全草。

■ **植物特征与采制**　多年生附生草本。根状茎细弱，横走；鳞片淡棕色，基部近圆形并呈星芒形，上部钻形。叶2形，肉质，几无柄。孢子囊群圆形，褐色，生于叶背中脉两侧各1行。11月至翌年3月生孢子。附生于山谷阴湿的树干或岩石上。广布于长江流域各省及福建、广东、广西、贵州、陕西和甘肃等地。全年可采，鲜用或晒干。

■ **性味功用**　甘、苦，凉。清热解毒，止血消肿。主治黄疸、淋巴结结核、腮腺炎、肺结核咯血、血崩、乳腺癌、跌打损伤。15～30克，水煎服；外用鲜全草适量，捣烂敷患处。

实用简方　①肺结核咳嗽、咯血、吐血、鼻出血：鲜抱石莲30克，水煎服。②急性支气管炎：鲜抱石莲15克，连钱草、鱼腥草、绵毛鹿茸草各12克，水煎服。③黄疸：鲜抱石莲、无根藤、地耳草、凤尾草各30克，水煎，调冰糖。④淋巴结炎：鲜抱石莲、凤尾草各15克，水煎服。⑤阴囊水肿：抱石莲、红糖各60克，水煎，晚睡前服。⑥膝关节风湿痛：鲜抱石莲30克，水煎，酌加黄酒兑服。

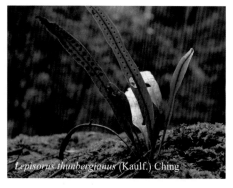

Lepisorus thunbergianus (Kaulf.) Ching

29 瓦韦

■ **别　　名**　大金刀、骨牌草、七星剑。

■ **药用部位**　全草。

■ **植物特征与采制**　多年生附生草本。根状茎横走。叶革质，条状披针形，先端渐尖，基部渐窄，边缘反卷。孢子囊群圆形，黄色，幼时有盾状隔丝覆盖。12月至翌年4月生孢子。生于潮湿的石壁、树干、墙头或瓦上。分布于台湾、福建、江西、浙江、安徽、江苏、湖南、湖北、北京、山西、甘肃、四川、贵州、云南、西藏等地。全年可采，鲜用或晒干。

■ **性味功用**　苦，凉。清热解毒，利尿消肿，止血，止咳。主治肾炎、尿道感染、痢疾、肝炎、胃肠炎、肺结核、咳嗽、咯血、尿血、口腔炎、咽喉肿痛、结膜炎。9～15克，水煎服。

实用简方　①急性肾炎：瓦韦、鱼腥草、兖州卷柏各15克，水煎服。②尿血：瓦韦15克，柳叶白前、灯心草、车前草各30克，水煎服。③咯血：瓦韦、白及各15克，乌蔹莓藤30克，水煎服。④小便赤痛：瓦韦、大蓟各15克，水煎服。⑤口腔炎：鲜瓦韦、异叶茴芹各15克，水煎服。⑥急性扁桃体炎：瓦韦15克，水煎服。⑦小儿疳积：瓦韦30克，煮鸡蛋服。⑧痈肿：鲜瓦韦适量，捣烂敷患处，干则更换。

■ **别　　名**　大星蕨、福氏星蕨。

■ **药用部位**　全草。

■ **植物特征与采制**　多年生附生草本。根状茎横走。叶远生，广条状披针形，全缘，两面光滑无毛；叶柄基部疏生鳞片，有关节。孢子囊群圆形，黄棕色，无盖。11月至翌年6月生孢子。附生于石壁或树干上。分布于长江流域及以南各省区，以及陕西和甘肃等地。全年可采，鲜用或晒干。

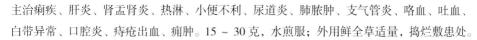
Microsorum fortunei (T. Moore) Ching

30

江南星蕨

■ **性味功用**　甘、微苦，凉。清热利湿，凉血解毒。主治痢疾、肝炎、肾盂肾炎、热淋、小便不利、尿道炎、肺脓肿、支气管炎、咯血、吐血、白带异常、口腔炎、痔疮出血、痈肿。15 ~ 30克，水煎服；外用鲜全草适量，捣烂敷患处。

> **实用简方**　①赤痢：鲜江南星蕨根60 ~ 90克，捣烂绞汁，早晚分服。②肺痈、肺炎：鲜江南星蕨60 ~ 120克，水煎，酌加冰糖调服。③感冒咳嗽：鲜江南星蕨、淡竹叶各30克，桔梗9克，水煎，酌加冰糖调服。④石淋、血淋：鲜江南星蕨60克，鲜金钱草30克，水煎，饭前服。⑤咯血、吐血、便血、鼻出血：鲜江南星蕨30 ~ 60克，水煎服。⑥黄疸：鲜江南星蕨120克，水煎，酌加黄酒、红糖调服。⑦白浊：江南星蕨根30克，猪瘦肉适量，水炖服。

■ **别　　名**　大金刀、金星草、石剑。

■ **药用部位**　全草。

■ **植物特征与采制**　多年生附生草本。根状茎横走。叶远生，全缘，叶面无毛或疏生星芒状鳞毛，叶背密被灰棕色星芒状鳞毛；叶柄被星状鳞毛。孢子囊群圆形或椭圆形，在叶背全面着生。10月生孢子。生于树干或阴湿的岩石上。分布于长江以南各省区。夏、秋季采收，鲜用或晒干。

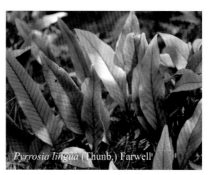
Pyrrosia lingua (Thunb.) Farwell

31

石韦

■ **性味功用**　苦、甘，凉。利尿通淋，清热止血。主治肾盂肾炎、水肿、淋病、小便不利、尿道炎、泌尿系统结石、膀胱炎、前列腺炎、痢疾、肺脓肿、哮喘、咳嗽、鼻出血、吐血、崩漏、尿血。9 ~ 15克，水煎服。

> **实用简方**　①膀胱炎、尿血：石韦15 ~ 30克，连钱草9克，水煎服。②急慢性肾盂肾炎：石韦、旱莲草、女贞子、车前草、爵床、海金沙藤各15克，水煎服。③痢疾：石韦30克，水煎，酌加冰糖调服。④肺热咯血：鲜石韦60 ~ 90克，猪肺120克，水煎，饭后服，每日2 ~ 3次。⑤吐血、鼻出血：鲜石韦、白茅根各15克，水煎服。⑥血淋：鲜石韦60克，水煎服。⑦白浊：鲜石韦30 ~ 60克，冰糖适量，水煎，饭前服。

32

蘋

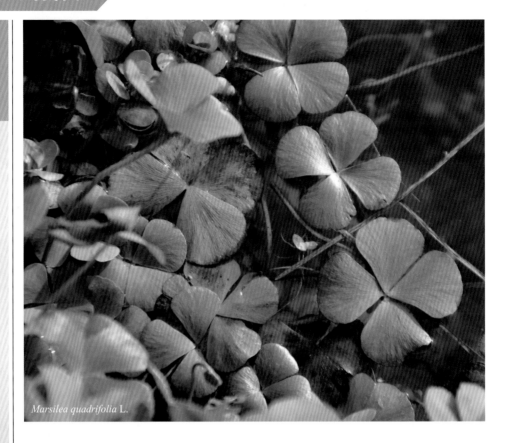

Marsilea quadrifolia L.

- **别　　名**　田字草、苹、大浮萍。
- **药用部位**　全草。
- **植物特征与采制**　水生草本。根状茎细弱，长而横走，节上生须根。叶由4枚小叶组成，十字形排列于叶柄顶端，浮于或伸出水面；叶脉扇形，分叉；叶柄自根状茎的节上抽出。夏、秋季生孢子。生于水田、浅沟中。广布于长江以南各省区，北达华北和辽宁，西到新疆。夏、秋季采收，鲜用或晒干。
- **性味功用**　甘、淡，凉。清热利湿，消肿解毒。主治肝炎、中暑、水肿、热淋、小便不利、膀胱炎、尿道炎、尿血、神经衰弱、急性结膜炎、痈肿疮毒、乳腺炎、毒蛇咬伤。15～30克，水煎服；外用鲜全草适量，捣烂敷患处。

实用简方　①肝炎：鲜蘋30克，切碎，与蛋调，煎熟，加入适量白米酒，煮沸，睡前服。②糖尿病：蘋、天花粉各等量，研末，人乳适量捣匀为丸，每次9克，每日3次。③感冒、咳嗽：蘋、淡竹叶、竹茹各6克，菖蒲叶10克，水煎服。④淋病：鲜蘋30克，水煎，酌加蜂蜜调服。⑤目赤肿痛：鲜蘋15克，桑叶6克，水煎服。⑥牙龈肿痛：鲜蘋30克，水煎服。⑦外伤腰痛：鲜蘋30克，用醋炒干，水煎服。

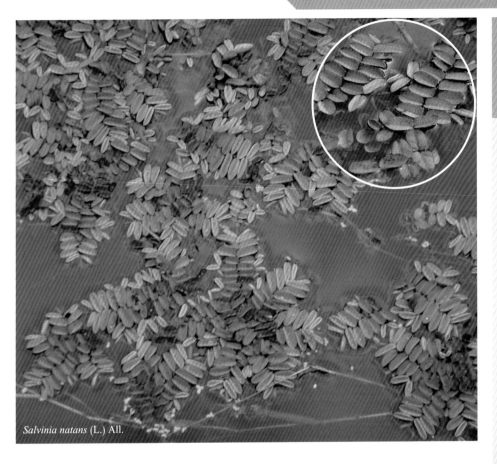

Salvinia natans (L.) All.

■ **别　　名**　槐叶萍、蜈蚣萍。

■ **药用部位**　全草。

■ **植物特征与采制**　水生草本。茎横走，被褐色柔毛。无根。叶二形，3枚轮生，上面2叶水平排列于茎的两侧，浮于水面，长圆形，全缘，叶面绿色，叶背褐色，密被柔毛，具短柄或几无柄。4月生孢子。漂浮于水田或池塘中。广布于长江流域和华北、东北等地区。全年可采，鲜用或晒干。

■ **性味功用**　苦，平。清热解毒。主治风热感冒、麻疹不透、骨蒸劳热、腮腺炎、风火牙痛、痔疮、痈肿疔疮。15 ~ 30克，水煎服；外用鲜全草适量，捣烂敷患处。

　实用简方　①感冒：槐叶蘋5～6株，白茅根30克，枇杷叶9克，水煎服。②虚劳发热：鲜槐叶蘋15～30克，冬瓜糖15克，水煎服。③湿疹：鲜槐叶蘋30～60克，水煎服；另取鲜槐叶蘋适量，水煎洗患处。④疔疮疖肿：鲜槐叶蘋适量，捣烂敷患处。⑤烫火伤：槐叶蘋适量，研末，调老茶油涂擦患处。⑥眉疔：鲜槐叶蘋适量，冬蜜少许，捣烂敷患处。

34

满江红

Azolla imbricata (Roxb.) Nakai

■ **别　名**　红苹、花萍、红漂。

■ **药用部位**　全草。

■ **植物特征与采制**　漂浮植物。根状茎横走，须根丛生。叶互生，覆瓦状排列，梨形、斜方形或卵形，全缘，通常分裂为上下两片，上片肉质，绿色，秋后变红。生于水田或池塘中。广布于长江流域和南北各省区。夏、秋季采收，鲜用或晒干。

■ **性味功用**　甘、微辛，凉。解表透疹，祛风利湿。主治麻疹不透、急性淋巴管炎、顽癣、荨麻疹、疮疡、丹毒、肛门瘙痒。3～15克，水煎服；外用鲜全草适量，捣烂敷患处。

　实用简方　①麻疹不透：满江红9克，芫荽、椿根皮各6克，水煎服，药渣外擦。②疔疮疖肿：鲜满江红适量，捣烂敷患处。③烫火伤：满江红适量，焙干，研末，调老茶油涂抹患处。④丹毒：满江红30克，水煎，加红糖服。

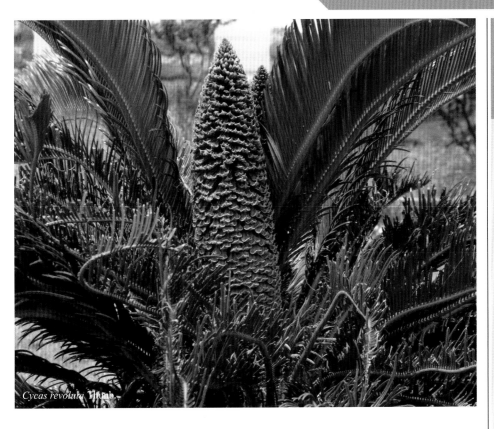

Cycas revoluta Thunb.

苏铁

■**别　　名**　铁树、避火蕉。

■**药用部位**　根、叶、花、种子。

■**植物特征与采制**　常绿灌木。树干粗壮，常不分枝。羽状复叶集生树干顶部；小羽片条形，革质，坚硬，先端刺尖，边缘反卷，叶面浓绿色，有光泽，叶背黄绿色，中脉凸起。花雌雄异株；雄球花圆柱形；大孢子叶（雌花）密生淡黄色绒毛，上部宽卵形，扁平，羽状分裂，下部成柄。种子数枚，卵圆形，略扁橙红色。夏、秋季开花结果。我国南方各地区均有栽培。根、叶全年可采，花夏季采收，种子秋季采收；鲜用或晒干。

■**性味功用**　甘、淡，平。种子有毒。清热凉血，除湿止痛。根主治风湿疼痛、口疮；叶主治闭经、跌打肿痛、创伤出血；花主治风湿痛、咯血、吐血、胃痛、白带异常；种子主治肝炎、痢疾。根、叶 10 ~ 15 克，花 15 ~ 30 克，种子 3 ~ 9 克，水煎服；外用鲜叶适量，捣烂敷患处。

　　实用简方　①劳伤吐血：苏铁根 30 克，猪瘦肉适量，水炖服。②闭经：苏铁叶（烧存性，研末），每次 6 克，用红酒送下，每日服 1 次。③口疮：苏铁根适量，水煎，含漱。④风湿痛：苏铁花 18 克，猪蹄 1 只，水炖服。

银杏科

36 银杏

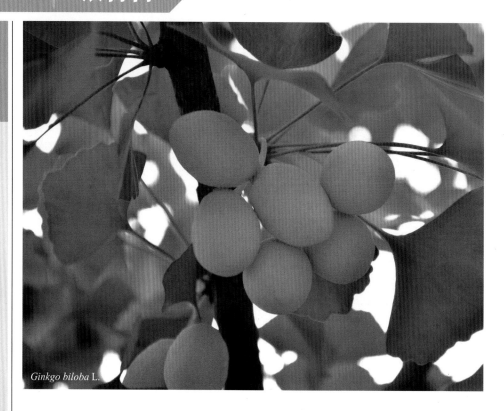

Ginkgo biloba L.

- **别　　名** 白果、公孙树。
- **药用部位** 叶、种子（药材名白果）。
- **植物特征与采制** 落叶大乔木。叶在长枝上散生，在短枝上簇生，扇形，上缘波状或浅裂，叶脉细；叶柄细长。花单性，雌雄异株；雄花组成短葇荑花序，生于短枝上；雌花每2～3个聚生于短枝上。种子核果状，球形或椭圆形，淡黄色。春、夏季开花，秋季结果。我国大部地区均有栽培。叶夏季采收，鲜用或晒干；果实于秋季成熟时采下，搓去果皮及果肉，或将种子入沸水中稍蒸或稍煮，然后晒干或烘干。
- **性味功用** 白果，微甘、苦，平；有毒；敛肺定喘，涩精止带；主治久咳气喘、遗精、白带异常、白浊、遗尿、小便频数、无名肿毒。叶，苦、涩，平；敛肺平喘，活血止痛；主治肺虚咳喘、高血压、冠心病。3～9克，水煎服；外用鲜叶适量，捣烂敷患处。

实用简方 ①白带异常：白果、鸡冠花各30克，芡实15克，岗梅根15克，水煎服。②肾虚遗精：白果15克，芡实、金樱子各12克，水煎服。③白果中毒：白果壳60克，水煎服。④小儿遗尿：白果7粒，淮山药15克，益智仁6克，猪小肚1个，水炖服，连服5～7日。⑤小儿肠炎：银杏叶3～10克，水2碗，煎成1碗，擦洗小儿脚心、手心、心口（巨阙穴周围），严重者擦洗头顶，每日2次。⑥雀斑：鲜银杏叶适量，捣烂搓患处。

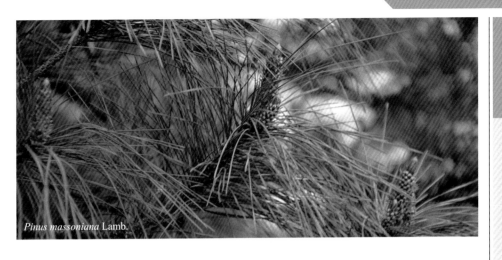

Pinus massoniana Lamb.

37

马尾松

■ **别　　名**　松树、青松、山松。

■ **药用部位**　根、茎皮、叶、花粉（药材名松花粉）、球果、树脂（药材名松香）。

■ **植物特征与采制**　乔木。树皮红褐色，下部灰褐色，裂成不规则的鳞状块片；枝平展或斜展，树冠宽塔形或伞形；冬芽卵状圆柱形或圆柱形，褐色，顶端尖，芽鳞边缘丝状，先端尖或成渐尖的长尖头，微反曲。针叶2针1束。雄球花淡红褐色，圆柱形；雌球花单生或2～4个聚生于新枝近顶端，淡紫红色。种子长卵圆形。花期4～5月，球果第二年10～12月成熟。生于1500米以下山地。分布于我国大部分地区。根、茎皮、叶全年可采，花粉春、夏季收，球果于秋、冬季成熟时采；鲜用或晒干。树脂选择老松树，刮去外皮或切成"V"形浅沟，装上受脂器，隔一定时间，就可收集；所得树脂经蒸馏除去松节油后，遗留下的残渣即为松香。

■ **性味功用**　根，苦，温；祛风行气；主治风湿痹痛、筋骨痛、跌打损伤。叶，微辛、甘、平；平肝明目，清热利湿，杀虫止痒；主治夜盲、神经衰弱、黄疸、痢疾、乳腺炎、湿疹、漆过敏、手足癣、蛀牙痛、外伤感染、风疹瘙痒、坐骨神经痛、冻疮。茎皮、花粉、果实，甘、凉；凉血止血，清热泻火。茎皮、花粉主治肺结核、创伤出血、烫火伤、臁疮、湿疹湿疮；果实主治烫火伤、支气管炎、糖尿病、腹泻。树脂，辛、温；祛风燥湿，排脓拔毒，生肌止痛；主治疖肿、疥癣、湿疹、扭伤、白秃、金疮。根、叶、果30～60克，水煎服；根、叶外用适量，水煎熏洗患处或烧烟熏；叶、果、茎皮烧灰，研末，调茶油涂患处；鲜嫩果磨冷开水，涂患处；松脂（煮熟研末）、花粉调茶油涂或撒创口。

> **实用简方**　①外伤感染：鲜马尾松叶、薄荷叶、蓖麻子各适量，共捣烂敷患处；如腐肉已净，去蓖麻子入冰片少许。②疖肿：松香和铜青少许捣匀，摊在纸上，贴患处。③臁疮：马尾松老树皮（研末）、冰片、茶油各适量，调涂。④脓肿：鲜马尾松叶适量，捣烂敷患处。⑤疔疮肿痛：松节适量，切碎，与少许冷饭共捣烂，外敷患处。⑥支气管炎：马尾松果实95克，紫苏、陈皮各15克，水煎服。

38

侧柏

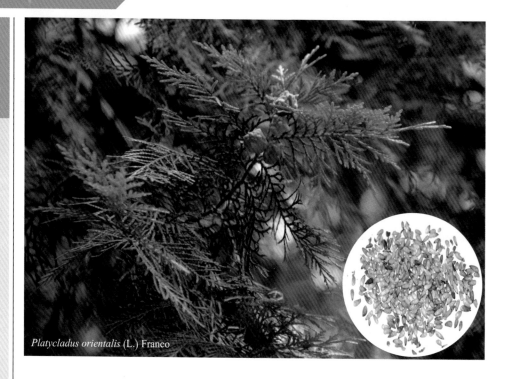

Platycladus orientalis (L.) Franco

- **别　　名**　扁柏。
- **药用部位**　带叶枝梢（药材名侧柏叶）、种子（药材名柏子仁）。
- **植物特征与采制**　小乔木。树冠塔形；带叶小枝扁平，与地面相垂直，捣烂有香气。叶小，鳞片状，交互对生，紧密贴生在幼枝上，叶背中部有腺槽。花单性，雌雄同株，单生短枝顶端；雄球花黄色，卵圆形；雌球花蓝绿色。球果卵状球形。种子狭卵形，无翅。5～9月开花，8～12月结果。多为栽培。分布于我国大部分地区。侧柏叶全年可采，夏、秋季较好，剪下带叶枝梢，去掉粗梗，鲜用或阴干；种子秋、冬季采，去壳取出子仁。侧柏炭：侧柏叶放锅中用微火炒至焦黑色，取出喷洒清水，晒干。
- **性味功用**　侧柏叶，苦、涩、微寒；凉血止血，清热利湿，止咳祛痰；主治各种出血、肾盂肾炎、慢性支气管炎、肺结核咳嗽、白带异常、百日咳、痈肿、烫火伤、丹毒、带状疱疹、跌打损伤。柏子仁，甘、平；养心安神，润燥通便；主治心悸、失眠、健忘、盗汗、遗精、肠燥便秘。侧柏叶9～15克，柏子仁3～10克，水煎服；外用适量，捣烂或研末调敷患处。

实用简方　①鼻出血：侧柏叶、石榴花等分，研细末，吹鼻中。②高血压：侧柏叶15克，切碎，水煎代茶饮，至血压正常为度。③百日咳：侧柏叶15～21克，百部、沙参各9克，冰糖适量，水炖服。④痔疮出血：侧柏叶炭10克，生地黄20克，槐花炭12克，水煎服。⑤腮腺炎：侧柏叶、野菊花叶适量，洗净捣烂，加鸡蛋白调成泥状外敷，每日换药2次。

三尖杉

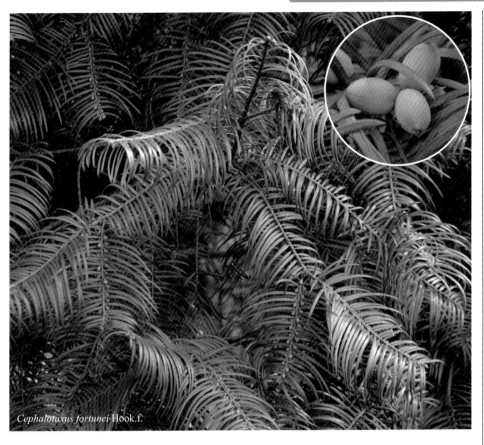

Cephalotaxus fortunei Hook.f.

■ **别　　名**　白头杉、蚕榧、山榧树。

■ **药用部位**　根、茎、叶、种子。

■ **植物特征与采制**　常绿小乔木。叶螺旋状着生，排成 2 列，条状披针形，下面有 2 条白色气孔带。雌雄异株；雄球花 8 ~ 10 朵聚生成头状，腋生；雌球花由数对交互对生的苞片组成。种子卵圆形或椭圆状卵形。4 月开花，种子秋季成熟。生于溪谷、林下。分布于浙江、安徽、福建、江西、湖南、湖北、河南、陕西、甘肃、四川、云南、贵州、广西及广东等地。根、茎、叶全年可采，种子秋季采收；鲜用或晒干。

■ **性味功用**　根、茎、叶，苦、涩，寒；有毒；抗癌；主治白血病、淋巴肉瘤、食管癌、胃癌、直肠癌、肺癌。种子，甘、温；杀虫、消积；主治食积、疳积、蛔虫病。根、茎、叶 10 ~ 60 克，水煎服；一般多制成注射剂使用。种子 9 ~ 15 克，水煎服。

> **实用简方**　①肺癌：三尖杉根 40 克，白花蛇舌草 30 克，鱼腥草、牛白藤各 20 克，水煎服。②疳积、蛔虫病：三尖杉种子 15 ~ 18 克，水煎服或炒熟服。③食积：三尖杉种子 7 枚，研粉，开水送服，每日 1 次，连服 7 天。

40

榧 树

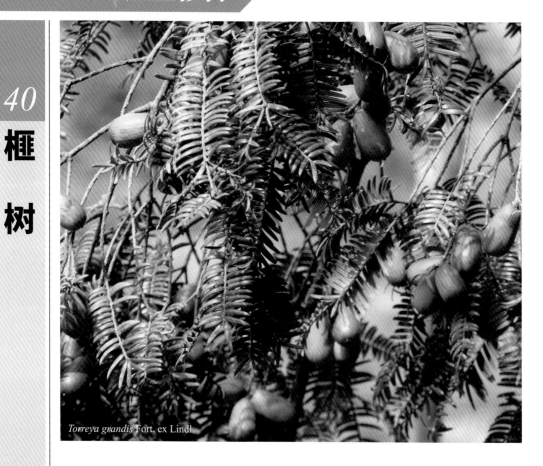

Torreya grandis Fort. ex Lindl.

■ **别　　名**　香榧、榧子。

■ **药用部位**　种子（药材名榧子）。

■ **植物特征与采制**　乔木。幼枝绿色，平滑，后转为黄绿色。叶螺旋状着生，2 列，条形，直而硬。花雌雄异株；雄球花单生叶腋；雌球花成对生于叶腋。种子椭圆形或倒卵形，假种皮淡紫红色。4 ~ 5 月开花，翌年 10 月种子成熟。生于杂木林中或林下阴湿地。分布于江苏、浙江、福建、江西、安徽、湖南及贵州等地。冬季果实成熟时采收，剥去外种皮，洗净晒干。

■ **性味功用**　甘、涩，平。驱虫消积。主治虫积腹痛、食积痞闷、小儿疳积、肠燥便秘、痔疮。4.5 ~ 9 克，水煎或研粉服。脾虚便溏者忌服。

> **实用简方**　①十二指肠钩虫、蛔虫、蛲虫：榧子、使君子仁、大蒜瓣各 30 克，切碎，水煎，饭前空腹服，每日 3 次。②绦虫病：榧子 15 ~ 30 克，槟榔、芜荑各 3 ~ 9 克，水煎服；或每日服榧子 7 粒，连服 7 天。③钩虫病：每日空腹时食榧子 60 ~ 150 克，食至虫卵消失为止。④好食茶叶面黄者：每日食榧子 7 粒，以愈为度。

41

小叶买麻藤

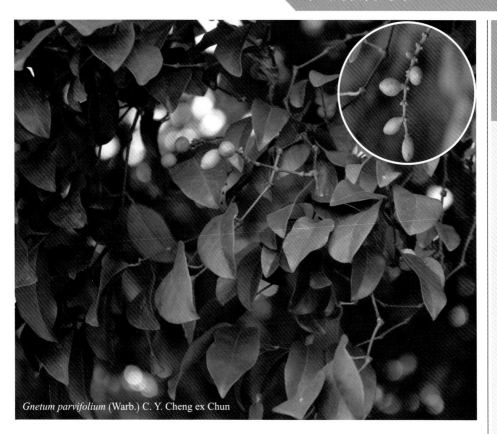

Gnetum parvifolium (Warb.) C. Y. Cheng ex Chun

■ **别　　名**　买麻藤、大节藤。

■ **药用部位**　茎藤。

■ **植物特征与采制**　多年生木质大藤本。茎圆形，皮孔明显，节膨大，横断面粗糙。叶对生，革质，多为椭圆形，全缘，叶面光滑，绿色。雌雄同株或异株，穗状花序腋生或顶生；雄球花不分枝或 1 次分枝（3 出或成对）；雌花序 1 次 3 出分枝。种子核果状，长圆形，成熟时红色。4 ~ 6 月开花，9 ~ 11 月结果。生于山谷、溪旁、林下。分布于福建、广东、广西及湖南等地。全年可采，鲜用或晒干。

■ **性味功用**　苦、涩、微温。祛风除湿，活血散瘀，止咳化痰。主治慢性支气管炎、胰腺炎、风湿痹痛、腰痛、跌打损伤。15 ~ 30 克，水煎服。

实用简方　①肺炎：小叶买麻藤 15 克，三桠苦根、梅叶冬青根各 12 克，水煎服，胃肠虚寒及肾炎者勿服。②腰痛：小叶买麻藤、龙须藤各 60 克，水煎服。③风湿关节痛：小叶买麻藤、三桠苦根各 18 克，鸡血藤 12 克，水煎服。④筋骨酸软：小叶买麻藤、五加皮各 10 克，蔓性千斤拔 30 克，水煎服。⑤糖尿病：小叶买麻藤根茎 10 ~ 15 克，牛肉适量，水炖服。

42

蕺菜

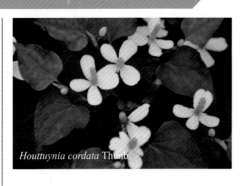

Houttuynia cordata Thunb

- **别　　名**　鱼腥草、折耳根。
- **药用部位**　全草（药材名鱼腥草）。
- **植物特征与采制**　多年生草本，有鱼腥味。茎直立，幼时常带淡红色。叶互生，心形，全缘；叶柄疏生毛。穗状花序在茎顶与叶对生；总苞片倒卵形或长圆形，白色，花瓣状；花小。5～8月开花，6～9月结果。生于山坡湿地、沟边，或栽培。分布于我国中部、东南至西南部各地区。夏、秋季采收，鲜用或晒干。
- **性味功用**　淡，凉。清热解毒，利尿通淋，化痰止咳。主治肺脓肿、肺炎、百日咳、痢疾、肠炎、水肿、尿道感染、阑尾炎、尿道炎、小儿腹泻、中暑、感冒、扁桃体炎、胆囊炎、痔疮肿痛、湿疹、痈肿、疮疖、顽癣、毒蛇咬伤。30～60克，水煎或捣烂绞汁服；外用适量，捣烂敷患处。

　　实用简方　①肺脓肿：鲜蕺菜、冬瓜仁各30克，败酱草15克，桔梗、连翘各12克，水煎服。②风热头痛：鲜蕺菜90克，冰糖适量，水煎服。③扁桃体炎：鲜蕺菜、蟛蜞菊各30克，捣烂绞汁，酌加蜂蜜调服。④小儿腹泻：蕺菜15克，炒车前子9克，炒山药12克，水煎服。⑤痔疮：鲜蕺菜适量，水煎熏洗患处。

43

三白草

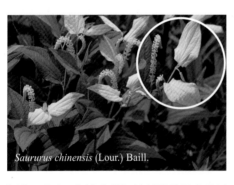

Saururus chinensis (Lour.) Baill.

- **别　　名**　塘边藕、水木通、白面骨。
- **药用部位**　全草。
- **植物特征与采制**　多年生草本。根状茎白色。茎中空，直立或下部伏地。叶互生，全缘，基出5脉，叶柄抱茎；茎顶端2～3片叶于开花时常为乳白色。总状花序在茎顶与叶对生；花小，无花被。蒴果圆形。4～6月开花。生于村旁、水沟、沼泽地。分布于河北、山东、河南和长江流域及其以南地区。夏、秋季采收，鲜用或晒干。
- **性味功用**　甘、辛，凉。清热利湿，消肿解毒。主治风湿关节痛、坐骨神经痛、黄疸、脚气、小便不利、白带异常、淋浊、水肿、尿道感染、扁桃体炎、淋巴管炎、痈肿疔疖、乳腺炎。30～60克，水煎服；外用适量，捣烂敷患处。

　　实用简方　①尿道炎：三白草、鱼腥草、车前草各90克，海金沙15克，水煎服。②白带异常：鲜三白草根茎、猪脊骨各60克，水煎服。③关节肿痛：鲜三白草根茎30克，鸭1只，酒水各半炖2小时，饭前服。④坐骨神经痛：鲜三白草根茎120克，淡水鳗鱼500克，酒水各半炖服。

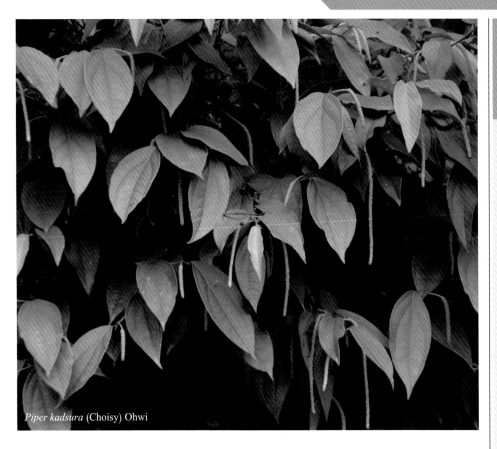

Piper kadsura (Choisy) Ohwi

■ **别　　名**　细叶青蒌藤、海风藤。

■ **药用部位**　全草。

■ **植物特征与采制**　木质藤本。全株有辛味。老茎灰色，小枝有条纹，有毛，节膨大，常生不定根。叶互生，长卵形至狭椭圆形，全缘，叶面有腺点，叶背疏生短毛。花单性，雌雄异株，穗状花序与叶对生。浆果卵球形，黄褐色。4～5月开花，秋、冬季果成熟。生于山谷林下，常攀缘于树上或石头上。分布于福建、浙江、广东、台湾等地。秋季采收，鲜用或晒干。

■ **性味功用**　辛，微温。祛风湿，通经络，止痹痛。主治风湿性关节炎、风湿腰痛、风寒感冒。15～30克，水煎服。

　实用简方　①风寒感冒：风藤、山鸡椒根、大青根、变叶榕根、白杜各15克，兔子1只，水炖至肉烂，吃肉喝汤。②腰腿痛：风藤30～60克，猪脚1只，水炖，黄酒冲服。③肩关节周围炎：风藤、三桠苦、地桃花、野木瓜各15克，两面针10克，姜黄12克，水煎服。④四肢拘挛：风藤15克，豺皮樟20克，浸酒服。⑤跌打损伤：风藤15克，水煎服。⑥暑湿腹痛：鲜风藤30克，水煎服。

45 台湾金粟兰

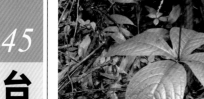

Chloranthus oldhami Solms-Laub.

■ **别　名**　东南金粟兰、卵苞金粟兰。

■ **药用部位**　全草。

■ **植物特征与采制**　多年生草本。茎直立，节明显。叶对生，常4片生于茎上部，倒卵形或近菱形；叶无柄；托叶小。穗状花序顶生，花小。春、夏季开花。生于山谷林下阴湿地。分布于福建、台湾等地。夏季采收，鲜用或晒干。

■ **性味功用**　苦，平。活血散瘀，消肿解毒。主治胃痛、闭经、产后关节痛、风湿痛、荨麻疹、口腔溃烂、背痛、多发性脓肿、跌打损伤、毒蛇咬伤。9～15克，水煎服；外用鲜根或叶适量，捣烂敷患处。孕妇忌服。

实用简方　①胃痛：台湾金粟兰根6～10克，毛花猕猴桃15克，毛大丁草6克，白牛胆根30～50克，猪排骨适量，水炖服。②毒蛇咬伤：鲜台湾金粟兰叶、鲜菊花叶适量，捣烂敷患处。③胸部外伤瘀血疼痛：台湾金粟兰根6～15克，猪排骨适量（或鸡蛋、鸭蛋各1个），食盐少许，水炖，白米酒适量冲服。④口腔溃烂：台湾金粟兰全草适量，水煎，取液含漱，每日数次。

46 及己

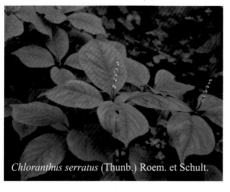

Chloranthus serratus (Thunb.) Roem. et Schult.

■ **别　名**　四对叶、四块瓦。

■ **药用部位**　全草。

■ **植物特征与采制**　多年生草本。根状茎粗短，须根多。茎单一或丛生。叶对生，常4片生于茎顶，椭圆形或卵状椭圆形，边缘有锯齿；托叶小。穗状花序顶生，不分枝或2～3分枝；花小，无花被。春、夏季开花结果。生于山谷林缘阴湿地。分布于安徽、江苏、浙江、江西、福建、广东、广西、湖南、湖北、四川等地。夏、秋季采收，鲜用或晒干。

■ **性味功用**　苦，平。有毒。舒筋活络，祛风止痛，消肿解毒。主治跌打损伤、骨折、风湿痹痛、腰腿痛、疔疮肿毒、皮肤瘙痒、疥癣、毒蛇咬伤。外用鲜全草适量，捣烂敷患处。内服宜慎。孕妇忌服。

实用简方　①背痛：鲜及己叶适量，浸醋（未溃）或泡米汤（已溃者）外贴患处。②皮肤瘙痒：及己、百部、羊蹄、杠板归各适量，水煎洗患处。③跌打损伤：鲜及己根适量，食盐少许，捣烂，烘热敷患处；另取及己根0.6～0.9克，水煎，冲黄酒服。④疔疮疖肿：鲜及己叶适量，酌加蜂蜜，捣烂敷患处。

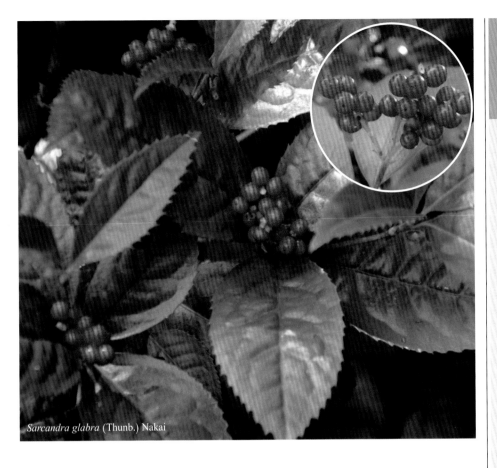

Sarcandra glabra (Thunb.) Nakai

■ **别　　名**　九节茶、肿节风、接骨金粟兰。

■ **药用部位**　全草。

■ **植物特征与采制**　亚灌木。根茎粗壮。茎多分枝，节膨大，有棱和沟。叶对生，卵状披针形或椭圆形，边缘有粗齿；叶柄短。穗状花序顶生，通常有分枝。核果球形，红色。夏季开花，秋、冬季果成熟。生于溪谷、林下，或栽培。分布于安徽、浙江、江西、福建、台湾、广东、广西、湖南、四川、贵州和云南等地。全年可采，鲜用或晒干。

■ **性味功用**　辛、苦、平。清热解毒，活血消斑，祛风通络。主治风湿痹痛、跌打损伤、腰腿痛、骨折、癌症、细菌性痢疾、胆囊炎、口腔炎、产后腹痛、月经不调、小儿腹泻、烫火伤。15～30克，水煎服；叶外用适量，捣烂敷患处。孕妇忌服。

　　实用简方　①预防中暑：草珊瑚叶适量，水煎代茶。②胃寒痛：草珊瑚根、多花勾儿茶各30克，山鸡椒根15克，猪瘦肉适量，水炖服。③月经不调：草珊瑚根30克，酌加老酒，水煎服。④咽喉炎：草珊瑚30克，梅叶冬青20克，白绒草15克，水煎服。⑤外伤出血：鲜草珊瑚叶适量，嚼烂或捣烂敷患处。

48

垂柳

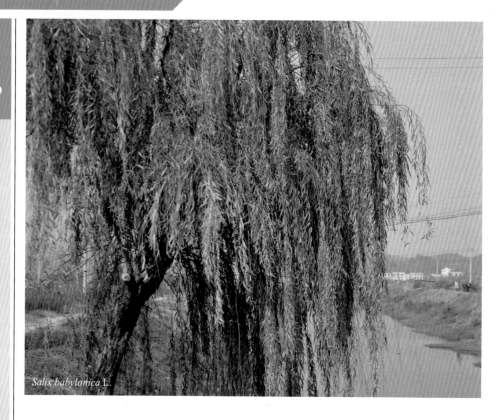

Salix babylonica L.

- **别　　名** 杨柳、柳树。
- **药用部位** 根、枝、叶、花。
- **植物特征与采制** 落叶小乔木。小枝细长，下垂，褐色，幼时有毛，后渐脱落。叶互生，条状披针形，边缘有细齿，叶面绿色，叶背带白色；叶柄有毛。花与叶同时开放，单性，雌雄异株，组成荑黄花序。3～4月开花。多栽培于池旁、湖边、公园等处。分布于我国大部分地区。根全年可采，枝、叶3～8月采，花3～4月采；鲜用或晒干。
- **性味功用** 苦，寒。根，利水通淋，泻火解毒；主治尿道炎、膀胱炎、黄疸、水肿、哮喘、痔疮瘘管。枝，利湿泻火；主治黄疸、淋浊、痈疽疔疖、皮肤瘙痒。叶，清热利尿，消肿散结；主治尿道炎、膀胱炎、膀胱结石、白浊、痈疽疔疖、皮肤瘙痒。花，清热凉血；主治吐血、咯血、便血。根、枝、叶15～30克，水煎服；外用鲜叶适量，捣烂敷患处。花焙干研末，每次3～6克，开水冲服。

> **实用简方** ①小便淋浊不清：柳枝1握，甘草9克，水煎服。②热郁黄疸：垂柳花序适量，水煎代茶。③高血压：鲜垂柳叶250克，水煎浓缩成100毫升，分2次服。④风火牙痛：垂柳根15～21克，猪瘦肉适量，水煎服。⑤中耳炎：垂柳树皮（烧存性）6克，枯矾、冰片各3克，共研细末，吹耳。

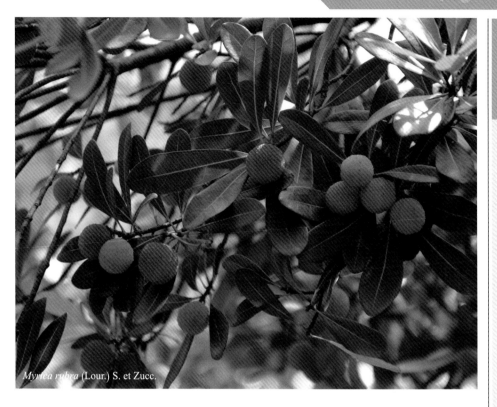

Myrica rubra (Lour.) S. et Zucc.

■ **别　名**　珠红。

■ **药用部位**　根、茎皮、果实。

■ **植物特征与采制**　常绿小乔木。树皮幼时平滑，老后灰褐色，纵残裂。叶互生，倒披针形或倒卵状披针形，全缘或上部有钝齿，叶背灰绿色，有金黄色腺点。穗状花序腋生；花单性，雌雄同株或异株；雄花序圆柱形，单生或数条丛生，雄花无花被。核果球形，外果皮成熟时紫红色或白色，味酸甜。3月开花，5～6月结果。多生于山坡杂木林中或栽培。分布于江苏、浙江、台湾、福建、江西、湖南、贵州、四川、云南、广西和广东等地。根、茎皮全年可采，果实5～6月成熟时采；鲜用或晒干，或将果实盐腌备用。

■ **性味功用**　根、茎皮，苦、辛，温；行气活血，通关开窍，消肿解毒；主治哮喘、慢性支气管炎、痢疾、泄泻、跌打损伤、骨折、感冒、中暑发痧、腮腺炎、蛀牙痛、外伤出血、烫火伤、无名肿毒、疮疡肿痛、雷公藤中毒。果实，甘、酸，温；消食和胃，解酒，解毒；主治痢疾、食积腹痛、食欲不振、饮酒过度、砒中毒、雷公藤中毒。15～30克，水煎服；外用研末，水调敷患处，或吹鼻，或煎汤熏洗。

　　实用简方　①食积不化、腹胀：盐腌杨梅果实数粒，开水冲泡服。②疥癣：杨梅树皮或根皮适量，水煎熏洗患处。③烫火伤：杨梅烧灰为末，调茶油涂患处。

50 化香树

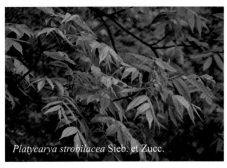

Platycarya strobilacea Sieb. et Zucc.

■ **别　名**　化香柳、栲香、山麻柳。

■ **药用部位**　叶、果。

■ **植物特征与采制**　落叶灌木或小乔木。单数羽状复叶互生。花单性，雌雄同株；穗状花序直立，数条聚生小枝顶端。果序呈长圆柱形；小坚果扁平，圆形，具2狭翅。夏、秋季开花结果。生于山坡灌木丛中。分布于甘肃、陕西、台湾、广东、广西、四川、贵州、云南及华东、华中等地。叶3～10月采，果秋季采，鲜用或晒干。

■ **性味功用**　辛，温。有毒。叶，杀虫止痒；主治疮痈肿毒、顽癣、湿疹、疖肿。果，祛风行气，消肿止痛；主治关节痛、牙痛、痈肿。叶外用适量，捣烂敷或水煎洗患处。果6～9克，水煎服；外用适量，研末调蜜敷患处。

实用简方　①牙痛：化香树果序数枚，水煎含漱。②顽癣：鲜化香树嫩叶适量，捣烂擦患处。③稻田性皮炎：鲜化香树嫩叶、乌桕嫩叶各等量，水煎浓汁，酌加白矾，擦敷患处。④痈疽疔毒类急性炎症：鲜化香树叶、雷公藤叶、芹菜叶、大蒜各等分，捣烂敷患处。疮疡溃后不可使用。

51 枫杨

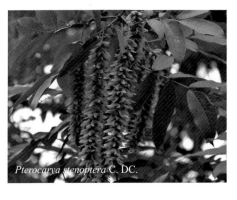

Pterocarya stenoptera C. DC.

■ **别　名**　枫柳、麻柳、枫柳皮。

■ **药用部位**　根、树皮、叶。

■ **植物特征与采制**　落叶高大乔木。幼枝呈灰褐色，有毛，后毛渐脱落，老时树皮呈黑褐色。叶双数或稀单数羽状复叶，对生或近对生，椭圆形或长圆形，边缘有细锯齿。葇荑花序与叶同时开放；花单性，雌雄同株。果穗下垂；果翅长圆形或条状长圆形。3～4月开花，夏、秋季结果。栽培于庭园和路旁。分布于华东、中南、西南及陕西、台湾等地，华北和东北仅有栽培品种。根、树皮全年可采，叶夏秋季采，鲜用或晒干。

■ **性味功用**　辛、苦，温。有毒。杀虫止痒，收敛燥湿，祛风止痛。主治脚癣、皮肤湿疹、风湿疼痛、牙痛、荨麻疹、过敏性皮炎、疥癣、赘疣、烫火伤。根、树皮、叶适量，水煎洗患处，或捣烂敷患处。本品有毒，不宜内服。

实用简方　①头癣：枫杨树皮、百部、苦楝皮各适量，水煎洗患处。②湿疹、皮炎：枫杨树皮适量，水煎洗患处。③秃疮：枫杨树皮120克，皂荚子60克，捣碎水煎，趁热洗头。④蛀牙痛：鲜枫杨树皮适量，捣烂，填入蛀洞内。

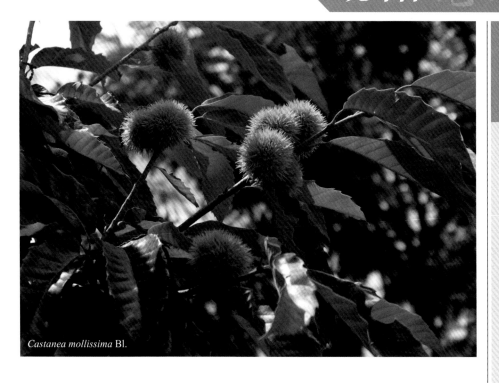

Castanea mollissima Bl.

■ **别　　名**　板栗、栗子。

■ **药用部位**　全株。

■ **植物特征与采制**　落叶乔木。幼枝有毛。叶互生，长圆形，边缘有疏齿，齿端芒状，叶背有灰色短绒毛。雄花序穗状，直立；雌花生于枝条上部的雄花序基部。壳斗球形，多刺，成熟时开裂；坚果褐色。5～6月开花，10～11月果成熟。多栽培于山坡、村旁。除青海、宁夏、新疆、海南等外广布南北各地区。根、树皮全年可采，叶夏、秋季采收，花春季采收，总苞（壳斗）、果实（栗子）秋季采收；鲜用或晒干。

■ **性味功用**　根、树皮，微苦、涩、平；行气除湿，止痒。根主治风湿关节痛、疝气、牙痛；树皮主治漆过敏、丹毒、疮毒。叶、总苞、果壳，淡、平；祛风化痰，解毒消肿，镇吐破积。叶主治漆过敏、咽喉肿痛、咳嗽、百日咳；总苞主治丹毒；果壳主治呕逆、反胃、消渴、肠炎、痢疾、瘰疬。花，淡、涩、平；清热燥湿；主治痢疾、腹泻。栗子，甘、平；益气健脾，补肾强筋；主治气管炎、白带异常、脾虚泄泻、扭伤、腰背酸痛。根、叶、花15～30克，果壳、栗子30～60克，水煎服；外用适量，水煎熏洗患处。

　实用简方　①强身健体：栗子、猪排骨各适量，水炖常服。②白带异常：栗子125克，红糖30克，水炖服。③肾虚腰痛：栗子100克，大米50克，煮粥，酌加白糖调服，每日1～2次。④小儿瘦弱，行走乏力：栗子10克，枸杞子12克，猪排骨适量，水炖，酌加盐或糖调味，食之。

53

朴树

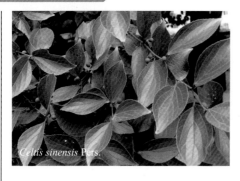

Celtis sinensis Pers.

■ **别 名** 朴、朴子树。

■ **药用部位** 根、叶。

■ **植物特征与采制** 落叶大乔木。树皮灰色；幼枝略带暗红色，被短柔毛。叶卵形至狭卵形，边缘中部以上具粗锯齿，幼时两面有毛，后渐无毛；叶柄与果梗近等长。花杂性同株。核果单生，球形，成熟时红褐色；果核有穴和突肋。4～9月开花结果。生于山坡、村旁。分布于山东、河南、江苏、安徽、浙江、福建、江西、湖南、湖北、四川、贵州、广西、广东、台湾等地。根全年可采，叶夏季采收；鲜用或晒干。

■ **性味功用** 根，苦、辛，平；消食止泻，透疹；主治食积泻痢、消化不良、疝气。叶，微苦，凉；清热凉血；主治漆过敏、荨麻疹。根15～30克，水煎服；叶水煎熏洗患处，或捣烂取汁或研末撒、涂患处。

实用简方 ①扭伤：朴树根适量，水煎熏洗患处，每日2次。②漆过敏、荨麻疹：鲜朴树叶适量，捣汁涂或揉碎擦患处。③麻疹、消化不良：朴树树皮或根皮15～30克，水煎服。④痔疮下血、食滞腹泻、久痢不止：朴树根皮30克，水煎，酌加姜汁调服。

54

榔榆

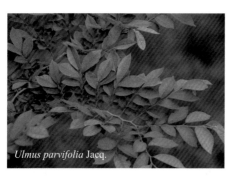

Ulmus parvifolia Jacq.

■ **别 名** 榆树、秋榆。

■ **药用部位** 根、树皮、叶。

■ **植物特征与采制** 落叶小乔木。幼枝有毛，老后脱落。叶互生，椭圆形或卵圆形，边缘有锯齿，两面粗糙；叶柄短。花小，淡黄色。果有翅，椭圆状卵形，扁平，顶端凹。9～11月开花结果。生于溪谷林缘或栽培于庭园。分布于华东、中南、西南及河北、陕西、台湾、西藏等地。根、树皮全年可采，叶夏、秋季采；鲜用或晒干。

■ **性味功用** 甘、微苦，寒。清热利水，消肿解毒。主治痈疽疔疖、背痈、风毒流注、痢疾、热淋、小便不利、尿血、疮疡肿毒、小儿秃疮、乳腺炎、白带异常。根、树皮15～30克，水煎服；叶外用适量，捣烂敷患处。

实用简方 ①腰背酸痛：榔榆茎30克，猪脊骨适量，酒、水各半炖服。②遗精、白带异常：榔榆根30克，水煎服。③牙痛：鲜榔榆叶适量，水煎，酌加醋调匀，含漱。④痈疽疔疖：榔榆叶适量，初起未成脓者，加红糖或酒糟，捣烂烤温敷患处；已成脓者，捣烂调蜜敷。⑤无名肿毒：鲜榔榆叶适量，捣烂敷患处。⑥各种恶疮脓肿：鲜榔榆叶适量，捣烂，酌加鸡蛋清拌匀，敷患处。⑦多发性脓肿：榔榆根15克，水煎服。

- **别　　名**　莨芝、千层皮、穿破石。
- **药用部位**　根、根皮、茎。
- **植物特征与采制**　直立或攀缘状灌木。根皮黄色，易层层剥落。枝有棘刺。叶倒卵状椭圆形或椭圆形，全缘，主脉于叶背凸起。花单性，雌雄异株；头状花序单生或成对腋生。聚花果近球形，成熟时橙红色。5～11月开花结果。生于荒坡灌丛中或林缘路边。分布于我国东南部至西南部的亚热带地区。全年可采，鲜用或晒干。

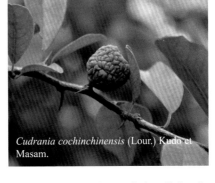

Cudrania cochinchinensis (Lour.) Kudo et Masam.

- **性味功用**　淡、微苦，平。清热除湿，祛风通络，消肿止痛。主治风湿痹痛、黄疸、胆道蛔虫、肺结核、风湿腰痛、腰背扭伤、骨折、疔疮痈肿。15～60克，水煎服；外用根皮适量，捣烂敷患处。

> **实用简方**　①急性病毒性肝炎：构棘根30～60克，水煎取汁，另取兔肉用茶油炒熟，加入煎出液及少许红酒，炖至肉烂，吃肉喝汤。②韧带拉伤：鲜构棘叶适量，酒糟少许，捣烂敷患处；另取构棘根、金锦香、草珊瑚根各30克，猪骨头适量，水炖服。③疔疮痈肿：鲜构棘根皮适量，捣烂敷患处。

55 构棘

- **别　　名**　奶浆果、蜜果。
- **药用部位**　根、叶、果。
- **植物特征与采制**　落叶大灌木或小乔木。叶互生，边缘波状或有粗齿，两面疏生短毛。花序托梨形，肉质，成熟时深红色；花雌雄同株，生于花序托内。5～10月开花结果。全国各地均有栽培。根全年可采，叶夏、秋季采收，果6～7月采收；鲜用或晒干。

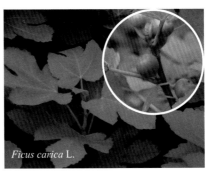

Ficus carica L.

- **性味功用**　根，叶，微辛，平；清热解毒，消肿止痛。根主治咽喉肿痛、痔疮；叶主治痔疮发炎、带下病。果，甘，凉；平肝润肠，健脾开胃；主治声嘶、食欲不振、消化不良、痔疮、脱肛、大便秘结。根15～30克，水煎服；果5～10粒，鲜吃；外用鲜叶适量，捣烂敷，或水煎熏洗患处。

> **实用简方**　①赤痢：鲜无花果60克，水煎服。②胃及十二指肠溃疡：无花果适量，焙干研末，每次6～9克，每日2～3次。③产后气血不足、少乳：无花果60～120克，猪脚1只，水炖，酌加食盐调服。④风湿性关节炎：无花果根60克，猪脚1只，水炖服。⑤痔疮：无花果叶90克，猪瘦肉适量，水炖服；另取无花果叶适量，水煎熏洗患处。⑥脱肛：无花果7枚，猪大肠1段，水炖服；另取无花果叶适量，水煎熏洗患处。

56 无花果

57 构树

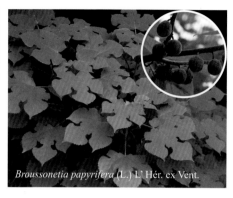

Broussonetia papyrifera (L.) L' Hér. ex Vent.

- ■ **别　　名**　楮、谷浆树。
- ■ **药用部位**　根、茎皮、叶、乳汁。
- ■ **植物特征与采制**　落叶灌木或小乔木。有乳汁。树皮平滑，灰色，纤维性韧，富拉力；幼枝密被短柔毛。叶边缘有粗齿，叶面暗绿色，有短毛，粗糙，叶背灰白，密生绒毛；叶柄粗。花单性，雌雄异株。聚合果球形，肉质，成熟时橘红色。3～7月开花。生于村旁荒地或小山坡。分布于我国南北各地。根、茎皮全年可采，鲜用或晒干；叶夏、秋季采收，多为鲜用；刮破树皮或叶柄取乳汁。
- ■ **性味功用**　甘，凉。根，清热利湿；主治痢疾、水肿、痈疽。叶，凉血止血；主治吐血、鼻出血、崩漏、刀伤出血。茎皮，去腐生肌；主治皮炎、痔疮。乳汁，杀虫解毒；主治蜂螫虫伤、疮癣。根30～60克，叶9～15克，水煎服；外用鲜茎皮、叶、乳汁适量，捣敷或涂抹患处。

> **实用简方**　①蜂虫螫伤：鲜构树乳汁涂患处。②外伤出血：鲜构树叶适量，捣烂敷患处。③痢疾：构树根15～30克，水煎服。

58 天仙果

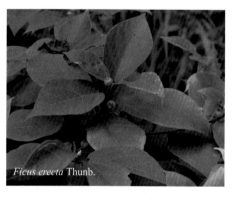

Ficus erecta Thunb.

- ■ **别　　名**　毛天仙果、大号牛奶仔。
- ■ **药用部位**　根。
- ■ **植物特征与采制**　落叶灌木或小乔木。有乳汁。小枝赤褐色，幼时有毛。叶互生，椭圆形或倒卵圆形，全缘或上半部有疏齿，叶面有短毛，粗糙，叶背被毛。花序托单生或成对生于叶腋，球形或近梨形，成熟时紫红色。5～11月开花结果。生于山坡林下或山谷溪旁。分布于广东、广西、贵州、湖北、湖南、江西、福建、浙江、台湾等地。根全年可采，鲜用或晒干。
- ■ **性味功用**　甘、辛，温。益气健脾，祛风除湿。主治风湿关节痛、劳倦乏力、脱肛、月经不调、白带异常、乳汁不下、头风疼痛、跌打损伤。30～60克，水煎或加酒调服。

> **实用简方**　①劳倦乏力：天仙果根30～60克，目鱼干适量，老酒少许，水炖服。②乳汁不下：天仙果根60克，猪蹄1只，目鱼干适量，黄酒少许，水炖服。③月经不调、腹痛腰疼、带下病：鲜天仙果根60克，鸡蛋2个，红酒1杯，冰糖适量，水炖服。④小儿发育迟缓：鲜天仙果根45克，小雄鸡1只（去头、足），水炖服。

■ **别　　名**　五指毛桃、佛掌榕。

■ **药用部位**　根、茎、果实。

■ **植物特征与采制**　落叶灌木，偶有小乔木。枝、花托均被金黄色长粗毛；小枝中空。叶多为椭圆形或长圆形，不裂或 3 ~ 5 半裂成掌状，裂片披针形，边缘有锯齿，叶面粗糙有疏毛，叶背密生柔毛；托叶卵状披针形，有粗长毛。花序托球形，成对腋生，无柄。7 ~ 10 月开花结果。多生于山谷、溪旁等阴湿地。分布于云南、贵州、广西、海南、湖南、福建、江西等地。根、茎全年可采，果实夏、秋季采收；鲜用或晒干。

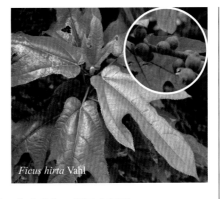

Ficus hirta Vahl

■ **性味功用**　甘、微苦，微温。健脾化湿，行气通络，化痰止咳。主治风湿痹痛、胃痛、慢性支气管炎、肺结核、劳力过度、食欲不振、闭经、产后瘀血痛、白带异常、乳腺炎、乳少、睾丸炎、瘰疬、跌打损伤。根、茎 30 ~ 60 克，果 30 ~ 45 克，水煎服。

> **实用简方**　①劳力过度：粗叶榕根 30 ~ 50 克，带骨目鱼干少许，酌加黄酒，水炖服。②产后缺乳：粗叶榕根 30 ~ 50 克，猪蹄 1 只，目鱼干少许（或炖鸡），酌加白米酒炖服。③白带异常：鲜粗叶榕根 60 ~ 90 克，猪瘦肉适量，水炖服。④风湿关节痛、催乳：鲜粗叶榕根 60 克，猪蹄、黄酒各适量，水炖服。

■ **别　　名**　倒吊葫芦、铁牛入石。

■ **药用部位**　根、叶。

■ **植物特征与采制**　小灌木。小枝有毛，老后脱落。叶互生，提琴形，稍有倒卵形，叶面无毛，叶背有小凸点，脉上有疏毛；叶柄短。花序托腋生，近梨形。夏、秋季开花结果。喜生于山野灌木丛中或溪旁、路边。分布于广东、海南、广西、福建、湖南、湖北、江西、安徽、浙江等地。根全年可采，秋、冬季为佳，叶夏、秋季采；鲜用或晒干。

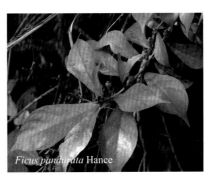

Ficus pandurata Hance

■ **性味功用**　甘、微辛，温。行气活血，祛风除湿，舒筋通络。根主治风湿痹痛、月经不调、痛经、闭经、白带异常、乳汁不通、痈疽肿痛、跌打损伤；叶主治乳腺炎。15 ~ 45 克，水煎服；外用鲜叶适量，捣烂敷患处。

> **实用简方**　①黄疸：琴叶榕根、勾儿茶根各 30 ~ 60 克，猪瘦肉适量，水炖服。②产后缺乳：琴叶榕根 60 ~ 90 克，猪蹄 1 只，目鱼干适量，水炖服。③自汗、盗汗：琴叶榕根 60 克，黑枣 7 枚，水炖服。④劳伤乏力：琴叶榕根 30 ~ 60 克，水煎服。

61 薜荔

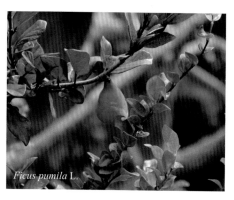

Ficus pumila L.

- **别　　名**　凉粉果、风不动、木馒头。
- **药用部位**　全草。
- **植物特征与采制**　常绿攀缘状木质藤本。茎上生气生根，匍匐于树干或墙壁上。结果枝直立粗壮，有点状皮孔，无气根。不育枝上的叶小而薄，卵状心形或椭圆状卵形；结果枝上的叶大，近革质。花小，单性，隐生于肉质的花序托内，花序腋生；花序托成熟时呈倒卵形或梨形。4～8月开花结果。多附生于树干、岩壁坡坎或墙壁上。分布于台湾、陕西及长江以南等地。根、茎、叶全年可采，果（花序托）夏季采收，鲜用或晒干；乳汁（折断叶柄或果蒂的分泌液）随用随采。
- **性味功用**　根、茎，苦、涩，平；祛风除湿，舒筋通络；主治风湿痹痛、坐骨神经痛、劳倦乏力、尿淋、水肿、子宫脱垂、闭经、产后瘀血痛、睾丸炎、脱肛、跌打损伤、扭伤。叶，微酸，平；消肿散结；主治漆过敏、湿疹、无名肿毒。果，甘，平；利湿通乳，补肾固精，活血通经；主治肾虚遗精、阳痿、闭经、乳汁不足、乳糜尿、淋浊、便血。根、茎15～30克，果2～6个，水煎服；外用叶适量，水煎洗或捣烂敷患处。

> **实用简方**　①感冒头痛：小薜荔（不育枝）60克，生姜3片，水煎服。②头晕头痛：薜荔根、地桃花根各60克，川芎4.5克，青壳鸭蛋2个，水炖服。

62 珍珠莲

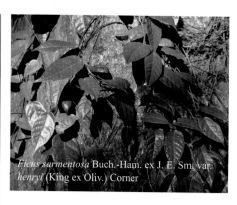

Ficus sarmentosa Buch.-Ham. ex J. E. Sm. var. henryi (King ex Oliv.) Corner

- **别　　名**　崖石榴、爬岩香、山文头。
- **药用部位**　根。
- **植物特征与采制**　攀缘藤本。幼枝、嫩叶有毛，老后脱落。叶互生，卵状椭圆形，全缘，叶背网脉凸起，有细毛；叶柄密生细毛。花序托单生或成对腋生，卵圆形；雄花和瘿花生于同一花序托内；雌花生另一花序托内。夏季开花结果。常攀于山谷阴湿处的老树或岩石上。分布于台湾、浙江、江西、福建、广西、广东、湖南、湖北、贵州、云南、四川、陕西、甘肃等地。全年可采，鲜用或晒干。
- **性味功用**　微辛，平。祛风除湿，行气消肿，解毒杀虫。主治风湿关节痛、脱臼、疮疖、癣。30～60克，水煎服；外用适量，捣烂敷患处。

> **实用简方**　①风湿痹痛：珍珠莲藤或根30～60克，牛膝、丹参各30克，水煎服。②乳腺炎：鲜珍珠莲根30～60克，水煎服。

■ **别　　名**　击常木、牛奶仔。

■ **药用部位**　根。

■ **植物特征与采制**　灌木或小乔木。全株无毛，有乳汁。叶互生，椭圆状倒披针形，全缘，略反卷。花序托腋生，球形；雄花、瘿花同生于一花序托内；雌花生于另一花序托内。夏、秋季开花结果。生于山坡灌木丛中。分布于浙江、江西、福建、广东、广西、湖南、贵州、云南等地。全年可采，鲜用或晒干。

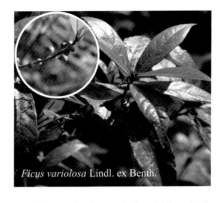
Ficus variolosa Lindl. ex Benth.

■ **性味功用**　微苦、辛，微温。祛风除湿，活血止痛，催乳。主治风湿痹痛、腰痛、胃及十二指肠溃疡、中暑发痧、乳汁不下、跌打损伤、疖肿。30～60克，水煎服。孕妇忌服。

　实用简方　①体虚乏力：变叶榕、盐肤木根各60克，水煎，取煎出液炖兔子服。②腰痛：变叶榕30克，猪脊骨适量，水炖服。③风湿关节痛：变叶榕、勾儿茶、半枫荷、山鸡椒、楤木、草菝葜根各30克，水煎，取煎出液炖猪脚，酌加冰糖、酒调服。④扭伤：鲜变叶榕根皮适量，捣烂，酌加白酒炖热，外擦患处。⑤催乳：变叶榕30克，猪蹄、目鱼干适量，水炖服。

■ **别　　名**　勒草、拉拉藤、割人藤。

■ **药用部位**　全草。

■ **植物特征与采制**　一年生缠绕草本。茎、叶柄、花序柄均有细小的倒刺。叶心状卵圆形，边缘有锯齿，两面粗糙，疏生刚毛。花单性，雌雄异株；雄花小，淡黄色，组成圆锥花序；雌花10余朵集成短穗状花序。瘦果扁圆形。6～7月开花，7～10月结果。生于村旁、荒地。我国除新疆、青海外，南北各地均有分布。夏、秋季采收，鲜用或晒干。

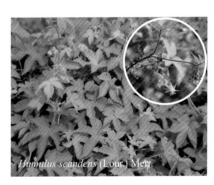
Humulus scandens (Lour.) Merr.

■ **性味功用**　甘、苦，凉。清热利湿，消肿解毒。主治痢疾、胃肠炎、中暑吐泻、肺结核、血淋、水肿、小便不利、白带异常、小儿疳积、痔疮出血、瘰疬、皮肤瘙痒、毒蛇咬伤。30～60克，水煎服；外用叶适量，捣烂敷患处。

　实用简方　①痢疾：葎草、马齿苋、铁苋菜、鬼针草、凤尾草、金锦香各15克，水煎服。②虚劳潮热：葎草果穗15克，乌豆30克，水煎，饭后服。③小儿夏季热：鲜葎草适量，捣烂绞汁，每次1汤匙，每日3次。④中暑吐泻：葎草叶30克，水煎服。⑤阑尾炎：葎草60克，白花蛇舌草45克，煎汤，多次分服，连服4～7日。⑥皮肤瘙痒：葎草、杠板归、辣蓼各适量，煎水洗患处。

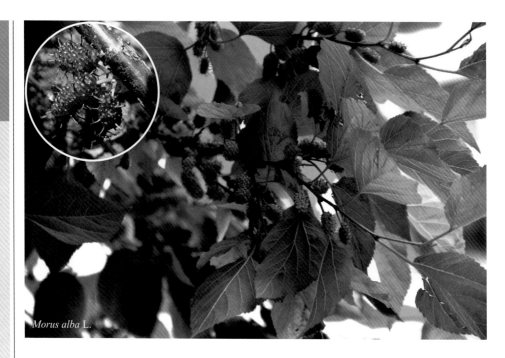

Morus alba L.

■ **别　　名**　桑树、桑叶。

■ **药用部位**　根、根皮（药材名桑白皮）、枝（药材名桑枝）、叶（药材名桑叶）、果实（药材名桑椹）、乳汁。

■ **植物特征与采制**　乔木或灌木。树皮厚，灰色，具不规则浅纵裂。叶卵形或广卵形，边缘锯齿粗钝，有时叶各种分裂，表面鲜绿色，无毛，背面沿脉有疏毛，脉腋有簇毛。花单性，腋生或生于芽鳞腋内，与叶同时生出。聚花果卵状椭圆形，成熟时红色或暗紫色。花期4～5月，果期5～8月。多为栽培。分布于我国大部分地区。根、根皮、枝、乳汁全年可采，桑椹于4～5月将成熟时采收；鲜用或晒干。

■ **性味功用**　根，微苦，寒；清热泻火；主治赤眼、牙痛、肾盂肾炎、筋骨疼痛。桑白皮，甘，寒；清肺行水，止咳平喘；主治喘咳、水肿腹胀。桑枝，苦，平；祛风除湿；主治风湿痹痛。桑叶，微苦，凉；疏风清热，凉血明目；主治感冒、赤眼、自汗、盗汗、背痛。桑椹，甘、酸，平；滋肾补肝；主治须发早白、失眠、便秘等。乳汁，微涩，凉；清热解毒；主治鹅口疮。根30～60克，桑白皮、桑椹9～15克，桑叶3～9克，水煎服；外用乳汁适量，涂患处。

> **实用简方**　①高血压：桑叶18克，野菊花9克，夏枯草15克，水煎代茶。②风热感冒：桑叶、菊花各9克，淡竹叶、白茅根各30克，薄荷6克，水煎，酌加糖调服。③肺热咳喘：桑白皮、胡颓子叶各15克，桑叶、枇杷叶各10克，水煎服。④贫血：桑椹、龙眼肉、猪肝各适量，水炖服。⑤关节红肿热痛：桑枝、忍冬藤各15克，防风、秦艽各10克，水煎服。⑥皮肤瘙痒：桑枝、柳枝、桃枝各适量，水煎外洗。

66

苎麻

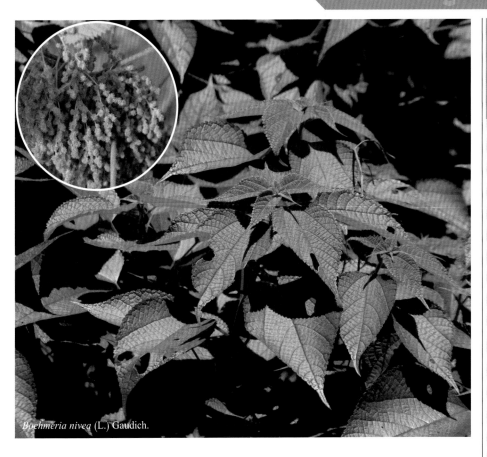

Boehmeria nivea (L.) Gaudich.

■ **别　　名**　白麻、野麻、野苎麻。

■ **药用部位**　根（药材名苎麻根）、茎皮、叶。

■ **植物特征与采制**　多年生亚灌木。根呈不规则的圆柱形，略弯曲，表皮灰棕色，有黏质。茎密生短毛，皮纤维长，拉力强。叶互生，卵形或卵圆形，边缘有粗齿，叶面粗糙，有毛，叶背密被白色绵毛；叶柄长。圆锥花序腋生；花小，单性，雌雄同株。9 ~ 11 月开花结果。生于山坡、山沟、路旁，也有栽培。分布于长江以南及台湾、湖北、四川、甘肃、陕西、河南等地。根全年可采，茎、叶夏、秋季采，鲜用或晒干。

■ **性味功用**　甘，寒。清热解毒，凉血止血，安胎。主治胎动不安、痢疾、咯血、吐血、热淋、血淋、血崩、关节痛、疔疮痈肿、跌打损伤、扭伤、癣、外伤出血、湿疹。根 15 ~ 30 克，水煎服；外用适量，捣烂或烧灰调茶油涂。

实用简方　①预防流产：鲜苎麻根 30 克，童鸡 1 只（去内脏），水炖服。②腰痛：苎麻根 200 ~ 300 克，水煎，取煎出液炖猪脊骨连尾巴 1 条，酌加老酒，分 3 ~ 4 次服，每日 3 次。③外伤出血：鲜苎麻叶适量，捣烂敷患处。

糯米团

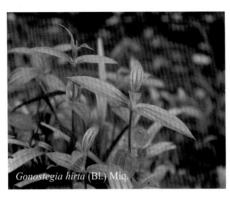

Gonostegia hirta (Bl.) Miq.

■**别　　名**　捆仙绳、糯米藤、红石薯。

■**药用部位**　全草。

■**植物特征与采制**　多年生草本。茎纤细，多分枝，绿色或稍带紫红色，具细毛。叶对生，长卵形或卵状披针形，全缘，两面疏被短刚毛。花小，黄绿色，簇生于叶腋；单性，雌雄同株。瘦果小，三角状卵形，有光泽。4～8月开花。生于林下阴湿地或路旁水边。广布于长江以南各地区。全年可采，鲜用或晒干。

■**性味功用**　甘、微苦，凉。清热解毒，健脾消积，散瘀止血。主治咯血、吐血、肾炎、白带异常、消化不良、食积、疳积、结膜炎、乳腺炎、对口疮、外伤出血、疔疮痈肿。30～60克，水煎服；外用适量，捣烂敷患处。

实用简方　①咯血：糯米团30～60克，鲜橄榄12粒，猪瘦肉适量，水炖服。②热型胃痛、肠炎、腹泻：鲜糯米团60克，积雪草、马兰各30克，水煎服。③白带异常：鲜糯米团30～60克，猪瘦肉适量，甜酒少许，水炖服。④乳痈：鲜糯米团适量，红糖少许，捣烂敷患处。⑤疔疮疖肿：鲜糯米团根适量，食盐少许，捣烂敷患处。⑥对口疮：鲜糯米团根适量，糯米酒酒酿少许，捣烂敷患处。

矮冷水花

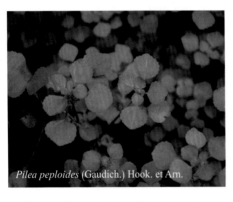

Pilea peploides (Gaudich.) Hook. et Arn.

■**别　　名**　地油仔、水石油菜、矮冷水麻。

■**药用部位**　全草。

■**植物特征与采制**　一年生矮小草本。茎直立，肉质，单一或分枝。叶对生，圆形、菱形或扇形。聚伞花序腋生；花小，单性，雌雄同株。果小，卵形。3～6月开花结果。生于阴湿的坡地、墙脚。分布于浙江、江西、福建、台湾、湖南、广东、广西、贵州、云南等地。春、夏季采收，鲜用或晒干。

■**性味功用**　淡，平。清热解毒，祛瘀止痛，止咳化痰。主治咳嗽、哮喘、肾炎、水肿、淋浊、皮肤瘙痒、毒蛇咬伤、痈肿、疮疖、外伤出血、异物刺伤。6～9克，水煎服；外用适量，捣烂敷患处。

实用简方　①肺热咳嗽：鲜矮冷水花30克，冰糖15克，水煎服。②肾炎性水肿：鲜矮冷水花30～60克，猪骨头适量，水炖服。③淋浊：鲜矮冷水花30克，水煎服。④跌打扭伤：鲜矮冷水花、酢浆草各适量，擂烂敷患处。⑤痈疖疔毒：鲜矮冷水花适量，捣烂敷患处。⑥外伤出血：鲜矮冷水花适量，捣烂敷患处。

69

马兜铃

■ **别　　名**　青木香、土木香、长痧藤。

■ **药用部位**　根（药材名青木香）、茎藤（药材名天仙藤）、叶、果（药材名马兜铃）。

■ **植物特征与采制**　多年生草质藤本。全株无毛。根圆柱形，外皮黄褐色，有辛辣香味。茎纤细，幼苗直立，后缠绕状。叶互生，三角状长圆形或卵状披针形。花单生于叶腋，喇叭状。蒴果近球形或长圆形，成熟时黄绿

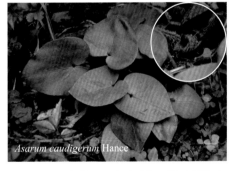

Aristolochia debilis Sieb. et Zucc.

色。种子扁，三角形，边缘有膜翅。7～10月开花结果。生于山坡阴地、路边或灌丛中。分布于长江流域以南各省区以及山东、河南等地。根秋末冬初采挖，叶、茎藤夏、秋季采收，果实9～10月由绿变黄时采收；鲜用或晒干。

■ **性味功用**　青木香，辛、苦，寒；行气止痛，消肿解毒；主治中暑腹痛、脘腹疼痛、胆囊炎、高血压、疝痛、蛇虫咬伤。天仙藤，苦，平；理气活血，消肿止痛；主治风湿痹痛、胸腹痛、瘰疬、蛇虫咬伤。叶，苦，平；解毒消肿；主治毒蛇咬伤、疔疮疖肿。马兜铃，苦、微辛，寒；清热化痰，止咳降气；主治气管炎、咳嗽。3～9克，水煎服；外用鲜根、叶适量，捣烂敷患处。

> **实用简方**　①脘腹疼痛：青木香3克，嚼烂，温开水送服。②咳嗽气喘：马兜铃3～9克，水煎服。③咽喉肿痛：青木香3克，磨成浓汁，以适量温开水调匀，频频含咽。

70

尾花细辛

■ **别　　名**　土细辛、马蹄香。

■ **药用部位**　全草。

■ **植物特征与采制**　多年生草本。全株具分节状长毛。根状茎粗壮，具多数纤细的须根。叶数片生于短茎上，卵状心形或三角状卵形，叶面沿中脉有毛，叶背毛较密。花单朵，绿色，出自靠近地面的叶腋。蒴果近球形，有疏毛。3～4月开花。生于林下阴湿地。分布于浙江、

Asarum caudigerum Hance

江西、福建、台湾、湖北、湖南、广东、广西、四川、贵州、云南等地。秋季采收，鲜用或阴干。

■ **性味功用**　辛、微苦，温。有小毒。温经散寒，活血止痛，解毒消肿。主治感冒、喘咳、头痛、牙痛、风湿痹痛、跌打损伤、口舌生疮、无名肿毒、毒蛇咬伤。3～6克，水煎服；外用鲜草适量，捣烂敷患处。孕妇忌服。

> **实用简方**　①跌打损伤：尾花细辛根50克，高粱酒500毫升，浸泡7天，每晚睡前服1汤匙，并取药液擦患处。②急性乳腺炎：鲜尾花细辛全草、白米酒各适量，水煎，趁热熏洗患乳。③毒蛇咬伤：鲜尾花细辛适量，米醋少许，捣烂敷患处。

71

金线草

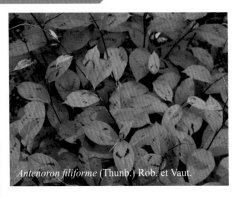

Antenoron filiforme (Thunb.) Rob. et Vaut.

■ **别 名** 大叶辣蓼、毛蓼、天蓼。

■ **药用部位** 全草。

■ **植物特征与采制** 多年生草本。块根呈不规则的结节状，暗棕色。茎中空，有粗毛；节膨大。叶椭圆形，全缘，叶面常有"人"字形斑纹，两面密被长糙伏毛；叶柄短；托叶鞘状。稀疏的穗状花序顶生或腋生；花被淡红色。瘦果卵形，暗褐色。7～12月开花结果。生于山坡阴湿地或沟边。分布于陕西、甘肃及华东、华中、华南、西南等地。夏、秋季采收，鲜用或晒干。

■ **性味功用** 辛、苦，凉。疏风解表，清热利湿，散瘀止痛。主治风湿痹痛、关节痛、中暑、感冒、痢疾、月经不调、痛经、跌打损伤、痈肿。15～30克，水煎服；外用适量，捣烂敷患处。孕妇慎服。

实用简方 ①风湿关节酸痛：金线草根、树参根、变叶榕根各15克，热者炖猪脚服，寒者炖冰糖服。②四肢神经麻痹（风湿性）：金线草根30克，水煎，酌加米酒、白糖调服。③肺结核咯血：金线草30克，千日红、苎麻根各15克，筋骨草9克，水煎服。④月经不调、痛经：金线草30克，酒水各半煎服。⑤咯血：金线草30克，水煎服。

72

金荞麦

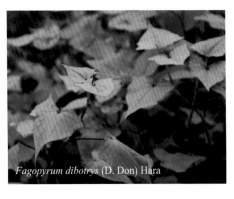

Fagopyrum dibotrys (D. Don) Hara

■ **别 名** 野荞麦、苦荞麦、开金锁。

■ **药用部位** 根茎。

■ **植物特征与采制** 多年生宿根草本。根粗状，呈不规则节节状，质硬，外表棕红色。茎略丛生，直立，有分枝，绿色或淡红色。叶互生，戟状三角形，全缘；叶柄长，绿色或呈淡紫红色；托叶鞘抱茎，膜质。花序伞房状，顶生或腋生。瘦果卵状三棱形。7～11月开花结果。生于较阴湿的山坡、沟沿。分布于陕西及华东、华中、华南、西南等地。夏、秋季采收，鲜用或晒干。

■ **性味功用** 辛、苦，凉。祛风除湿，清热解毒，活血消痈。主治肺痈、肺脓肿、肺炎、咽喉肿痛、痈肿疮毒。15～30克，水煎服；外用适量，捣烂敷患处。

实用简方 ①肺痈、咯吐脓痰：金荞麦、鱼腥草各30克，甘草6克，水煎服。②关节肿胀疼痛：鲜金荞麦60～90克，水煎，饭后服。③脱肛：鲜金荞麦、苦参各300克，水煎熏洗患处。④咽喉肿痛：金荞麦适量，水煎含漱。

■ **别　　名**　赤地利、晕药、白饭藤。

■ **药用部位**　全草。

■ **植物特征与采制**　多年生草本。茎多分
枝，直立，嫩茎常微带红色。叶互生，卵形
或长圆状卵形，全缘；托叶膜质，鞘状。聚
伞花序顶生或腋生。坚果三角状菱形，黑色，
包存于稍膨大的宿存花被内，外表蓝紫色。
几乎全年均有花果。生于村旁、河沿湿地。

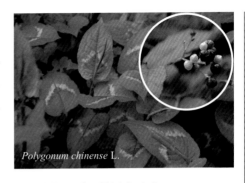
Polygonum chinense L.

分布于陕西、甘肃及华东、华中、华南和西南等地。全年可采，鲜用或晒干。

■ **性味功用**　苦、辛，平。清热利湿，消肿解毒。主治痢疾、肠炎、肝炎、肺热咳嗽、百
日咳、白带异常、乳腺炎、扁桃体炎、中耳炎、湿疹、痈疮疖肿、跌打损伤。15～30 克，
水煎服；外用鲜草适量，捣烂敷患处。

实用简方　①肝炎：鲜火炭母、虎杖各 30 克，积雪草、山栀子各 15 克，水煎服。
②白带异常：鲜火炭母 30～45 克，水煎服。③小儿夏季热：鲜火炭母、猪血各 30 克，
水 2 碗煎至半碗服（为 3～6 岁 1 次量），连服 2～3 次。④腰闪挫疼痛：鲜火炭母
适量，捣烂绞汁，酌加黄酒冲服。

■ **别　　名**　斑杖、土大黄、大叶蛇总管。

■ **药用部位**　根及根茎（药材名虎杖）。

■ **植物特征与采制**　多年生灌木状草本。
根状茎木质，粗壮，外皮黑棕色，断面黄色，
放射状，质较松。茎圆柱形，中空，散生紫
红色斑点。叶互生，阔卵形或卵圆形，全缘
或有小齿；叶柄短。圆锥花序腋生或顶生；
花单性，雌雄异株。瘦果卵状椭圆形，黑色。

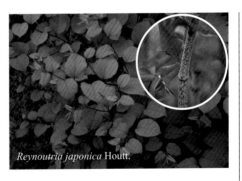
Reynoutria japonica Houtt.

夏季开花。喜生于土层深厚的山坡、溪旁、田埂等湿地。分布于陕西、甘肃、四川、云南、
贵州及华东、华中、华南等地。全年可采，鲜用或晒干。

■ **性味功用**　苦、酸，微寒。清热利湿，散瘀解毒。主治肝炎、便秘、闭经、痛经、风湿
痹痛、烫火伤、湿疹、带状疱疹、疮疡肿毒、外伤感染、跌打损伤。30～60 克，水煎服；
外用鲜品适量，捣烂敷患处。孕妇忌服。

实用简方　①急性肾炎：虎杖、车前草、萹蓄各 30 克，水煎服。②风湿性关节炎：
虎杖 30 克，猪脚 1 只，水炖，酌加酒调服。③坐骨神经痛：虎杖 60 克，鸡（去肠杂）
1 只，酒水各半炖 2 小时，分 2～3 次服，每日 1 剂。

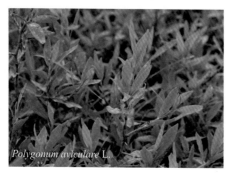

Polygonum aviculare L.

■**别　　名**　扁竹、萹蓄蓼。

■**药用部位**　全草。

■**植物特征与采制**　一年生草本。茎卧地或斜上。叶互生，椭圆状披针形或狭椭圆形，全缘，两面无毛；近无柄；托叶膜质，抱茎。花小，一至数朵腋生。瘦果卵状三棱形。3～9月开花结果。生于田野草地。分布于全国各地。夏季采收，鲜用或晒干。

■**性味功用**　苦，平。清热利湿，利尿通淋，杀虫止痒。主治痢疾、肠炎、腹泻、黄疸、尿道炎、膀胱炎、小便不利、淋证、带下病、乳糜尿、蛔虫病、小儿夜啼、疳积、湿疹、皮肤瘙痒、疔疮痈肿。15～30克，水煎服；外用适量，水煎熏洗，或捣烂敷患处。

> **实用简方**　①痢疾：鲜萹蓄120～180克，水煎1小时，分2次于早晚饭前服。
> ②小儿夜啼：鲜萹蓄15～21克，蝉蜕3～5个，水煎冲糖服。③蛔虫病：鲜萹蓄60克，水煎服。④湿疹：鲜萹蓄、马齿苋、刺蓼各适量，水煎洗患处。

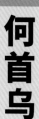
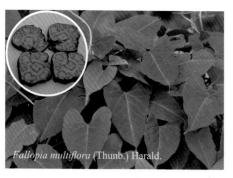

Fallopia multiflora (Thunb.) Harald.

■**别　　名**　首乌、夜交藤。

■**药用部位**　块根（药材名何首乌）、茎藤（药材名夜交藤）、叶。

■**植物特征与采制**　多年生草质藤本。根细长，或膨大成块状，外表红褐色。茎细长，多分枝。叶互生，卵形，全缘，叶面绿色或有斑纹；托叶膜质，褐色。圆锥花序松散；花小，淡绿色。10～12月开花结果。喜生于阴湿的石隙或墙脚或林缘灌丛中。分布于陕西、甘肃、贵州、四川、云南及华东、华中、华南等地。何首乌秋季采挖为佳，鲜用或煮后晒干；乌首藤、叶秋季采收，鲜用或晒干。

■**性味功用**　何首乌，苦、甘、涩，微温；补肝肾，敛精气，壮筋骨，养气血，乌须发，消肿毒；主治贫血、神经衰弱、失眠、遗精、阳痿、腰膝酸软、头晕、须发早白、白带异常。生首乌主治痈肿、腮腺炎。首乌藤，甘、微苦，平；安神，止汗，祛风，通络；主治失眠、多汗、肌肤麻木、风湿痹痛。叶，苦、涩，平；解毒消肿；主治痈肿、疮疡、瘰疬。9～15克，水煎服；外用鲜首乌适量，磨水或烧酒涂患处；鲜叶捣烂敷患处。

> **实用简方**　①血虚头晕：何首乌45克，猪骨头适量，水炖服。②胃及十二指肠溃疡：何首乌60克，小茴香30克（炒），置猪肚内炖至肉烂，1日分3次服，连服12日为1疗程。③疥癣、皮肤瘙痒：何首乌叶、艾叶各适量，水煎洗浴。

■ **别　　名**　荭草、东方蓼、水红花子。

■ **药用部位**　全草、果实（药材名水红花子）。

■ **植物特征与采制**　一年生草本。茎粗壮，多分枝，中空，密生长毛；节膨大。叶卵形或长卵形，全缘；叶柄长；托叶鞘状。总状花序腋生或顶生；花被淡红色。瘦果扁圆形，黑色。4～10月开花结果。栽培或野生于山谷林荫及池边潮湿处。除西藏外，广布于全国各地。全年可采，鲜用或晒干。

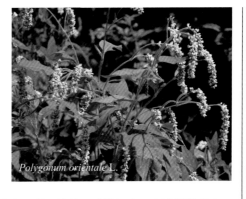
Polygonum orientale L.

■ **性味功用**　苦、咸，微温。有小毒。活血化瘀，利湿祛风，消肿解毒。主治风湿痹痛、荨麻疹、水肿、丹毒、脓肿、跌打损伤。15～60克，水煎服；外用适量，水煎熏洗患处。孕妇忌服。

> **实用简方**　①风寒感冒：鲜红蓼果实、牡荆子、青蒿、海金沙叶、连钱草各适量，擂烂，冲入开水，过滤后服。②劳倦乏力：红蓼、辣蓼、葛藤、石菖蒲各适量，水煎沐浴。③风湿关节痛、膝关节肿大：红蓼45～60克，白苞蒿、山鸡椒根各50克，老母鸡1只，或猪骨头适量，水炖服。④荨麻疹、丹毒：鲜红蓼适量，水煎熏洗患处。⑤痞块：红蓼果实125克，酒500克，浸1周后，每晚服1杯。

■ **别　　名**　扛板归、犁头刺、刺犁头。

■ **药用部位**　全草。

■ **植物特征与采制**　一年生草本。茎蔓生，带红色，有棱，棱上有倒钩刺。叶三角形；叶柄盾状着生，具倒刺；托叶叶状，圆而贯茎，中部鞘状。花序短，穗状；花被白色或淡红色。瘦果球形。5～8月开花，9～10月结果。生于村旁荒地。分布于全国各地。夏、秋季采收，鲜用或晒干。

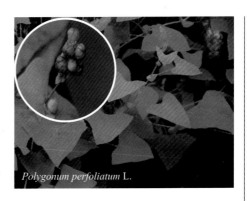
Polygonum perfoliatum L.

■ **性味功用**　苦、酸，凉。清热解毒，利湿消肿。主治感冒、肺热咳嗽、肠炎、痢疾、血淋、肾炎性水肿、腮腺炎、扁桃体炎、百日咳、白带异常、湿疹、带状疱疹、痈疽肿毒、痔疮、便血、毒蛇咬伤、中耳炎。15～30克，水煎服；外用适量，捣烂敷患处。

> **实用简方**　①湿热带下：扛板归90克，冰糖30克，水炖服。②百日咳：扛板归15克，水煎代茶。③带状疱疹：鲜扛板归适量，捣汁，调雄黄末少许，敷患处。④痔疮：扛板归60克，猪大肠250克，将草药纳入肠内炖服。⑤小儿头部湿疹、皮炎：鲜扛板归适量，捣汁涂患处。⑥湿疹：鲜扛板归适量，捣烂取汁，调三黄末涂抹患处。

79

羊蹄

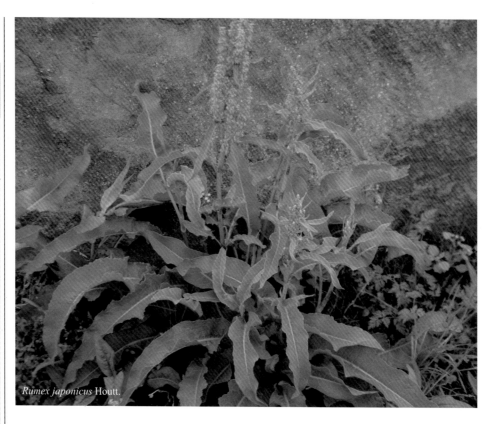

Rumex japonicus Houtt.

- **别　　名** 金不换、土大黄。
- **药用部位** 根。
- **植物特征与采制** 多年生宿根草本。根粗壮，淡黄色。茎数枝丛生，直立，中空。基生叶丛生，长圆形，边缘微波状；叶柄长；托叶鞘状，膜质；茎生叶较小。花两性。3～7月开花结果。常生于村边、路旁湿地或田埂。分布于东北、华北、华东、华中、华南及陕西、四川、贵州等地。夏、秋季采收，多鲜用。
- **性味功用** 苦，寒。有小毒。清热解毒，凉血止血，杀虫止痒。主治血小板减少性紫癜、鼻出血、肠风便血、大便秘结、闭经、疥癣、湿疹、汗斑、疖肿、牙痛。6～12克，水煎服；外用适量，捣烂敷患处。孕妇忌服。

> **实用简方** ①闭经：鲜羊蹄叶 15 克，猪瘦肉适量，酒水各半炖服，隔日 1 剂。②大便秘结：鲜羊蹄根 15 克，水煎服。③风火牙痛、牙龈肿痛：鲜羊蹄根 60 克，水煎浓汁，候冷含漱。④跌打损伤：鲜羊蹄根适量，捣烂，用酒炒热，敷患处。⑤汗斑：鲜羊蹄根适量，捣烂绞汁，酌加白醋调匀，涂患处。⑥秃疮：鲜羊蹄根适量，酌加老醋捣成泥状，用消毒纱布蘸药汁擦患处。

土荆芥

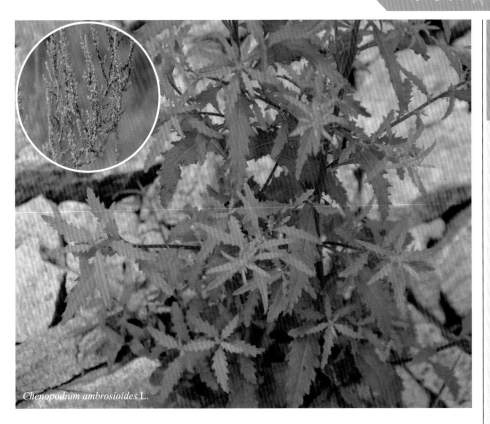

Chenopodium ambrosioides L.

■ **别　　名**　臭草、臭荆芥。

■ **药用部位**　全草。

■ **植物特征与采制**　一年生或多年生草本。全草有强烈的气味。茎直立，多分枝，有纵棱，具柔毛。叶椭圆形或椭圆状披针形，叶面疏生柔毛，叶背密生金黄色腺点和柔毛，边缘有不整齐的波状齿。穗状花序腋生或顶生；通常 3 ~ 5 朵簇生于叶状苞腋内。胞果扁球形。夏、秋季开花结果。生于村旁旷野、沟边。分布于华东、中南、西南等地，北方各地常有栽培。夏至冬初采收，鲜用或晒干。

■ **性味功用**　辛、苦，微温。有毒。祛风除湿，杀虫止痒。主治湿疹、疥癣、钩虫病、蛔虫病、蛲虫病、感冒、咽喉肿痛、痢疾、风湿痹痛、白带异常、产后血晕、跌打损伤、扭伤、外伤出血、蛇虫咬伤。3 ~ 9 克，水煎服；外用适量，捣烂敷或煎汤熏洗患处。孕妇忌用。

　　实用简方　①白带异常：土荆芥根 15 克，猪瘦肉适量，水炖服。②脚癣：鲜土荆芥适量，水煎洗患处。③稻田性皮炎：土荆芥、薄荷各适量，水煎洗患处。④疥疮：土荆芥根 15 克，猪五花肉 150 克，食盐少许，水炖服；另取鲜土荆芥适量，煎水洗浴。⑤蜈蚣咬伤：鲜土荆芥叶适量，酌加雄黄末，捣烂敷患处。

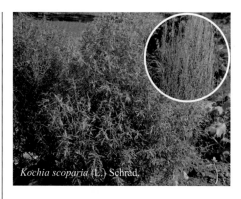

Kochia scoparia (L.) Schrad.

81 地肤

■ **别　　名** 扫帚菜、地火草。

■ **药用部位** 茎、叶、果实（药材名地肤子）。

■ **植物特征与采制** 一年生草本。茎直立，多分枝，具纵条纹，幼时有软毛。叶互生，椭圆状披针形，两面无毛或具稀短毛；叶无柄。花单生或2朵生于叶腋，集成具叶的穗状花序。胞果扁球形。种子卵圆形，形似芝麻。8～10月开花结果。多栽培于宅旁、园旁隙地。广布于全国各地。茎、叶夏、秋季采，鲜用或晒干；种子于秋末成熟时，割取地上部分，晒干，打下，簸净。

■ **性味功用** 苦，寒。清热利湿，祛风止痒。地肤子主治湿疹、皮肤瘙痒、荨麻疹、疥癣、脚气、小便不利、淋浊、过敏性紫癜、风火赤眼、痔疮；茎、叶主治痢疾、泄泻、恶疮疥癣。茎、叶30～60克，地肤子15～30克，水煎服；外用适量，煎汤熏洗。

> **实用简方** ①湿热淋证、小便不利：地肤子、猪苓、萹蓄各9克，木通6克，水煎服。②荨麻疹：地肤子、茵陈各30克，黄柏15克，甘草12克，水煎温洗，每日1～2次。③丹毒：地肤子、金银花、菊花各30克，荆芥、防风各15克，水煎服。④湿疹：地肤子、苦参、杠板归、一枝黄花各适量，煎水洗患处。

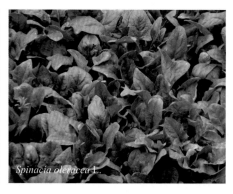

Spinacia oleracea L.

82 菠菜

■ **别　　名** 红根菜、菠薐菜。

■ **药用部位** 全草。

■ **植物特征与采制** 根圆锥状，带红色，较少为白色。茎直立，中空，脆弱多汁，不分枝或有少数分枝。叶戟形至卵形，鲜绿色，柔嫩多汁，稍有光泽，全缘或有少数牙齿状裂片。雄花集成球形团伞花序，再于枝和茎的上部排列成有间断的穗状圆锥花序。胞果卵形或近圆形；果皮褐色。多为栽培。分布于我国大部分地区。冬、春季采收，多为鲜用。

■ **性味功用** 甘，平。平肝明目，下气调中，止渴润燥。主治夜盲、风火赤眼、高血压、糖尿病、便秘、脾虚腹胀。内服适量，水煎或捣汁服。

> **实用简方** ①糖尿病：鲜菠菜根60～120克，鸡内金15克，水煎服。②便秘：菠菜250克，入沸水中烫熟，香油拌食。③便血：菠菜200克，酌加食盐煮汤服。④夜盲：菠菜500克，捣烂绞汁，分2次服，每日1剂，须常服。⑤风火赤眼：菠菜子、野菊花各15～30克，水煎服。

■ **别　　名**　倒扣草、白牛膝。

■ **药用部位**　全草。

■ **植物特征与采制**　一年生或二年生草本。全株具毛。根淡黄色，稍木质。茎直立或披散，近四方形；节膨大。叶对生，椭圆形、卵形或倒卵形，全缘。穗状花序顶生；花小，两性。胞果小，卵形。夏、秋季开花结果。生于旷野、路旁。分布于长江以南等地。春至秋季采收，鲜用或晒干。

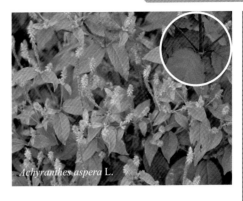

Achyranthes aspera L.

■ **性味功用**　苦、酸，平。活血祛瘀，利尿通淋。主治风湿关节痛、腰腿酸痛、痢疾、淋病、尿道炎、肾炎、扁桃体炎、白喉、闭经、痛经、白带异常、跌打损伤、痈疽肿毒。15～30克，水煎服；外用鲜叶适量，捣烂敷患处。孕妇忌用。

> **实用简方**　①风湿关节痛：鲜土牛膝根30～90克，猪脚1只，或目鱼（带骨）1只，酒水各半炖服。②月经不调、痛经：鲜土牛膝根、月季花根各60克，小蓟根30克，水煎，冲红糖服。③闭经：土牛膝根9克，积雪草6克，红糖少许，水煎服。④腹股沟淋巴结炎：鲜土牛膝、爵床、木芙蓉各适量，糯米饭少许，捣烂敷患处。⑤高血压：土牛膝、荠菜、夏枯草各15克，水煎服。

83　土牛膝

■ **别　　名**　喜旱莲子草、空心苋。

■ **药用部位**　全草。

■ **植物特征与采制**　多年生草本。茎中空，基部匍匐，上部上升；节着地生根。叶对生，长圆形、倒卵形或倒卵状披针形。头状花序，单生叶腋；花白色。5～10月开花。生于旷野、水沟或池塘边。分布于河北、江苏、安徽、浙江、江西、湖南、湖北、福建、广西等地。全年可采，鲜用或晒干。

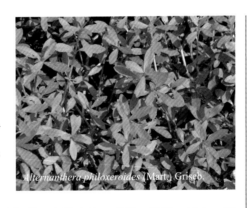

Alternanthera philoxeroides (Mart.) Griseb.

■ **性味功用**　苦、甘，寒。清热利水，凉血解毒。主治咯血、黄疸、淋浊、尿血、尿道感染、带状疱疹、痄腮、湿疹、疔疮、毒蛇咬伤。15～30克，水煎服；外用适量，捣烂敷患处。

> **实用简方**　①急性病毒性肝炎：空心莲子草、白英、积雪草、狗肝菜各15克，水煎服。②感冒发热：鲜空心莲子草30～60克，水煎服。③肺结核咯血：鲜空心莲子草120克，冰糖15克，水炖服。④带状疱疹、湿疹：鲜空心莲子草适量，酌加米泔水捣烂，取汁涂患处。⑤毒蛇咬伤：鲜空心莲子草120～240克，捣烂绞汁服，药渣敷伤处。

84　空心莲子草

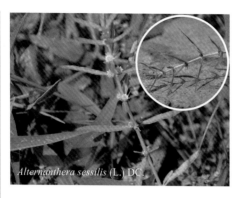

Alternanthera sessilis (L.) DC.

85 莲子草

■ **别　　名**　虾钳菜、节节花。

■ **药用部位**　全草。

■ **植物特征与采制**　多年生草本。茎细长，匍匐或上举。叶对生，椭圆状披针形或倒卵形，全缘或具不明显的锯齿。头状花序 1 ~ 4 个密生于叶腋。花期 5 ~ 7 月，果期 7 ~ 9 月。生于村野、田间等潮湿地。分布于华东、中南和西南等地。夏、秋季采收，鲜用或晒干。

■ **性味功用**　微甘、淡，凉。清热凉血，除湿通淋，消肿解毒。主治痢疾、泄泻、黄疸、肺结核、咯血、吐血、胃溃疡出血、尿道炎、小便不利、淋证、喉炎、牙痛、跌打损伤、乳痈、湿疹、腮腺炎、痈疽疔疮、蛇伤。15 ~ 30 克，水煎服；外用适量，捣烂敷患处。

实用简方　①黄疸型肝炎：鲜莲子草 30 克，兖州卷柏 15 ~ 30 克，木香 4.5 克，水煎，酌加白糖调服。②尿道炎、小便刺痛：鲜莲子草 30 克，捣烂绞汁，炖热，调乌糖少许服。③胃出血：鲜莲子草 60 ~ 90 克，捣烂取汁，和豆油 1 杯加水炖，冷服。④便秘、便血：莲子草 30 ~ 60 克，水煎服。⑤风湿性关节炎：鲜莲子草 60 ~ 90 克，猪脚 1 只，水炖服。

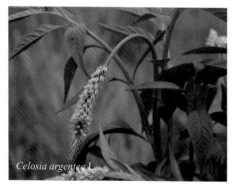

Celosia argentea L.

86 青葙

■ **别　　名**　野鸡冠花、鸡冠苋。

■ **药用部位**　全草、种子（药材名青葙子）。

■ **植物特征与采制**　一年生草本。茎直立，常带淡红色。叶互生，卵形、椭圆状披针形或披针形，全缘。穗状花序顶生；花被白色或粉红色。胞果卵形。种子扁圆形，黑色有光泽。夏、秋季开花结果。生于旷野、旱地或栽培。广布于全国各地。全草夏、秋季采收，鲜用或晒干；种子于成熟时，剪下花序，晒干，收下种子。

■ **性味功用**　微苦，凉。清热利湿，平肝明目。种子主治多泪、夜盲、目翳；全草主治痢疾、小便不利、尿道感染。全草 30 ~ 60 克，种子 9 ~ 15 克，水煎服。

实用简方　①风热目痛：青葙子 15 克，酌加冰糖，水煎服。②视网膜出血：青葙花适量，水煎洗眼。③高血压：青葙子、荠菜、夏枯草各 15 克，水煎服。④白带异常：青葙全草 24 克，水煎，调白糖服，每日 3 次。⑤痔疮：青葙茎叶 30 克，猪大肠头 1 段，水煎服；另取青葙茎叶、爵床、鬼针草各适量，水煎熏洗患处。

■**别　　名**　百日红、千年红。

■**药用部位**　花序（药材名千日红）。

■**植物特征与采制**　一年生草本。全株有白色长毛。茎直立，节部稍膨大。叶对生，长圆形，全缘。头状花序顶生，球形，白色或红色。胞果近球形。夏、秋季开花结果。全国各地均有栽培。5～9月采，鲜用或晒干。

■**性味功用**　甘、淡，平。平肝息风，清热明目。主治头痛、支气管炎、小儿肝热、夜啼。花7～14朵，水煎服。

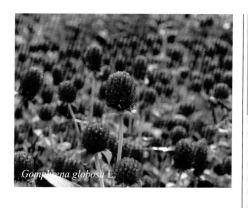
Gomphrena globosa L.

> **实用简方**　①小儿受惊后腹胀、小便不利：千日红7～10朵，鲜灯心草15克，水煎服。②小儿受惊后黄疸：千日红10朵，白英6～9克，水炖1小时，分2次服。③头风痛：千日红6克，马鞭草21～23克，水煎，早晚饭前分服。④急慢性支气管炎：千日红根9～15克，或千日红9克，水煎服。

■**别　　名**　红叶苋、红洋苋、红木耳。

■**药用部位**　茎、叶。

■**植物特征与采制**　多年生草本。幼嫩时全株具短毛。茎紫红色。叶对生，阔卵形或近圆形，近全缘，两面紫红色或绿黄色；具柄。穗状花序排列成顶生或腋生的圆锥花序；雌雄异株；花被白色或淡黄色。9月至翌年3月开花。我国上海、福建、江苏、广东、海南、广西、云南等地有栽培。夏、秋季采收，多鲜用。

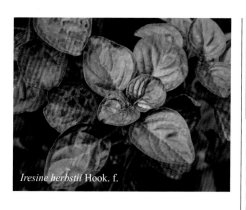
Iresine herbstii Hook. f.

■**性味功用**　甘、微苦，凉。清热利湿，凉血止血。主治咯血、吐血、鼻出血、血崩、痢疾、便血、尿血、白带异常、痈肿。15～30克，水煎服；外用适量，捣烂敷患处。

> **实用简方**　①痢疾：鲜血苋30克，捣烂绞汁，酌加红糖调服。②急性病毒性肝炎：血苋、板蓝根、金钱草、金银花各15克，龙胆草9克，水煎服。③咳嗽：鲜血苋60～100克，酌加冰糖，水煎服。④鼻出血：鲜血苋60克，水煎服。⑤皮肤瘙痒：血苋全草或叶60克，酌加猪肚油，炖服。

鸡冠花

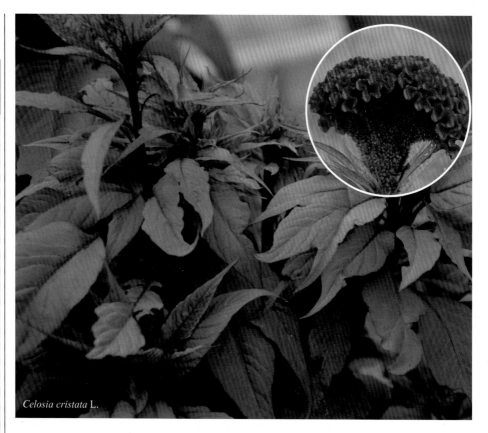

Celosia cristata L.

- **别　　名**　大鸡公苋、海冠花、红鸡冠。
- **药用部位**　花序。
- **植物特征与采制**　一年生草本。茎直立，粗壮，绿色或带红色，有纵棱。叶互生，卵形、卵状披针形或长圆形，全缘，具柄。花序顶生，扁平，呈鸡冠状，有时有分枝，呈圆锥花序式；花两性；有紫色、红色、黄色、淡黄色、淡红色或杂色等。胞果卵形。夏、秋季开花结果。我国南北各地均有栽培。夏、秋季采收，鲜用或晒干。
- **性味功用**　甘、涩，凉。清热除湿，凉血止血。主治赤白带下、遗精、痢疾、泄泻、诸出血证、乳糜尿、痔疮。15 ～ 30 克，水煎服；外用适量，煎水洗患处。

　实用简方　①崩漏：鸡冠花 15 克，椿根皮 12 克，白果 15 粒（去壳），纳入去肠杂并洗净的雄小鸡（重约 500 克）腹中，水炖 2 小时，分 2 ～ 3 次饭前服。②咯血、吐血：鲜鸡冠花 15 ～ 18 克，未下水猪肺适量，水炖，饭后服。③风疹：鸡冠花、向日葵各 9 克，冰糖适量，水煎服。④关节炎、神经痛：鸡冠花根 60 ～ 120 克，猪脊骨适量，水炖服。⑤痔疮：鸡冠花 60 克，冰糖少许，水炖服；另取鸡冠花全草适量，水煎熏洗患处。

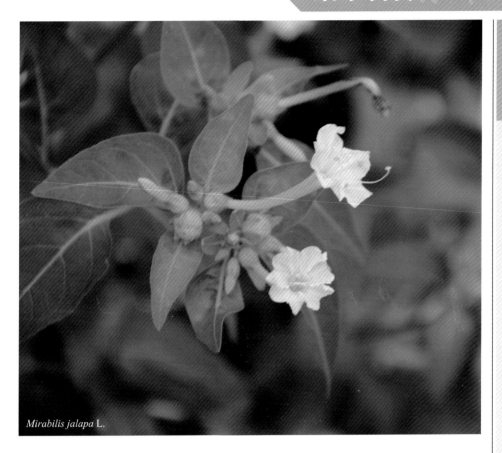

Mirabilis jalapa L.

■ **别　　名**　胭脂花、白粉花、朝来花。

■ **药用部位**　根、叶、花、果。

■ **植物特征与采制**　多年生草本。茎直立，上部多分枝，绿色；节膨大。叶对生，卵形或卵状三角形，全缘，叶面有细毛，叶背无毛或仅脉上有毛。花单生或 3 ~ 5 朵集生叶腋或顶生；花被漏斗状，白色、黄色、红色或紫色。果实近球形，成熟时黑色。夏至秋季开花结果。多栽培于庭园、村旁，或野生。我国南北各地常见栽培。根、叶夏、秋季采，果实秋冬季采，鲜用或晒干。

■ **性味功用**　微甘、淡、凉。清热解毒，利湿消肿，活血调经。根主治关节炎、尿道感染、尿血、热淋、白浊、小便不利、糖尿病、乳糜尿、白带异常、痈疽肿毒、乳痈、跌打损伤；叶主治疔疮、无名肿毒；花主治咯血；果主治脓疱疮。根 30 ~ 60 克，水煎服；外用根、叶适量，捣烂敷患处；花捣汁调蜜服；果实去外壳，研粉撒患处。孕妇慎用。

实用简方　①急性关节炎：鲜紫茉莉根 90 克，体热加豆腐，体寒加猪蹄，水炖服。
②疮疖、无名肿毒：鲜紫茉莉叶适量，捣烂敷患处。

91

商陆

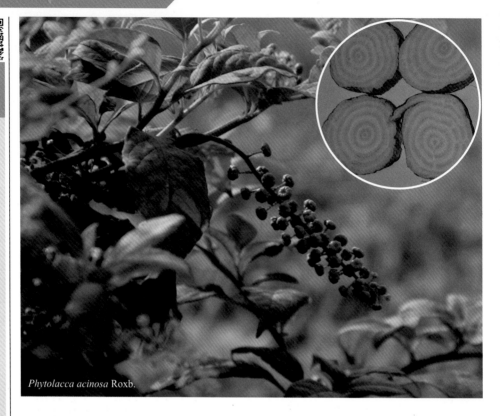

Phytolacca acinosa Roxb.

- **别　　名**　山萝卜、水萝卜。
- **药用部位**　根。
- **植物特征与采制**　多年生草本。根肉质，圆锥形，表面淡黄色，断面白色，有同心环纹理。茎粗壮，肉质。叶互生，椭圆形，全缘。总状花序顶生或侧生；花被白色或带粉红色。果穗直立，果扁球形，紫黑色。4～11月开花结果。生于林缘湿地、荒野、村庄周围。我国除东北、内蒙古、青海、新疆外，皆有分布。全年可挖，秋、冬季为佳，鲜用或晒干。
- **性味功用**　辛、微苦，寒。有毒。泻下逐水，消肿解毒。主治腹水、水肿、小便不利、二便不通、肾炎、脚气、肺痈、风湿关节痛、瘰疬、癥瘕、痈肿疮毒。3～10克，水煎服；外用适量，捣烂敷患处。孕妇禁用。

　　实用简方　①急慢性肾炎：商陆9克，猪瘦肉适量，水煎，每日分3次服。急性1日服1剂，慢性2日服1剂。②腹水：商陆6克，赤小豆、冬瓜皮、车前草各30克，水煎服。③前列腺炎：商陆3克，十大功劳20克，鬼针草10克，车前草15克，水煎服，连服7日。④肺脓肿：商陆15克，冰糖适量，水煎代茶。⑤关节炎：鲜商陆24～30克，猪蹄适量，水炖，分2～3次服。⑥刀伤、锄头伤：鲜商陆适量，糯米酒糟少许，捣烂敷患处。

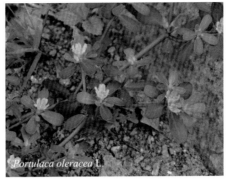

Portulaca oleracea L.

马齿苋

- **别　　名**　长寿菜、猪母菜、五行菜。
- **药用部位**　全草。
- **植物特征与采制**　一年生肉质草本。茎多分枝，伏地，常带暗红色。叶倒卵形，形似"马齿"，全缘。花簇生于枝端的叶腋；花瓣5，黄色，倒卵形，先端微凹。蒴果圆锥形。种子多数。5～10月开花结果。生于村旁、路边湿地。我国南北各地均产。夏、秋季采收，鲜用或用开水烫软后晒干。
- **性味功用**　酸，寒。清热利湿，解毒消肿。主治痢疾、肠炎、阑尾炎、肺结核、糖尿病、热淋、便血、白带异常、百日咳、腮腺炎、扁桃体炎、疔疮疖肿、蛇虫咬伤、丹毒、瘰疬、湿疹、皮肤瘙痒。30～60克，水煎服；外用适量，捣烂敷患处。本品有滑胎作用，孕妇慎用。

> **实用简方**　①糖尿病：鲜马齿苋适量，水煎代茶。②乳腺小叶增生：马齿苋50克，猪殃殃30克，一点红15克，水煎服。③外阴肿痒：鲜马齿苋适量，捣烂取汁，酌加青黛末调涂。④蜈蚣咬伤：鲜马齿苋适量，捣烂擦伤口3～4次。

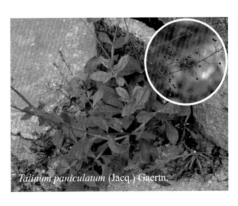

Talinum paniculatum (Jacq.) Gaertn.

土人参

- **别　　名**　栌兰、假人参、土高丽参。
- **药用部位**　根、叶。
- **植物特征与采制**　多年生肉质草本。主根粗壮，有少数分枝，表面棕褐色，断面乳白色。叶稍肉质，倒卵状椭圆形，全缘；叶柄短。圆锥花序顶生。蒴果球形。种子多数，黑色。5～10月开花，9～11月结果。栽培或生于阴湿地。分布于江苏、福建、河南、广东、广西、四川、云南等地。根全年可采，刮去表皮，蒸熟，晒干；叶夏、秋季采，多鲜用。
- **性味功用**　甘，平。根，补中益气，润肺生津；主治咳嗽、劳倦乏力、食少、泄泻、神经衰弱、盗汗、自汗、潮热、眩晕、遗精、多尿、白带异常、月经不调、乳汁稀少、小儿虚热。叶，通乳汁，消肿毒；主治乳汁不足、疔疮疖肿。15～60克，水煎服；外用鲜叶适量，捣烂敷患处。

> **实用简方**　①气虚小肠疝气：土人参根30克，鸡1只（去头、足、翅膀及内脏），酌加酒水，炖服。②小儿虚热：土人参根15克，冰糖少许，水炖服。③高血压：鲜土人参叶适量，炒作菜吃；另取土人参适量，水煎代茶。

94

落葵

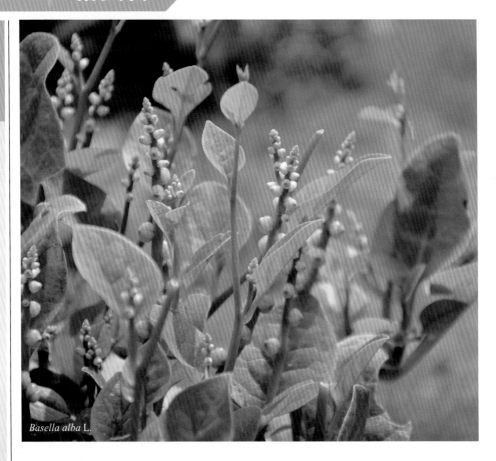

Basella alba L.

■ **别　　名**　木耳菜、胭脂豆、篱笆菜。

■ **药用部位**　全草、叶。

■ **植物特征与采制**　缠绕肉质草本。茎绿色或淡紫色。叶互生，卵形或卵圆形，全缘；叶柄上有凹槽。穗状花序腋生；花萼淡红色，肉质。果卵形或球形，成熟时暗紫色，多汁。5～9月开花，7～10月结果。栽培或逸为野生。我国南北各地多有种植。夏、秋季采收，鲜用或晒干。

■ **性味功用**　甘、微酸，寒。祛风利湿，清热滑肠，凉血解毒。主治阑尾炎、咳嗽、痢疾、膀胱炎、小便短涩、便秘、跌打损伤、乳腺炎、疔疮痈肿、热毒疮疡、外伤出血、皮肤湿疹。30～60克，水煎服；外用叶适量，捣烂敷患处。

实用简方　①痢疾：鲜落葵 30～60 克，水煎服。②年久下血（便血）：落葵、白扁豆根各 30 克，老母鸡 1 只，水炖服。③小便短涩：鲜落葵 60 克，水煎代茶，频饮。④阑尾炎：鲜落葵 60～120 克，水煎服。⑤疔疮：鲜落葵叶适量，捣烂敷患处。⑥外伤出血：鲜落葵叶适量，冰糖少许，捣烂敷患处。

■ 别　　名　大石竹、巨句麦、山瞿麦。

■ 药用部位　茎、叶。

■ 植物特征与采制　多年生草本。茎丛生，光滑无毛。叶对生，条状披针形。花单生或成稀疏的2叉式分枝的聚伞花序；花瓣5片，淡紫红色或白色，先端细裂成细条状。蒴果长筒形。种子扁卵圆形。8～9月开花。生于山坡林下，或栽培于庭园。分布于全国大部分地区。夏、秋季采收，鲜用或晒干。

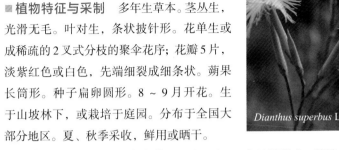

Dianthus superbus L.

95

瞿麦

■ 性味功用　苦，寒。清热利尿，活血通经。主治尿道炎、膀胱炎、热淋、血淋、石淋、肾盂肾炎、高血压、闭经、咽喉炎、结膜炎。15～30克，水煎服。孕妇忌服。

> **实用简方**　①急性尿道感染、小便不利：瞿麦、赤芍各9克，白茅根30克，生地黄18克，水煎服。②膀胱结石：瞿麦12克，海金沙、滑石粉各9克，金钱草30克，生甘草4.5克，水煎服。③血瘀经闭：瞿麦、丹参、赤芍各9克，益母草15克，红花6克，水煎服。④血淋：鲜瞿麦30克，仙鹤草15克，炒栀子9克，甘草梢6克，水煎服。⑤目赤肿痛：瞿麦、菊花各9克，水煎服。⑥外阴糜烂：瞿麦适量，水煎熏洗患处。

■ 别　　名　荷莲豆、穿线蛇、地花生。

■ 药用部位　全草。

■ 植物特征与采制　一年生草本。茎多分枝，柔弱，披散；节着地生根。叶对生，阔卵形或近圆形，全缘；具短柄；托叶针形。聚伞花序腋生或顶生；花瓣5，绿色。蒴果卵圆形。花期4～10月，果期6～12月。生于低山的溪谷、沟旁和林缘等湿地。分布于浙江、福建、台湾、广东、海南、广西、贵州、四川、湖南、云南、西藏等地。夏、秋季采收，鲜用或晒干。

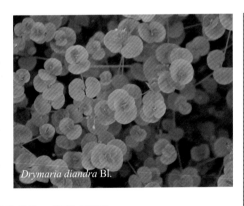

Drymaria diandra Bl.

96

荷莲豆草

■ 性味功用　苦，凉。平肝利湿，清热解毒。主治黄疸、水肿、高血压、膀胱炎、白带异常、小儿急惊风、漆过敏、带状疱疹、疮痈肿毒、蛇伤。鲜全草30～60克，水煎或捣烂绞汁服；外用适量，捣烂或取汁涂敷患处。

> **实用简方**　①急性肝炎、急性肾炎：鲜荷莲豆草30～60克，水煎服。②黄疸：荷莲豆草30克，马蹄金20克，水煎服。③感冒发热咳嗽：鲜荷莲豆草30克，水煎服。④白带异常：荷莲豆草30～60克，水煎，酌加冰糖调服。⑤风湿脚气（足胫麻木、酸痛、软弱无力）：鲜荷莲豆草30克，捣烂绞汁，冲酒服。

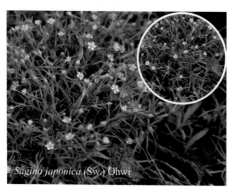

Sagina japonica (Sw.) Ohwi

97 漆姑草

■**别　　名**　波斯草、大龙叶、大爪草。
■**药用部位**　全草。
■**植物特征与采制**　一年生矮小草本。茎丛生，多分枝，直立或披散。叶对生，条形，细小。花小，白色，单生于枝顶叶腋。蒴果广椭圆状卵球形。春、夏季开花结果。生于山坡、原野、路旁等阴湿地。分布于全国大部分地区。春至秋季采收，鲜用或晒干。

■**性味功用**　苦、辛，凉。清热利湿，解毒消肿。主治痢疾、淋病、痈肿疔疮、漆过敏、蛀齿痛、湿疹、无名肿毒、蛇伤。30～60克，水煎服；外用适量，捣烂敷患处。

实用简方　①慢性鼻炎、鼻窦炎：鲜漆姑草适量，揉烂塞鼻孔内，每日1次，连用7日。②目有星翳：鲜漆姑草加韭菜根捣烂，用纱布包裹塞鼻。③蛀牙痛：鲜漆姑草适量，捣烂塞入蛀牙洞。④痔疮：鲜漆姑草、爵床、无花果叶各适量，水煎，趁热熏洗患处。⑤痈疮肿痛：鲜漆姑草适量，捣烂敷患处。⑥漆过敏：鲜漆姑草适量，捣汁涂患处，每日2～3次。⑦毒蛇咬伤：鲜漆姑草适量，雄黄末少许，捣烂敷患处。

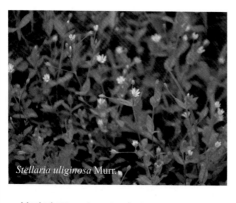

Stellaria uliginosa Murr.

98 雀舌草

■**别　　名**　天蓬草、滨繁缕。
■**药用部位**　全草。
■**植物特征与采制**　一年生草本。茎纤细，下部平铺地面，上部有稀疏分枝。叶对生，长圆形或卵状披针形，全缘，无柄。稀疏的聚伞花序顶生或单花腋生；花白色。蒴果。4～9月开花结果。生于田埂、路旁等湿地。分布于东北、华东、华中、西南及陕西、甘肃、青海等地。春至秋初采，鲜用或晒干。

■**性味功用**　辛，平。清热解毒。主治感冒、痢疾、疔疮、痔漏、蛇伤。30～60克，水煎服；外用适量，捣烂敷患处。

实用简方　①伤风感冒：雀舌草60克，红糖15克，水煎热服，服药后盖被令出微汗。②冷痢（脾胃虚寒痢疾）：雀舌草60克，水煎服。③痔疮：雀舌草适量，研末，调麻油搽患处。④疔疮：鲜雀舌草适量，食盐少许，捣烂敷患处。⑤跌打损伤：雀舌草30克，酌加黄酒，水煎服。⑥毒蛇咬伤：雀舌草30～60克，水煎服；另取鲜雀舌草适量，捣烂敷患处。

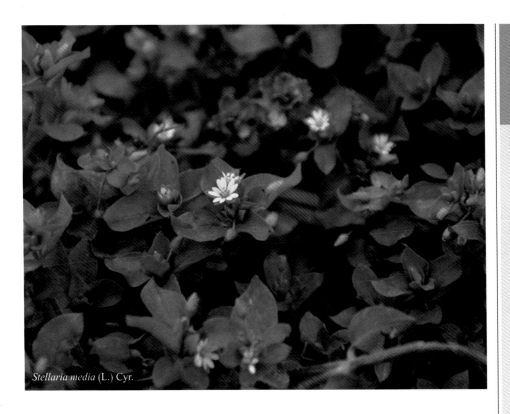

Stellaria media (L.) Cyr.

■ **别　　名**　鹅肠草、鸡肠草。

■ **药用部位**　全草。

■ **植物特征与采制**　一年生草本。茎纤细，绿色，基部多分枝。叶对生，卵形；茎下部叶具长柄，上部叶无柄。花单生叶腋或集成顶生的聚伞花序；花瓣5，白色；花柱3枚，偶有4枚。蒴果卵形。2～4月开花结果。生于田野、路旁、溪边草地。分布于全国大部分地区。春至秋季采收，鲜用或晒干。

■ **性味功用**　微苦、甘、酸，凉。清热利湿，消肿解毒。主治痢疾、肠痈、肺痈、小便淋痛、痔疮、乳汁不下、乳腺炎、疔疮痈疖、毒蛇咬伤。30～60克，水煎服；外用适量，捣烂敷患处。

实用简方　①痢疾：鲜繁缕、马齿苋各60克，红痢加白糖，白痢加红糖，水煎服。②急慢性阑尾炎、阑尾周围炎：繁缕120克，大血藤30克，冬瓜仁18克，水煎服。③子宫内膜炎、宫颈炎、附件炎：鲜繁缕60～90克，桃仁12克，丹皮9克，水煎服。④经期腹痛：鲜繁缕60克，酌加红糖，水煎服。⑤乳汁不下：鲜繁缕45～90克，猪蹄1只，目鱼干少许，水炖服。⑥跌打损伤：鲜繁缕90克，瓜子金根10克，酌加甜酒，水煎服；另取鲜繁缕适量，酌加甜酒酿，捣烂敷患处。⑦乳腺炎：繁缕、蒲公英各30克，水煎服。⑧疖肿：鲜繁缕、一点红各适量，捣烂敷患处。

100

芡实

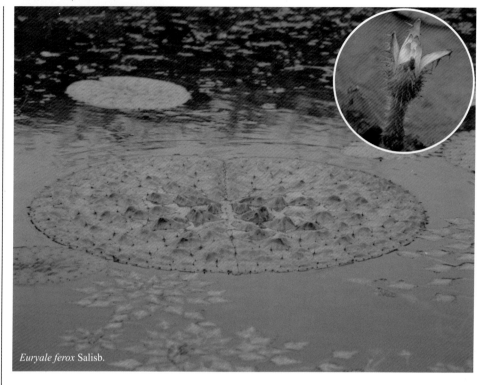

Euryale ferox Salisb.

■ **别　　名**　鸡头米、刺荷叶。

■ **药用部位**　种子（药材名芡实）。

■ **植物特征与采制**　一年生水生草本。叶脉分叉处、叶柄、花梗、花萼、果实均被刺。叶漂浮水面，盾状圆形或稍带圆形，叶面绿色，叶背紫色；叶柄细长。花单生于花梗顶端，花梗粗长，部分伸出水面，花蕾似鸡头状，花昼开夜闭；花瓣多数，紫红色。浆果球形，海绵质，暗红色。种子球形，呈棕紫色；种子打碎后，内面为白色的胚乳，多粉质，质坚实。6～10月开花结果。常栽培于池塘中。分布于我国南北各地。冬初成熟时采收，除去硬壳晒干。

■ **性味功用**　甘、涩、平。补脾益肾，涩精止泻。主治小儿营养不良、食欲不振、脾虚泄泻、梦遗滑精、尿频、遗尿、带下病、淋浊。9～15克，水煎服。

> **实用简方**　①脾虚消化不良、慢性泄泻：芡实、淮山、莲子各9～15克，煮食。
> ②白带异常、白浊：芡实100～200克，炖鸡服。③慢性肾炎：芡实30克，大枣18克，猪腰1对，水煮食。④麻疹不透：芡实根15～18克，荔枝壳6～7个，水煎服。忌食葱、韭、大蒜。⑤无名肿毒：鲜芡实根适量，捣烂敷患处。

■**别　名**　荷、荷花、芙蓉。

■**药用部位**　全株。

■**植物特征与采制**　多年生水生草本。根茎（藕）多节，粗长而横走，外表白色或淡黄色，折断有丝，断面白色，并有中空的蜂窝状纵行管；节（藕节）明显紧缩，生有鳞片及不定根。叶（荷叶）盾状圆形，

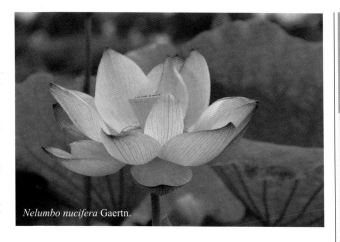

Nelumbo nucifera Gaertn.

全缘或稍呈波状；叶柄（荷梗）长，中空，有倒生小刺。花（荷花）单生于长而有倒生小刺的花梗顶端，白色、淡红色或紫红色；雄蕊（莲须）多数，黄色；花托（莲蓬）倒圆锥形，果后增大，呈海绵状。坚果椭圆形，熟时黑褐色。种子（莲子）椭圆形，种皮红色；胚芽（莲子心）绿色。6～8月开花，8～11月结果。野生或栽培于池塘或水田内。分布于我国南北各地。根茎（藕、藕节）全年可采，鲜用或晒干；荷叶、荷蒂、荷梗均夏、秋季采，鲜用或晒干；荷花夏季采，与莲须分别阴干；莲房和莲子于7～8月成熟时采，剥出莲子，趁鲜抽取莲子心，分别晒干。

■**性味功用**　藕节，甘，凉；散瘀止血；主治吐血、咯血、尿血、鼻出血、血痢、崩漏、脚气水肿。荷叶、荷蒂、荷梗，微苦，平；清热解暑，宽中解郁；主治中暑烦渴、胸闷、痢疾、泄泻、荨麻疹。荷花，微苦、甘，微温；散瘀止血，拔脓生肌；主治暑热、血淋、崩漏、疖疮、疮疡溃烂。莲须，甘、涩，微温；固精益肾；主治梦遗滑精、尿频、遗尿、带下病、鼻息肉。莲房，苦，微温；止血止带；主治白带异常、月经过多、崩漏、胎衣不下。莲子，甘，平；补脾益肾，养心安神，安胎；主治久泻久痢、心神不宁、失眠、惊悸、胎动不安、白带异常、遗尿。莲子心，苦，寒；平肝火，泻心火；主治烦躁不眠、遗精、吐血、高血压。藕节、荷叶、荷蒂、荷花、莲子15～30克，莲须、莲子心3～9克，水煎服；外用适量，捣烂敷或水煎洗患处。

实用简方　①伤暑：鲜莲叶、芦根各30克，扁豆花6克，水煎服。②中暑腹泻：莲叶30克，食盐少许，水煎服。③久痢不止：老莲子（去心）研末，每服3克，陈米汤调下。④反胃：石莲肉研为末，入些许豆蔻末，米汤趁热调服。⑤心烦不眠：莲子心适量，水煎代茶。⑥遗精：莲须、金樱子各9克，水煎服。⑦脚气水肿：藕节、紫苏各21克，生姜、白茅根各9克，水煎冲酒服。⑧乳结（相当于西医的乳腺炎、乳腺小叶增生）：莲蓬秆一把，煎汤熏洗数次。⑨天疱湿疮：以莲花瓣贴患处。

102

威灵仙

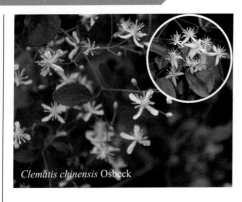

Clematis chinensis Osbeck

■ **别　　名**　灵仙、铁脚威灵仙。

■ **药用部位**　根（药材名威灵仙）、叶。

■ **植物特征与采制**　多年生藤本。主根呈不规则块状，须根多而细长，丛生，表皮黑褐色，断面白色。叶对生，1～2回羽状复叶；小叶通常5片，狭卵形或三角状卵形，全缘。圆锥花序腋生或顶生，白色或淡绿色。瘦果宽卵形，扁而偏斜，疏生短柔毛。6～11月开花结果。生于偏阴的山坡灌木丛中或林缘。分布于云南、贵州、四川、陕西、湖北、河南、福建、台湾、江苏、安徽等地。全年可采，鲜用或晒干。

■ **性味功用**　辛、咸，温。祛风除湿，通络止痛，化结软坚。根主治诸骨鲠喉、风湿痹痛、关节不利、四肢麻木、反胃膈食、产后水肿、月内风、慢性盆腔炎、疟疾、牙痛；叶主治咽喉肿痛、喉痹、腮腺炎、眼翳、结膜炎、角膜溃疡、麦粒肿、乳腺炎、跌打损伤、竹叶青蛇咬伤。9～30克，水煎服；外用鲜草适量，捣烂敷患处。孕妇慎服。

实用简方　①乳腺炎：威灵仙15克，水煎，去渣，打入鸡蛋1～2个，酌加白糖，煮熟，吃蛋喝汤。②腮腺炎：威灵仙30克，捣烂，加醋30克浸3夜，取汁涂患处。

103

还亮草

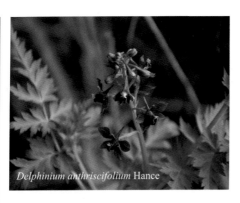

Delphinium anthriscifolium Hance

■ **别　　名**　臭芹菜、鱼灯苏。

■ **药用部位**　全草。

■ **植物特征与采制**　一年生草本。茎直立，上部叉状分枝，疏生柔毛。叶互生，叶片轮廓菱状卵形，2～3回羽状全裂，末回小裂片狭卵形或披针形，边缘浅缺裂或不裂，叶面疏生短毛，叶背几无毛；叶柄疏生短毛。总状花序生于茎或分枝顶端；花蓝紫色。蓇葖果先端具弯钩状喙。3～5月开花结果。生于林下或阴湿地草丛中。分布于广东、广西、贵州、湖南、江西、福建、浙江、江苏、安徽、河南、山西等地。夏、秋季采收，鲜用或晒干。

■ **性味功用**　辛、苦，温。有毒。祛风除湿，通络止痛。主治风湿痹痛、半身不遂、疮疖、荨麻疹、痈、癣。3～6克，水煎服；外用鲜草适量，捣烂敷或绞汁涂患处，亦可水煎熏洗。

实用简方　①荨麻疹：还亮草适量，水煎熏洗。②痈疮癣癞：鲜还亮草适量，捣烂取汁，搽患处。③疮疖：鲜还亮草适量，捣烂敷患处。

■ **别　名**　白芍、将离。

■ **药用部位**　根（药材名白芍）。

■ **植物特征与采制**　多年生草本。根粗壮，圆柱形。茎淡绿色，微带淡红色。叶互生，2回3出复叶。花顶生或腋生；花瓣多为重瓣，白色或粉红色。蓇葖果卵圆状锥形。4～6月开花。生于山坡草地及林下。分布于我国东北、华北及陕西、甘肃等地。秋季采挖3～4年粗壮的根，洗净，入锅中煮透，再用冷水浸后，

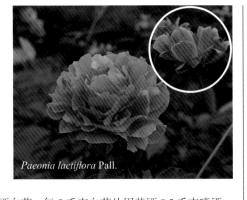

Paeonia lactiflora Pall.

刮去外皮，晒干。用时水浸闷透，切片晾干。酒白芍：每5千克白芍片用黄酒0.5千克喷洒，文火炒干，放凉。炒白芍：白芍片入锅中炒至微黄色。焦白芍：白芍片入锅中炒至黑黄色。

■ **性味功用**　酸、苦，微寒。生白芍，养血和营，柔肝止痛；酒白芍，通血脉；炒白芍，止下痢腹痛。主治小儿肝热、四肢挛急、自汗、盗汗、血崩、白带异常、月经不调、经行腹痛、癫痫、肠炎。9～15克，水煎服或用开水磨服。

实用简方　①阴虚发热：白芍、黄芪、甘草、青蒿各45克，研粗末，每次15克，水2碗，煎至1碗，温服。②泻痢腹痛：白芍、黄芩各30克，甘草15克，研为粗末，每次15克，水煎服。③消渴引饮：白芍、甘草等分，研为末，每次3克，水煎服，每日3次。

■ **别　名**　百两金、洛阳花。

■ **药用部位**　根皮（药材名牡丹皮）。

■ **植物特征与采制**　落叶小灌木。根圆柱状，外皮红棕色。茎多分枝，短而粗壮。2回羽状复叶互生；小叶卵形或披针形，叶面深绿色，无毛，叶背淡绿色，有白粉，脉上疏生长毛。花大，单生枝顶；花瓣5或重瓣，白色、紫红色或黄色。蓇葖果卵圆形，密被黄褐色毛。5～7月开花。全国各地多有栽

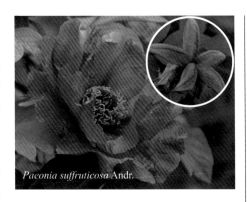

Paeonia suffruticosa Andr.

培，供观赏。选3～5年生，根部粗壮的植株，秋分至白露采挖，洗净泥土，去掉须根，用刀纵剖，抽去木质部，晒干备用。

■ **性味功用**　辛、苦，微寒。清热凉血，活血散瘀。主治血热发斑、吐血、鼻出血、血晕、痛经、闭经、肠痈。6～9克，水煎服。孕妇及月经过多者忌服。

实用简方　①痛经：牡丹皮6～9克，仙鹤草、六月雪、槐花各9～12克，水煎，酌加黄酒、红糖，经行时早晚空腹服。②虚劳潮热：牡丹皮、地骨皮、青蒿、知母各9克，水煎服。③高血压、血管硬化：牡丹皮30克，水煎服。

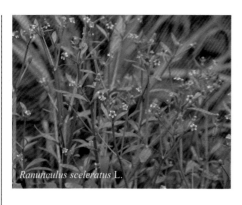

106

石龙芮

■ **别　名**　野芹菜、鬼见愁、胡椒菜。

■ **药用部位**　全草。

■ **植物特征与采制**　一年生草本。茎直立，多分枝，中空，疏生短毛，后变无毛，有光泽。基生叶和茎下部叶近肾形至近圆形，3深裂，裂片菱形或狭倒卵形。花序顶生；花黄色。聚合果长圆形；瘦果宽卵形。3～5月开花结果。多生于沟边等湿地。全国各地均有分布。夏、秋季采收，鲜用或晒干。

Ranunculus sceleratus L.

■ **性味功用**　辛、苦，温。有毒。祛风除湿，解毒消肿。主治风湿关节痛、胃痛、痈疖肿毒、疟疾。3～9克，水煎服；外用适量，捣烂敷患处。本品有毒，内服宜慎。

实用简方　①风寒湿痹、关节肿痛：石龙芮60克，石南藤、八角枫根各30克，水煎熏洗患处。②腱鞘炎：鲜石龙芮适量，捣烂敷于最痛处，6小时后将药取下，局部出现水疱，将疱刺破，涂上龙胆紫（俗名紫药水），外用纱布包扎。③蛇咬伤：鲜石龙芮适量，捣烂取汁涂。

107

天葵

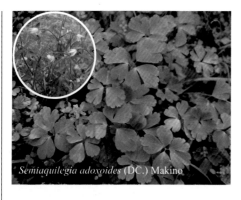

■ **别　名**　千年老鼠屎、紫背天葵。

■ **药用部位**　全草、块根（药材名天葵子）。

■ **植物特征与采制**　多年生草本。块根纺锤形，皮黑褐色，断面白色。茎丛生，有细纵棱，疏生柔毛。3出复叶；基生叶丛生；小叶宽卵状菱形或扇状圆形，叶面绿色，叶背常紫红色。花序顶生或腋生。蓇葖果先端有小针尖。3～5月开花结果。生于较阴湿的溪谷、山坡、路旁石缝中。分布于四川、

Semiaquilegia adoxoides (DC.) Makino

贵州、湖北、湖南、广西、江西、福建、浙江、江苏、安徽、陕西等地。春季采收，鲜用或晒干。

■ **性味功用**　甘、苦，微凉。清热解毒，利水通淋。主治疔疮疖肿、瘰疬、热淋、砂淋、乳痈、闭经、小儿惊风、跌打损伤、皮肤瘙痒、蛇伤。6～15克，水煎服；外用鲜草适量，捣烂敷患处。

实用简方　①肾结核：天葵子12克，金樱子根、大蓟根各30克，水煎服。②尿道结石：鲜天葵草、天胡荽各30克，鸡内金9克，水煎服。③粉刺：天葵草15克，薏苡仁30克，米泔水煎，分3次服，隔日1剂，同时取药液适量，擦洗患处。④毒蛇咬伤：鲜天葵子适量，嚼烂敷患处。

■**别　　名**　八月札、三叶拿藤。

■**药用部位**　根、茎（药材名木通）、果实（药材名八月札）。

■**植物特征与采制**　落叶木质藤本。3 出复叶；小叶卵圆形或长卵形，全缘或呈不规则波状浅裂。总状花序腋生；花单性，雌雄同株。果肉质，成熟时橘黄色。种子卵形，黑色。春末开花。生于山坡灌木丛中。分布于河北、山西、山东、河南、陕西、甘肃及长江流域等地。根、茎全年可采，鲜用或晒干；果 8～10 月采，切片晒干。

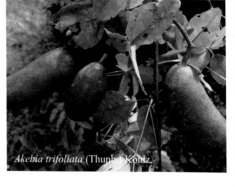
Akebia trifoliata (Thunb.) Koidz.

108

三叶木通

■**性味功用**　根，苦，微寒；清心火，祛风除湿，活血行气；主治风湿痹痛、睾丸炎、疝气、小便不利、闭经、带下病。茎，微苦，凉；利尿通淋，通经止痛；主治小便不利、淋浊、闭经、乳汁稀少、风湿痹痛、水肿。果实，苦，平；疏肝和胃，清热利尿；主治胃痛、腹痛、肝胃气滞、痛经、痢疾、疝气痛、腰痛、遗精。6～15 克，水煎服。孕妇慎服。

> **实用简方**　①小便不利：三叶木通果实或根、茎各 30～60 克，水煎服。②中寒腹痛、疝痛：三叶木通果实 30 克，小茴香 12 克，水煎服。③睾丸肿痛：三叶木通根 30～60 克，枸骨根 60 克，鸡蛋 1 个，水煎服。④牙痛：鲜三叶木通根适量，捣烂绞汁，取汁抹痛处。

■**别　　名**　红藤、大活血。

■**药用部位**　根、茎。

■**植物特征与采制**　落叶木质藤本。茎圆柱形，外皮褐色，砍断时有红色树液流出，断面木质部浅黄色，具棕色菊花状的射线。叶为 3 出复叶；中央小叶椭圆形，有短柄；侧生小叶斜卵形，基部偏斜，几无柄。总状花序下垂；花黄绿色，雌雄异株。浆果卵形，

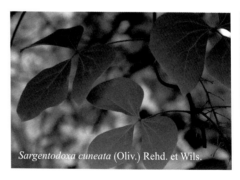
Sargentodoxa cuneata (Oliv.) Rehd. et Wils.

109

大血藤

4～6 月开花，8～9 月结果。生于杂木林中。分布于陕西、四川、湖北、云南、广西、广东、海南、福建、安徽等地。全年均可采收，鲜用或晒干。

■**性味功用**　苦，平。活血祛瘀，通经活络，解毒消痈。主治风湿痹痛、中暑腹痛、痢疾、阑尾炎、月经不调、痛经、闭经、乳痈、跌打损伤。15～30 克，水煎服。孕妇慎服。

> **实用简方**　①风湿关节痛：大血藤 30～50 克，炖猪蹄或公鸡服。②闭经：大血藤 30 克，益母草 9 克，一点红 12 克，香附 6 克，水煎，酌加红糖调服。③痛经：大血藤、益母草、龙芽草各 9～15 克，水煎服。

110 六角莲

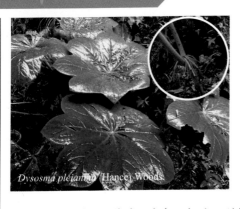

Dysosma pleiantha (Hance) Woods.

■ **别　　名**　山荷叶、独脚莲、八角金盘、鬼臼。

■ **药用部位**　根、茎、叶。

■ **植物特征与采制**　多年生草本。根茎横走，粗壮，结节状。茎直立。茎生叶 1 ~ 2 枚，盾状，近圆形，叶面光滑无毛。花 4 ~ 8 朵簇生于两叶柄的交叉处；花瓣 6，紫红色。浆果近球形，黑色。3 ~ 6 月开花。生于山谷林下阴湿处。分布于台湾、浙江、福建、安徽、江西、湖北、湖南、广东、广西、四川、河南等地。夏、秋季采收，鲜用或晒干。

■ **性味功用**　苦、辛，凉。有毒。化痰散结，清热解毒。主治哮喘、咳嗽、胆囊炎、胆石症、小儿惊风、癫痫、无名肿毒、疔疮、蛇伤、咽喉肿痛、瘰疬。根、茎 3 ~ 9 克，水煎服；外用适量，磨醋涂或鲜叶捣烂敷患处。孕妇忌服。

> **实用简方**　①咳痰：六角莲 12 克，猪肺适量，糖少许，水炖服。②毒蛇咬伤：六角莲、七叶一枝花、三桠苦、鬼针草各 9 克，水煎服。③腮腺炎：鲜六角莲适量，磨烧酒涂患处。④带状疱疹：鲜六角莲适量，磨醋涂患处。

111 三枝九叶草

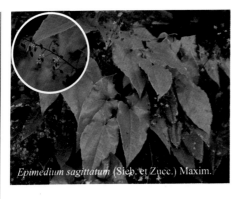

Epimedium sagittatum (Sieb. et Zucc.) Maxim.

■ **别　　名**　仙灵脾、淫羊藿、箭叶淫羊藿。

■ **药用部位**　全草（药材名淫羊藿）。

■ **植物特征与采制**　多年生草本。根状茎略呈结节状，坚硬，外皮褐色，断面白色。基生叶 1 ~ 3 枚，3 出复叶；叶柄细；小叶卵状披针形，呈箭状心形，边缘有针刺状细齿，叶背疏生伏贴的短细毛。圆锥花序或总状花序顶生；花瓣黄色。蒴果近卵形。2 ~ 5 月开花结果。生于山坡林下或路旁岩石缝中。分布于浙江、安徽、福建、江西、湖北、湖南、广东、广西、四川、陕西、甘肃等地。夏、秋季采收，鲜用或晒干。

■ **性味功用**　辛、甘，温。壮阳益肾，强筋健骨，祛风胜湿。主治劳倦乏力、阳痿、遗精、腰膝酸软、风湿痹痛、神经衰弱、耳源性眩晕。15 ~ 30 克，水煎服。

> **实用简方**　①男性不育、精子少：淫羊藿 10 克，枸杞子 15 ~ 30 克，乳鸽 1 只，水炖，吃肉喝汤，服时冲服鹿茸粉 0.1 克（手脚冰凉者可增至 0.3 克），每日 1 次，连服 60 日。②腰腿疼痛：淫羊藿 20 克，草菝葜 25 克，钩藤根 15 克，猪脊骨适量，水炖服。③劳力身痛：淫羊藿 45 克，黄花稔 30 克，水煎服。④牙痛：淫羊藿适量，水煎漱口。

■ **别　　名**　土黄柏、十大功劳。

■ **药用部位**　根、茎。

■ **植物特征与采制**　常绿灌木。根、茎粗壮，断面黄色。单数羽状复叶；总叶柄基部略扩大成鞘状抱茎；小叶卵形至菱形，叶面深绿色，叶背带灰白色。总状花序顶生，直立；花密集，黄绿色。浆果卵形，蓝黑色，被白粉。冬、春季开花。多生于较高的山坡灌木丛中和林荫下。分布于浙江、安徽、江西、福建、陕西、广东、广西、四川及华中等地。根、茎全年可采，鲜用或晒干。

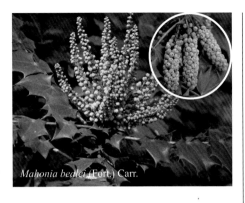

Mahonia bealei (Fort.) Carr.

■ **性味功用**　苦，寒。清热燥湿，消肿解毒。主治黄疸、肠炎、痢疾、肺结核、肺炎、肺热咳嗽、胆囊炎、高血压、盆腔炎、阴道炎、目赤肿痛、中耳炎、牙龈炎、口腔炎、咽喉肿痛、风湿关节痛、皮炎、湿疹、疮疡、烫伤。15～60克，水煎服；外用适量，捣烂或研粉调茶油敷。

实用简方　痢疾、肠炎：阔叶十大功劳、凤尾草、铁苋菜各15克，水煎服。

■ **别　　名**　细叶十大功劳、狭叶十大功劳、土黄柏。

■ **药用部位**　根、茎或茎皮。

■ **植物特征与采制**　常绿灌木。茎皮褐色，老茎有栓皮，断面黄色。单数羽状复叶互生；小叶3～9枚，椭圆状披针形，有刺状锐齿。总状花序直立；花黄色。浆果卵圆形，成熟时蓝黑色，外被白粉。9～10月开花。多栽培于庭园。分布于广西、四川、贵州、湖北、江西、浙江等地。全年可采，先将茎外层粗皮刮掉，然后剥取茎皮，鲜用或晒干。

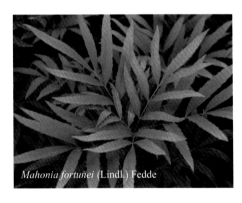

Mahonia fortunei (Lindl.) Fedde

■ **性味功用**　苦，寒。清热燥湿，解毒消肿。主治肺结核、支气管炎、湿热黄疸、风湿关节痛、头痛、痢疾、淋浊、白带异常、咽喉肿痛、风火赤眼、牙痛、痈肿、疮疡、湿疹、臁疮。15～30克，水煎服；外用适量，煎水洗，或研末调敷患处。

实用简方　①慢性肝炎：十大功劳9克，甘草3克，水煎服。②咽喉肿痛：十大功劳根、土牛膝根各6克，水煎服。③风火牙痛：十大功劳叶10克，水煎服。④急性结膜炎：十大功劳叶适量，用人乳浸泡数小时，取乳汁滴眼。⑤臁疮：十大功劳根外皮适量，研末，和豆腐捣匀，敷患处。

南天竹

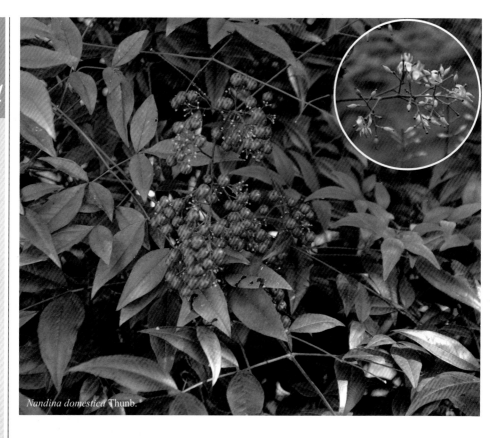

Nandina domestica Thunb.

■ **别　　名**　南天烛、南竹子。

■ **药用部位**　根、果实。

■ **植物特征与采制**　常绿灌木。根和茎的断面黄色。叶常集生于茎梢，2～3回羽状复叶；小叶椭圆形，全缘，叶片深绿色，冬季常变红色。圆锥花序顶生；花小，白色。浆果球形，成熟时呈红色。夏、秋季开花，冬季结果。生于溪谷、林下、灌木丛中或栽培于庭园。分布于福建、浙江、山东、江苏、江西、安徽、湖南、湖北、广西、广东、四川、云南、贵州、陕西、河南等地。根全年可采，果实秋后采，鲜用或晒干。

■ **性味功用**　根，苦，寒；祛风除湿；主治湿热黄疸、痢疾、风湿关节痛、坐骨神经痛、咳嗽、牙痛、跌打肿痛。果实，酸，平；有毒；敛肺镇咳；主治久咳、气喘、百日咳。根30～60克，果3～15克，水煎服。孕妇忌服。

> **实用简方**　①湿热黄疸：鲜南天竹根30～60克，水煎服。②上肢麻痹：南天竹根60克，芙蓉菊、地桃花各30克，水3碗煎至八分碗，每日服2次。③肩周炎：南天竹根、萱草根、桑寄生各30克，鲤鱼1尾，酒水各半炖服。④坐骨神经痛：南天竹根、土牛膝各30克，水煎或调酒服。⑤百日咳：南天竹果实12克，冰糖酌量，水煎服。

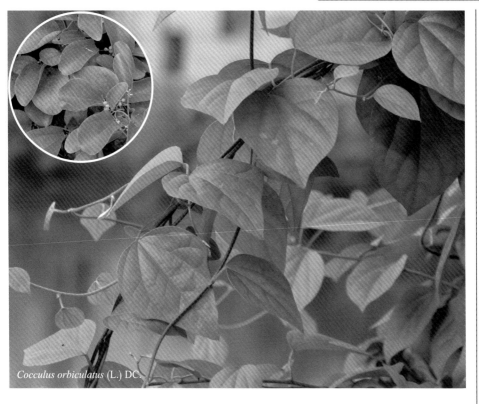

Cocculus orbiculatus (L.) DC.

115

木防己

■ **别　　名**　土木香、打鼓藤、青藤根。

■ **药用部位**　根。

■ **植物特征与采制**　缠绕藤木。全株有毛。根呈不规则的圆柱状，表面灰褐色，断面具淡棕色和白色相间的放射状纹理。叶互生，阔卵形或卵状椭圆形，形状多变，全缘。聚伞花序单生或作圆锥花序式排列；花单性，雌雄异株。果球形，蓝黑色，表面有白粉。5～9月开花结果。生于山坡矮灌木丛中。我国大部分地区都有分布，以长江流域中下游及其以南各地区常见。夏、秋季采挖，鲜用或晒干。

■ **性味功用**　苦、辛，凉。祛风止痛，消肿解毒。主治中暑腹痛、咽喉肿痛、胃痛、水肿、血淋、风湿痹痛、痈肿疔疮、蛇伤。15～30克，水煎服；外用适量，捣烂敷患处。孕妇慎服。

　实用简方　①风湿痛、肋间神经痛：木防己、牛膝各15克，水煎服。②胃痛、中暑腹痛：木防己8克，青木香6克，水煎服。③肾炎性水肿、心源性水肿：木防己21克，车前草、薏苡仁各30克，瞿麦15克，水煎服。④水肿：木防己、黄芪、茯苓各9克，桂枝6克，甘草3克，水煎服。⑤咽喉肿痛：木防己15克，水煎含漱。⑥尿道感染：木防己15克，车前草、海金沙藤各30克，水煎服。

金线吊乌龟

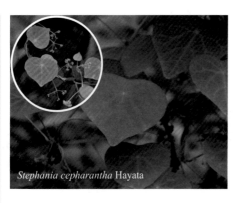

Stephania cepharantha Hayata

- **别　　名**　倒地拱、金线吊鳖。
- **药用部位**　块根。
- **植物特征与采制**　缠绕藤本。块根椭圆形，表面灰褐色。茎常呈紫色。叶互生，近肾状圆形或三角状圆形，全缘或微波状，叶面绿色，叶背粉白色；叶柄盾状着生。花单性，雌雄异株；花序腋生。核果球形，成熟时紫红色。夏季开花。生于山坡、路旁、林缘阴湿地。分布于陕西、浙江、江苏、福建、台湾、四川、贵州、广西、广东等地。夏、秋季采挖，鲜用或晒干。
- **性味功用**　苦，寒。清热燥湿，消肿解毒。主治咽喉肿痛、风湿痹痛、蛇伤、痢疾、痈肿、瘰疬、带状疱疹。9～15克，水煎服；外用适量，捣烂或磨涂患处。

实用简方　①咽喉肿痛：鲜金线吊乌龟15～30克，水煎，频频含咽。②喉中热盛肿痛：金线吊乌龟、朴硝各适量，研末，以小管吹入喉。③乳汁缺少：金线吊乌龟适量，研末，每服3克，猪蹄汤送服。④流行性腮腺炎：金线吊乌龟适量，磨醋涂患处。⑤鹤膝风：鲜金线吊乌龟120克，大蒜1个，葱30根，韭菜蔸7个，捣烂敷患处。⑥无名肿毒：金线吊乌龟适量，磨米泔水（或醋）涂患处。

粪箕笃

Stephania longa Lour.

- **别　　名**　犁壁藤、蛤子藤。
- **药用部位**　全株。
- **植物特征与采制**　缠绕藤本。茎有细纵纹，无毛。叶互生，长卵形或三角状卵形，全缘，叶面绿色，叶背粉绿色；叶柄盾状着生。花单性，雌雄异株；花序腋生，伞形花序状。核果扁球形，成熟时红色。生于村旁或旷野石缝中。分布于云南东南部、广西、广东、海南、福建、台湾等地。全年可采，通常鲜用。
- **性味功用**　苦，寒。清热泻火，利湿解毒，祛风活络。主治痢疾、黄疸、咽喉肿痛、风湿痹痛、坐骨神经痛、小便不利、水肿、眼翳、结膜炎、痈疽发背、乳腺炎、中耳炎、毒蛇咬伤。30～60克，水煎服；外用鲜叶适量，捣烂敷患处。孕妇忌服。

实用简方　①湿热淋浊：鲜粪箕笃根30克，水煎服。②毒蛇咬伤：鲜粪箕笃全株适量，捣烂取汁，加酒少许冲服，渣外敷伤口周围。③咽喉肿痛：鲜粪箕笃根30克，水煎服。④脱肛：粪箕笃、肾蕨块茎各15克，猪大肠1节，水炖服。⑤小便不利：粪箕笃30克，车前草15克，水煎，饭后服用。

118

南五味子

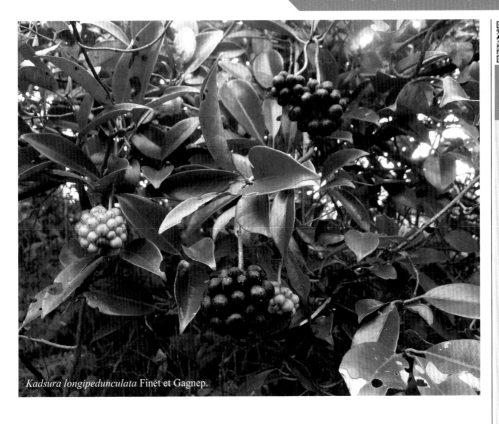

Kadsura longipedunculata Finet et Gagnep.

■ **别　　名**　红木香、长梗南五味子。

■ **药用部位**　根、茎、叶、果实（药材名南五味子）。

■ **植物特征与采制**　藤本。根外皮褐色，断面红色，有香气。老藤有较厚的栓皮，表皮灰黄色或淡褐色；小枝圆柱形，紫褐色，有皮孔。叶互生，椭圆形或椭圆状披针形，边缘有疏锯齿，叶面绿色，有光泽，叶背淡绿色。花黄绿色，单性，雌雄异株，单生于叶腋。聚合果近球形，成熟时深红紫色。7～9月开花，8～10月结果。生于杂木林下或灌木丛中。分布于华东及湖北、湖南、广东、广西、四川、云南等地。根全年可采，叶夏、秋季采，果秋季采，鲜用或晒干。

■ **性味功用**　根、茎，辛、苦，温；温中行气，祛风通络；主治风湿痹痛、胃痛、中暑腹痛、痛经、月经不调、睾丸炎、咽喉肿痛、中耳炎、无名肿毒、跌打损伤。叶，微辛，平；解毒消肿，去腐生肌；主治痈疽、疔疖、骨折、乳腺炎。果，酸、甘，温；敛肺益肾；主治咳嗽、月经不调。根 15～30 克，果 9～15 克，水煎服；外用根皮、叶适量，捣烂敷患处。

实用简方　①头风疼痛：鲜南五味子根 60 克，老母鸡 1 只，酒水各半炖服。②腰扭伤：南五味子根 15～30 克，猪排骨适量，酌加食盐，水炖服，每日 2～3 次。③乳腺炎：鲜南五味子叶适量，黄酒少许，捣烂敷患处。

119 紫玉兰

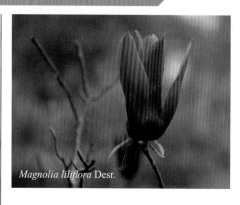

Magnolia liliflora Desr.

- **别　　名** 木笔、木笔花。
- **药用部位** 根、花蕾。
- **植物特征与采制** 落叶灌木或小乔木。小枝紫褐色，平滑无毛；冬芽被淡黄色绢毛。叶互生，倒卵形或椭圆形，全缘。花先叶开放或与叶同时开放；花瓣6，外面紫色，内面白色。聚合果长圆形，淡褐色。春季开花。多为栽培。全国各地皆有分布。根全年可采，鲜用或晒干；花于早春含苞时采，晒干用。

- **性味功用** 根，苦、辛，温；疏肝理气；主治肝硬化腹水。花蕾，辛，温；散风寒，通鼻窍；主治鼻渊、鼻塞、鼻流浊涕、头痛。根6～15克，花蕾3～9克，水煎服；外用花蕾塞鼻孔，每日用1～2朵。

> **实用简方** 鼻炎、鼻窦炎：紫玉兰花蕾9克，大血藤30克，水煎服。

120 凹叶厚朴

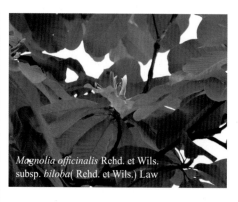

Magnolia officinalis Rehd. et Wils. subsp. *biloba*(Rehd. et Wils.) Law

- **别　　名** 厚朴、庐山厚朴。
- **药用部位** 树皮（药材名厚朴）、花（药材名厚朴花）。
- **植物特征与采制** 落叶乔木。树皮厚，灰褐色，具辛辣味。叶互生，密集小枝顶端，狭倒卵形或狭倒卵状椭圆形，全缘。花与叶同时开放，单生枝顶，白色，芳香。聚合果圆柱状卵形，成熟时木质。4～5月开花，9～10月结果。喜生于湿润、土壤肥沃的坡地，或栽培。分布于陕西、甘肃、河南、湖北、湖南、四川、贵州、福建等地。厚朴于5～6月剥取15年以上的树皮，锯成每段长20～45厘米，放土坑中，上面用稻草覆盖，使其发汗，3～4日后取出，卷成单筒或双筒，晒干；厚朴花于春季采收，晒干。

- **性味功用** 苦、辛，温。温中下气，破积除满，燥湿消痰。主治食积气滞、腹胀、脘痞吐泻、肠炎、痢疾。厚朴9～15克，厚朴花3～9克，水煎服。孕妇慎服。

> **实用简方** ①食积腹胀：厚朴9克，枳壳3克，炒莱菔子9克，水煎服。②梅核气：厚朴花10克，玫瑰花6克，沸水冲泡代茶。③咳喘多痰：厚朴10克，杏仁、半夏、陈皮各9克，水煎服。④虫积：厚朴、槟榔各6克，乌梅2个，水煎服。⑤冷积呕吐：厚朴9～15克，生姜3片，水煎服。

■**别　名**　山厚朴、木莲果。

■**药用部位**　果实。

■**植物特征与采制**　常绿乔木。小枝具椭圆形或近圆形的叶痕、圆形小皮孔及环状纹。叶互生，长圆形或长圆状披针形，全缘，叶背有时具白粉。花大，单生枝顶，白色。聚合果近球形，成熟时木质，呈紫红色。种子红色。4～10月开花结果。生于山坡、山谷林中。分布于福建、广东、广西、贵州、云南等地。果实8月采集，晒干。

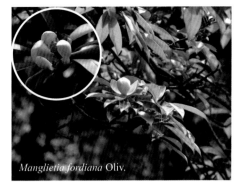

Manglietia fordiana Oliv.

■**性味功用**　辛，凉。止咳，通便。主治便秘、咳嗽。15～30克，水煎服。

> **实用简方**　①实火便秘：木莲果30克，煎汁，冲白糖服，早晚饭前各1次。②老人干咳：木莲果12～15克，煎汁代茶饮。

121 木莲

■**别　名**　白兰花、白玉兰、玉兰花。

■**药用部位**　叶、花。

■**植物特征与采制**　常绿乔木。树皮灰色。叶互生，长圆形，全缘，两面无毛或下面脉上疏生柔毛。花单生于叶腋，白色，芳香。夏、秋季开花。福建、广东、广西、云南等地多有栽培。叶全年可采，花夏、秋季含苞未开放时采；鲜用或晒干。

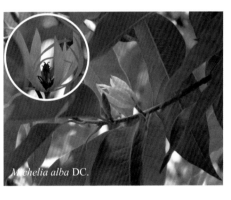

Michelia alba DC.

■**性味功用**　苦、辛，平。芳香辟秽，开胸散郁，除湿止咳。叶主治尿道感染、小便不利、慢性支气管炎；花主治咳嗽、百日咳、鼻炎、中暑头晕胸闷、前列腺炎、白带异常、体气（又称狐臭、腋臭）。叶15～30克，花6～15克，水煎服。

> **实用简方**　①湿阻中焦、气滞腹胀：白兰花、陈皮各5克，厚朴10克，水煎服。②泌尿系统感染：白兰叶30克，水煎服。③白带异常（脾虚湿盛）：白玉兰花10克，薏苡仁、白扁豆各30克，车前子5克，水煎服。④鼻炎流涕、鼻塞不通：白兰花、苍耳子、黄芩、薄荷各10克，防风5克，水煎服。⑤体气：白兰花15克，冰糖30克，水炖，饭后服。⑥痱子：鲜白兰花适量，浸75%乙醇中，取液涂患处。

122 白兰

123 蜡梅

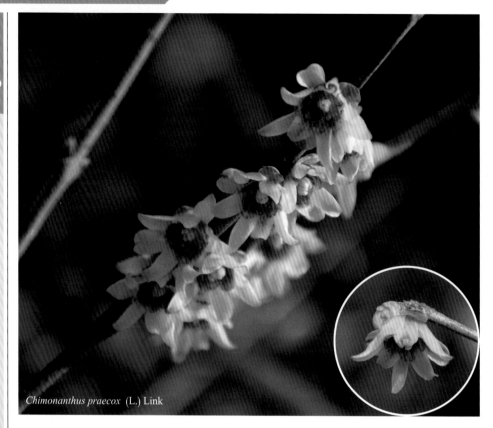

Chimonanthus praecox (L.) Link

■ **别　　名**　蜡木、腊梅花、大叶蜡梅。

■ **药用部位**　花、根。

■ **植物特征与采制**　落叶大灌木。叶对生，卵形或卵状披针形，全缘，具短柄。花芳香，先叶开放；花被多层，中层纯黄色，内层的较短，有紫色条纹，最外层呈鳞片状，位于花的基脚处，淡褐色，膜质；花托随果增大而增大，半木质化。11月至翌年春季开花。多为栽培。分布于山东、江苏、安徽、浙江、福建、江西、湖南、湖北、河南、陕西、四川、贵州、云南、广东、广西等地。1～2月含苞时采，晒干或烘干。

■ **性味功用**　甘、辛，凉。清热解暑，理气开郁。主治暑热烦渴、头痛、呕吐、咽喉痛、烫火伤。9～15克，水煎服；外用适量，捣烂绞汁抹患处。孕妇慎服。

> **实用简方**　①暑热心烦头昏：蜡梅花6克，扁豆花、鲜荷叶各9克，水煎服。②暑热头晕、呕吐、胃胀气郁：蜡梅花9克，水炖服。③妇女腹内血块：蜡梅花9克，红浮萍、薄荷各3克，红花6克，水煎服。④烫火伤：蜡梅花适量，浸茶油或花生油中，取油涂患处。⑤久咳：蜡梅花9克，泡开水服。⑥风寒感冒、风湿性关节炎：蜡梅根15克，水煎服。

124

瓜馥木

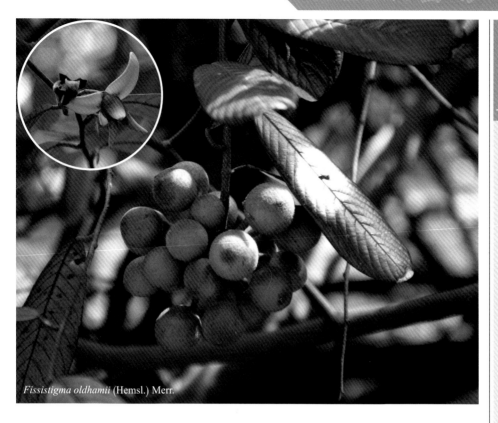

Fissistigma oldhamii (Hemsl.) Merr.

- ■ **别　　名**　钻山风、广香藤、降香藤。
- ■ **药用部位**　根、茎、叶。
- ■ **植物特征与采制**　攀缘灌木。小枝、叶背、叶柄、花梗、花及果实均被黄褐色绒毛。叶互生，长圆形或倒卵状椭圆形，全缘；叶柄稍膨大。花 1 ~ 3 朵排成伞形花序；花瓣 6，2 轮。果球形。4 ~ 10 月开花结果。生于山谷、溪旁灌木丛中。分布于浙江、江西、福建、台湾、湖南、广东、广西、云南等地。全年可采，鲜用或晒干。
- ■ **性味功用**　微辛，温。祛风除湿，活血止痛。主治风湿痹痛、坐骨神经痛、产后关节痛、腰膝酸痛、腰扭伤、跌打损伤。30 ~ 60 克，水煎服；外用适量，水煎洗患处。

　　实用简方　①预防产后风：瓜馥木藤茎 500 克，野艾根、柚子皮各适量，蒜梗 5 ~ 6 株，水煎沐浴。一般产后 3 ~ 4 日即可使用，月内洗 3 ~ 4 次即可。②产后关节痛：瓜馥木根、野鸦椿、钩藤根各 15 克，同鸡炖服。③腰扭伤：瓜馥木根 120 克，刀豆根 30 ~ 60 克，水煎服。④腰痛：鲜瓜馥木根 60 克，鲜南蛇藤、绣花针、马兰各 30 克，鲜七层楼、牛膝各 15 克，水煎，加入鸡蛋，煮熟，吃蛋喝汤。⑤坐骨神经痛：瓜馥木根 60 克，猪骨头适量，水炖服。⑥关节炎：鲜瓜馥木根、树参各 60 克，鲜五加皮、千斤拔各 30 克，猪蹄 1 只，水炖服。

125

无根藤

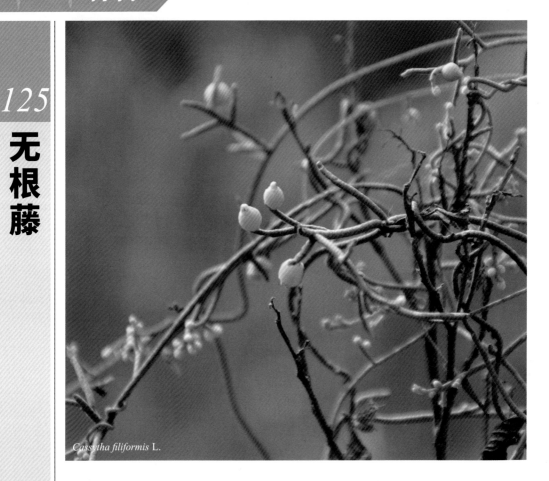

Cassytha filiformis L.

- **别　　名**　无根草、青丝藤、无爷藤。
- **药用部位**　全草。
- **植物特征与采制**　寄生缠绕草本。茎线形，绿色或绿褐色，无毛或稍有毛。叶退化为微小的鳞片。短穗状花序生于鳞片叶腋内。浆果球形，肉质，包存于宿存的肉质花被管内。7～12月开花结果。生于山地灌木丛中，借盘状吸根攀附其他植物上。分布于云南、贵州、广西、广东、湖南、江西、浙江、福建及台湾等地。夏、秋季采收，鲜用或晒干。
- **性味功用**　甘、微苦，平。有小毒。清热利湿，凉血解毒。主治肝炎、痢疾、肾炎、尿道炎、梦遗滑精、阴囊肿大、糖尿病、急性胃肠炎、白带异常、咯血、鼻出血、风火赤眼、跌打损伤。30～60克，水煎服。孕妇慎服。

> **实用简方**　①黄疸：无根藤、绵茵陈各15克，水煎服。②遗精：无根藤、酸枣仁各15克，猪心1个，水炖服。③淋浊：鲜无根藤60克，水煎服。④头风痛：无根藤30克，猪脑适量，酒炖服。

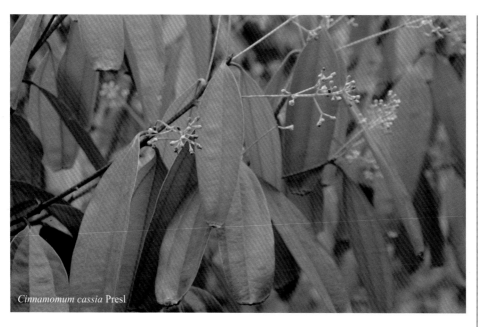

Cinnamomum cassia Presl

肉桂

■**别　　名**　玉桂、牡桂、官桂。

■**药用部位**　树皮（药材名肉桂）、幼枝（药材名桂枝）、未成熟果实（药材名桂丁）。

■**植物特征与采制**　乔木。树干外皮灰褐色，内皮红棕色，芳香。幼枝略具棱；幼枝、芽、花序、叶柄均被褐色茸毛。叶互生，长圆形或披针形，全缘，叶面绿色，有光泽，叶背灰绿色。圆锥花序腋生或近顶生。浆果椭圆形，暗紫色。5～9月开花结果。广东、广西、福建、台湾、云南等地的热带及亚热带地区广为栽培。肉桂：选择10年以上树龄的植株，于春、秋季剥取树皮，以秋季采剥的品质为优。剥取树皮后用地坑闷油法或笪笪外罩薄膜焖制法进行加工。树皮晒干后称桂皮，加工产品有桂通、板桂、企边桂和油桂。

■**性味功用**　肉桂，辛、甘、热；温中补阳，引火归原，温经通脉，散寒止痛；主治命门火衰、腰膝酸软、阳痿遗精、短气喘促、肾虚腰痛、关节疼痛、脘腹冷痛、腹泻、寒疝痛、宫冷不孕。桂枝，辛、温；温中散寒，通阳化气；主治风寒表证、寒湿痹痛、胸痹、闭经、痛经、小便不利。桂丁，甘、辛、温；温中散寒，止痛，止呃；主治心胸疼痛、胃腹冷痛、肺寒喘咳、呃逆、恶心呕吐、冻疮。

> **实用简方**　①胃脘冷痛、风湿身痛：肉桂3克，生姜9克，酌加红糖，水煎服。②感冒风寒、表虚有汗：桂枝、白芍、生姜各6克，大枣2枚，炙甘草3克，水煎服。③夏季受暑烦渴：肉桂3克（去粗皮研细末），蜂蜜30克，冷开水250毫升，于瓶内密闭浸，每日摇动数分钟，7日后分服。④小儿遗尿：雄鸡肝1具，切片，与官桂末1克拌匀，蒸熟，酌加食盐调味，食之。⑤冻疮：桂枝60克，水煎熏洗患处并略加按摩，每次10～15分钟，早晚各1次。药渣及药液可复煎使用。

乌药

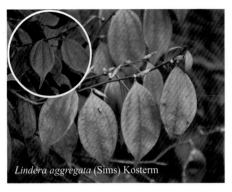

Lindera aggregata (Sims) Kosterm

■ **别　　名**　台乌、矮樟、铜钱柴。

■ **药用部位**　根（药材名乌药）、叶。

■ **植物特征与采制**　常绿灌木或小乔木。根纺锤形，有结节状膨大，外皮淡紫色，内部灰白色。叶椭圆形至卵形或近圆形，全缘，叶面绿色有光泽，叶背粉绿色，有毛。雌雄异株；伞形花序腋生。果椭圆形，成熟时黑色。3～4月开花，9～10月结果。多生于向阳山坡灌木林中，或林缘、路旁。分布于浙江、江西、福建、安徽、湖南、广东、广西、台湾等地。全年可采，鲜用或晒干。

■ **性味功用**　辛，温。温中调气，散寒止痛。主治脘腹胀痛、寒积泻痢、疝气、风湿痹痛、月经不调、痛经、尿频、遗尿、跌打损伤、乳腺炎、无名肿毒、癣。乌药9～15克，水煎或磨酒温服；外用鲜叶适量，捣烂敷患处。孕妇慎服。

> **实用简方**　①受凉腹痛：乌药、石菖蒲各10克，山鸡椒根、老姜各30克，水煎，饭前服，每日3次。②食积腹痛：鲜乌药适量磨开水，每次服2汤匙。孕妇忌服。

山胡椒

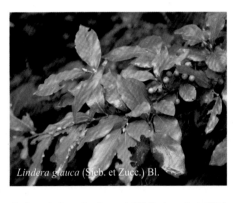

Lindera glauca (Sieb. et Zucc.) Bl.

■ **别　　名**　牛筋树、野胡椒、假死柴。

■ **药用部位**　根、叶、果（药材名山胡椒）。

■ **植物特征与采制**　落叶灌木或小乔木。树皮灰白色，嫩枝初时有浅褐色长柔毛。叶互生或近对生，长圆形或倒卵形，全缘，叶面深绿色，脉上有柔毛，叶背苍白色，被白色短柔毛。雌雄异株；伞形花序腋生。果球形，成熟时暗紫色。春季开花，9月果成熟。生于山坡灌丛中。分布于陕西、甘肃、山西、台湾、广东、广西、四川及华中、华东等地。根、叶全年可采，果秋季采；鲜用或晒干。

■ **性味功用**　根、果，苦、辛，温。根，化痰镇咳，祛风化湿；主治支气管炎、胃脘疼痛、风湿痹痛、产后伤风、腰扭伤；果，温中化气；主治哮喘、脘腹冷痛。叶，苦，寒；消肿止痛，止血；主治中暑、外伤出血、疔、疮。根、叶15～30克，果6～15克，水煎服；外用叶适量，捣烂敷患处。

> **实用简方**　①气喘：山胡椒果实60克，猪肺1副，酌加黄酒，水炖，1～2次吃完。②胃气痛：山胡椒根适量，研末，每次3克，白酒少许或温开水送服。③风湿关节痛：山胡椒根、树参根、草菝葜根各30克，五加皮根15克，水煎，兑猪蹄汤服。

■ **别　　名**　山苍树、山苍子、山姜子。

■ **药用部位**　根、叶、果实。

■ **植物特征与采制**　落叶灌木或小乔木。树皮幼时绿色，光滑，老时灰褐色。根外皮淡黄色。叶互生，有香气，披针形，全缘。花单性，雌雄异株；伞形花序先叶开放；总苞片4，淡黄色。果近球形，成熟时黑色，芳香。冬、春季开花，夏、秋季结果。生于疏林、灌木丛中。分布于西藏、长江流域及其以南等地。根全年可采，鲜用或晒干；叶多鲜用；果实7～8月采，晒干或榨油。

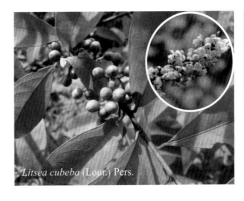

Litsea cubeba (Lour.) Pers.

■ **性味功用**　辛、苦，温。祛风散寒，温中理气，杀虫解毒。根、果主治胃及十二指肠溃疡、胃肠炎、中暑腹痛、脘腹冷痛、食积气胀、感冒；根并治风湿痹痛、劳倦乏力、产后瘀血痛。叶主治急性乳腺炎、蛇虫咬伤、痈疽肿痛、疗疮。根15～30克，果6～9克，水煎服；外用鲜叶、果适量，捣烂敷患处。

> **实用简方**　①胃脘痛：山鸡椒根30～60克，大枣15～30克，水煎，早晚分服。
> ②乳痈：鲜山鸡椒叶适量，米泔水少许，捣烂敷患处。

■ **别　　名**　白柴、白叶仔、红顶云。

■ **药用部位**　根、树皮。

■ **植物特征与采制**　常绿灌木或小乔木。叶互生，倒卵状长圆形，全缘，叶面绿色有光泽，叶背灰绿色；叶柄密生柔毛。花单性，雌雄异株，聚生于叶腋。核果球形，近无柄。7～10月开花结果。生于山坡林缘。分布于广东、广西、湖南、江西、福建、台湾、浙江等地。全年可采，鲜用或阴干。

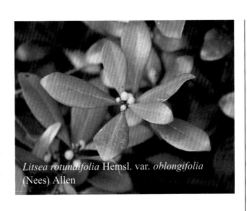

Litsea rotundifolia Hemsl. var. *oblongifolia* (Nees) Allen

■ **性味功用**　辛，温。祛风除湿，行气止痛，活血通经。主治风湿痹痛、风湿腰痛、胃痛、痢疾、腹泻、水肿、痛经、跌打损伤。15～30克，水煎服。孕妇慎服。

> **实用简方**　①寒湿重、腰酸痛：豺皮樟、巴戟天、橄榄根各30克，狗脊、土牛膝各25克，水煎服。②关节痛：豺皮樟根30克，鸭1只，水炖服。③肾炎性水肿：豺皮樟根30克，猪瘦肉120克，酒水各半炖服。④胃溃疡：豺皮樟根30克，羊耳菊根、南五味子根各20克，水煎服。⑤胃冷作痛：豺皮樟根15克，酒水各半煎服。⑥产后瘀血腹痛：豺皮樟全草适量，研末，每次6克，热酒冲服。

131 刨花润楠

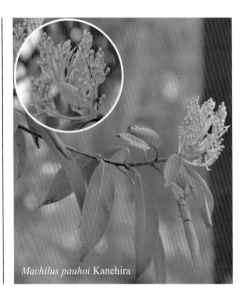

Machilus pauhoi Kanehira

- **别　　名**　白楠木、刨花楠、罗楠紫。
- **药用部位**　茎。
- **植物特征与采制**　常绿乔木。叶互生，披针形或长圆状披针形，全缘，叶背粉绿色，叶脉羽状。总状花序由新枝基部抽出。浆果球形，成熟时黑色。4～5月开花，7月结果。生于山谷疏林中。分布于浙江、福建、江西、湖南、广东、广西等地。全年可采，用宽刨刀刨成薄片（刨花）备用。
- **性味功用**　甘、微辛，凉。清热润燥。主治烫火伤、大便秘结。外用适量，冷开水浸泡5～20分钟，取黏液涂患处，每日数次；或用浸泡液灌肠通便。

132 绒毛润楠

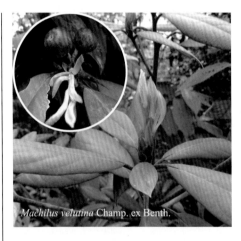

Machilus velutina Champ. ex Benth.

- **别　　名**　绒楠、猴高铁、江南香。
- **药用部位**　根、树皮、叶。
- **植物特征与采制**　常绿灌木或乔木。枝、芽、叶背、花序均密被锈色绒毛。叶互生，椭圆形或倒卵状长圆形，全缘。圆锥花序短，密集在小枝顶端成伞房花序状；花被片6，淡黄色。核果球形，成熟时蓝黑色，有白粉。2～3月开花，4～5月结果。生于山谷溪旁杂木林中。分布于广东、广西、福建、江西、浙江等地。全年可采，鲜用或晒干。
- **性味功用**　辛、苦，凉。行气活血，散结消肿。主治骨折、痈疔疮肿、外伤出血、烫火伤、扭伤、跌打损伤。外用鲜根或叶适量，捣烂敷患处；或研末调敷患处。

实用简方　①支气管炎：绒毛润楠叶（去毛）、桑叶、野菊花叶各9克，水煎服。②烫火伤：绒毛润楠叶或根适量，研末，调麻油擦患处。③外伤出血：绒毛润楠根皮适量，捣烂，调茶油或冷开水厚涂患处，每日2次。④痈肿：绒毛润楠根皮适量，研末，调冷开水敷患处，每日数次。

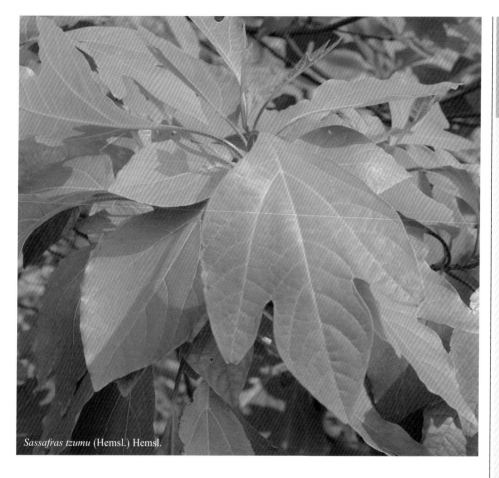

Sassafras tzumu (Hemsl.) Hemsl.

■ **别　　名**　檫树、青檫、半枫樟。

■ **药用部位**　根、茎。

■ **植物特征与采制**　落叶大乔木。幼时树皮黄绿色，平滑，老时变灰褐色，成不规则的纵裂。叶互生或聚生于新枝的顶部，全缘或上部 2 ~ 3 裂，具羽状脉或 3 出脉。总状花序顶生；花小，先叶开放，黄绿色。核果球形，呈蓝黑色，被白蜡状粉末。3 月开花。生于阔叶林中，亦有零星栽培。分布于浙江、江苏、安徽、江西、福建、广东、广西、湖南、湖北、四川、贵州、云南等地。冬、春季采收，鲜用或晒干。

■ **性味功用**　甘，温。祛风除湿，舒筋活络。主治风湿痹痛、半身不遂、腰肌劳损、跌打损伤。9 ~ 15 克，水煎服。外用适量，捣烂敷患处。孕妇忌服。

> **实用简方**　①腰肌劳损、腰腿痛、风湿性关节炎：檫树根或树皮 15 ~ 30 克，水煎服或浸酒服。②半身不遂：檫树根皮（去栓皮）30 克，加酒炒热，水煎服。③扭挫伤：鲜檫树树皮、根皮或叶，加蛇葡萄根捣烂，拌酒糟做成饼块，外敷患处。

罂粟科

134

刻叶紫堇

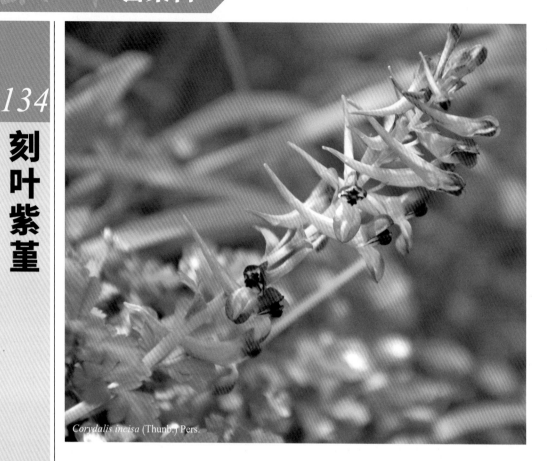

Corydalis incisa (Thunb.) Pers.

■ **别　　名**　紫花鱼灯草、天奎草。

■ **药用部位**　全草。

■ **植物特征与采制**　一年生直立草本。全株有臭味。块茎狭椭圆形，具多数须根。叶2～3回3出全裂；小裂片上缘多缺刻，下缘全缘，叶背有时稍带紫色。总状花序顶生；花瓣4，紫红色。蒴果长圆形。种子黑色，有光泽。3～5月开花结果。生于林下、沟沿多石处。分布于河北、山西、河南、陕西、甘肃、四川、湖北、湖南、广西、安徽、江苏、浙江、福建、台湾等地。春、夏季采收，多为鲜用。

■ **性味功用**　苦、辛，凉。有毒。杀虫，止痒，消肿解毒。主治湿疹、顽癣、疮痈肿毒、毒蛇咬伤。外用捣烂敷患处。

> **实用简方**　①顽癣：鲜刻叶紫堇适量，捣烂敷患处，或磨酒醋擦患处。②疮毒：鲜刻叶紫堇适量，水煎洗患处。③脱肛：鲜刻叶紫堇叶及花适量，煎汁作罨包。④慢性化脓性中耳炎：鲜刻叶紫堇适量，捣烂绞汁，洗净患耳后滴入。⑤毒蛇咬伤：鲜刻叶紫堇块茎适量，捣烂敷患处。

■ **别　名**　水黄连、土黄连。

■ **药用部位**　全草。

■ **植物特征与采制**　多年生草本。全株无毛，被白粉，含有金黄色汁液。根状茎粗壮，横生，外皮黄色，折断面橙黄色。茎紫色。叶基生，卵状心形，边缘有波状粗齿。花茎从叶丛中抽出；聚伞花序伞房状，有花 3～5朵；花瓣 4，白色。蒴果长圆形。夏季开花结果。生于高山林下阴湿地。分布于安徽、福建、广东、广西、湖南、湖北、四川、贵州、云南等地。夏、秋季采收，鲜用或晒干。

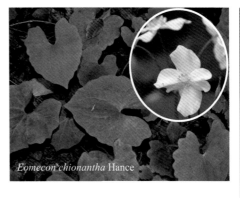
Eomecon chionantha Hance

■ **性味功用**　苦，寒。有小毒。清热解毒，散瘀止痛。主治支气管炎、咽喉肿痛、结膜炎、疔疮疖肿、湿疹、毒蛇咬伤、跌打损伤。6～15 克，水煎服；外用适量，捣烂敷患处。

> **实用简方**　①湿疹瘙痒：鲜血水草茎叶适量，捣烂搽患处。②无名肿毒：鲜血水草适量，甜酒糟少许，捣烂擦患处。③癣疮：血水草适量研末，调菜油搽患处。④口腔溃疡：鲜血水草适量，捣烂，绞汁漱口。⑤毒蛇咬伤：鲜血水草根适量，捣烂敷患处，每日换药 1 次。⑥咽喉肿痛：血水草根 5 克，山豆根 10 克，水煎服。

■ **别　名**　号筒杆、三钱三、喇叭筒。

■ **药用部位**　全草。

■ **植物特征与采制**　多年生草本。全株光滑，被白粉，含橙色液汁。根茎粗大，橘黄色。茎圆柱形，中空，绿色或微带红色。叶互生，近圆形或宽卵形，边缘具波状齿，叶背粉白色。圆锥花序大型，顶生。蒴果下垂，狭倒卵形，扁平。6～8 月开花，9～10 月结果。生于山坡灌木丛中或林缘。我国长江以南、南岭以北的大部分地区均有分布。夏、秋季采收，鲜用或晒干。

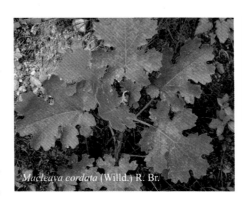
Macleaya cordata (Willd.) R. Br.

■ **性味功用**　苦、辛，寒。有大毒。散瘀消肿，杀虫止痒。主治乳腺炎、蛇头疔、无名肿毒、癣、臁疮、跌打肿痛、瘰疬、蛇虫咬伤。鲜全草适量，捣烂或绞汁涂患处。本品有大毒，禁内服。

> **实用简方**　①癣、小腿溃疡：博落回叶浸入醋中 7 日，捣烂涂患处。②蜈蚣咬伤、黄蜂蜇伤：将鲜博落回茎折断，取黄色汁液搽患处。③背痛：鲜博落回叶适量，白糖少许，捣烂敷患处。④脓肿：鲜博落回根适量，酒糟少许，捣烂敷患处。

135

血水草

136

博落回

137

荠

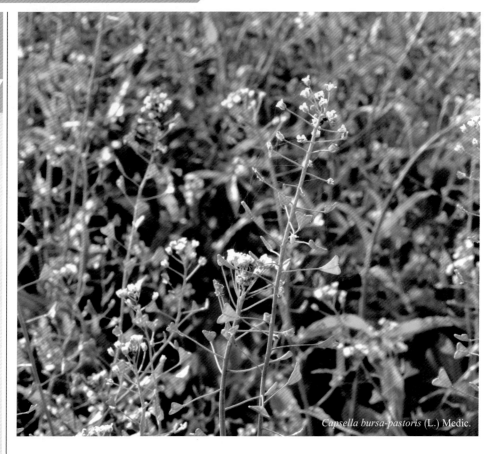

Capsella bursa-pastoris (L.) Medic.

■ **别　　名**　荠菜、上巳菜、护生草。

■ **药用部位**　全草（药材名荠菜）。

■ **植物特征与采制**　二年生草本。基生叶倒卵状披针形，羽状深裂，顶生裂片最大，三角形，边缘有不规则的粗齿。总状花序顶生或腋生；花白色。短角果倒三角形，侧扁。春、夏季开花结果。生于田野、荒地，或栽培。分布于全国大部分地区。冬末至夏初采收，鲜用或晒干。

■ **性味功用**　甘，凉。清热解毒，凉血止血。主治麻疹、水肿、乳糜尿、尿血、吐血、痢疾、高血压、小儿疳热。15～30克，水煎服；外用适量，捣烂敷患处。

实用简方　①血淋、石淋：鲜荠菜90克，冬蜜30毫升，水炖，饭前服。②肾炎：荠菜30克，马蹄金、白茅根、车前草、地胆草各15克，水煎服。③高血压：荠菜20克，夏枯草、野菊花各15克，水煎服。④湿热泄泻：荠菜30克，马齿苋、铁苋菜、地锦草各15克，水煎服。⑤小儿疳热：鲜荠菜60克，冬瓜糖30克，水炖，早晚服。⑥关节炎：荠菜60克，鬼针草30克，鸡屎藤20克，水煎服。⑦尿血：鲜荠菜60克，鲜白茅根、旱莲草各30克，水煎服。

■**别　　名**　白带草、野荠菜、雀儿菜。

■**药用部位**　全草。

■**植物特征与采制**　一年生草本。茎基部
多分枝。羽状复叶互生；小叶 9 ～ 13 片，卵
圆形至条形，具缘毛。总状花序顶生；花白色。
长角果条形。种子褐色。2 ～ 5 月开花结果。
生于田野、路旁等阴湿地。分布于全国大部
分地区。2 ～ 5 月采，鲜用或晒干。

Cardamine hirsuta L.

■**性味功用**　甘、淡、平。清热利湿，养
心宁神。主治痢疾、尿道炎、膀胱炎、心悸、失眠、白带异常、吐血、便血、疔疮疖肿。
15 ～ 30 克，水煎服；外用适量，捣烂敷患处。

> **实用简方**　①湿热泻痢、小便短赤：碎米荠、火炭母各 15 克，车前子 30 克，水煎服。
> ②痢疾：碎米荠 30 ～ 45 克，水煎服。③肝炎：鲜碎米荠 30 ～ 60 克，水煎服。④失
> 眠：碎米荠 30 ～ 45 克，水煎，浓缩至 30 ～ 50 毫升，睡前服。⑤痛风：碎米荠 60 克，
> 牛白藤 30 克，车前草 20 克，水煎服，渣敷患处。⑥淋证：碎米荠 30 克，冰糖适量，
> 水煎，饭前服。⑦热闭膀胱、小便不通：碎米荠 30 克，水煎，饭前服。⑧风湿性心脏病：
> 鲜碎米荠 30 ～ 60 克，豆腐或猪瘦肉适量，水炖服。⑨白带异常：鲜碎米荠、三白草
> 各 30 克，水煎服。⑩疔疮：鲜碎米荠适量，食盐少许，捣烂敷患处。

■**别　　名**　琴叶葶苈、大叶香荠菜、独行菜。

■**药用部位**　全草、种子。

■**植物特征与采制**　二年生草本。茎上部
分枝，疏生短毛。基生叶有长柄，倒披针形，
边缘羽状分裂。总状花序生于茎顶；花瓣 4，
白色。短角果扁圆形，先端微缺。种子倒
卵形，扁平，棕色。春、夏季开花结果。生
于田野、草地、林旁。分布于山东、河南、
安徽、江苏、浙江、福建、湖北、江西、广

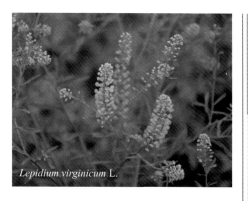

Lepidium virginicum L.

西等地。全草春、夏季采收，鲜用或晒干；种子夏季成熟时，将全草晒干，筛出备用。

■**性味功用**　全草，辛，平，驱虫消积；主治小儿虫积腹胀。种子，苦、辛，寒；祛痰定喘、
泻肺利水；主治水肿、痰喘、咳嗽。全草 6 ～ 9 克，种子 3 ～ 9 克，水煎服。

> **实用简方**　①慢性肺源性心脏病并发心力衰竭：北美独行菜种子，研末，每日 3 ～ 6
> 克，分 3 次食后服。②小儿白秃：北美独行菜种子适量，研末，汤洗去痂，涂患处。

138

碎米荠

139

北美独行菜

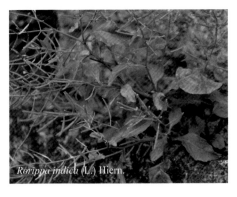

Rorippa indica (L.) Hiern.

140 蔊菜

- **别　　名** 印度蔊菜、辣米菜、塘葛菜。
- **药用部位** 全草。
- **植物特征与采制** 一年生草本。茎上部叶无柄，卵形或菱状披针形；茎下部叶有柄，长圆形或长倒卵形。花黄色。长角果圆柱形，纤细。种子三角状卵形，褐色。春至秋季开花结果。生于田野、荒地。分布于山东、河南、江苏、福建、台湾、湖南、广东、陕西、甘肃、四川、云南等地。全年可采，鲜用或晒干。

- **性味功用** 辛、甘，平。疏风透表，化痰止咳，消肿解毒。主治麻疹、感冒、咳嗽痰喘、咽喉炎、黄疸、热毒疮疡、疔疮、疖肿、漆过敏、蛇伤。15～30克，水煎或捣烂绞汁服；外用适量，捣烂敷患处。

> **实用简方** ①肺热咳嗽：蔊菜45克，水煎服。②酒后伤风：鲜蔊菜、马蹄金各30克，捣烂绞汁，食盐少许调服。③眩晕：鲜蔊菜适量，切碎调鸡蛋，油煎炒吃。④扁桃体炎、咽喉肿痛：鲜蔊菜60克，捣烂绞汁，含咽。

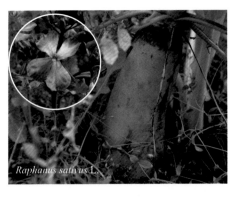

Raphanus sativus L.

141 萝卜

- **别　　名** 莱菔。
- **药用部位** 根、老干根（药材名地骷髅）、叶、种子（药材名莱菔子）。
- **植物特征与采制** 一年生或二年生草本。直根肉质，长圆形、球形或圆锥形。基生叶和下部茎生叶大头羽状半裂，有锯齿或近全缘。总状花序顶生及腋生；花白色或粉红色。长角果圆柱形。花期4～5月，果期5～6月。多为栽培。分布于我国大部分地区。根、叶10月至翌年2月采，老根及种子5～6月采；鲜用或晒干。

- **性味功用** 萝卜，辛、微甘，凉（煮熟甘，平）；清热解毒，消食化痰；主治鼻出血、咯血、便血、百日咳、食积腹胀、痰热咳嗽、肠梗阻、煤气中毒、滴虫阴道炎、疔疮痈肿、痢疾。地骷髅，辛、微甘，平；利水消肿；主治食积气滞、脚气、水肿、痢疾。叶，辛、苦，平；消食止痢；主治白喉、痢疾。莱菔子，辛、甘，平；消食，下气，化痰；主治咳嗽、痰喘、食积、脘腹胀满、便秘、痢疾。萝卜30～60克，地骷髅9～30克，叶15～30克，莱菔子（盐炒）3～9克，水煎服；外用适量，捣烂敷患处。

> **实用简方** ①偏正头痛：鲜萝卜汁缓缓注入鼻孔，左痛注右，右痛注左。②老年头晕：白萝卜、生姜、大葱各30克，共捣如泥，敷额部，每日1次，每次约半小时。

茅膏菜

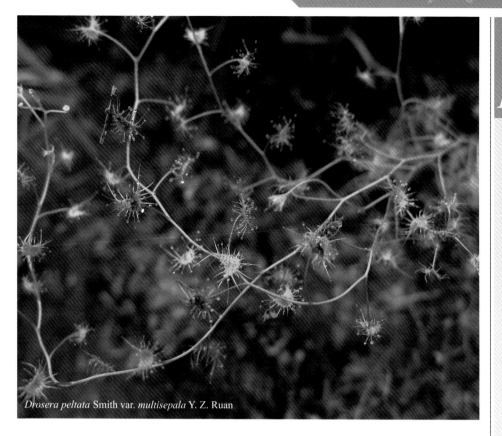

Drosera peltata Smith var. *multisepala* Y. Z. Ruan

■ **别　名**　苍蝇网、捕虫草、盾叶茅膏菜。

■ **药用部位**　全草。

■ **植物特征与采制**　多年生矮小草本。茎直立。基生叶小，圆形，花时枯萎；茎生叶互生，半圆形，边缘密生红紫色腺睫毛，能分泌黏液，借以捕食昆虫；叶柄盾状着生。蝎尾状聚伞花序近顶生；花白色。蒴果小，球形。春、夏季开花结果。生于山坡潮湿地。分布于云南、四川、贵州、福建、西藏等地。春、夏季采收，鲜用或晒干。

■ **性味功用**　甘，微温。有小毒。活血通络，祛风止痛。主治痢疾、风湿痹痛、腰肌劳损、感冒、咽喉肿痛、疳积、湿疹、癣、神经性皮炎、疔疮、跌打损伤、瘰疬。3 ～ 9 克，水煎服；外用适量，捣烂或研末敷撒患处。孕妇忌服。

> **实用简方**　①跌打损伤：茅膏菜、金毛耳草各 15 克，水煎服。②新伤、跌打损伤：茅膏菜、地耳草各 15 克，猪瘦肉 45 克，水炖服。③痢疾：茅膏菜 3 ～ 6 克，水煎服。④胃脘痛：茅膏菜 9 ～ 15 克，猪肚 1 个，水炖服。⑤喉痛：鲜茅膏菜 9 ～ 15 克，冰糖适量，水煎服。⑥感冒发热：茅膏菜 10 克，水煎服。⑦瘰疬：鲜茅膏菜适量，捣烂敷患处。

143

落地生根

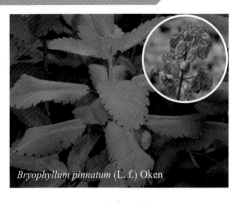

Bryophyllum pinnatum (L. f.) Oken

■ **别　　名**　土三七、打不死、大疔癀。

■ **药用部位**　全草。

■ **植物特征与采制**　多年生肉质草本。茎常直立，中空。多为单叶，或上部为3出复叶，肉质，黄绿色，有时稍带红紫色；小叶长圆形，边缘具圆齿，落地生新株。大型圆锥花序顶生，花倒垂；花萼钟形，绿白色或草黄色；花冠淡红色。蓇葖果4枚。2～4月开花结果。多为栽培。分布于云南、广西、广东、福建、台湾等地。全年可采，多鲜用。

■ **性味功用**　甘、酸，凉。清热解毒，凉血止血。主治咯血、吐血、牙龈出血、肺热咳嗽、咽喉肿痛、扁桃体炎、乳腺炎、疔疮疖肿、烫火伤、跌打损伤、创伤出血。30～60克，水煎或捣烂绞汁服；外用适量，捣烂敷患处。

> **实用简方**　①咯血、吐血、牙龈出血：鲜落地生根60～100克，水煎服。②癔症、心悸、失眠、烦躁惊狂：鲜落地生根60～100克，猪心1个，水炖服。③热性胃痛：鲜落地生根叶5片，捣烂绞汁，酌加食盐调服。④咽喉肿痛：鲜落地生根叶5～10片，捣烂取汁，含漱口内。⑤乳腺炎：鲜落地生根叶适量，捣烂敷患处。

144

费菜

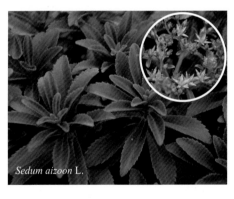

Sedum aizoon L.

■ **别　　名**　养心菜、土三七、景天三七。

■ **药用部位**　全草。

■ **植物特征与采制**　多年生肉质草本。茎直立，不丛生。叶互生，广卵形或窄倒披针形，边缘具粗齿；叶无柄。聚伞花序顶生；花瓣5，黄色。蓇葖果5，呈星芒状排列，黄色或红色。夏、秋季开花。全国大部分地区均有零星栽培。夏、秋季采收，通常鲜用，或用开水焯后晒干。

■ **性味功用**　甘、微酸，平。凉血止血，宁心安神。主治吐血、咯血、便血、癔症、心悸、失眠、痈肿、跌打损伤。30～60克，水煎服。

> **实用简方**　①心悸：费菜60克，蜂蜜30克，水煎服。②眩晕：费菜、球兰各30克，水炖服。③吐血：费菜30克，抱石莲15克，白糖30克，水煎服。④肺结核咯血不止：鲜费菜叶7片，冰糖30克，放在口内咀嚼，开水送下。⑤血小板减少症：鲜费菜50克，生地黄、虎杖各15克，当归25克，水煎服。⑥心肌供血不足：鲜费菜50克，西洋参10克，猪心1个，水炖服。⑦冠心病引起胸闷、胸痛：费菜、星宿菜根、毛冬青根各30克，水煎服。⑧扭挫伤：鲜费菜、酢浆草各适量，黄酒少许，捣烂敷患处。

■**别　　名**　鼠牙半支莲、佛指甲。

■**药用部位**　全草。

■**植物特征与采制**　多年生肉质草本。茎匍匐，上部和侧枝直立。叶轮生，少有对生，半圆柱状条形。聚伞花序顶生；花黄色。蓇葖果5枚。4～5月开花。生于低山石缝中或阴湿地，或栽培。分布于云南、四川、贵州、广东、湖南、湖北、甘肃、陕西、河南、安徽、江苏、浙江、福建、台湾、江西等地。夏、秋季采收，鲜用或晒干。

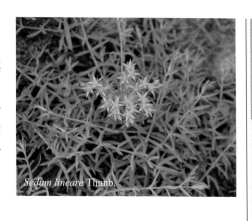
Sedum lineare Thunb.

■**性味功用**　甘、淡，寒。清热解毒，消肿止痛。主治黄疸、湿热泻痢、胆囊炎、咽喉炎、乳腺炎、烫火伤、带状疱疹、甲沟炎、丹毒、创伤出血、疗疮肿毒、毒蛇咬伤。30～60克，水煎服；外用鲜全草适量，捣烂敷患处。

> **实用简方**　①肝炎：鲜佛甲草60～100克，水煎代茶。②高血压：鲜佛甲草125克，冰糖适量，水炖服。③咽喉肿痛：鲜佛甲草60克，捣烂绞汁，酌加米醋，与适量冷开水调匀，含漱。④壮热烦渴：鲜佛甲草60克，酌加蜂蜜，水煎服。

■**别　　名**　狗牙齿、瓜子草、爬景天。

■**药用部位**　全草。

■**植物特征与采制**　多年生肉质草本。茎匍匐，着地生根。叶3枚轮生，倒披针形或长圆状匙形。聚伞花序顶生；花黄色。蓇葖果5枚，上部略叉开。4～5月开花。生于山地阴湿石上，也有栽培。分布于贵州、四川、甘肃、陕西、山西、河北、辽宁、吉林、北京及华中、华东等地。春至秋季采收，通常鲜用；或用开水烫后，晒干。

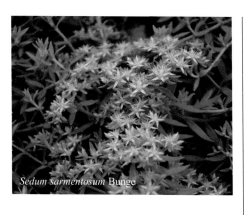
Sedum sarmentosum Bunge

■**性味功用**　甘、淡、微酸，凉。清热利湿，解毒消肿。主治肝炎、痢疾、肺痈、肠痈、淋病、痈肿疔疮、带状疱疹、湿疹、烫火伤、咽喉炎。30～60克，水煎服；外用鲜全草适量，捣烂敷患处。

> **实用简方**　①慢性肝炎：垂盆草、白花蛇舌草各20克，地耳草、马兰、马蹄金、积雪草、旱莲草各15克，水煎服。②甲型肝炎：鲜垂盆草50克，绵茵陈30克，水煎服。③急性肾炎：鲜垂盆草60克，荠菜30克，水煎服。

虎耳草科

147 常山

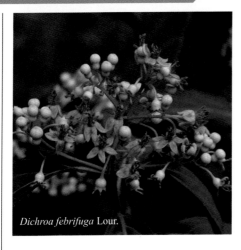

Dichroa febrifuga Lour.

- **别　　名**　黄常山、摆子药、鸡骨常山。
- **药用部位**　根（药材名常山）、茎、叶。
- **植物特征与采制**　亚灌木。主根木质化，断面黄色。小枝干后带紫色，无毛或仅疏生灰色细柔毛。叶对生，长圆形，边缘有锯齿，叶背淡绿色。伞房状圆锥花序顶生或小枝上部腋生；花蓝色或青紫色。浆果蓝色。6～11月开花结果。生于山地林下或路旁阴湿处。分布于陕西、甘肃、江苏、安徽、浙江、江西、福建、台湾、湖北、湖南、广东、广西、四川、贵州、云南、西藏等地。根、茎全年可采，叶夏、秋季采收，鲜用或晒干。

- **性味功用**　苦、辛，寒。有小毒。截疟，祛痰。主治疟疾、咳嗽。9～15克，水煎服；外用鲜叶适量，捣烂敷手腕处。生用涌吐，酒炒截疟。孕妇慎服。

148 绣球

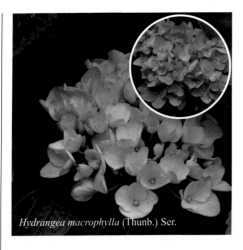

Hydrangea macrophylla (Thunb.) Ser.

- **别　　名**　八仙花、粉团花、绣球花。
- **药用部位**　根、茎、叶。
- **植物特征与采制**　亚灌木。叶对生，椭圆形至宽卵形，边缘除基部外均有粗锯齿；叶柄粗壮。伞房花序顶生，圆球形，花梗有柔毛；花初开时白色，后转变成蓝色或粉红色。5月开花。多栽培于庭园。分布于山东、江苏、安徽、浙江、福建、河南、湖北、湖南、广东、广西、四川、贵州、云南等地。春、夏季采收，鲜用或晒干。

- **性味功用**　苦、微辛，凉。有小毒。截疟，清热，杀虫止痒。主治疟疾、胸闷、心悸、烦躁、高血压、湿疹、疥癞、跌打损伤。10～15克，水煎服。

实用简方　①咳嗽：绣球根茎二重皮15～30克，水煎服。②疟疾：绣球茎叶适量，研末，用水调和做成黄豆大的丸子，每次14～21粒。③急性扁桃体炎：绣球根磨醋，以毛笔蘸涂患处，口涎出而愈。④阴囊湿疹：绣球花（或叶）焙燥研末，麻油调涂患处。

■ **别　名**　老虎耳、猪耳草、耳朵红。

■ **药用部位**　全草。

■ **植物特征与采制**　多年生草本。葡萄茎细长，着地生新株。叶基生，圆形或肾状圆形，叶面绿色，常具白斑，叶背淡绿色或呈紫红色。圆锥花序顶生；花白色带红斑点。蒴果卵形。春、夏季开花。生于山谷岩壁上及阴湿石缝间，或盆栽。分布于河北、陕西、甘肃、台湾、广东、广西、四川、贵州、云南及华东、华中等地。全年可采，鲜用或晒干。

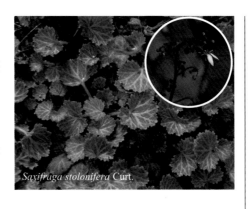

Saxifraga stolonifera Curt.

■ **性味功用**　苦、辛，寒。有小毒。疏风，清热，凉血，解毒。主治咳嗽、中耳炎、牙痛、口腔溃疡、痔疮、丹毒。9～15克，水煎服；外用鲜叶适量，捣烂敷患处。孕妇慎服。

实用简方　①肺热咳嗽、口腔溃烂、阑尾炎：鲜虎耳草30～60克，冰糖适量，水煎服。②湿热带下：虎耳草30克，冰糖适量，水煎服。③崩漏：虎耳草9～15克，炒黑存性，水煎服。④风火牙痛：虎耳草30～60克，水煎，去渣，加鸡蛋1个，同煮服。⑤口腔溃疡：鲜虎耳草适量，水煎浓液搽患处。

■ **别　名**　博落、水前胡、高脚铜告碑。

■ **药用部位**　全草。

■ **植物特征与采制**　多年生草本。根状茎横走，须根多数。茎被柔毛。基生叶数片，宽卵形或心形，边缘有浅牙齿，两面疏生粗伏毛，叶背通常紫红色。总状花序顶生；花萼白色，钟形；花瓣5，不显著，呈针状。蒴果4～7月开花结果。生于山坡林下阴湿处及沟旁或阴湿的石壁上。分布于陕西、甘肃、

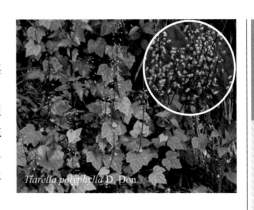

Tiarella polyphylla D. Don

江西、台湾、湖北、湖南、福建、广东、广西、四川、贵州、云南、西藏等地。夏、秋季采收，鲜用或晒干。

■ **性味功用**　苦、辛，寒。清热解毒，活血祛瘀，消肿止痛。主治哮喘、咳嗽、无名肿毒、痈、疮疖。6～15克，水煎服；外用鲜全草适量，捣烂敷患处。

实用简方　①咳嗽气急：黄水枝30克，芫荽12克，水煎，冲红糖服，早晚饭前各1次。②无名肿毒、疮疖：黄水枝、野菊花、蒲公英、夏枯草、忍冬藤各15克，水煎服；另取鲜黄水枝适量，捣烂敷患处。

151

檵木

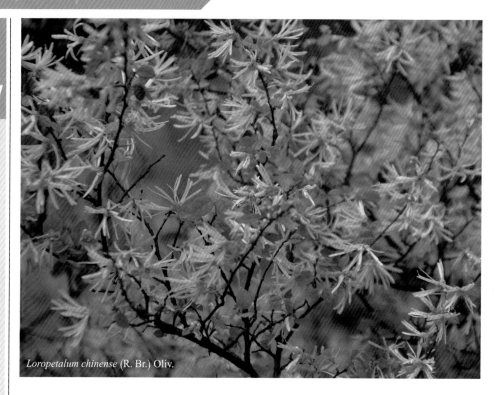

Loropetalum chinense (R. Br.) Oliv.

■ **别　　名**　檵柴、坚漆、山漆柴。

■ **药用部位**　根、叶、花、果。

■ **植物特征与采制**　灌木或小乔木状。全株被褐锈色星状毛。根断面土黄色。叶互生，卵形，全缘。花 3 ～ 8 朵簇生；花瓣白色，条形，细长。蒴果倒卵形，木质。3 ～ 5 月开花，7 ～ 8 月结果。生于山坡灌木丛中或林缘阴湿地。分布于我国中部、南部及西南等地。根全年可采，叶夏、秋季采，花清明前后采，果实秋季采，鲜用或晒干。

■ **性味功用**　根，微苦、涩，温；温中燥湿，涩精止血；主治风湿痹痛、消化不良、遗精、白带异常、月经过多、血崩、痢疾。叶，微苦，凉；花，甘、涩，平；果，甘、微酸，温；清暑化湿，凉血止血；主治中暑腹痛、感冒、痢疾、腹泻、鼻出血、咳嗽、咯血、吐血、血崩、烫火伤、跌打损伤。根 30 ～ 40 克，花、叶、果 9 ～ 15 克，水煎服；外用叶、花适量，研末撒创口或调茶油涂患处。

实用简方　①痢疾、腹泻：檵木根或叶、枫树根各 30 克，石榴根 12 克，水煎服。②遗精、崩漏：檵木花 15 克，猪瘦肉适量，水炖服。③异常子宫出血：鲜檵木根 120 克，置童母鸡（去头、足、内脏）腹内，水炖服。④产后恶露不下：檵木根 30 ～ 60 克，水煎，酌加红酒、红糖调服。⑤小儿感冒：檵木花、金银花、爵床各 9 克，甘草 3 克，水煎服。

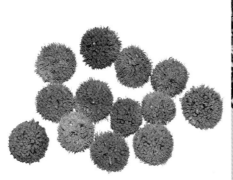
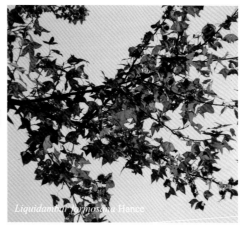

Liquidambar formosana Hance

■ **别　　名**　枫树。

■ **药用部位**　根、茎二重皮，叶、果实（药材名路路通）、树脂（药材名枫香脂）。

■ **植物特征与采制**　落叶大乔木。树干直，外皮灰褐色，呈不规则开裂，小枝有毛。叶三角状宽卵形，常掌状 3 裂，裂片卵形，先端尾状锐尖，边缘有细锐齿，叶片基部常呈心形，叶背有褐色毛或脱落。花单性，雌雄同株。果序球形，具针刺状宿存的花柱和萼齿。春季开花，5 ～ 11 月结果。多生于山野林缘。分布于我国大部分地区。根、茎二重皮全年可采，叶夏季采，果实秋季采。树脂选取大树，于 7 ～ 8 月自根部以上每隔 15 厘米交错凿洞，使其分泌树脂，到 11 月至翌年 3 月采收，鲜用或晒干。

■ **性味功用**　微辛、苦，平。根、果实，祛风解毒，行瘀利湿。根主治风湿痹痛、痈疽疔疮、乳腺炎；果实主治风湿痹痛、胃痛、乳汁稀少、牙痛、荨麻疹、漆过敏、胎毒。茎皮、叶，健脾和胃，调气止痛，疏风除湿；主治细菌性痢疾、泄泻、单纯性消化不良、烫火伤，叶还可治胃肠炎、中暑腹痛、感冒、吐血、咯血、痈肿、脚癣。树脂，止血止痛，消肿生肌；主治吐血、咯血、鼻出血、头晕、头痛、牙痛、皮肤皲裂、外伤出血、痈肿疼痛。根、茎皮、叶、果 15 ～ 30 克，水煎服；外用适量，水煎洗，或捣烂敷或绞汁涂患处。树脂 1.5 ～ 3 克，研末开水送服；外用研末撒创口或用鲜树脂涂患处。树脂、路路通，孕妇忌服。

实用简方　①小儿腹泻：鲜枫树嫩叶、菝葜嫩叶，共捣烂绞汁 50 毫升，炖温服。②消化不良：枫树叶、积雪草、鱼腥草各等量，晒干研末，每次 4 ～ 5 克，开水送服。③风火牙痛、蛀牙痛：路路通 10 ～ 20 克，水煎取汁，加入青皮鸭蛋 1 ～ 2 个，炖熟，吃蛋喝汤。④头风痛、视物模糊、流泪、眼红：路路通 20 个，水煎，趁热熏眼。⑤野外接触性皮肤瘙痒：鲜枫树嫩叶适量，揉烂，涂擦患处。⑥过敏性鼻炎：路路通 12 克，苍耳子、防风各 9 克，辛夷、白芷各 6 克，水煎服。⑦痈疔：鲜枫树根皮 60 克，红糖、酒糟少许，捣烂敷患处。⑧臁疮：枫香脂、黄柏、软石膏各 30 克，青黛、龙骨各 15 克，研末，麻油调敷患处。

杜仲科

153

杜仲

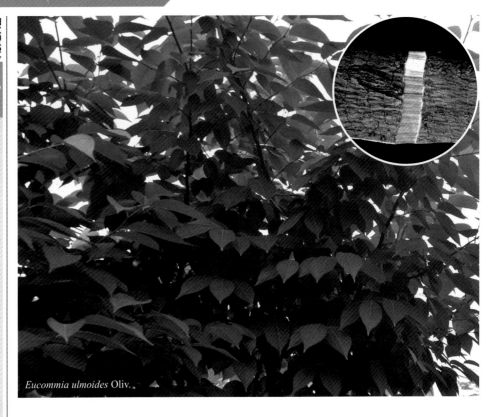

Eucommia ulmoides Oliv.

- **别　　名** 思仙、木棉、丝连皮。
- **药用部位** 树皮。
- **植物特征与采制** 落叶乔木。树皮灰色，表面粗糙，连同果皮、叶折断均有银白色细丝。叶互生，椭圆形或椭圆状卵形，边缘具细锯齿。花单性，雌雄异株；花先叶开放或与叶同时开放。翅果长圆形，扁而薄，中央稍凸起，四周具薄翅。4~5月开花，7~8月结果。栽培于阳光充足、潮湿的环境中。分布于陕西、甘肃、河南、湖北、四川、云南、贵州、湖南、浙江、福建等地。树皮春、夏季采收，以内皮相对合叠压紧，外周以稻草或麻袋包围，使"发汗"，经一星期后取出压平，晒干，再削去外层部分的糙皮，切块。
- **性味功用** 甘、微辛，温。补肝肾，强筋骨，安胎。主治腰膝酸痛、阳痿、风湿痹痛、高血压、肾炎、习惯性流产、胎动不安。6~15克，水煎服。

> **实用简方** ①高血压：杜仲15克，水煎服。②肾虚腰痛：炒杜仲15克，黑豆100克，水炖至豆烂熟，取出杜仲，加入鲫鱼1条（约300克）炖熟，酌加姜、盐等调味，吃豆，喝鱼汤。③习惯性流产：杜仲15克，紫苏梗9克，艾梗6克，水煎半小时，加入鸡蛋1个煮熟，吃蛋喝汤，每日1剂，连服3~5日。④乳腺增生：杜仲50克，黄鳝3条（去内脏），水煎，酌加调料，分次服。

龙芽草

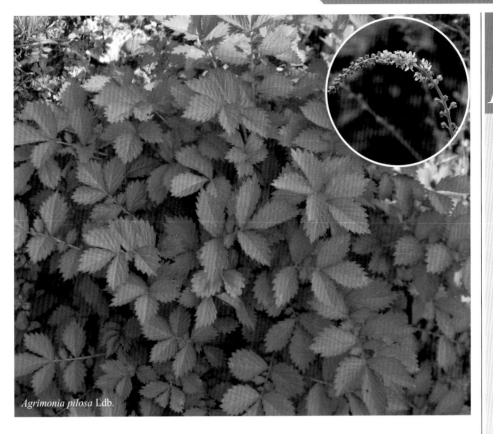

Agrimonia pilosa Ldb.

■**别　　名**　仙鹤草、龙牙草、金顶龙芽。

■**药用部位**　全草（药材名仙鹤草）。

■**植物特征与采制**　多年生草本。全株密生长毛。主根黑褐色，圆柱形。羽状复叶互生；小叶5～11枚，椭圆状卵形或倒卵形，边缘有锯齿。总状花序生于茎顶或上部叶腋；花小，黄色。瘦果倒卵状圆锥形，具宿存萼片。8～9月开花结果。生于山坡、路旁、田野较潮湿地。我国南北各地均产。夏、秋季采收，鲜用或晒干。

■**性味功用**　苦、涩，微温。收敛止血，杀虫，止痢，解毒。主治鼻出血、咯血、消化道出血、伤风感冒、痢疾、急性胃肠炎、脱力劳伤、崩漏、月经不调、产后腹痛、痔疮出血、外伤出血、指头炎、腰扭伤、绦虫病、滴虫阴道炎。15～30克，水煎服；外用适量，捣烂或研末敷患处。

实用简方　①乙型肝炎：龙芽草20克，排钱草、白英、败酱草、叶下珠、朱砂根各15克，水煎服。②脱力劳倦：龙芽草30克，大枣7枚，水炖服。③头风、偏头痛：鲜龙芽草30～60克，豆腐1～2块，水炖服。④月经不调：龙芽草30克，炒焦，炖老酒服。⑤便血、脱肛：鲜龙芽草60～90克，水煎，调冰糖服。⑥外伤出血：鲜龙芽草嫩叶适量，嚼烂或捣烂敷患处。

蛇莓

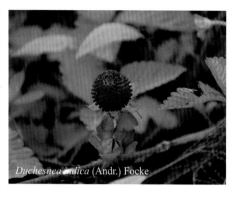

Duchesnea indica (Andr.) Focke

■ 别　　名　蛇泡草、蚕莓、长蛇泡。

■ 药用部位　全草。

■ 植物特征与采制　多年生草本。茎纤细，匍匐地上。3 出复叶互生；小叶菱状卵形或倒卵形，边缘具钝锯齿；托叶广披针形。花单生于叶腋；花瓣 5，黄色。聚合果球形，红色。2 ~ 5 月开花结果。生于山坡、田边、沟沿、路旁潮湿地。分布于辽宁以南各地区。夏、秋季采收，鲜用或晒干。

■ 性味功用　淡，凉。清热解毒，凉血止血，散瘀消肿。主治吐血、咯血、感冒、咽喉肿痛、中暑、痢疾、子宫内膜炎、崩漏、月经不调、乳腺炎、对口疮、疔疮肿毒、带状疱疹、毒蛇咬伤。30 ~ 60 克，水煎服；外用适量，捣烂敷患处。

> **实用简方**　①月经不调：蛇莓、鸡冠花各 15 克，一点红 30 克，水煎服。②乳腺炎：蛇莓 30 克，星宿菜 60 克，炖地瓜酒服。③喉炎：鲜蛇莓 30 克，鲜马鞭草 24 克，鲜射干 15 克，捣烂绞汁，加食盐少许频服。④风火牙痛：鲜蛇莓 60 克，水煎去渣，加入青壳鸭蛋 1 ~ 2 个（稍打裂）炖熟，吃蛋喝汤。

翻白草

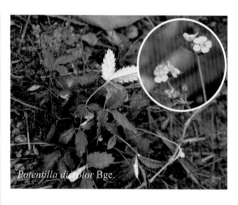

Potentilla discolor Bge.

■ 别　　名　郁苏参、白头翁、天青地白。

■ 药用部位　全草。

■ 植物特征与采制　多年生草本。根稍粗壮，有分枝；根茎极短而不明显。羽状复叶，小叶长圆形，边缘具粗齿，叶面有疏毛或近无毛，叶背密生白色绵毛。聚伞花序多分枝；花黄色。聚合果球形。4 ~ 5 月开花。生于向阳山坡、路旁草丛或石缝中。分布于黑龙江、辽宁、内蒙古、河北、山西、陕西、山东、河南、江西、湖南、四川、福建、台湾、广东等地。夏、秋季采收，鲜用或晒干。

■ 性味功用　甘，平。清热解毒，凉血止血。主治肺热咳喘、肺炎、支气管炎、痢疾、咯血、吐血、鼻出血、腮腺炎、百日咳、小儿夏季热、瘰疬、痈肿疮毒、创伤出血。9 ~ 15 克，水煎服；外用适量，捣烂敷或研末撒患处。

> **实用简方**　①肺脓肿：鲜翻白草根、鱼腥草各 30 克，水煎服。②肺痿气喘：鲜翻白草根 90 克，冬蜜 60 克，猪肺 1 个，水炖服。③吐血：鲜翻白草、八角莲根各 30 克，藕节 10 克，水煎服。④痢疾：鲜翻白草、野苋菜各 30 克，水煎服。

■ **别　　名**　蛇含、五爪龙、五叶蛇莓。
■ **药用部位**　全草。
■ **植物特征与采制**　多年生草本。茎纤细，多分枝，匍匐，绿色或紫红色。掌状复叶互生；小叶 5 枚或 3 枚，倒卵形或椭圆形，边缘有粗锯齿。伞房状聚伞花序顶生或腋生；花黄色。瘦果宽卵形。2～5 月开花结果。生于田边、沟旁等湿地。分布于华东、中南、西南及辽宁、陕西等地。夏、秋季采收，鲜用或晒干。

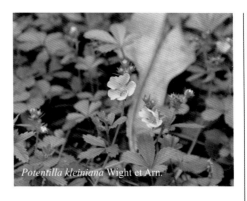
Potentilla kleiniana Wight et Arn.

■ **性味功用**　苦，凉。清热凉血，止咳化痰，消肿解毒。主治咳嗽、百日咳、胃痛、小儿口疮、乳腺炎、腮腺炎、风火牙痛、疮疖肿毒、带状疱疹、顽癣、跌打损伤、毒蛇咬伤。15～30 克，水煎服；外用适量，捣烂敷患处。

> **实用简方**　①百日咳：蛇含委陵菜 15 克，枇杷叶、桑白皮各 9 克，生姜 1 片，水煎服。
> ②咽喉肿痛：鲜蛇含委陵菜、天胡荽各适量，捣汁含漱。

■ **别　　名**　火把果、救兵粮、救军粮、赤阳子。
■ **药用部位**　根、叶、果（药材名火棘）。
■ **植物特征与采制**　常绿灌木。侧枝短，先端成刺状，嫩枝被锈色短柔毛，老枝暗褐色，无毛。叶互生或簇生于短枝顶端，长倒卵形，边缘具钝锯齿。复伞房花序；花瓣 5，白色，圆形。梨果近球形，成熟时橘红色或深红色。3～11 月开花结果。生于荒山灌木丛中，或栽培于庭园。分布于陕西、河南、江苏、浙江、福建、湖北、湖南、广西、贵州、云南、四川、西藏等地。根全年可采，冬季为佳，叶随时可采，果实秋季成熟时采收，鲜用或晒干。

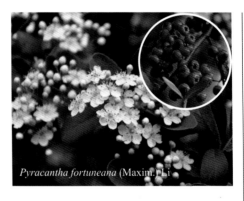
Pyracantha fortuneana (Maxim.) Li

■ **性味功用**　甘、酸，平。根，清热凉血，祛瘀止痛；主治跌打损伤、风湿痹痛、腰痛、白带异常、月经不调、便血、牙痛。叶，消肿止痛；主治疮疡肿痛、痛、疖。果，健脾和胃，活血止血；主治消化不良、痢疾、泄泻、崩漏、白带异常、跌打损伤。根、果 15～30 克，水煎服；外用叶适量，捣烂敷患处。

> **实用简方**　①水泻：火棘果 30 克，水煎服。②白带异常、痢疾：火棘果 15～30 克，水煎服。③骨蒸潮热：火棘根皮 30 克，地骨皮 15 克，青蒿 12 克，水煎服。

豆梨

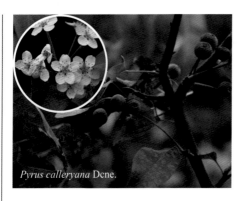

Pyrus calleryana Dcne.

■ **别　　名**　鹿梨、山梨、树梨、野梨。

■ **药用部位**　根、叶、果。

■ **植物特征与采制**　落叶乔木。小枝褐色，幼嫩时被绒毛。叶互生或簇生于短枝顶端，宽卵形至卵形，边缘有圆钝锯齿；托叶条状披针形。伞形总状花序顶生；花瓣5，白色。梨果球形，黑褐色，具淡色的皮孔，果梗细长。4～9月开花结果。生于山坡灌木丛中。分布于山东、河南、江苏、浙江、江西、安徽、湖北、湖南、福建、广东、广西等地。根全年可挖，叶夏、秋季采，果实9～10月成熟时采；鲜用或晒干。

■ **性味功用**　根、叶，微甘，凉；清热解毒，润肺止咳。根主治咳嗽、疮疡；叶主治肺燥咳嗽、急性结膜炎。果实，酸、涩，寒；消食，止痢；主治饮食积滞、痢疾。15～30克，水煎服；叶适量，捣烂绞汁服或外涂患处。

> **实用简方**　①急性结膜炎：豆梨叶、蒲公英各30克，车前子15克，水煎熏洗患眼。
> ②闹羊花中毒：鲜豆梨叶或花，捣汁30～60克，吞服。

石斑木

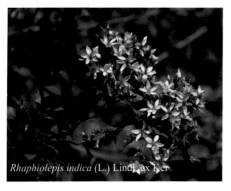

Rhaphiolepis indica (L.) Lindl. ex Ker

■ **别　　名**　白杏花、车轮梅、春花木。

■ **药用部位**　根、叶。

■ **植物特征与采制**　灌木。幼枝紫褐色，有锈色毛。叶互生，椭圆形或椭圆状披针形，边缘有锯齿，叶面光滑或有不明显的脉纹。总状花序或圆锥花序顶生；花稠密，白色或粉红色。果球形，熟时蓝黑色。4～5月开花，9～10月结果。生于向阳山坡灌木丛中。分布于山东、河南、江苏、浙江、江西、安徽、湖北、湖南、福建、广东、广西等地。全年可采，鲜用或晒干。

■ **性味功用**　根、叶，微苦、涩，凉；活血消肿，清热解毒。根主治水肿、关节炎、跌打损伤；叶主治无名肿毒、创伤出血、烫火伤、骨髓炎、毒蛇咬伤。根15～30克，水煎服；外用叶适量，捣烂敷或研末调茶油涂患处。

> **实用简方**　①跌打损伤：石斑木根10克，水煎服；另取鲜石斑木叶适量，捣烂敷患处。②骨髓炎：石斑木叶适量，研末敷患处。③烫伤：石斑木叶适量，研末，调老茶油涂患处。

■ **别　　名**　白蔷薇、苞蔷薇、大苞蔷薇。

■ **药用部位**　根、叶、花、果。

■ **植物特征与采制**　常绿灌木。茎蔓生，具红褐色钩刺。羽状复叶互生；小叶5～9枚，倒卵形或长圆形，边缘有细齿。花单生枝顶，白色。果扁球形，红棕色。2～5月开花，8～11月结果。生于山坡、田野、路旁等向阳处。分布于江苏、浙江、台湾、福建、江西、湖南、贵州、云南等地。根、叶全年可采，春、夏季采含苞的花，秋季采果实；鲜用或晒干。

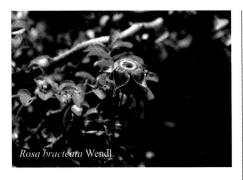

Rosa bracteata Wendl.

■ **性味功用**　根，苦、涩、温；补脾益肾；主治胃溃疡、盗汗、久泻、白带异常、月经不调、闭经、遗精、睾丸炎、脱肛、风湿痹痛。叶，苦、温；消肿解毒；主治对口疮、疔疮肿毒、烫火伤。花，甘、平；润肺止咳；主治久咳。果，甘、酸、温；补脾益肾，涩肠止泻；主治腹泻、痢疾、风湿痹痛、月经不调。根15～30克，花6～15克，果15～60克，水煎服；外用鲜叶适量，捣烂敷患处。

实用简方　①胃溃疡：鲜硕苞蔷薇根100克，猪瘦肉适量，水炖服。②虚劳咳嗽：鲜硕苞蔷薇花6克，水煎，调冰糖服。

硕苞蔷薇

■ **别　　名**　小金樱、白花刺、白花七叶树。

■ **药用部位**　全株。

■ **植物特征与采制**　落叶蔓生灌木。小枝倒生锐刺。奇数羽状复叶互生；小叶卵状披针形、椭圆形或长卵形，边缘具向上内弯的锐齿。伞房花序顶生；花冠白色，花瓣5。果近球形，成熟时红色。4～6月开花，秋季果成熟。生于山坡灌木丛中。分布于江西、江苏、浙江、湖南、四川、云南、福建、广东、台湾等地。根、茎、叶、果夏、秋季采，花4～6月采；鲜用或晒干。

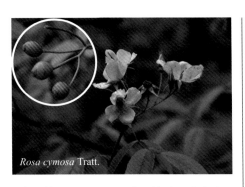

Rosa cymosa Tratt.

■ **性味功用**　根、茎、叶，微苦、酸，平。根、茎，固涩益肾；主治痢疾、胃痛、风湿痹痛、遗尿、月经不调、痛经、脱肛。叶，消肿解毒；主治痈、疽、疔。花，甘、酸、平；清凉解暑；主治暑热口渴。果，甘、酸、平；固涩益肾；主治遗精、遗尿、白带异常、疳积。根、茎30～60克，花、果15～30克，水煎服；外用鲜叶适量，捣烂敷患处。

实用简方　①遗尿：小果蔷薇、石决明各60克，益智仁、黄芪各20克，水煎服。②阳痿：小果蔷薇根60克，猪尾巴2条，水炖服。

小果蔷薇

金樱子

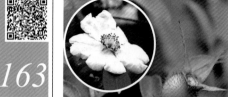

Rosa laevigata Michx.

- **别　　名**　糖罐、刺梨子、金罂子。
- **药用部位**　根、叶、花、果（药材名金樱子）。
- **植物特征与采制**　攀缘状灌木。有钩状皮刺和刺毛。羽状复叶互生；小叶椭圆形或卵状披针形，边缘具细齿；叶柄及叶轴具少数皮刺和刺毛。花单生枝顶，白色，大形。果倒卵形，成熟时橙黄色，有刺。3～5月开花，8～11月结果。生于山坡、路旁灌木丛中。分布于陕西、湖北、四川及长江以南等地。根全年可采，叶春至秋季采，花春季采收，金樱子秋后采，去皮刺及种子，鲜用或晒干。

- **性味功用**　金樱子，甘、酸，平。益肾固摄，涩肠止泻；主治腰痛、遗精、遗尿、多尿、肾炎、久痢脱肛、久泻、子宫脱垂、白带异常、白浊。花，甘，平；涩肠，止带；主治久痢久泻、白带异常。叶，微苦，平；清热解毒；主治急性喉炎、疔疮痈肿、外伤出血、烫火伤。根30～60克，花、金樱子15～30克，水煎服；外用鲜叶适量，捣烂敷患处。

> **实用简方**　①遗精：金樱子30克，煅龙骨、煅牡蛎各18克，桂枝6克，水煎服。②肾虚多尿：金樱子60克，益智仁10克，石菖蒲6克，水煎服。③脾虚腹泻：金樱子根60克，仙鹤草30克，水煎服。

粗叶悬钩子

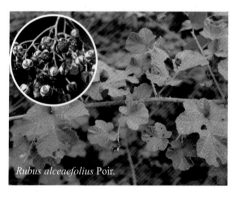

Rubus alceaefolius Poir.

- **别　　名**　流苏莓、羽萼悬钩子、大乌泡。
- **药用部位**　根、叶。
- **植物特征与采制**　攀缘灌木。小枝、叶柄及花序上密被黄褐色绒毛，具小钩刺。叶互生，心状卵形或心状圆形，边缘有不规则的细圆齿，叶面有粗毛及囊泡状小凸起或平坦，叶背密生灰色绵毛。顶生和腋生的圆锥花序或总状花序，有时腋生成头状花束；花白色。聚合果球形，成熟时红色。7～12月开花结果。生于村边、路旁灌木丛中。分布于江西、湖南、江苏、福建、台湾、广东、广西、贵州、云南等地。全年可采，鲜用或晒干。

- **性味功用**　甘、淡，平。清热利湿，活血祛瘀。主治肝炎、痢疾、肠炎、肝脾肿大、口腔炎、风湿骨痛、乳腺炎、外伤出血、跌打损伤。根15～30克，水煎服；外用鲜叶适量，捣烂外敷或晒干研末，撒患处。

> **实用简方**　①嗜盐菌食物中毒：粗叶悬钩子45克，生姜15克，水煎服，同时饮淡盐糖水。②口腔炎：粗叶悬钩子适量，水煎含漱。

■ **别　　名**　草杨梅、三月泡、媷田藨。

■ **药用部位**　根、叶。

■ **植物特征与采制**　灌木。枝、叶柄有短毛和倒钩刺。羽状复叶互生；小叶 3 片，顶生小叶较大，阔倒卵形，两侧小叶椭圆形，叶面疏生柔毛，叶背密生白色短绒毛，脉上有小倒钩刺。花序柄与花萼有刺和柔毛；花瓣 5，粉红色。聚合果球形，成熟时鲜红色。8 月开花结果。生于山坡、路旁、田边、灌木丛中。分布于全国大部分地区。全年可采，鲜用或晒干。

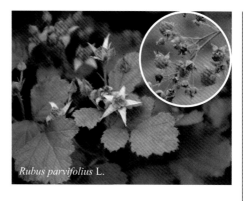

Rubus parvifolius L.

■ **性味功用**　微苦，凉。清热凉血，散结止痛，利尿消肿。主治泌尿系统结石、痢疾、感冒、咳嗽、糖尿病、白带异常、产后腹痛、乳腺炎、风湿关节痛、瘰疬、皮炎、湿疹、疔疮、汗斑、痔疮。根 30 ~ 60 克，水煎服；外用鲜叶适量，捣烂敷或煎汤洗患处。

> **实用简方**　①白带异常：茅莓根 30 克，猪瘦肉适量，或鸡蛋 1 ~ 2 个，水炖服，每 3 日服 1 次，3 次为 1 疗程。②风湿性关节炎：鲜茅莓根 125 克，猪蹄（或老母鸡）1 只，水炖服。③颈淋巴结结核：茅莓根 30 ~ 60 克，猪瘦肉适量，水炖服。

165

茅莓

■ **别　　名**　覆盆子、牛奶母、华东覆盆子。

■ **药用部位**　根、果实（药材名覆盆子）。

■ **植物特征与采制**　落叶灌木。枝略带紫褐色，被白粉，有少数倒刺。叶互生，近圆形，掌状 5 ~ 7 深裂，边缘有细重锯齿，两面有稀毛。花单生于短枝上；花瓣 5，白色。聚合果球形，成熟时红色。4 ~ 5 月开花结果。生于山坡疏林或灌木丛中，或栽培。分布于江苏、安徽、浙江、江西、福建、广西等地。

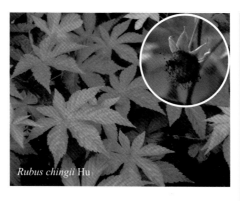

Rubus chingii Hu

根全年可采，鲜用或晒干；果实 4 ~ 6 月半成熟时采收，置沸水中稍泡后，于烈日下晒干。

■ **性味功用**　根，苦，平；清热利湿；主治风湿痹痛、痢疾、白带异常。覆盆子，甘、酸、温；补肝明目，固精缩尿；主治遗精、阳痿、早泄、乳糜尿、小便频数、遗尿、带下清稀、视力减退。根 15 ~ 30 克，覆盆子 9 ~ 15 克，水煎服。

> **实用简方**　①肾虚遗精、阳痿、早泄：覆盆子、菟丝子、枸杞子、五味子、车前子各适量，研末，每次 6 克，每日 2 次，开水送服。②尿崩症、年老体虚小便失禁：覆盆子 9 克，山药、益智仁、乌梅各 6 克，炙甘草 4.5 克，水煎服。

166

掌叶覆盆子

山莓

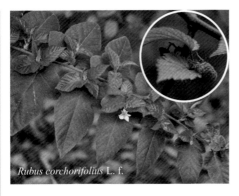

Rubus corchorifolius L. f.

- **别　　名**　树莓、插秧泡、刺葫芦。
- **药用部位**　根、叶、果。
- **植物特征与采制**　落叶灌木。茎直立，具刺。幼枝密被柔毛和少数腺毛。叶互生，卵形或卵状披针形，边缘具细齿，叶面稍有毛，叶背及叶柄被灰色毛。花单生于叶腋，或数朵聚生短枝上；花瓣5，白色。聚合果球形，红色。2～5月开花结果。生于向阳的山坡灌木丛中。除东北、甘肃、青海、新疆、西藏外，全国均有分布。根全年可采，叶3～10月采，果夏、秋季采，鲜用或晒干。
- **性味功用**　根，微苦、辛，平；祛风除湿、活血调经；主治痢疾、腹泻、风湿腰痛、感冒、闭经、痛经、白带异常、疳积。果，微甘、酸，温；涩精益肾；主治遗精、遗尿。叶，微苦，平；消肿解毒；主治多发性脓肿、疮痈疖肿、湿疹、乳腺炎。根15～60克，果9～15克，水煎服；外用鲜叶适量，捣烂敷患处。

> **实用简方**　①泄泻、久痢：鲜山莓根30克，水煎服。②遗精：山莓果实15克，水煎服。③腰痛、腰扭伤：山莓、茅莓、蓬蘽、高粱泡根各30克，猪尾巴1根，水炖，黄酒兑服。④风湿关节痛：山莓根30克，猪蹄1只，水炖服。

蓬蘽

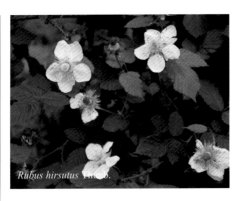

Rubus hirsutus Thunb.

- **别　　名**　蓬蘽、地苗、饭消扭、托盘。
- **药用部位**　全草。
- **植物特征与采制**　小灌木。茎、叶柄、花梗被柔毛和腺毛，并散生钩刺。羽状复叶；小叶3～5枚，卵状披针形，边缘有不整齐锯齿。花单生于短枝顶端，白色。聚合果球形，成熟时鲜红色。2～5月开花结果。生于山野路旁、溪边和疏林中。分布于河南、江西、安徽、江苏、浙江、福建、台湾、广东等地。夏、秋季采收，鲜用或晒干。
- **性味功用**　微苦，平。清热止血、祛风除湿。全草主治黄疸、风湿关节痛、暑疖；根主治感冒、咽喉肿痛、牙痛、瘰疬；叶主治牙龈肿痛、创伤出血。15～30克，水煎服；外用鲜叶适量，捣烂或研末敷患处。

> **实用简方**　①肺病咯血：鲜蓬蘽叶、冰糖各30克，水煎服。②胃痛吐酸水：鲜蓬蘽根30～60克，鸡1只（去头、足、内脏），酒水各半炖，分3次服完。③风寒感冒、咳嗽无痰：鲜蓬蘽120克，水煎冲红糖，早晚饭前各服1次。

高粱泡

■ **别　名**　高粱藨、苞谷泡、冬菠。

■ **药用部位**　根、叶。

■ **植物特征与采制**　常绿蔓生灌木。茎有棱，散生倒生皮刺。叶互生，阔卵形，边缘波状浅裂并具细锐齿；叶柄被毛并散生皮刺。圆锥花序顶生或腋生；花瓣5，白色。8～11月开花结果。生于沟边、路旁或灌木丛中。分布于河南、湖北、湖南、安徽、江西、江苏、浙江、福建、台湾、广东、广西、云南等地。夏、秋季采收，鲜用或晒干。

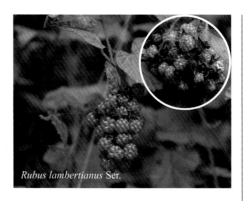

Rubus lambertianus Ser.

■ **性味功用**　根，微苦，平；祛风活血；主治风湿痹痛、半身不遂、感冒、前列腺炎、闭经、痛经、产后瘀血痛。叶，止血，解毒，消肿；主治感冒、咯血、便血、血崩、外伤出血、口腔炎、毒蛇咬伤。15～30克，水煎服；外用鲜叶适量，捣烂敷或研末撒创口。

> **实用简方**　①风湿关节痛：高粱泡根、盐肤木根各30～60克，算盘子根30克，水煎取汁，加入猪蹄1只或母鸡1只，水酒适量，炖熟，吃肉喝汤。②坐骨神经痛：高粱泡根、络石藤各30克，朱砂根15克，土牛膝根、南五味子根各9克，水煎服。

地榆

■ **别　名**　黄瓜香、白地榆、西地榆。

■ **药用部位**　根（药材名地榆）。

■ **植物特征与采制**　多年生草本。根粗壮，外表暗棕色。茎有棱。单数羽状复叶互生；小叶长圆形，边缘具圆锐齿。穗状花序顶生，圆柱形。瘦果圆球形，褐色，有纵棱和细毛。8～9月开花。生于山坡草地上。分布于东北、华东、华中及内蒙古、河北、甘肃、青海、新疆、广西、四川、云南等地。全年可采，

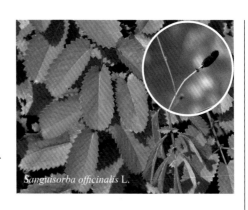

Sanguisorba officinalis L.

鲜用或晒干。黑地榆：地榆切片，文火炒至焦黑色，喷洒少许清水，放凉即成。

■ **性味功用**　苦，微寒。凉血止血，清热解毒。主治崩漏、吐血、赤痢、咯血、尿血、鼻出血、痔疮出血、外伤出血、湿疹、烫火伤、疮痈肿痛、蛇虫咬伤。15～30克，水煎服；外用适量，研末敷患处。

> **实用简方**　①血小板减少性紫癜：生地榆、太子参各50克，水煎，分2次服，每日1剂，连服2个月。②烫火伤：黑地榆、寒水石各等量，研末，调茶油或蛋清涂患处。③白带异常：生地榆、鸭跖草各60克，大蓟30克，车前草15克，水煎服。

枇杷

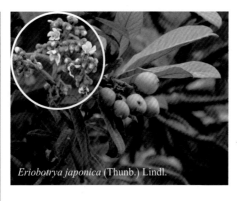

Eriobotrya japonica (Thunb.) Lindl.

■ **别　　名**　卢橘。

■ **药用部位**　叶（药材名枇杷叶）、果肉。

■ **植物特征与采制**　常绿小乔木。小枝密生锈色或灰棕色绒毛。叶片披针形、倒披针形、倒卵形或椭圆状长圆形，上部边缘有疏锯齿，上面光亮，下面密生灰棕色绒毛。圆锥花序顶生；花白色。果实球形或长圆形，黄色或橘黄色。花期 10 ~ 12 月，果期 5 ~ 6 月。多为栽培。分布于甘肃、陕西、台湾及华中、西南、华东等地。叶秋、冬季采，去毛，鲜用或阴干；果 3 ~ 4 月成熟时采，鲜用。

■ **性味功用**　叶，苦，平；清肺止咳，降逆止呕；主治肺热咳嗽、气管炎、胃热呕哕、妊娠恶阻。果肉，甘、酸，平；润肺止咳；主治肺热咳喘、吐逆、烦渴。叶 9 ~ 30 克，果肉 30 ~ 60 克，水煎服。

> **实用简方**　①气管炎：枇杷叶、葫芦茶各 9 克，海金沙、陈皮各 6 克，水煎服。②肺热咳嗽：鲜枇杷肉 60 克，冰糖 30 克，水煎服。③百日咳：枇杷叶、桑白皮各 15 克，地骨皮 9 克，甘草 3 克，水煎服。④瘰疬：干枇杷种子研为末，调热酒敷患处。

梅

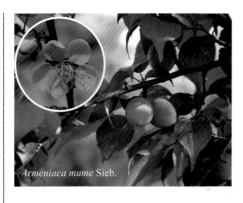

Armeniaca mume Sieb.

■ **别　　名**　梅子、乌梅。

■ **药用部位**　根、花、果实（药材名乌梅）。

■ **植物特征与采制**　小乔木。叶片卵形或椭圆形，叶边常具小锐锯齿，灰绿色。花单生或有时 2 朵同生于 1 芽内，香味浓，先于叶开放。果实近球形，黄色或绿白色，味酸；果肉与核粘贴；核椭圆形。花期冬、春季，果期 5 ~ 6 月。多为栽培。分布于全国大部分地区。根全年可采，花含苞待放时采，果实半青半黄时采；晒干用。白梅：果用糖腌盐浸，晒干；乌梅：果用烟熏，晒干。

■ **性味功用**　根，微苦，平；活血祛瘀；主治瘰疬、胆囊炎、肝肿大。花，酸、淡，平；疏肝解郁，生津止渴；主治肝胃气痛、食欲不振、梅核气。果实（乌梅），酸，温；收敛止泻，解渴，杀虫；主治痢疾、蛔虫病、胃肠炎、虚热烦渴、胬肉。根、果实 15 ~ 30 克，花 3 ~ 9 克，水煎服；外用乌梅肉研末或浸醋敷患处。

> **实用简方**　①咽喉异物感、上部食管痉挛：梅花、玫瑰花各 3 克，开水冲泡，代茶常饮。②鸡眼：乌梅肉、荔枝肉各等分，捣膏敷贴。③瘰疬：鲜梅根 30 ~ 60 克，酒水煎服。④妊娠呕吐：梅花 6 克，开水冲泡代茶。

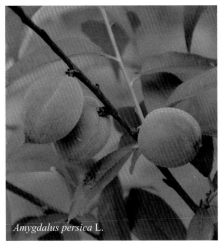

Amygdalus persica L.

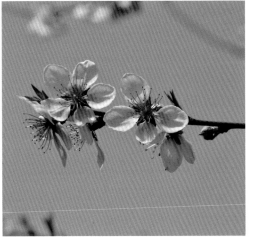

桃

- **■ 别　　名**　桃子、毛桃。
- **■ 药用部位**　根、茎皮、幼枝、叶、花、果、核仁（药材名桃仁）、树胶。
- **■ 植物特征与采制**：乔木。叶片长圆状披针形、椭圆状披针形或倒卵状披针形，叶边具细锯齿或粗锯齿。花单生，先于叶开放；花瓣长圆状椭圆形至宽倒卵形，粉红色，罕为白色。果实形状和大小均有变异，卵形、宽椭圆形或扁圆形；核大、离核或粘核，椭圆形或近圆形，两侧扁平，顶端渐尖。花期 3 ~ 4 月，果实成熟期因品种而异，通常为 8 ~ 9 月。多为栽培。分布于我国大部分地区。根、茎皮全年可采，刮去粗皮；叶夏、秋季采，多鲜用；花春季采，阴干；桃仁夏、秋季果实成熟时收取，晒干；树胶夏季采收，晒干。
- **■ 性味功用**　苦、平。根、茎皮、幼枝、叶，杀虫止痒，破血止痛；根、茎皮、幼枝主治风湿痹痛、肋间神经痛、腰痛、痛经、跌打损伤；叶主治滴虫阴道炎、癣疮、湿疹、皮肤瘙痒、疔疮疖肿、狗咬伤。花，逐水消肿；主治水肿、腹水、小便不利。桃仁，活血破瘀，润燥滑肠；主治闭经、痛经、癥瘕、肠痈、便秘、跌打血瘀。树胶，和血益气；主治痢疾、尿道感染、乳糜尿、糖尿病。根、茎皮 15 ~ 30 克，叶、花 3 ~ 6 克，桃仁 6 ~ 9 克，树胶 9 ~ 15 克，水煎服；外用适量，水煎熏洗或鲜叶捣烂敷患处。桃根、桃叶、桃枝、桃花、桃仁孕妇忌服。

　　实用简方　①虚劳咳喘：鲜桃 3 个，去皮，加冰糖 30 克，炖烂食，每日 1 次。②降血脂：桃胶 50 克，水炖，酌加白糖调服，每日 1 次，1 个月为 1 疗程。③糖尿病：桃胶 15 ~ 24 克，玉米须、枸杞根各 30 ~ 48 克，水煎服。④产后小便不利：桃仁 20 克，葱白 2 根，冰片 3 克，捣烂，用纱布包好蒸热，趁温填入脐部固定，患者觉有热气入腹，即有便意。若一次不通，可重复使用。⑤软组织挫伤：桃仁、栀子各等量，捣烂，调鸡蛋清敷患处，每日换药 1 次。⑥扭挫伤：鲜桃树根二重皮、杨梅根二重皮、骨碎补各适量，捣烂敷患处，每日换药 1 次。⑦痔疮：鲜桃叶、爵床各适量，煎水熏洗患处，每日 2 次。⑧慢性鼻炎：嫩桃叶适量揉碎塞鼻，每日 3 次。⑨头面癣疮：鲜桃叶捣汁敷之。

174

合萌

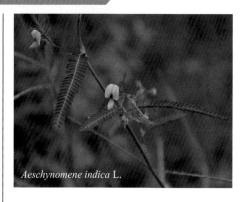

Aeschynomene indica L.

■**别　　名** 田皂角、夜关门、海柳。

■**药用部位** 全株。

■**植物特征与采制** 灌木状草本。幼枝、叶轴、总花梗有乳头状刺毛。单数羽状复叶互生；小叶长圆形。总状花序腋生；花冠黄色，有紫色条纹。荚果伸出花萼之外，条形，微弯。8～9月开花结果。生于田野、路旁。全国各地均有分布。秋季采收，鲜用或晒干。

■**性味功用** 淡，凉。清热利湿，祛风明目，通乳。主治泌尿系统感染、痢疾、泄泻、疳积、胆囊炎、乳痈、疮疖、夜盲、产后乳汁不足。15～30克，水煎服；外用鲜全草适量，捣烂敷患处。

　实用简方 ①血淋：鲜合萌根、车前草各30克，水煎服。②夜盲：合萌种子或全草30克，猪肝适量，水炖服。③小便不利：合萌15～30克，水煎服。④痈疽肿毒：合萌叶适量，焙干，研末，用茶叶水调匀，敷患处。⑤荨麻疹：合萌适量，煎汤外洗。

175

合欢

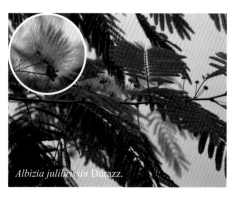

Albizia julibrissin Durazz.

■**别　　名** 绒花树、马缨花、蓉花树。

■**药用部位** 树皮（药材名合欢皮）、花（药材名合欢花）。

■**植物特征与采制** 落叶乔木。树皮灰黑色，平滑，具灰白色皮孔。幼枝、花序、总叶柄被毛。2回羽状复叶互生；小叶刀状长圆形或条形。头状花序成伞房状排列，顶生或腋生；花淡红色，花丝细长，远超出花冠。荚果条形，扁平，黄褐色。夏季开花，秋、冬季结果。常栽培于路旁、庭园。分布于我国东北至华南及西南部各地区。全年可采，夏、秋季为佳，剥取树皮，晒干。

■**性味功用** 甘，平。合欢皮，安神定志，活血止痛；主治心神不安、失眠、忧郁、肺痈、跌打损伤、骨折、痈疽。合欢花，解郁安神，理气开胃，消风明目；主治忧郁失眠、胸闷不舒、纳呆食少、风火眼疾、视物不清。合欢皮15～30克，合欢花3～9克，水煎服；外用鲜树皮适量，捣烂敷患处。

　实用简方 ①失眠：合欢皮15克，酸枣仁30克，知母、川芎、茯神各9克，水煎服。②心烦不寐：合欢皮、鲜费菜各15克，夜交藤30克，水煎服。③肺痈：合欢皮30克，鱼腥草15克，水煎服。

■ **别　　名**　翘摇、红花菜、米布袋。

■ **药用部位**　全草。

■ **植物特征与采制**　二年生草本。多分枝，匍匐，被白色疏柔毛。奇数羽状复叶；小叶7～13枚，倒卵形。总状花序近伞形，腋生；花冠紫红色或橙黄色。荚果线状长圆形。花期2～6月，果期3～7月。生于山坡、溪边等潮湿处或栽培。分布于长江流域各地区。春季采收，鲜用或晒干。

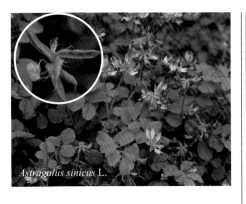
Astragalus sinicus L.

■ **性味功用**　微辛、凉。清热利湿，凉血止血，消肿解毒。主治黄疸、咽喉肿痛、淋病、神经痛、白带异常、月经不调、小儿支气管炎、脓肿、疔疮、外伤出血。9～30克，水煎服；外用鲜全草适量，捣烂敷患处。

> **实用简方**　①肝炎：鲜紫云英60克，捣汁温服。②淋病：鲜紫云英根60～90克，水煎服。③白带异常：鲜紫云英根30克，水煎服。④咽喉肿痛：鲜紫云英、酢浆草各适量，水煎代茶。⑤疮疖痈肿、带状疱疹：鲜紫云英适量，捣烂敷患处。

■ **别　　名**　梅花入骨丹、九龙藤、五花血藤。

■ **药用部位**　根、茎藤。

■ **植物特征与采制**　藤本。嫩枝、叶背、花序、萼片均具淡棕色短毛。茎棕色，断面有菊花状纹理。卷须不分枝，1或2条与叶对生。叶宽卵形，先端2裂，全缘。总状花序腋生或与叶对生，或数条生于枝条上部；花冠白色。荚果扁条形，顶端有短弯喙。8～9月开花，10～11月结果。生于山坡、溪旁、

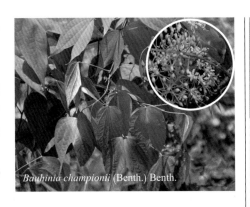
Bauhinia championii (Benth.) Benth.

疏林或灌木丛中。分布于浙江、台湾、福建、广东、广西、江西、湖南、湖北、贵州等地。全年可采，鲜用或晒干。

■ **性味功用**　微苦、涩、温。祛风除湿，通经活络。主治风湿痹痛、偏瘫、腰腿痛、胃痛、痢疾、骨折、跌打损伤。15～30克，水煎服。

> **实用简方**　①风湿关节痛：龙须藤30克，水煎服；或龙须藤30克，野木瓜、鸡血藤各15克，猪蹄或墨鱼干适量，水炖服。②偏瘫：龙须藤根30克，黄酒、猪肉各适量，水炖服。③腰痛：龙须藤、大血藤、飞龙掌血、淫羊藿、巴戟天各20克，水炖，老酒兑服。

云实

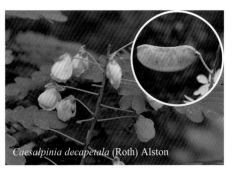

Caesalpinia decapetala (Roth) Alston

■ **别　　名**　药王子、杉刺、倒挂刺。

■ **药用部位**　根、茎、叶、种子。

■ **植物特征与采制**　落叶攀缘状灌木。枝及叶轴具倒钩状刺。2回双数羽状复叶互生，羽片对生；小叶对生，长圆形。总状花序顶生；花冠假蝶形，黄色。荚果长圆形，扁平。4～10月开花结果。生于山坡岩旁或灌木丛中。分布于华东、中南、西南及河北、陕西、甘肃等地。根、茎、叶夏、秋季采，果实成熟时采；鲜用或晒干。

■ **性味功用**　根、茎，微苦，温；疏肝行气，祛风除湿；主治淋证、肝炎、肝硬化腹水、咽喉肿痛、胃痛、风湿痹痛、跌打损伤、乳腺炎、痈疽肿毒、皮肤瘙痒、疖肿、瘰疬、毒蛇咬伤。叶，苦、辛，平；消肿散结；主治瘿瘕、乳腺炎、皮肤瘙痒、脓肿。种子，辛，温；有毒；除湿，截疟；主治痢疾、泄泻、疟疾。根、茎15～30克，种子3～9克，水煎服；外用叶适量，捣烂敷患处。

> **实用简方**　①急性肝炎：云实根60克，地耳草、虎杖根、车前草各30克，水煎，调白糖服。②乳腺炎、腮腺炎：云实根60克，鸡蛋1个，水炖服；外用云实根适量，磨烧酒涂，或用鲜叶和红糖捣烂，敷患处。

锦鸡儿

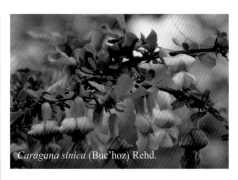

Caragana sinica (Buc'hoz) Rehd.

■ **别　　名**　金雀花、黄雀花、斧头花。

■ **药用部位**　根、花。

■ **植物特征与采制**　落叶灌木。根圆柱形，外皮红棕色。小枝有棱，灰黑褐色。羽状复叶簇生短枝上，或在幼枝上互生；托叶和宿存叶轴先端常硬化成针刺；小叶4枚，顶端一对较大，倒卵形，全缘，无柄。花单生短枝上；花冠蝶形，黄色稍带红。荚果条形。4～5月开花。生于山坡、路旁灌木丛中或栽培。分布于河北、陕西、江苏、江西、浙江、福建、河南、湖北、湖南、广西北部、四川、贵州、云南等地。根全年可采，花春、夏季采；鲜用或晒干。

■ **性味功用**　微甘、辛，平。根，滋补强壮，活血调经，祛风利湿；主治劳倦乏力、高血压、头晕耳鸣、月经不调、风湿疼痛、跌打损伤。花，和血祛风，止咳化痰；主治头痛、眩晕、咳嗽。根30～60克，花15～24克，水煎服。

> **实用简方**　①体虚乏力、腰膝酸软、乳汁不足：锦鸡儿根60克，猪蹄1只，水炖服。②头晕、头痛、高血压：锦鸡儿根30～60克，或锦鸡儿花10～20克，水煎服。

■ **别　　名**　假决明、羊角豆、望江南决明。

■ **药用部位**　全草、种子。

■ **植物特征与采制**　直立半灌木。双数羽
状复叶互生；小叶椭圆形或卵状披针形。伞
房状总状花序顶生或腋生；花黄色，蝶形。
荚果扁平，带状镰刀形，淡黄色，中央棕色。
种子宽卵形，扁，灰棕色。9～12月开花结果。
生于沙质土的向阳山坡或河边。分布于我国
东南部、南部及西南部各地。全草夏季采收，
种子10～11月采收；鲜用或晒干。

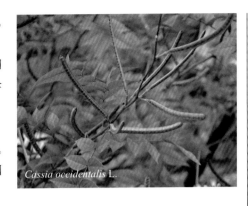
Cassia occidentalis L.

■ **性味功用**　苦，平。有小毒。全草，清肝、利尿、消肿解毒；主治头痛、咳嗽、尿血、
毒蛇咬伤。种子，清肝明目，健胃润肠；主治高血压、目赤肿痛、头痛、痢疾、便秘、疟疾。
9～15克，水煎服；外用鲜叶适量，捣烂敷患处。

实用简方　①顽固性头痛：望江南叶 30 克，猪瘦肉适量，酌加食盐，水炖服。
②坐骨神经痛：望江南 30 克，三桠苦、土牛膝各 20 克，水煎服。③痢疾：望江南种
子 9 克，水煎服。④毒蛇咬伤、蜈蚣咬伤、蜂螫伤：鲜望江南叶适量，捣烂敷患处。

■ **别　　名**　草决明、决明子。

■ **药用部位**　全草、种子（药材名决明子）。

■ **植物特征与采制**　一年生半灌木状草本。
双数羽状复叶互生；小叶通常 3 对，倒卵状
长圆形，偏斜，全缘，幼时两面生疏柔毛。
花通常成对生于叶腋；花瓣倒卵形，黄色。
荚果圆角形，微弯。种子多数，近菱形。6～10
月开花结果。多栽培或逸为野生。我国长江
以南各地区普遍分布。全草夏、秋季采；
9～11月采成熟果实，晒干，打落种子。

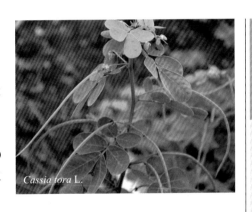
Cassia tora L.

■ **性味功用**　咸、微苦，平。全草，清热利湿，解毒消肿；主治感冒、肾炎、黄疸、白带
异常、瘰疬、疮痈疔肿。决明子，清热平肝，祛风明目，调肠通便；主治目赤肿痛、视物
昏暗、高血压、小便不利、便秘。全草 15～30 克，决明子 3～9 克，水煎服。

实用简方　①角膜炎：决明子 15 克，水煎服。②高血压：决明子 15 克，炒黄，水
煎代茶。③白带异常：决明根 30 克，猪小肠适量，水炖服。④小儿疳积：决明子 9 克，
研末，鸡肝 1 具，捣烂，酌加白酒，调和成饼，蒸熟服。

紫荆

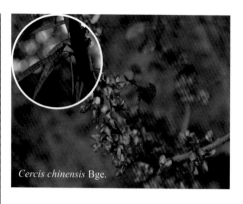

Cercis chinensis Bge.

■ **别　　名**　紫花树、箩筐树、满条红。

■ **药用部位**　根皮、树皮（药材名紫荆皮）、叶、花。

■ **植物特征与采制**　落叶小乔木。树皮暗灰色，密布暗褐色横长的皮孔，老时呈片状剥落；小枝绿色。叶互生，近圆形，全缘。花先叶开放，数朵生于短的总花梗上；花瓣不等大，紫红色。荚果条形，扁。春季开花。常栽培于庭园。分布于华北、华东、中南、西南及陕西、甘肃等地。根皮、树皮、叶夏、秋季采，花春季采；鲜用或晒干。

■ **性味功用**　苦，平。活血通经，消肿止痛，通淋，解毒。主治跌打肿痛、中暑腹痛、月经不调、瘀滞腹痛、小便淋痛、喉痹、痈疽疮肿、漆过敏、蛇虫咬伤、狂犬咬伤。9～15克，水煎服；外用鲜品适量，捣烂敷患处。

> **实用简方**　①痛经：紫荆皮15克，香附10克，延胡索8克，水煎服。②喉痹：紫荆皮适量，研末，每次2克，开水调，含咽。③背痛初起：鲜紫荆叶适量，酌加红糖，捣烂敷患处。④痔疮肿痛：紫荆皮15克，水煎服。

铺地蝙蝠草

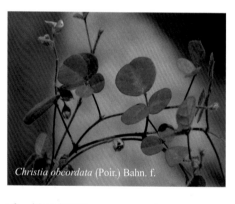

Christia obcordata (Poir.) Bahn. f.

■ **别　　名**　半边钱、蝴蝶草、罗藟草。

■ **药用部位**　全草。

■ **植物特征与采制**　一年生草本。茎纤细，基部多分枝，平卧地上。小叶3枚，顶生小叶阔倒三角形或肾形，全缘；侧生小叶较小，长圆形或倒卵形。总状花序顶生或腋生；花小，疏生；花冠蓝色。荚果小。5～7月开花结果。生于旷野、山坡草丛中。分布于福建、广东、海南、广西、台湾等地。全年可采，鲜用或晒干。

■ **性味功用**　苦，平。清热利尿，散瘀止血。主治肾盂肾炎、小便不利、水肿、白带异常、吐血、咯血、血崩、急性胃肠炎、乳腺炎、跌打损伤。15～30克，水煎服。孕妇慎服。

> **实用简方**　①白带异常：鲜铺地蝙蝠草30～60克，青蛙肉适量，水炖服。②乳腺炎：铺地蝙蝠草15～30克，水煎服；另取鲜铺地蝙蝠草适量，捣烂敷患处。③肾炎：鲜铺地蝙蝠草全草适量，海参适量，水炖服。

■ **别　　名**　白猪屎豆、响铃草、三圆叶猪
屎豆。

■ **药用部位**　全草、根、种子（药材名猪屎
豆）。

■ **植物特征与采制**　半灌木状草本。茎圆柱
形，具纵沟纹，被紧贴的细毛。3出复叶互生；
总叶柄被紧贴的细毛；小叶倒卵形至倒卵状
长圆形，全缘，叶背有紧贴的细毛。总状花
序顶生；花冠黄色。荚果圆柱形，成熟时淡

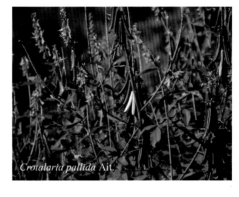

Crotalaria pallida Ait.

棕色，下垂，摇之会响。种子棕色，近方形。8～11月开花结果。生于荒野、路旁。分布于
福建、台湾、广东、广西、四川、云南、山东、浙江、湖南等地。夏、秋季采收，鲜用或晒干。

■ **性味功用**　全草、根、辛、苦、平；清热利湿，解毒散结；全草主治湿热腹泻、痢疾、
遗精、淋病、乳痈；根主治腰膝酸痛、淋巴结结核、乳痈。种子，甘、辛、凉；平肝明目；
主治结膜炎。9～15克，水煎服。孕妇慎服。

> **实用简方**　①淋巴结结核：猪屎豆根、凤尾草根、过坛龙根各15克，水煎，酌加
> 陈酒兑服。②乳腺炎：鲜猪屎豆全草适量，酌加酒糟，捣烂敷患处；并可取茎叶浓煎，
> 于换药时熏洗患处。

■ **别　　名**　野百合、狗铃草、狸豆。

■ **药用部位**　全草。

■ **植物特征与采制**　直立草本。茎被平伏
毛。叶条形或条状披针形，全缘，叶背被丝
光质平伏毛。总状花序顶生或腋生，结果时
下垂；花冠淡蓝色。荚果长圆柱形。种子熟
时摇之会响。7～11月开花结果。生于山坡
草丛中。分布于东北、华东、中南及西南等地。
夏、秋季采收，鲜用或晒干。

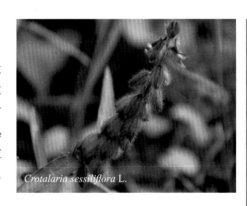

Crotalaria sessiliflora L.

■ **性味功用**　微苦，平。有毒。祛风利湿。主治痢疾、遗尿、风湿关节痛、肿瘤、疔疮痈肿。
9～15克，水煎服。

> **实用简方**　①细菌性痢疾：鲜农吉利30克，冰糖15克，水炖服。②慢性支气管炎：
> 农吉利、蒲公英各15克，紫金牛30克，水煎服。③久咳、痰稠：农吉利15克，蓝
> 花参30克，百合20克，枇杷叶9克（去毛），水煎，分2～3次服。④皮肤癌：鲜
> 农吉利适量，捣成糊状敷患处，每日换药2～3次；或研粉，消毒后用生理盐水调敷。
> ⑤毒蛇咬伤：鲜农吉利适量，捣烂敷患处。

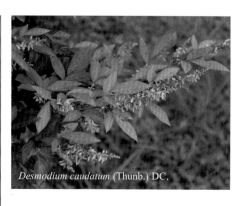

Desmodium caudatum (Thunb.) DC.

186 小槐花

■ **别　　名**　清酒缸、山蚂蝗、拿身草。

■ **药用部位**　根、叶。

■ **植物特征与采制**　小灌木。小叶 3 枚，披针形或菱状披针形，全缘，叶面几无毛，叶背疏被紧贴的短毛；叶柄扁，有狭翼。总状花序腋生；花绿白色，蝶形。荚果扁条形，被棕色钩状毛。6 ～ 12 月开花结果。生于山坡、林缘或路旁草丛中。分布于长江以南各地，西至喜马拉雅山，东至台湾。夏、秋季采收，鲜用或晒干。

■ **性味功用**　微苦、辛、微温。祛风利湿，解毒消肿。主治风湿痹痛、肾炎、黄疸、胆囊炎、胃痛、小儿疳积、淋巴结炎、痈疮溃疡、多发性脓肿、跌打损伤、神经性皮炎、漆疮、毒蛇咬伤。15 ～ 30 克，水煎服；外用鲜叶适量，捣烂敷患处。根孕妇忌服。

实用简方　①感冒寒热、四肢关节酸痛：鲜小槐花根 30 ～ 60 克，豆腐适量，水炖服。②肾盂肾炎：小槐花根 30 克，猪瘦肉适量，水炖服。③痈疽发背：鲜小槐花根 30 ～ 60 克，水煎服；另取鲜小槐花叶适量，捣烂敷患处。④疟疾：小槐花根、一枝黄花各 30 克，水煎服。

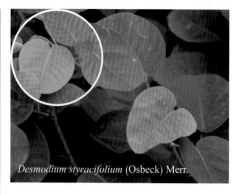

Desmodium styracifolium (Osbeck) Merr.

187 广东金钱草

■ **别　　名**　金钱草、落地金钱、广金钱草。

■ **药用部位**　全草。

■ **植物特征与采制**　半灌木状草本。小枝密生黄色柔毛。叶互生；小叶通常 1 枚，有时 3 枚，近圆形，先端微缺，叶背密生平贴的绢质绒毛；叶柄被柔毛。总状花序顶生和腋生；花小；花冠蝶形，紫红色。荚果有短柔毛及钩状毛。9 ～ 10 月开花。生于山坡、草地或灌木丛中。分布于广东、海南、广西、福建、云南等地。夏、秋季采收，鲜用或晒干。

■ **性味功用**　甘、淡、平。清热除湿，通淋排石。主治泌尿系统结石、尿道炎、胆囊炎、胆石症。15 ～ 30 克，水煎服。

实用简方　①泌尿系统结石、血淋：鲜广金钱草 30 克，水煎服，或调蜂蜜、冰糖服。②膀胱结石：广金钱草 60 克，海金沙藤 30 克，水煎服。③泌尿系统感染：广金钱草 24 克，车前草、海金沙藤、金银花各 15 克，水煎服。④风湿性关节炎：鲜广金钱草 30 克，忍冬藤、鸡矢藤各 20 克，水煎服。

皂荚

■ **别　　名**　皂角、猪牙皂、扁皂角。

■ **药用部位**　荚果（药材名皂荚）、茎上刺（药材名皂角刺）。

■ **植物特征与采制**　乔木。刺粗壮，红褐色，圆柱形，常分枝。双数羽状复叶互生；小叶长卵形，边缘有细锯齿。总状花序腋生；花瓣4。荚果条形，直而扁，两面凸起，黑棕色，有白色粉霜。春季开花。生于山坡林中或谷地、路旁。分布于东北、华北、华东、华南及四川、贵州等地。皂角刺全年可采，趁鲜切晒；皂荚9～10月间成熟时采，阴干。

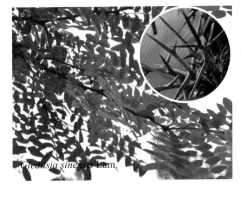
Gleditsia sinensis Lam.

■ **性味功用**　皂荚，辛、咸、温；有小毒；祛痰止咳，开窍通闭；主治痰咳喘满、中风口噤、二便不通。皂角刺，辛、温；破结、散瘀、消肿；主治痈疽肿毒、产后缺乳。皂荚，1～3克，多入丸、散；皂角刺3～9克，水煎服。孕妇忌服。

实用简方　①小儿厌食症：皂荚适量，煅存性，研末，每次1克，拌糖吞服，每日2次。②促生发：鲜皂荚叶适量，揉搓，水煎洗头。③中风昏迷、口噤不开：皂荚、半夏各4.5克，细辛1.5克，研细末，吹鼻内取嚏，促使苏醒。④鱼骨鲠喉：以皂荚末少许吹鼻中，使得嚏，鲠出。⑤顽癣：嫩皂角刺适量，加醋熬汁，外涂患处。

鸡眼草

■ **别　　名**　掐不齐、人字草、三叶人字草。

■ **药用部位**　全草。

■ **植物特征与采制**　一年生草本。茎多分枝，平卧，疏生有白色向下的长毛。叶互生；小叶3枚，倒卵形或倒卵状长圆形，叶面无毛，叶背主脉和叶缘有疏白毛。花1～3朵簇生于叶腋；花冠淡红色。荚果卵状菱形，疏生毛。7～10月开花结果。生于山坡、路旁、田边等地。分布于东北、华北、华东、中南、西南等地。夏、秋季采收，鲜用或晒干。

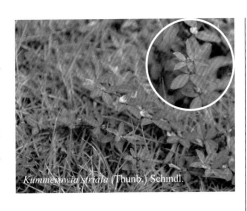
Kummerowia striata (Thunb.) Schindl.

■ **性味功用**　甘，平。清热解毒，活血止血，利湿健脾。主治感冒、痢疾、胃肠炎、中暑发痧、夜盲、淋病、肝炎、疳积、带下病、小儿阴茎包皮炎。30～60克，水煎服。

实用简方　①肝炎：鸡眼草30～60克，水煎，兑小母鸡汤服；另取鸡眼草适量，水煎代茶。②湿热黄疸：鸡眼草、虎杖各30克，水煎服。③急慢性肾炎全身浮肿：鲜鸡眼草30～90克，酒水各半炖服。④尿道炎：鲜鸡眼草30～60克，水煎服。⑤吐血：鲜鸡眼草60克，水煎，酌加冬蜜调服。

截叶铁扫帚

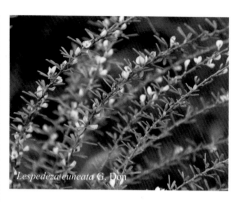

Lespedeza cuneata G. Don

■ **别　　名**　铁扫帚、关门草、千里光。
■ **药用部位**　全草。
■ **植物特征与采制**　小灌木。茎直立，有细棱，棱上有毛。3 出复叶螺旋状互生或簇生于短枝上；小叶 3 枚，条状长圆形，全缘，叶面疏生短伏毛，叶背密生白毛。总状花序腋生；花冠蝶形，白色。果小，长圆形。9 ~ 11 月开花结果。生于山坡、路旁杂草丛中。分布于华东、中南、西南及陕西等地。夏、秋季采收，鲜用或晒干。

■ **性味功用**　微甘，平。平肝明目，祛痰利湿。主治夜盲、角膜溃疡、急性结膜炎、糖尿病、痢疾、肝炎、肾炎、支气管炎、小儿疳热、疳积、消化不良、白带异常、白浊、乳腺炎、风湿性关节炎、痈肿疮毒。15 ~ 30 克，水煎服。

　实用简方　①夜盲、急性结膜炎：截叶铁扫帚 15 克，白菊花、谷精草、枸杞子各 12 克，水煎服。②肝炎：截叶铁扫帚 30 克，猪瘦肉适量，水炖服。③糖尿病：截叶铁扫帚根 60 ~ 120 克，冰糖 15 克，水炖服。

美丽胡枝子

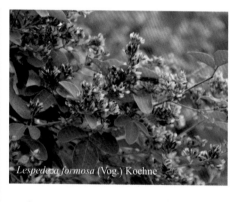

Lespedeza formosa (Vog.) Koehne

■ **别　　名**　胡枝子、马扫帚。
■ **药用部位**　根、茎、叶、花。
■ **植物特征与采制**　灌木。小叶 3 枚，中央小叶卵状椭圆形或卵形，全缘，叶面无毛，叶背被灰色短毛。总状花序腋生；花冠紫红色或白色，蝶形。荚果，卵形、长圆形或披针形，稍偏斜，被毛。5 ~ 10 月开花结果。生于山坡灌木丛中。分布于华北、华东、西南及台湾、湖南、广东、广西等地。根全年可采，茎、叶春至秋季采，花秋季采；鲜用或晒干。

■ **性味功用**　根，苦，平。清热解毒，活血止痛；主治肺痈、乳痈、风湿痹痛、扭伤、脱臼、骨折。茎、叶，苦，平；清热利尿；主治便血、尿血、热淋、小便不利、中暑发痧、蛇伤。花，甘，平；清热凉血，利水通淋；主治咯血、咳嗽、尿血、便血。30 ~ 60 克，水煎服；外用根皮、叶适量，捣烂敷患处。

　实用简方　①中暑：鲜美丽胡枝子嫩叶 15 ~ 30 克，嚼烂，泉水送服。②咳嗽：美丽胡枝子花 15 ~ 30 克，鸡蛋 1 个，水煎服。③风湿疼痛：美丽胡枝子根 50 ~ 100 克，水煎，兑猪蹄汤服。

■ **别　名**　黑荚苜蓿、杂花苜蓿、野花生。

■ **药用部位**　全草。

■ **植物特征与采制**　一年生草本。伏卧或斜升，疏生黄褐色柔毛。3出复叶互生；小叶倒卵形至菱形，中部以上边缘有细锯齿，初时两面均被柔毛；小叶柄被毛。头状花序；花冠蝶形，黄色。荚果弯曲，略呈肾形，成熟时黑色。3～4月开花结果。生于田野或栽培。分布于南北各地，以及青藏高原。夏、秋季采收，鲜用或晒干。

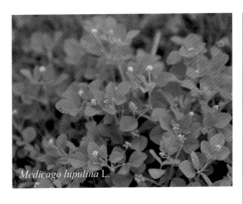
Medicago lupulina L.

■ **性味功用**　甘、涩，平。清热利湿，止咳平喘，凉血解毒。主治肝炎、痔血、哮喘、热淋、石淋、蛇头疔、蜂螫伤。15～30克，水煎服；外用鲜草适量，捣烂敷患处。

> **实用简方**　①急性病毒性肝炎：天蓝苜蓿60克，水煎服。②湿热黄疸：天蓝苜蓿、虎杖各30克，蒲公英25克，虎刺15克，水煎服。③痔血、便血：天蓝苜蓿、侧柏叶各30克，黄芩9克，水煎服。④指头炎：鲜天蓝苜蓿适量，盐卤少许，捣烂敷患处，每日换药1～2次。⑤蜈蚣、毒蛇咬伤及黄蜂螫伤：鲜天蓝苜蓿适量，捣烂取汁，涂敷患处。

192

天蓝苜蓿

■ **别　名**　黄香草木犀、黄零陵香、金花草。

■ **药用部位**　全草。

■ **植物特征与采制**　一年生或二年生草本。3出复叶互生；小叶倒卵状披针形至宽倒卵形，边缘有疏锯齿，叶脉羽状。总状花序腋生；花黄色，旗瓣较翼瓣等长。荚果卵圆形。12月开花。生于山坡、田边或路旁。分布于东北、华北、华南、西南等地。夏、秋季采收，鲜用或晒干。

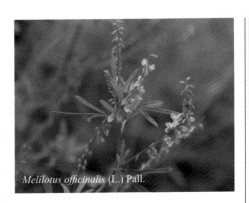
Melilotus officinalis (L.) Pall.

■ **性味功用**　微辛、甘，平。有小毒。除湿截疟，健胃和中，消肿止痛。主治痢疾、淋证、带下病、疟疾、暑湿胸闷、脘腹不适、疖、疮毒。6～15克，水煎服；外用鲜全草适量，捣烂敷患处。

> **实用简方**　①暑热暑湿：草木犀、藿香、通草各9～15克，水煎服。②疟疾：草木犀15克，水煎，于疟疾发作前4小时服。

193

草木犀

香花鸡血藤

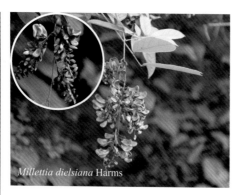

Millettia dielsiana Harms

- **别　　名**　香花崖豆藤、鸡血藤。
- **药用部位**　根、藤茎。
- **植物特征与采制**　攀缘灌木。小枝被毛或近无毛。奇数羽状复叶互生；小叶长圆形、披针形或卵形，叶面无毛，叶背略被短柔毛或无毛。圆锥花序顶生，密生黄褐色绒毛；花紫色，旗瓣外面白色，密生锈色细毛。荚果条形，木质，密生黄褐色绒毛。8 月开花。生于山坡疏林或灌木丛中。分布于中南、西南及陕西、甘肃、浙江、江西、福建等地。全年可采，切片鲜用或晒干。
- **性味功用**　微苦、涩、微温。补血行气，通经活络。主治贫血、风湿痹痛、腰痛、闭经、月经不调、白带异常、跌打损伤。15 ~ 30 克，水煎服。孕妇忌服。

> **实用简方**　①腰痛：香花鸡血藤根 30 ~ 60 克，猪蹄 1 只，黄酒少许，水炖服，吃肉喝汤。②风湿痹痛：香花鸡血藤、山姜、勾儿茶、穗序鹅掌柴、五加皮、半枫荷、胡颓子、枳椇子、钩藤、红蓼根各 30 克，水煎，去渣，加入猪蹄 1 只（素体畏热的加老母鸡 1 只），炖熟，吃肉喝汤。③劳伤：香花鸡血藤 60 克，白酒 100 毫升，浸泡 3 日，每日服 2 次，每次 10 毫升。

含羞草

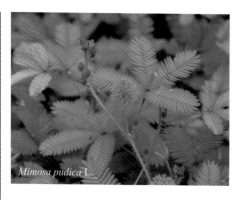

Mimosa pudica L.

- **别　　名**　怕羞草、怕丑草、感应草。
- **药用部位**　全草。
- **植物特征与采制**　半灌木状草本。全株有刚毛，茎上有锐刺。2 回羽状复叶；小叶触之闭合，下垂，小叶片长圆形。头状花序长圆形；花冠绿白色；雄蕊 4 枚，花丝极长，伸出花冠外，粉红色。荚果扁。5 ~ 10 月开花结果。栽培或逸为野生。分布于台湾、福建、广东、广西、云南等地。夏、秋季采收，鲜用或晒干。
- **性味功用**　微苦、涩、寒。有小毒。清热利尿，化痰止咳，安神止痛。主治感冒、肝炎、神经衰弱、小儿高热、结膜炎、支气管炎、肠炎、疝气、疳积、无名肿毒、带状疱疹。6 ~ 15 克，水煎服；外用适量，捣烂敷患处。孕妇忌服。

> **实用简方**　①病毒性肝炎：含羞草根 15 克，水煎服。②肠炎：鲜含羞草 60 克，水煎服。③胃肠炎、泌尿系统结石：含羞草、车前草各 15 克，木通、海金沙各 10 克，水煎服。④无名肿毒、带状疱疹：鲜含羞草（或鲜叶）适量，捣烂敷患处。

■**别　　名**　牛马藤、过山龙、常绿黎豆。

■**药用部位**　根、茎或茎皮。

■**植物特征与采制**　藤本。茎断面淡红砖色，干时有数层红褐色同心环圈。3 出复叶；中央小叶卵状椭圆形或卵状长圆形，全缘，两面无毛；侧生小叶斜卵形。总状花序生于老茎上；花冠暗紫色，蝶形。荚果木质，条形，被锈色长毛。种子扁长圆形，棕色。春、夏季开花结果。生于高山林缘、灌木丛中。

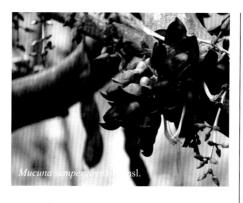
Mucuna sempervirens Hasl.

分布于四川、贵州、云南、陕西、湖北、浙江、江西、湖南、福建、广东、广西等地。夏、秋季采收，切片鲜用或晒干。

■**性味功用**　甘、微苦，微温。活血通经，补血舒筋，祛风行气。主治闭经、月经不调、痛经、产后气血不足、贫血、风湿痹痛、四肢麻木、跌打损伤。根、茎 30 ~ 60 克，水煎服（宜久煎）；外用茎皮适量，捣烂调酒敷患处。

> **实用简方**　①再生障碍性贫血：常春油麻藤茎 30 ~ 60 克，黄芪 30 克，龟甲、鳖甲各 9 ~ 15 克，水煎，每日分 3 次服。②风湿关节痛：常春油麻藤茎 30 克，穿根藤、白簕花根、链珠藤各 15 克，水煎，酌加黄酒服。

196　常春油麻藤

■**别　　名**　花梨木、臭桐柴、红豆树。

■**药用部位**　根、叶。

■**植物特征与采制**　小乔木。幼枝、叶轴、花序轴、花萼均密被灰黄色茸毛。单数羽状复叶互生；小叶长圆形，边缘干时皱波状，叶背被灰黄色茸毛。圆锥花序或总状花序腋生或顶生；花冠黄白色，蝶形。荚果扁平，长圆形或近菱形。种子红色。夏、秋季开花结果。生于山坡、溪谷旁杂木林中。分布于安徽、

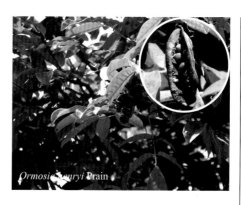
Ormosia henryi Prain

浙江、福建、江西、湖南、湖北、广东、四川、贵州、云南等地。全年可采，鲜用或晒干。

■**性味功用**　苦、辛，平。有毒。活血化瘀，祛风除湿。主治跌打损伤、腰肌劳损、风湿痹痛、无名肿毒、烫火伤。1.5 ~ 3 克，水煎服；外用适量，捣烂敷患处。孕妇忌服。

> **实用简方**　①跌打损伤：花榈木根皮 9 克，水煎，冲黄酒服；另取鲜花榈木根皮适量，甜酒糟少许，捣烂敷患处。②流行性腮腺炎：花榈木根 30 克，青木香 12 克，研末，酌加白酒调涂患处。

197　花榈木

沙葛

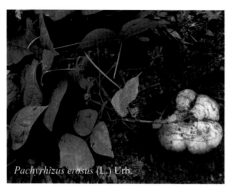

Pachyrhizus erosus (L.) Urb.

■ **别　　名**　凉薯、豆薯、贫人果。

■ **药用部位**　块根、种子。

■ **植物特征与采制**　草质藤本。全株稍被毛。块根纺锤形或扁球形，肉质，白色，味甜。3出复叶互生；顶生小叶菱形或卵状腺形；侧生小叶斜卵形，较小。总状花序腋生；花冠蝶形，紫堇色。荚果带状，稍膨胀，有毛。种子近方形，黄色。7～11月开花结果。多为栽培。分布于台湾、福建、广东、海南、广西、云南、四川、贵州、湖南、湖北等地。块根夏、秋季采挖，通常鲜用；种子冬季成熟时采，鲜用或晒干。

■ **性味功用**　块根，甘，凉；清肺生津，利尿，醒酒；主治热渴、中暑、小便不利、酒精中毒。种子，微辛，凉；有大毒；杀虫止痒；主治疥疮、皮肤瘙痒、癣。鲜块根切片嚼吃或捣烂绞汁服；种子禁内服，外用捣烂醋浸涂。

> **实用简方**　①伤暑烦热口渴：鲜沙葛块根适量，去皮生吃。②感冒发热、头痛、烦渴：鲜沙葛块根9～15克，水煎服。③高血压、头昏目赤、颜面潮红、大便干结：鲜沙葛块根适量，去皮捣烂，绞汁30毫升，以凉开水冲服，每日2～3次。

排钱草

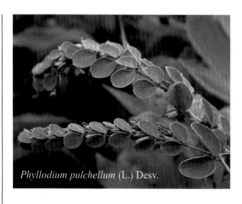

Phyllodium pulchellum (L.) Desv.

■ **别　　名**　叠钱草、双排钱、牌钱树。

■ **药用部位**　全株。

■ **植物特征与采制**　半灌木。小枝有棱，具毛。3出复叶；顶生小叶较大，长圆形或长卵形，边缘微波状，两面有疏毛。总状花序腋生或顶生；花冠白色。荚果条形，扁，两侧缝线略隘缩，先端有喙，有缘毛。8～10月开花结果。生于荒地、路旁、山坡等疏林下。分布于福建、江西、广东、海南、广西、云南、台湾等地。根、茎全年可采，叶夏、秋季采；鲜用或晒干。

■ **性味功用**　淡、涩，凉。有小毒。清热解毒，祛风利水，散瘀消肿。主治感冒、咽喉肿痛、水肿臌胀、肝脾肿大、肺结核、风湿痹痛、急性腰扭伤、脱肛、血崩、月经不调、闭经、子宫脱垂、跌打肿痛。15～30克，水煎服。孕妇慎服。

> **实用简方**　①胃溃疡：排钱草30克，山腊梅根20克，炖鸡或羊肉服。②乏力劳伤作痛：排钱草30克，酒水各半炖服。③腰背酸痛：鲜排钱草根15～30克，猪尾巴1条，水炖服。④月经不调：排钱草根30克，老母鸡1只，酒水各半炖服。

■ **别　　名**　鸡心树、围诞树、围涎树。

■ **药用部位**　叶、果实。

■ **植物特征与采制**　常绿乔木。2回双数羽状复叶互生；小叶近不等的四边形，偏斜、全缘，两面被短毛。头状花序排列成聚伞状圆锥花序，腋生或顶生；花具柄，淡黄色或白色。荚果条形，卷曲呈环状，外缘波状。种子椭圆形，黑色，具细长脐带，成熟时露出荚果外。4月开花。生于山谷林下。分布于浙江、福建、台湾、广东、广西、云南等地。夏、秋季采收，鲜用或晒干。

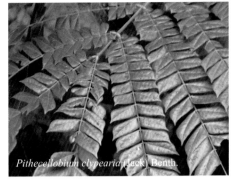
Pithecellobium clypearia (Jack) Benth.

■ **性味功用**　微苦、涩，凉。有小毒。解毒消肿。主治烫火伤、痈肿、湿疹、疔疖。外用适量，研末，调茶油涂，或鲜叶捣烂敷患处。

■ **别　　名**　亮叶围涎树、亮叶牛蹄豆、雷公凿树。

■ **药用部位**　枝、叶。

■ **植物特征与采制**　常绿乔木。小枝圆柱形，具不明显的棱，连同花序轴密生铁锈色短柔毛。2回双数羽状复叶互生；小叶互生，倒卵状披针形或斜卵形，基部楔形，全缘，两面主脉上具柔毛；叶柄、叶轴、小叶柄均被短柔毛。头状花序排成圆锥状；花冠白色。

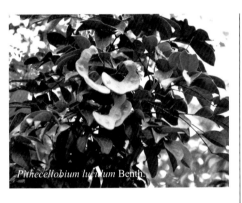
Pithecellobium lucidum Benth.

荚果条形，卷曲呈环状，外缘呈波状。种子球形，黑色，具细长脐带，成熟时露出荚果外。5～8月开花，8～11月结果。生于林缘或灌木丛中。分布于浙江、台湾、福建、广东、广西、云南、四川等地。全年可采，鲜用或晒干。

■ **性味功用**　微苦、辛，凉。有小毒。祛风除湿，化瘀消肿，凉血解毒。主治烫火伤、风湿骨痛、关节炎、跌打损伤。外用鲜叶捣烂敷或水煎熏洗患处，或研末调茶油涂。

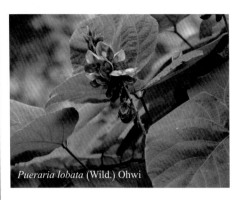

Pueraria lobata (Wild.) Ohwi

202 野葛

■ **别　　名**　葛、干葛、甘葛。

■ **药用部位**　根（药材名葛根）、藤、叶、花（药材名葛花）。

■ **植物特征与采制**　藤本。全株被黄色长硬毛。块根圆柱状，外皮灰黄色，内白色，粉质，纤维性强。小叶3枚，中央小叶菱状卵圆形，边缘波状，叶背灰白色，有粉霜。总状花序腋生，花密集；花冠蝶形，紫红色。荚果条形，扁平，密被褐色长毛。3～9月开花，9～12月结果。生于山坡草丛或灌丛中。除新疆、青海及西藏外，分布几遍全国。根春末或冬初采挖，刮去外皮，切片；藤、叶春、夏季采收，花立秋后采收；鲜用或晒干。葛粉：将鲜葛根洗净，捣烂后，放缸内加水搅拌，按制淀粉工序制粉。

■ **性味功用**　根，辛、甘、平；解表透疹，生津止泻；主治感冒、头项强痛、麻疹、高血压、冠心病、腹泻、痢疾。叶、粉、藤，甘，凉；清热解毒；叶主治毒蛇咬伤、外伤出血；葛粉主治烦热口渴；藤主治疮痈疖肿、尿潴留。花，甘，平；解酒毒，清胃热；主治醉酒、肠风下血、咯血。葛根4.5～9克，藤、叶15～60克，水煎，或捣烂绞汁服；葛粉10～30克，开水泡熟服；葛花3～9克，水煎服。外用鲜葛根、叶适量，捣烂敷患处。

> **实用简方**　①冠心病：葛根50克，瓜蒌皮20克，延胡索、郁金各15克，川芎6克，水煎服。②口渴：葛根、白茅根各适量，水煎代茶。

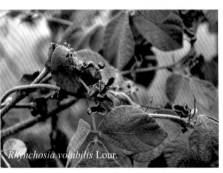

Rhynchosia volubilis Lour.

203 鹿藿

■ **别　　名**　老鼠眼、野黄豆、老鼠豆。

■ **药用部位**　全草、根。

■ **植物特征与采制**　草质藤本。全株各部均被淡黄色毛。小叶3枚，顶生小叶卵状菱形或近圆形，两面有毛和金黄色腺点。总状花序腋生；花冠黄色，蝶形。荚果长圆形，红褐色，有毛和腺点。种子2粒，扁球形，黑色。6～9月开花结果。生于山坡和杂草丛中。分布于长江以南各地。夏、秋季采收，鲜用或晒干。

■ **性味功用**　微辛，平。祛风除湿，消积散结，消肿止痛。主治风湿痹痛、感冒、小儿疳积、牙痛、神经性头痛、颈淋巴结结核、产后瘀血痛、痔疮、跌打损伤、痈肿疮毒、烫火伤。全草15～30克，根9～15克，水煎服；外用鲜全草适量，捣烂敷患处。

> **实用简方**　①伤风感冒：鹿藿适量，水煎代茶；或鹿藿30克，水煎，酌加白糖调服。②牙痛：鹿藿根30～45克，水煎服。③蛇咬伤：鲜鹿藿根适量，捣烂敷患处。

■ **别　名**　向天蜈蚣、碱菁、田菁麻。

■ **药用部位**　全草、根。

■ **植物特征与采制**　亚灌木。羽状复叶互生；小叶长圆形，幼叶有毛，后仅叶背有疏毛。总状花序腋生；花冠黄色。荚果圆柱状条形。8～9月开花结果。生于田野、路旁潮湿地。分布于海南、江苏、浙江、江西、福建、广西、云南等地。夏、秋季采收，鲜用或晒干。

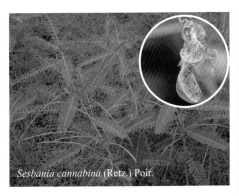

Sesbania cannabina (Retz.) Poir.

■ **性味功用**　甘、微苦，平。全草，清热凉血，解毒利尿；主治小便涩痛、尿血、目赤肿痛、蛇伤。根，涩精止滞、缩尿；主治糖尿病、阳痿、遗精、赤白带下、子宫下垂。15～30克，水煎服；叶捣烂绞汁服，渣外敷患处。

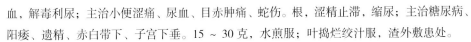

　实用简方　①尿道炎、尿血：鲜田菁叶60～120克，捣烂绞汁，酌加冰糖炖服。②男子遗尿、妇女赤白带下：鲜田菁根30克，白果14粒，冰糖30克，水煎服。③毒蛇咬伤：鲜田菁叶60克，捣烂绞汁，入黄酒60克，炖服，渣敷患处。④糖尿病：鲜田菁根15～30克，淮山药30克，猪小肚1个，水煎饭前服。

■ **别　名**　地槐、苦骨、山槐子。

■ **药用部位**　根（药材名苦参）、叶。

■ **植物特征与采制**　灌木。主根圆柱形，外皮淡黄色。幼枝有疏毛，后变无毛。单数羽状复叶互生；小叶长圆状披针形或长圆形，全缘，两面疏生伏毛。总状花序顶生；花冠蝶形，黄色。荚果圆筒形，稍扁。种子长圆形。4～5月开花。生于沙土山地和山坡阴湿地的灌木丛中。分布于我国南北各地区。根全年可采，叶夏、秋季采，鲜用或晒干。

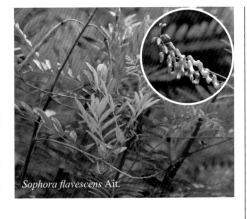

Sophora flavescens Ait.

■ **性味功用**　苦，寒。清热燥湿，祛风杀虫。主治热痢、肠风便血、黄疸、小便不利、赤白带下、肠癌、滴虫阴道炎、湿疹、麻风、皮癣、皮肤瘙痒、耳道炎、烫火伤、跌打损伤。9～15克，水煎服；外用鲜品适量，捣烂敷患处。

　实用简方　①细菌性痢疾、阿米巴痢疾、急性胃肠炎：鲜苦参30克，冰糖15克，水煎服。②泌尿系统感染、白带异常：苦参、吊竹梅各30克，水煎服。③滴虫阴道炎：苦参30克，甘草、蛇床子各15克，明矾6克，水煎，熏洗阴道。④跌打损伤：苦参适量，磨白酒敷患处。

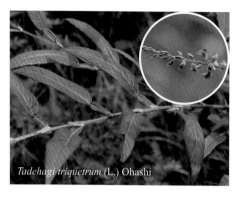

206 葫芦茶

- **别　　名** 金剑草、金腰带、牛虫草。
- **药用部位** 全草。
- **植物特征与采制** 直立半灌木。枝四棱形，疏生毛。单叶互生，狭披针形至卵状披针形，全缘。总状花序顶生或腋生；花冠蓝紫色，蝶形。荚果扁条形，荚节6～7个，密生柔毛。7～10月开花结果。生于山坡灌木丛中或田野路边。分布于福建、江西、广东、海南、广西、贵州、云南等地。夏、秋季采，鲜用或晒干。

Tadehagi triquetrum (L.) Ohashi

- **性味功用** 枝叶，苦、涩、凉；清热解毒，消积利湿，杀虫防腐；主治中暑、感冒、咽喉肿痛、肺结核、痢疾、黄疸、胃痛、肾炎、小儿疳积、乳腺炎、牙龈炎、风湿疼痛、腮腺炎、多发性脓肿。根，微苦、辛、平；清热止咳，解毒散结；主治风热咳嗽、肺痈、瘰疬、痈肿。15～30克，水煎服；外用适量，捣烂敷或煎水洗患处。

> **实用简方** ①肾炎: 葫芦茶30克, 乌豆100克, 水煎服; 或加鸡蛋1～2个, 黄酒少许, 水炖服。②荨麻疹: 鲜葫芦茶30克, 水煎服; 另取鲜葫芦茶适量, 水煎熏洗患处。③小儿疳积: 葫芦茶、独脚金各15克, 炖动物肝脏服。

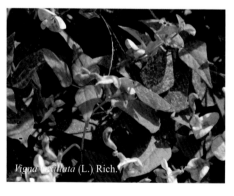

207 野豇豆

- **别　　名** 山土瓜、三叶参、豆角参。
- **药用部位** 根。
- **植物特征与采制** 多年生缠绕草本。主根圆锥形，外皮橙黄色。茎上被棕色粗毛，后渐脱落。三出复叶互生；小叶卵形或菱状卵形。总状花序腋生；花梗有棕褐色毛；花冠淡红紫色。荚果圆柱形，顶端有喙。种子椭圆形，黑色。夏、秋季开花结果。生于山坡草丛中。分布于华东、华南至西南各地区。

Vigna vexillata (L.) Rich.

夏、秋季采收，鲜用或晒干。

- **性味功用** 苦、寒。清热解毒，益气生津。主治风火牙痛、咽喉肿痛、暑热烦渴、腮腺炎。10～15克，水煎服。

> **实用简方** ①神经衰弱、血虚头晕: 野豇豆根15克, 女贞子、丹参、何首乌各12克, 五味子6克, 水煎服。②气虚脱肛: 野豇豆根9～15克, 猪骨头适量, 水炖服。③遗尿: 野豇豆根15克, 金樱子根、糯米各60克, 装入猪膀胱内, 水炖服。

■ **别　　名**　猫尾射、虎尾轮、千斤笔。

■ **药用部位**　全草。

■ **植物特征与采制**　半灌木。茎被短毛。单数羽状复叶互生；小叶长圆形或卵状披针形，全缘，叶面无毛或脉上有疏毛，叶背有短毛。总状花序猫尾状，挺直，顶生；花冠紫色，蝶形。荚果有 3 ~ 7 节，节间隘缩，折叠。7 ~ 9 月开花结果。生于山坡、林缘或路边灌木丛中。分布于福建、江西、广东、海南、广西、云南等地。夏、秋季采收，鲜用或晒干。

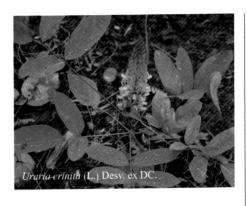
Uraria crinita (L.) Desv. ex DC.

■ **性味功用**　甘，平。清肺止咳，温肾健腰，行气止痛。主治胃及十二指肠溃疡、胃脘痛、胃炎、肺结核、肺痈、气管炎、痰饮喘咳、小儿疳积、白带异常、腰脊酸痛、风湿疼痛。15 ~ 30 克，水煎服。孕妇慎服。

> **实用简方**　①胃及十二指肠溃疡：猫尾草根、地榆各 30 克，水煎服。②腰脊酸痛：鲜猫尾草根 30 ~ 60 克，酒水各半炖服。③便血：猫尾草根 30 克，水煎服，或酌加猪大肠炖服。

■ **别　　名**　蝇翼、人字草、二叶丁癸草。

■ **药用部位**　全草。

■ **植物特征与采制**　多年生矮小草本。茎丛生，多分枝，披散。小叶 2 枚，人字形着生于叶轴顶端，故有"人字草"之称；叶片狭披针形，全缘。总状花序极短，腋生；花冠黄色，蝶形。荚果有明显的网纹和刺。4 ~ 8 月开花结果。生于山坡、草地上。分布于江南各地。夏、秋季采收，鲜用或晒干。

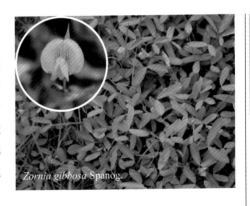
Zornia gibbosa Spanog.

■ **性味功用**　微甘，平。清热解毒，凉血消肿。主治感冒、咽喉炎、黄疸、尿血、痢疾、泄泻、胃肠炎、小便不利、淋浊、白带异常、乳腺炎、疳积、颈淋巴结炎、痈肿、痔疮、蛇伤、跌打损伤、结膜炎。15 ~ 30 克，水煎服；外用鲜全草适量，捣烂敷患处。

> **实用简方**　①黄疸：丁癸草 60 克，地耳草 30 克，水煎服。②急性胃肠炎：鲜丁癸草 18 克，鲜积雪草 15 克，鲜白花蛇舌草 60 克，捣烂绞汁，加食盐少许冲开水，每 2 小时服 1 杯。③中暑或食物中毒引起的腹泻：鲜丁癸草 30 ~ 60 克，水煎，加糖适量调服。④小儿疳积：丁癸草 6 ~ 12 克，水煎服。

扁豆

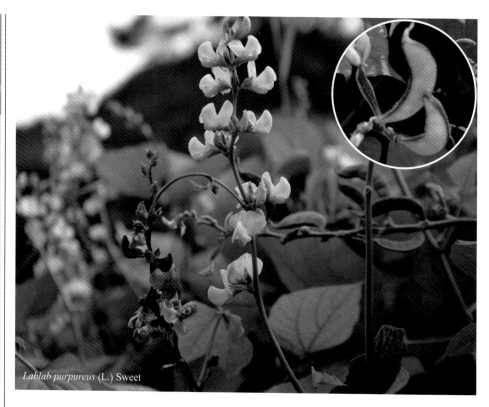

Lablab purpureus (L.) Sweet

- **别　　名**　藕豆、蛾眉豆、白扁豆。
- **药用部位**　根、叶、花、种子（药材名白扁豆）、种皮（药材名扁豆衣）。
- **植物特征与采制**　多年生缠绕藤本。羽状复叶具3小叶。总状花序直立；花冠白色或紫色。荚果长圆状镰形，近顶端最阔，扁平，直或稍向背弯曲，顶端有弯曲的尖喙，基部渐狭。种子扁平，长椭圆形，白色或紫黑色。花期4～12月。多为栽培。分布于我国大部分地区。根茎冬初采收，叶夏末秋初采收，花（扁豆花）7～8月采收，种子（白扁豆）、种皮（扁豆衣）9～10月采收；鲜用或晒干。
- **性味功用**　根，微苦，平；消暑，化湿；主治风湿关节痛、暑湿泄泻。叶，淡，平；清热利湿；主治疖肿、蛇虫咬伤。花、白扁豆，甘，平；消暑解毒，健脾化湿；主治淋浊、暑湿吐泻、食少便溏、慢性肾炎、贫血、糖尿病。扁豆衣主治暑泻、脚气浮肿。根、叶、花、白扁豆、扁豆衣通治中暑、痢疾、白带异常。根15～30克，花、白扁豆、扁豆衣9～15克，水煎服；外用鲜叶适量，捣烂敷患处。

> **实用简方**　①脾虚泄泻：白扁豆、莲子、山药、粳米各适量，煮粥服。②脾胃湿困、不思饮食：扁豆衣、茯苓、炒白术、神曲各9克，藿香、佩兰各6克，水煎服。③食物中毒：鲜扁豆花或叶，捣烂绞汁，多量灌服。

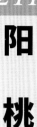

阳桃

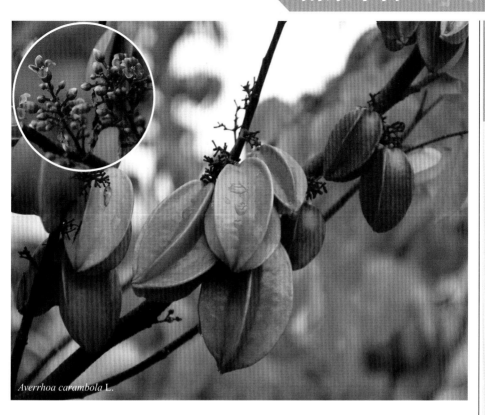

Averrhoa carambola L.

■ **别　　名** 杨桃、五敛子。

■ **药用部位** 根、叶、花、果。

■ **植物特征与采制** 常绿乔木。单数羽状复叶互生；小叶卵形至椭圆形。圆锥状花序腋生；花小，近钟形；花瓣5，白色或淡紫色。浆果肉质，呈长圆形，通常5棱，绿色或蜡黄色。4～8月开花，8～12月果成熟。多栽培于村旁及庭园。分布于广东、广西、福建、台湾、云南等地。根、叶全年采，花刚开时采，鲜用或晒干；果秋、冬季采，通常鲜用。

■ **性味功用** 甘、酸，微凉。根，祛风止痛，涩精止带；主治关节痛、头痛、胃气痛、遗精、带下病。叶，清热解毒；主治风热感冒、小便不利、皮肤瘙痒、痈疽肿毒、蜘蛛咬伤。花，截疟，杀虫；主治疟疾、漆过敏、疥癣。果，生津化痰，软坚消积；主治咳嗽、咽痛、酒精中毒、疟母、肉食中毒。15～30克，水煎服；外用鲜叶适量，捣烂敷患处。

　　实用简方 ①热病口渴、醉酒：鲜阳桃15～60克，水煎服，或吃鲜阳桃适量。②慢性头痛：阳桃根30～45克，豆腐120克，水炖服。③遗精、白带异常：阳桃根二重皮60～90克，猪骨头适量，水炖服。④百日咳：阳桃嫩叶或叶芽（酸味者较好）30～60克，水煎分4次服，每日1剂，连服3日。⑤石淋、小便短涩：鲜阳桃叶60克，水煎代茶。

酢浆草

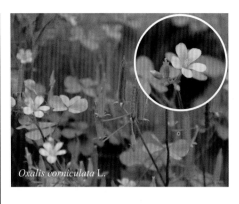

Oxalis corniculata L.

■ **别　　名**　咸酸草、三叶酸、斑鸠酸。

■ **药用部位**　全草。

■ **植物特征与采制**　多年生小草本。全株具咸酸味，故称"咸酸草"。茎匍匐或斜举。3 出复叶互生；小叶倒心形，全缘。伞形花序腋生；花瓣 5，黄色。蒴果近圆柱形，5 棱。4 ~ 10 月开花结果。生于路旁、村边、田园、旷野、山坡等地。全国广布。全年可采，鲜用或晒干。

■ **性味功用**　咸、酸，凉。清热利湿，解毒消肿。主治咽喉肿痛、扁桃体炎、白喉、口腔炎、牙龈炎、尿道感染、小儿夜啼、月经不调、带下病、痔疮、湿疹、痈肿疔疮、带状疱疹、无名肿毒、乳腺炎、砷中毒、烫火伤、扭伤、跌打损伤。30 ~ 60 克，水煎或捣烂绞汁服；外用鲜全草适量，捣烂敷或揉擦患处。

> **实用简方**　①口腔炎：酢浆草、鼠麹草各 30 克，水煎服。②胆道蛔虫病：酢浆草 30 克，凤尾草、鱼腥草各 15 克，捣烂绞汁，冲蜂蜜少许服。③小儿急惊风：鲜酢浆草、积雪草、生艾叶各 15 克，捣烂绞汁，分 3 次服，每日 1 剂。④乳腺炎：酢浆草 30 克，水煎服，渣捣烂敷患处。

红花酢浆草

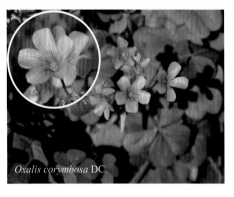

Oxalis corymbosa DC.

■ **别　　名**　铜锤草、大酸味草、大花酢酱草。

■ **药用部位**　全草。

■ **植物特征与采制**　多年生草本。主根粗壮，白色。地下小鳞茎多数。叶根生，3 出复叶；小叶生于叶柄顶端，阔倒心形，先端凹缺，全缘。伞房花序基生；花瓣 5，紫红色。4 ~ 9 月开花结果。生于路旁、田埂、旷野等湿地。分布于河北、陕西、四川、云南及华东、华中、华南等地。全年可采，鲜用或晒干。

■ **性味功用**　酸、甘、咸，平。清热解毒，散瘀消肿。主治肾盂肾炎、扁桃体炎、胆囊炎、失眠、尿道结石、月经不调、带下病、咽喉肿痛、烫火伤、蛇头疔、跌打损伤。15 ~ 30 克，水煎服；外用适量，捣烂敷患处。孕妇忌服。

> **实用简方**　①湿热型带下病：红花酢浆草 30 ~ 60 克，水煎服。②月经不调：鲜红花酢浆草 30 克，水煎，酌加酒兑服。③小儿肝热、骨蒸：鲜红花酢浆草根 15 克，水煎服。④小儿肝风：鲜红花酢浆草根磨开水服，每次 3 克。

蒺

藜

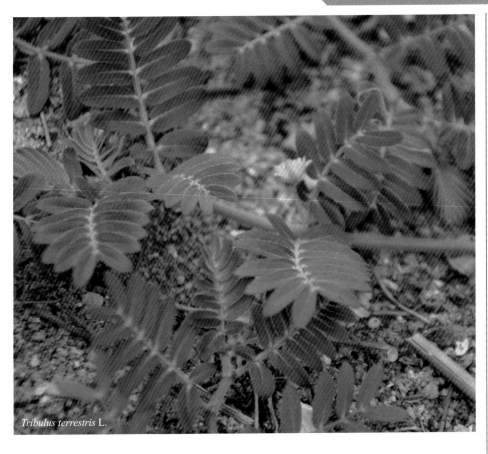

Tribulus terrestris L.

■ **别　　名**　蒺藜子、白蒺藜、刺蒺藜。

■ **药用部位**　果实（药材名蒺藜）。

■ **植物特征与采制**　一年生草本。茎基部分枝，平卧，具纵棱，被毛。双数羽状复叶对生；小叶对生，长圆形，全缘。花单生于叶腋；花瓣5，黄色。果为5个分果瓣组成，每果瓣具长短棘刺各1对，背面有短硬毛及瘤状突起。5～10月开花结果。生于路旁、河边或田间草丛中。分布于全国大部分地区。夏、秋季果实成熟时采收，晒干，碾去硬刺，簸除杂质。

■ **性味功用**　苦、辛，温。祛风止痒，疏肝解郁，通络散结。主治头痛、头晕、乳房胀痛、闭经、风火赤眼、咽喉肿痛、目赤翳障、风疹瘙痒、瘰疬、痈、疽。6～15克，水煎服；外用适量，研末，调麻油涂患处。孕妇慎服。

　　实用简方　①肝旺头晕头痛：蒺藜、杭菊花、钩藤各9克，水煎服。②咽喉肿痛、牙周病：蒺藜适量，水煎含漱。③老年慢性支气管炎：蒺藜全草及果实（炒微黄后碾碎）30克，水煎3次，合并滤液并浓缩至100毫升，每日分2次服。④风火赤眼：蒺藜9克，草决明、杭菊花各6克，水煎服。

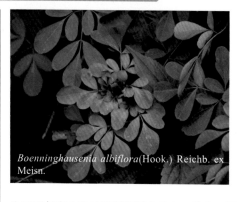

Boenninghausenia albiflora(Hook.) Reichb. ex Meisn.

215 臭节草

- **别　　名**　松风草、岩椒草、臭草。
- **药用部位**　全草。
- **植物特征与采制**　多年生草本。全株有强烈的气味。主根不明显，具多数须根。茎基部略木质，嫩枝髓部大，常中空。叶互生，2～3回羽状复叶；小叶倒卵形或椭圆形，全缘，叶面深绿色，叶背灰绿色，有腺点。聚伞花序生于枝顶；花瓣4，白色。蒴果表面有腺点。种子肾形，黑色。6～11月开花结果。生于石灰岩山地的林下及灌木丛中。分布于长江以南各地。夏、秋季采收，鲜用或阴干。
- **性味功用**　辛、苦，凉。清热解表，舒筋活血，解毒消肿。主治感冒、咽喉炎、支气管炎、疟疾、鼻出血、胃肠炎、腰痛、跌打损伤、烫火伤、痈疽疮肿。9～15克，水煎或研末泡酒服；外用鲜叶适量，捣烂敷患处。

　实用简方　①急性胃肠炎：臭节草15克，厚朴、龙芽草各9克，水煎服。②跌打损伤：臭节草60克，白酒500克，浸泡1周，每次饭前服30毫升，每日2次；另取药液擦患处。③水火烫伤：鲜臭节草适量，捣烂绞汁，涂患处。

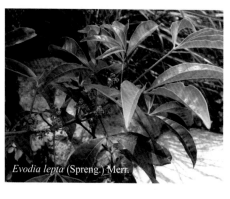

Evodia lepta (Spreng.) Merr.

216 三桠苦

- **别　　名**　三丫苦、三叉苦、三叉虎。
- **药用部位**　根、叶。
- **植物特征与采制**　灌木，少为小乔木。树皮灰白色或青灰色。指状复叶对生；小叶3枚，狭椭圆形或长圆形披针形，全缘或不规则浅波状。圆锥花序腋生；花小，单性；花瓣4，黄绿色。果小。5～7月开花，9～11月结果。生于山坡灌木丛中。分布于台湾、福建、江西、广东、海南、广西、贵州、云南等地。全年可采，鲜用或晒干。
- **性味功用**　苦，微寒。祛痰止咳，清热利湿，消肿解毒。主治感冒、流行性乙型脑炎（乙脑）、肺脓肿、肺炎、支气管炎、胃痛、黄疸、小儿夏季热、咽喉炎、风湿痹痛、坐骨神经痛、跌打损伤、腰腿痛、荨麻疹、湿疹、疖肿、烫火伤。9～15克，水煎服；外用鲜叶适量，捣烂敷患处。

　实用简方　①支气管炎：三桠苦、麻黄各9克，球兰24克，水煎服。②流感：三桠苦15克，买麻藤12克，一枝黄花9克，水煎服。③风湿腰痛：三桠苦30克，薏苡仁15克，枸杞子6克，水煎服。

- ■ **别　　名**　吴萸、茶辣。
- ■ **药用部位**　果实（药材名吴茱萸）。
- ■ **植物特征与采制**　落叶灌木或小乔木。幼枝、叶轴及花序轴均被褐色毛。单数羽状复叶对生；小叶对生，椭圆形或卵形，全缘或具不明显的锯齿。聚伞状圆锥花序顶生；花小，单性，雌雄异株。果暗紫红色，有大油点。种子卵圆形，黑色。6～8月开花，9～11月结果。栽培或生于旷野疏林中。分布于秦岭以南各地。果实于秋季黄绿时采收，去枝叶、杂质，阴干。每50千克果实，用生姜、甘草各3.2千克，煎汤，冲泡，闷至果实开裂，捞出晒干；或加盐水炒用。

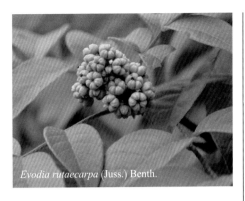
Evodia rutaecarpa (Juss.) Benth.

- ■ **性味功用**　辛、苦，温。有小毒。温中散寒，疏肝下气，开郁止痛。主治头痛、脘腹冷痛、呕吐吞酸、疝痛、高血压、坐骨神经痛、脂溢性脱发、风火牙痛、口舌生疮。3～9克，水煎服；外用适量，水煎洗或捣烂敷患处。

> **实用简方**　①饮食生冷引起脘腹胀痛、呕吐、泄泻：吴茱萸、肉桂各3克，煨木香4.5克，水煎服。②高血压、脂溢性脱发、风火牙痛：吴茱萸适量，研末，调醋，睡前敷脚心。

- ■ **别　　名**　千里香、过山香、满山香。
- ■ **药用部位**　根、茎、叶、花。
- ■ **植物特征与采制**　灌木。单数羽状复叶互生；小叶互生，卵形、倒卵形、椭圆形或菱形，全缘，具透明油点。聚伞花序腋生或顶生；花瓣5，白色。浆果卵状纺锤形或球形，熟时红色。4～8月开花，8～9月结果。多栽培于庭园。分布于台湾、福建、广东、海南、广西等地。根、茎、叶随时可采，花于夏、秋季含苞时采，鲜用或晒干。

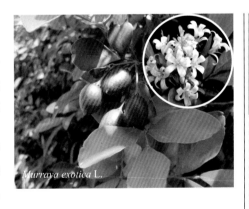
Murraya exotica L.

- ■ **性味功用**　辛、微苦，温。根，祛风行气，通经活络；主治风湿痹痛、腰腿痛、睾丸炎、跌打损伤、牙痛、湿疹、疥癣。茎、叶、花，理气止痛；茎、叶主治胃溃疡、胃痛、风湿痹痛、毒蛇咬伤；花主治气滞胃痛。根15～30克，茎、叶6～12克，花3～6克，水煎服。孕妇忌服。

> **实用简方**　①胃痛：九里香花3克，砂仁6克，水煎服。②睾丸肿大：鲜九里香根60克，青壳鸭蛋2个，酒水各半炖服。③湿疹：鲜九里香叶适量，水煎洗患处。

芸香

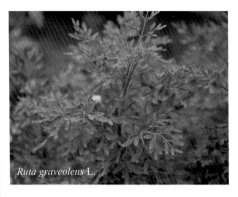

Ruta graveolens L.

■ **别　　名**　小香草、臭艾、臭草。

■ **药用部位**　全草。

■ **植物特征与采制**　多年生草本。有强烈气味。叶互生，2～3回羽状全裂或深裂，裂片长圆形至匙形，全缘或微有锯齿。聚伞花序顶生；花瓣4～5，黄色。蒴果成熟时上部开裂。4～7月开花，5～8月结果。多栽培于庭园。分布于我国南北各地。全年可采，鲜用或晒干。

■ **性味功用**　辛、微苦，寒。祛风清热，通经活络，解毒消肿。主治感冒发热、小便不利、腹胀、白带异常、月经不调、闭经、痛经、跌打损伤、蛇虫咬伤、湿疹。6～15克，水煎服；外用鲜叶适量，捣烂敷或擦患处。孕妇慎服。

> **实用简方**　①感冒发热、中暑腹泻：鲜芸香15～20克，捣烂，冲开水取汁服。②鼻出血：鲜芸香叶适量，揉烂塞鼻孔。③跌打损伤：芸香15克，捣烂，冲酒温服；另取鲜芸香叶适量，捣烂，推擦患处。④湿疹：芸香6～12克，红豆9克，开水泡服。

飞龙掌血

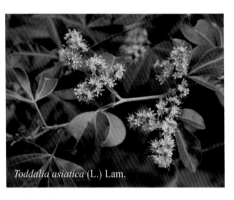

Toddalia asiatica (L.) Lam.

■ **别　　名**　三百棒、散血丹、见血飞。

■ **药用部位**　根、茎、叶。

■ **植物特征与采制**　藤本。根粗壮，皮褐黄色。枝常有向下弯的皮刺，小枝常有白色圆形皮孔。3出复叶互生；小叶倒卵形或椭圆形，边缘具钝齿，齿缝间及叶片上有透明腺点。花单性；雄花成伞房状圆锥花序；雌花为聚伞状圆锥花序。核果近球形，成熟时橙黄色至朱红色，有明显的腺点。果皮肉质。4～6月开花，11月至翌年2月果成熟。生于山坡或山谷丛林中。分布于秦岭南坡以南各地。全年可采，鲜用或晒干。

■ **性味功用**　辛，微温。散瘀止血，祛风除湿，消肿解毒。主治胃痛、腰腿痛、风湿痹痛、肋间神经痛、痛经、闭经、跌打损伤、疮痈肿毒。15～30克，水煎服；外用适量，磨醋敷患处。孕妇忌服。

> **实用简方**　①劳伤：飞龙掌血30～60克，水煎代茶或浸酒服。②闭经：飞龙掌血、白花益母草、鸡血藤各15克，水煎服。③风寒感冒：飞龙掌血15～30克，水煎服。④疮疖肿痛：鲜飞龙掌血叶适量，捣烂敷患处。

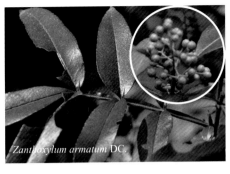

Zanthoxylum armatum DC.

■ **别　　名**　竹叶椒、土花椒、野花椒。

■ **药用部位**　根、叶、果实。

■ **植物特征与采制**　灌木。枝、叶柄、叶轴和中脉上有紫红色扁平的皮刺。单数羽状复叶互生；叶轴上有翼；小叶披针形或椭圆状披针形，边缘具细小钝齿，齿间有透明腺点。圆锥花序腋生；花小，淡黄绿色。果实成熟时红色，表面有粗大而凸起的腺点。种子球形，黑色。3～5月开花，6～8月结果。生于山坡偏阴的灌木丛中。分布于华东、中南、西南及陕西、甘肃、台湾等地。根、叶随时可采，鲜用或晒干；果实夏、秋季采，多晒干用。

■ **性味功用**　辛、微苦，温。有小毒。温中理气，祛风除湿，活血止痛。根主治风湿痹痛、腰痛、跌打损伤、闭经、痢疾、泄泻。叶主治脘腹胀痛、胃痛、乳腺炎、皮肤瘙痒。果实主治牙痛、脘腹冷痛、胆道蛔虫病、肾盂肾炎、湿疹、湿毒疮疮。根30～60克，果实6～9克，水煎服；外用适量，捣烂敷患处。根孕妇忌服。

> **实用简方**　①消化不良、腹胀：竹叶花椒果壳3～6克，吴茱萸1～3克，油豆腐丝、食盐适量，水煎服。②受寒引起的腰痛：鸡蛋1～2个，煎成荷包蛋，酌加清水，再加入竹叶花椒果实5～10克，生姜30克，冰糖适量，煮沸，吃蛋喝汤，每日清晨空腹时服。

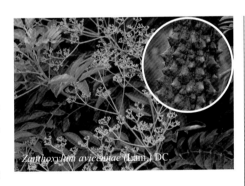

Zanthoxylum avicennae (Lam.) DC.

■ **别　　名**　簕樘、鹰不泊、鸟不宿。

■ **药用部位**　根、叶、果。

■ **植物特征与采制**　常绿大灌木或乔木。根横走，外皮黄色。树干上的皮刺大，三角形，枝上皮刺较小。单数羽状复叶互生；小叶对生，斜方状倒卵形或斜长圆形，全缘或沿中部以上有不明显的浅钝锯齿。圆锥花序顶生；花通常单性。蓇葖果紫红色。种子黑色有光泽。4～6月开花，9～12月结果。生于路旁、溪边、丘陵等灌木丛中。分布于台湾、福建、广东、海南、广西、云南等地。根、叶全年可采，果冬季成熟时采；鲜用或晒干。

■ **性味功用**　辛，微温。有小毒。祛风除湿，行气活血，消肿止痛。主治白带异常、胃痛、腹痛、感冒、肝炎、肾炎、水肿、风湿痹痛、腰痛、阑尾炎、小儿腹胀、痔疮、跌打肿痛。根、叶30～60克，果3～6克，水煎服。孕期、经期慎服。

> **实用简方**　①慢性肝炎：簕樘花椒根、地耳草、茵陈蒿、白花蛇舌草各15克，水煎服。②阑尾炎：簕樘花椒根30克，水煎服。

223

两面针

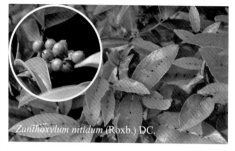

Zanthoxylum nitidum (Roxb.) DC.

■ **别　　名**　光叶花椒、入地金牛、双面刺。
■ **药用部位**　全草。
■ **植物特征与采制**　木质藤木。根皮淡黄色。茎、枝、叶柄、叶轴及小叶中脉上有钩状小刺。单数羽状复叶互生；小叶对生，卵形、卵状长圆形或椭圆形，近全缘或具微波状疏齿。圆锥花序腋生；花瓣4枚，白色。果实成熟时紫红色。3～5月开花，6～8月结果。生于山坡灌木丛中。分布于台湾、福建、广东、海南、广西、贵州、云南等地。全年可采，鲜用或晒干。

■ **性味功用**　辛、苦，温。有小毒。行气止痛，活血化瘀，祛风通络。主治胃及十二指肠溃疡、胃痛、中暑腹痛、疝痛、扁桃体炎、风湿痹痛、腰肌劳损、肋间神经痛、胆道蛔虫病、乳腺炎、闭经、跌打损伤、无名肿毒、毒蛇咬伤、蛀牙痛。根9～30克，水煎服；外用适量，捣烂敷患处。孕妇忌服。

　实用简方　①跌打损伤：鲜两面针根30克，鲜朱砂根15～30克，猪蹄1只，酌加酒水炖服。②风湿痹痛：两面针根15克，地桃花根30克，水煎服。

224

柚

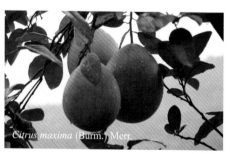

Citrus maxima (Burm.) Merr.

■ **别　　名**　文旦、柚子、抛。
■ **药用部位**　根、叶、果实、果皮（药材名化橘红）。
■ **植物特征与采制**　乔木。嫩枝、叶背、花梗、花萼及子房均被柔毛。单生复叶，互生；叶片阔卵形或椭圆形，有半透明油腺点。总状花序，有时兼有腋生单花；花蕾淡紫红色，稀乳白色。果圆球形、扁圆形、梨形或阔圆锥状，淡黄色或黄绿色，果皮甚厚或薄，海绵质，油胞大，凸起，果心实但松软。花期4～5月，果期9～12月。多为栽培。分布于我国南方各地。根、叶随时可采；果实、果皮于9～10月成熟时采。果按5个等分切开，剥去果肉，削掉内瓤，晒干或阴干，即为中药的"大五爪皮"。

■ **性味功用**　根，苦、辛，微温；化气，降逆，止痛；主治胃痛、胃脘胀痛、疝痛、年久伤痛。叶，辛、苦，平；调气降逆，解毒消肿；主治食滞腹痛、胃痛、痢疾、中耳炎、乳腺炎。果肉，甘、酸，微温；止咳定喘；主治食滞、醉酒。果皮，辛、苦，温；理气降逆，燥湿化痰；主治气郁胸闷、腹胀、食积、泻痢、肾炎、妊娠呕吐。根、叶、果实、果皮通治支气管炎、哮喘。15～30克，水煎服。外用适量，水煎熏洗患处。

　实用简方　①胃寒痛：柚根30克，山鸡椒根15克，砂仁3克，水煎服。②醉酒头晕：鲜柚叶10克，鸡聆花20克，水煎服。

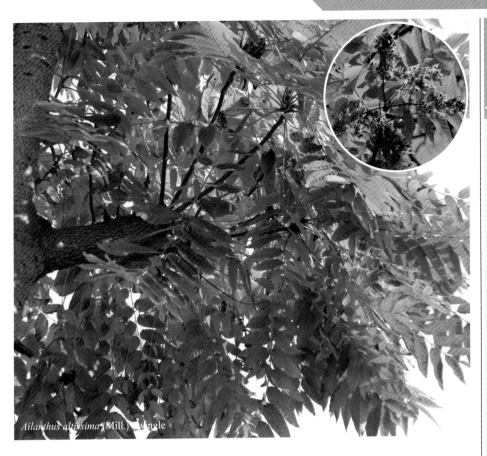

Ailanthus altissima (Mill.) Swingle

臭椿

■ **别　　名**　樗树、山椿。

■ **药用部位**　根、茎皮（药材名樗白皮）、叶、果实（药材名凤眼草）。

■ **植物特征与采制**　落叶乔木。树皮灰色，有纵裂纹。单数羽状复叶互生；小叶 13～25 枚，揉搓后有臭味，小叶卵状披针形，叶缘仅基部有少数粗齿，叶背齿端有 1 腺体。圆锥花序顶生，花小，白色，杂性。翅果长圆形。4～5 月开花，8～9 月果成熟。多生于山野林缘或栽培于路旁。分布于我国大部分地区。根全年可采；茎（根）皮（樗白皮）宜于春、秋季剥取，刮去外表粗皮；叶夏季采收；果实（凤眼草）6～9 月成熟时采，鲜用或晒干。

■ **性味功用**　根、茎皮，苦、涩，寒；清热燥湿，涩肠止带。叶、果实，苦，凉；清热利湿，凉血止痛。主治白带异常、痢疾、泄泻、肺痈、血淋、便血、尿血、遗精、关节疼痛、跌打损伤、瘰疬、湿疹、疮疥、疖肿。6～15 克，水煎服；外用适量，煎水洗患处。

　实用简方　①白带异常：鲜臭椿根皮、香椿根皮各 25 克，水煎服。②关节疼痛：臭椿根皮 30 克，酒水各半，猪蹄 1 只，同炖服。③阴痒：臭椿皮、荆芥穗、藿香各适量，煎水熏洗。④股癣：凤眼草 15 克，水煎服，并取药汁外洗患处。

226

橄榄

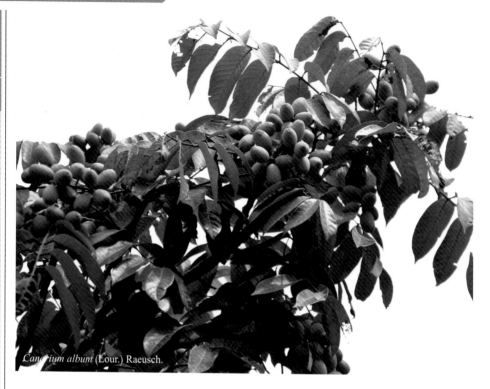

Canarium album (Lour.) Raeusch.

- **别　　名**　白榄、黄榄、青果、青橄榄。
- **药用部位**　根、叶、果（药材名青果）。
- **植物特征与采制**　常绿乔木。单数羽状复叶互生；小叶 9 ~ 15 片，椭圆形，全缘，叶面深绿色，叶背网脉上有窝点。圆锥花序顶生或腋生。核果纺锤形或卵状长圆形，绿色或黄绿色，有皱纹；核木质，坚硬，两端尖。5 ~ 6 月开花，8 ~ 12 月结果。栽培于山坡、路旁。分布于福建、台湾、广东、广西、云南等地。根、叶全年可采，鲜用或晒干；橄榄于秋、冬季成熟时采，鲜用或盐腌，晒干。
- **性味功用**　根，微苦，平；祛风湿，舒筋络；主治风湿痹痛、腰腿痛、关节痛、脚气、哮喘。果实，微酸、辛、甘，平；清热解毒，生津止渴，盐制品消食降气；主治白喉、咽喉肿痛、暑热烦渴、醉酒、癫痫、痢疾、鱼蟹中毒、鱼骨鲠喉。叶主治漆过敏。果实 5 ~ 7 枚，水煎、捣汁或嚼服；根 15 ~ 30 克，水煎服；叶适量，水煎洗。

> **实用简方**　①咽喉肿痛：鲜橄榄 60 ~ 125 克（去核）捣烂绞汁，频频咽服。②风湿痹痛：鲜橄榄根 50 ~ 125 克，盐肤木根 30 克，猪蹄 1 只，水炖服。③鼻疔：橄榄核数粒，以木炭火煅存性，研末，调茶油涂患处。④诸骨鲠喉：橄榄核适量，煅存性，研末，冲开水徐徐服下。⑤漆过敏：橄榄叶适量，水煎熏洗患处。⑥冻疮：橄榄适量，煅炭存性，研末，调麻油涂患处。

■ **别　　名**　椿芽树、椿、红椿。

■ **药用部位**　根皮（药材名椿白皮）、叶、种子。

■ **植物特征与采制**　落叶乔木。树皮赭褐色，成狭片状剥落；小枝幼时具柔毛。双数羽状复叶互生，揉之有特殊香味；小叶对生，卵状披针形或卵状长圆形。圆锥花序顶生，花白色，芳香。种子具翅。5 ~ 6月开花，7 ~ 9月结果。生于林缘或栽培于屋旁、路边、山坡。分布于华北、华东及西南等地。根全年可采，去木质，取根皮；叶、果夏、秋季采摘；鲜用或晒干。

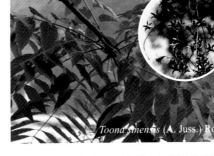

Toona sinensis (A. Juss.) Roem.

■ **性味功用**　苦，温。叶有小毒。清热燥湿，涩肠止血。通治痢疾。根皮主治白带异常、小便浑浊、脱肛、肠风便血、痔疮、肝炎、坐骨神经痛、视力减退、疮疥癣癞；叶主治暑湿伤中、食欲不振、小儿惊风、漆过敏；种子主治风湿痹痛、胃痛、百日咳。根皮、种子6 ~ 15克，鲜叶30 ~ 60克，水煎服；外用适量，捣烂敷或煎水洗患处。

　实用简方　①风湿引起的半身不遂、肢体麻木：香椿根、树参各50克，猪蹄1只，或猪骨头适量，水炖，酌加白酒兑服。②风湿关节痛：鲜香椿根150克，猪蹄1只，红酒适量，水炖服。

■ **别　　名**　苦楝、楝树、楝枣子。

■ **药用部位**　根或茎二重皮（药材名苦楝皮）、叶、果实（药材名苦楝子）。

■ **植物特征与采制**　落叶乔木。2 ~ 3回单数羽状复叶互生；小叶卵形或椭圆形，边缘有不规则圆齿。圆锥花序腋生；花淡紫色。核果球形至椭圆形，淡黄色。4 ~ 5月开花，10 ~ 11月果成熟。常栽培于路边、村旁等地。

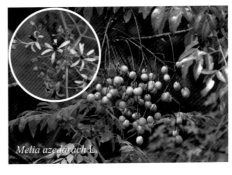

Melia azedarach L.

广布于我国黄河以南各地区。根、茎二重皮全年可采，夏、秋季采为佳，叶秋前采，果实秋冬季成熟时采，鲜用或晒干。

■ **性味功用**　苦，寒。有毒。根、茎二重皮，杀虫；主治蛔虫病、蛲虫病、钩虫病、疥疮、湿疹、秃疮。叶，燥湿，杀虫；主治癣、疖肿、皮肤瘙痒。果实，除湿，止痛；主治腹痛、疝气、痢疾、癣。根、茎二重皮6 ~ 15克，果实3 ~ 9克，水煎服；外用适量，水煎熏洗或捣烂敷患处。孕妇慎服。

　实用简方　①蛔虫病：楝根二重皮12克，水煎，或和猪小肠酌量炖服。②秃疮、头癣：苦楝子或楝根二重皮适量，研末，调猪板油或茶油或醋或松油，敷患处。

华南远志

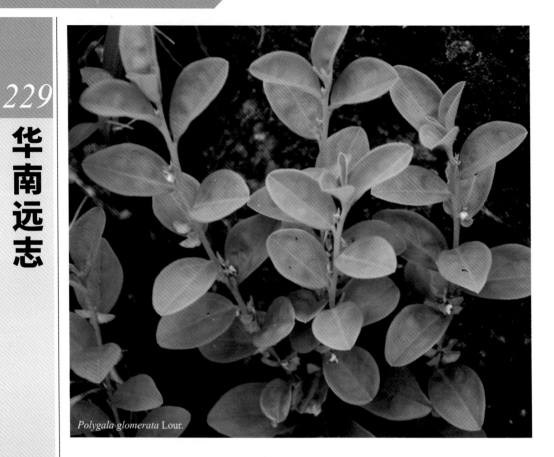

Polygala glomerata Lour.

- **别　　名**　金不换、大金不换、小花远志。
- **药用部位**　全草。
- **植物特征与采制**　一年生直立草本。叶互生，长圆形至椭圆状披针形，全缘，略反卷，无毛或近无毛，叶背通常带紫红色。总状花序腋生或侧生；花淡黄色，花瓣3。蒴果扁圆形，顶端有缺刻，边缘有缘毛。10～11月开花结果。多生于山坡、路旁草地上。分布于福建、广东、海南、广西和云南等地。夏、秋季采收，鲜用或晒干。
- **性味功用**　辛、甘，平。清热解毒，祛痰止咳，活血散瘀。主治咳嗽、支气管炎、咯血、百日咳、咽炎、黄疸、产后瘀血痛、小儿疳积、癫痫、痈疽、跌打损伤、毒蛇咬伤、砒霜或钩吻中毒。9～30克，水煎服；外用鲜全草适量，捣烂敷患处。

> **实用简方**　①癫痫：鲜华南远志60～125克，捣烂绞汁，加人乳或牛乳1小杯，炖服。②咯血：华南远志30克，冰糖适量，水煎服。③小儿疳积：华南远志适量，研末，每次3克，调热粥或蒸猪肝服。④跌打损伤：华南远志9～15克，水煎服；另取鲜华南远志适量，捣烂敷患处。

■ **别　　名**　观音串、倒吊黄、黄花远志。

■ **药用部位**　根或茎、叶。

■ **植物特征与采制**　落叶灌木。根稍肉质，淡黄色。叶互生，椭圆形，全缘。总状花序与上部叶对生；花各部黄色，花瓣3枚，龙骨瓣明显。蒴果圆肾形。夏、秋季开花结果。生于坑沟边或林荫下，或栽培。分布于江西、福建、湖南、广东、广西和云南等地。全年可采，鲜用或晒干。

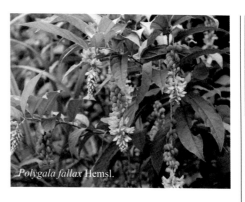

Polygala fallax Hemsl.

■ **性味功用**　甘、微苦，平。补脾益肾，滋阴降火，散瘀通络。主治劳倦乏力、风湿痹痛、肾亏多尿、阳痿、黄疸、脾虚水肿、慢性肾炎、肺结核潮热、子宫脱垂、月经不调、产后腰痛、白带异常、小儿疳积、遗尿、风火牙痛。15～30克，水煎服。

> **实用简方**　①劳倦乏力、腰背酸痛：黄花倒水莲根50克，墨鱼干1只，酒水炖服。②阳痿：黄花倒水莲根60克，菟丝子30克，猪腰子1副，酒水炖服。③急性病毒性肝炎：黄花倒水莲根、白马骨根、茅莓根、兖州卷柏、虎刺根、石仙桃各15克，水煎服。④产后腰痛：黄花倒水莲根30克，野花生根15克，水煎，调红糖服。

230

黄花倒水莲

■ **别　　名**　金牛草、辰砂草、卵叶远志。

■ **药用部位**　全草。

■ **植物特征与采制**　多年生草本。茎丛生，直立或斜举，通常不分枝，绿褐色或绿紫色，有灰色柔毛。叶互生，卵形或卵状披针形，形似瓜子，全缘，有毛。总状花序腋生；花瓣淡紫色。蒴果广卵形而扁。3～5月开花，4～6月结果。生于山坡、田埂、路旁向阳草丛中。分布于全国大部分地区。夏、秋季采收，鲜用或晒干。

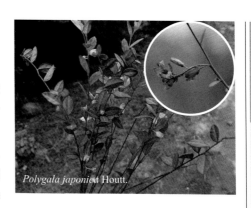

Polygala japonica Houtt.

■ **性味功用**　微甘、辛，微温。祛痰宁神，消肿止痛，散瘀止血。主治扁桃体炎、咽喉肿痛、咳嗽、神经衰弱、心悸、健忘、疳积、惊风、麻疹不透、月经不调、乳腺炎初起、吐血、便血、肠风下血、湿疹、痈肿疮疡、跌打损伤、蛇咬伤。6～15克，水煎服；外用适量，捣烂敷患处。

> **实用简方**　①扁桃体炎：瓜子金、金疮小草各12克，水煎，加冰糖少许服。②急性咽炎：鲜瓜子金、土牛膝各30克，水煎服。③急性支气管炎：鲜瓜子金30～60克，冰糖适量，水炖服。

231

瓜子金

232

铁苋菜

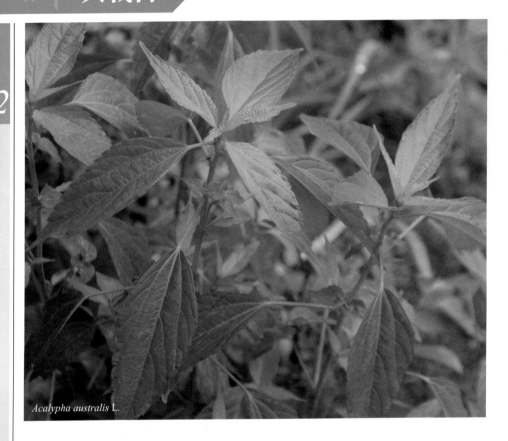

Acalypha australis L.

■ **别　　名**　人苋、野麻草、海蚌含珠。

■ **药用部位**　全草。

■ **植物特征与采制**　一年生草本。叶互生，卵形或卵状菱形，边缘有锯齿。花单性，雌雄同株；雄花序穗状，生于叶状苞一侧；雌花序存于叶状苞内，此苞开展时呈心状卵形，合时如蚌。蒴果三角状半圆形，被粗毛。5～9月开花，6～10月结果。生于荒地、路旁、田边、旷野、草丛中。我国除西部高原或干燥地区外，大部分地区均有分布。夏、秋季采收，鲜用或晒干。

■ **性味功用**　苦、涩，凉。清热利湿，收敛止血。主治肠炎、痢疾、腹泻、小儿疳积、吐血、鼻出血、便血、尿血、崩漏、皮炎、痈疖疮疡、湿疹。15～30克，水煎服；外用鲜叶适量，捣烂敷患处。孕妇忌服。

实用简方　①细菌性痢疾：鲜铁苋菜30～60克，乌蕨、白糖各30克，水煎服。
②急性胃肠炎：鲜铁苋菜30～60克，长蒴母草30克，飞扬草45克，水煎，分3次服。
③吐血、鼻出血、便血：铁苋菜30～60克，水煎服。④小儿疳积：鲜铁苋菜15～30克，猪肝适量，水煎服。⑤毒蛇咬伤：铁苋菜、半边莲、大青叶各30克，水煎服。

■ **别　　名**　金边桑、金边莲。

■ **药用部位**　叶。

■ **植物特征与采制**　灌木。叶互生，阔卵形至卵形，常杂有红色或紫色斑块，边缘有不规则的锯齿，常带红边，两面有疏毛；叶柄被毛。穗状花序腋生；花单性，雌雄同株；花小，无花瓣。5～11月开花结果。为庭园赏叶植物。台湾、福建、广东、海南、广西、云南等地均有栽培。全年可采，鲜用或晒干。

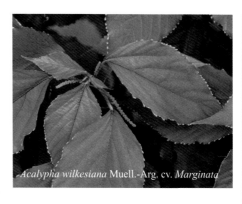

Acalypha wilkesiana Muell.-Arg. cv. *Marginata*

■ **性味功用**　苦、辛、凉。清热，凉血，止血。主治紫癜、牙龈出血、再生障碍性贫血、咳嗽。15～30克，水煎服。

> **实用简方**　①过敏性紫癜：金边红桑6～15片，花生30～60克，大枣7～10枚，冰糖适量，水煎服。②咽喉肿痛：金边红桑20克，水煎，频频含咽。

■ **别　　名**　红帽顶树、红背麻杆。

■ **药用部位**　根、叶。

■ **植物特征与采制**　灌木或小乔木。叶互生，卵圆形或阔心形，叶面近无毛，叶背浅绿色而带红色，沿脉被疏毛，边缘具不规则锯齿，基出3脉。花单性，雌雄同株。蒴果球形，被白毛。3～8月开花结果。生于山坡、荒地、路旁灌木丛中。分布于福建、江西、湖南、广东、广西、海南等地。夏、秋季采收，鲜用或晒干。

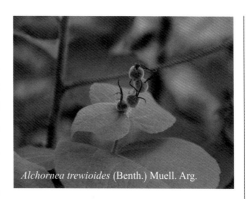

Alchornea trewioides (Benth.) Muell. Arg.

■ **性味功用**　甘、凉。清热利湿，凉血止血。主治痢疾、支气管炎、泌尿系统结石、尿血、血崩、白带异常、风疹、关节痛、蛀牙痛、创伤出血、湿疹、脚癣、疥癣。15～30克，水煎服；外用鲜叶适量，捣烂敷患处。

> **实用简方**　①痢疾、尿道结石：红背山麻杆根15～30克，水煎服。②龋齿痛：鲜红背山麻杆叶适量，酌加食盐，捣烂，塞龋洞内。③湿疹、脚癣：红背山麻杆叶适量，水煎洗患处。④外伤出血：鲜红背山麻杆叶适量，捣烂敷患处。

巴豆

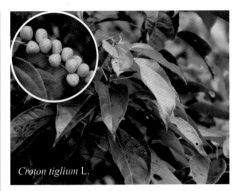

Croton tiglium L.

- ■ **别　名**　江子、猛子树、巴果。
- ■ **药用部位**　果实（药材名巴豆）。
- ■ **植物特征与采制**　灌木或小乔木。幼枝疏被星状毛。叶互生，卵形或椭圆状卵形，边缘具疏锯齿，两面疏被星状毛。总状花序顶生；花小，单性，雌雄同株。蒴果椭圆形或卵圆形，近无毛或被星状毛。种子椭圆形，稍扁，背面稍凸。5～8月开花，6～11月结果。常栽培于山坡、路旁等处。分布于浙江、福建、江西、湖南、广东、海南、广西、贵州、四川、云南等地。秋季果实成熟时采摘，晒干，除去果壳，收集种子。巴豆霜：果仁捣烂，用多层吸水纸包裹加压，吸去油即成。
- ■ **性味功用**　辛，热。有大毒。峻泻寒积，逐痰行水，蚀疮杀虫。主治喉风喉痹、寒积便秘、腹水膨胀、面瘫、恶疮肿毒。内服巴豆霜0.1～0.3克，多入丸、散；外用适量。孕妇忌服。

实用简方　①面瘫：巴豆去壳3～6克，研粉，茶油适量，调成软膏，贴于面瘫对侧的掌心，每2日1次，至复常为止。②腹胀、腹痛：巴豆壳1～2粒，研碎，香烟一支，先拿掉半支烟丝，将巴豆壳填充进去，再填入烟丝，燃火抽吸。③小儿痰喘：巴豆1粒，杵烂，绵裹塞鼻，痰即自下。

泽漆

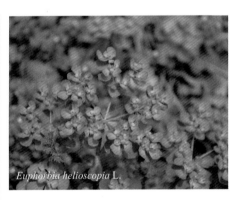

Euphorbia helioscopia L.

- ■ **别　名**　五朵云、五凤草、猫眼草。
- ■ **药用部位**　全草。
- ■ **植物特征与采制**　一年生草本。具乳汁。茎下部淡紫红色，上部淡绿色。叶互生，匙形或倒卵形，边缘中部以上具细锯齿。多歧聚伞花序顶生；杯状聚伞花序钟形。蒴果表面平滑无毛。4～9月开花结果。生于路旁、田野、园边等湿地。除西藏外，各地均有分布。夏、秋季采收，鲜用或晒干。
- ■ **性味功用**　苦，寒。有小毒。利水消肿，化痰散结，杀虫。主治诸癣、神经性皮炎、瘰疬、水肿、臌胀、痰饮喘咳、瘘管。3～9克，水煎服；外用适量，捣烂敷患处。

实用简方　①癣、神经性皮炎：鲜泽漆捣烂绞汁或晒干研粉，调凡士林，涂抹患处。②癣疮：泽漆适量，研末，调茶油涂患处。③臌胀：鲜泽漆捣汁，以文火熬膏，酌加茯苓粉制成丸，如桐子大，饭后2小时服10粒，每日2次，续服15～30日。④牙痛：泽漆研为末，水煎漱口。

■**别　名**　飞扬、大飞扬、大飞扬草。

■**药用部位**　全草。

■**植物特征与采制**　一年生草本。具乳汁。茎基部多分枝，伏地而生，上部直立，淡红色或淡紫色，被粗毛。叶对生，卵形或卵状披针形，边缘具细锯齿，两面有毛，常有紫斑。杯状聚伞花序组成具短柄头状花序，腋生。蒴果三角状阔卵形，被毛。5～12月开花

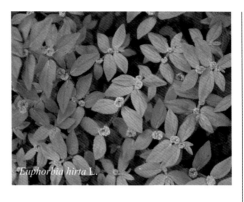
Euphorbia hirta L.

结果。生于路旁、菜园、荒地、山坡草丛中。分布于江西、湖南、福建、台湾、广东、广西、海南、四川、贵州、云南等地。夏、秋季采收，鲜用或晒干。

■**性味功用**　微苦，寒。清热利湿，祛风止痒，消肿解毒。主治痢疾、泄泻、胃肠炎、乳汁稀少、热淋、尿血、湿疹、黄水疮、皮炎、皮肤瘙痒、疔疮肿毒、睑腺炎。15～30克，水煎或捣烂绞汁服；外用适量，水煎熏洗患处。

　实用简方　①痢疾：飞扬草、铁苋菜各25克，水煎，冲白糖服。②乳汁不通、乳房胀痛：鲜飞扬草、王不留行各30克，葱根6克，猪小肠1段，水炖服。③小儿疳积：飞扬草15克，猪肝125克，冰糖15克，水炖服。

■**别　名**　野南瓜、算盘珠、山馒头。

■**药用部位**　根、叶。

■**植物特征与采制**　灌木。叶互生，椭圆形或长圆形，全缘，叶面有疏毛或几无毛，叶背毛较密。花小，黄绿色，雌雄同株或异株；无花瓣。蒴果扁球形，形似算盘珠，外被柔毛。6～10月开花，7～10月结果。生于山坡灌木丛或疏林中。分布于长江流域以南各地。夏、秋季采收，鲜用或晒干；叶多鲜用。

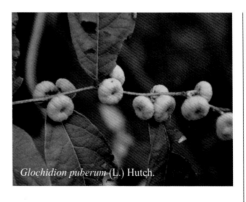
Glochidion puberum (L.) Hutch.

■**性味功用**　微苦，凉。有小毒。祛瘀活血，消肿解毒。主治痢疾、肠炎、风湿痹痛、黄疸、咽喉肿痛、淋浊、白带异常、血崩、痛经、闭经、痈肿、瘰疬、蛇虫咬伤、多发性脓肿、疖肿、漆过敏、湿疹。15～30克，水煎服；外用适量，捣烂敷患处。孕妇忌服。

　实用简方　①扁桃体炎：算盘子根30～45克，玉叶金花根30克，水煎服。②牙槽脓肿：鲜算盘子根15克，两面针根12克，青壳鸭蛋1个，水炖服。③口腔炎、咽喉炎、牙龈炎：鲜算盘子根30～60克，水煎服；另取鲜算盘子叶适量，捣汁调醋含漱。

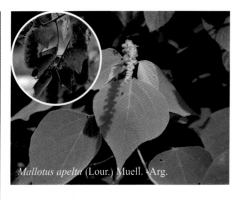

Mallotus apelta (Lour.) Muell.-Arg.

239 白背叶

■ **别　　名**　白背木、白面风、白叶野桐。

■ **药用部位**　根、茎、叶。

■ **植物特征与采制**　灌木或小乔木。茎皮纤维韧。小枝、叶柄、花序、花均被星状毛。叶互生，阔卵形，全缘或不规则3浅裂。穗状花序；花单性，雌雄异株；无花瓣。蒴果近球形，密生软刺及星状毛。7~9月开花，8~10月结果。生于山坡灌木丛中。分布于云南、广西、湖南、江西、福建、广东、海南等地。夏、秋季采收，鲜用或晒干。

■ **性味功用**　苦，平。根、茎，清热利湿；主治肝炎、肠炎、淋浊、胃痛、肝脾肿大、风湿关节痛、腮腺炎、白带异常、产后风、结膜炎、目翳、跌打损伤。叶，解毒、止血；主治蜂窝织炎、外伤出血、中耳炎、湿疹。根、茎15~30克，水煎服；外用鲜叶适量，捣烂敷，或水煎洗患处。

实用简方　①预防病毒性肝炎：白背叶根15克，积雪草、白英、栀子根、鬼针草、茵陈蒿各9克，水煎服。②夜盲、角膜软化症：鲜白背叶根60克，鸭肝1只，水炖服。③急性结膜炎：鲜白背叶根90克，叶下珠、截叶铁扫帚各15克，水煎服。

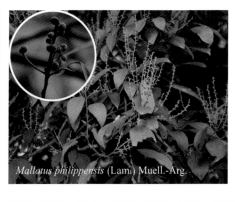

Mallotus philippensis (Lam.) Muell.-Arg.

240 粗糠柴

■ **别　　名**　红果果、香桂树。

■ **药用部位**　根、叶、果实表面的毛茸。

■ **植物特征与采制**　常绿乔木。小枝、叶柄及花序密被锈褐色星状毛。叶互生，卵状披针形至长圆形，全缘或呈不明显波状，叶面无毛，叶背密被短星状毛及红色腺点。花序顶生或腋生；花单性，雌雄同株。蒴果球形，密被鲜红色腺点及星状毛。3~4月开花。生于低山杂木林或灌木丛中。分布于四川、云南、贵州、湖北、江西、安徽、江苏、浙江、福建、台湾、湖南、广东、广西、海南等地。根、叶全年可采；毛茸于秋季果实成熟时采收，装入袋中抖动、搓揉、拣去果实，收集晒干。

■ **性味功用**　根、叶，微苦、微涩，凉；有毒；清热利湿。根主治痢疾、咽喉肿痛；叶主治胃肠炎、风湿痹痛、烫火伤。毛茸，淡，平；有毒；驱虫；主治绦虫病、蛲虫病、蛔虫病。根、叶3~6克，水煎服；外用适量，水煎洗患处。毛茸1~3克，装入胶囊中口服。

实用简方　①疮疡溃烂，久不收口：粗糠柴叶适量，水煎洗患处；另取粗糠柴叶适量，研末撒患处。②外伤出血：鲜粗糠柴叶适量，捣烂敷患处。

■ **别　　名**　杠香藤、万子藤、大力王。

■ **药用部位**　根、叶。

■ **植物特征与采制**　攀缘状灌木。小枝、叶背、叶柄被黄色星状毛。叶互生，卵形或三角状卵形，全缘或稍波浪形，叶背密生金黄色腺点。花单性，雌雄异株。蒴果球形，被褐色星状毛。种子球形，黑色。5～9月开花结果。生于山坡、林缘。分布于广西、广东、湖南、福建、海南、台湾等地。根全年可采，叶夏、秋季采，鲜用或晒干。

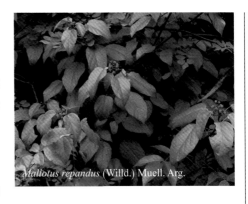
Mallotus repandus (Willd.) Muell. Arg.

■ **性味功用**　微苦，平。祛风湿，解毒消肿，杀虫止痒。主治湿疹、皮肤溃疡、过敏性皮炎、风湿痹痛、腰腿痛、喉炎、痈疽疔疮、乳痈。根30～60克，水煎服；鲜叶适量，捣烂敷患处。

实用简方　①手风湿痛：石岩枫根、盐肤木根各60克，猪蹄、酒少许，炖服。②过敏性皮炎：石岩枫叶60克（酒炒），煅牡蛎30克，共研末，调麻油涂患处。③下肢慢性溃疡：石岩枫根20克，研末，酌加凡士林配成软膏，敷患处。④急性皮肤溃疡：石岩枫叶适量，晒干，炒黄，喷酒少许，研细末撒患处。⑤驱绦虫：石岩枫根和叶9克，水煎服。

■ **别　　名**　珊瑚枝、洋珊瑚、红雀掌。

■ **药用部位**　全草。

■ **植物特征与采制**　多年生亚灌木。茎肉质，直立，多分枝，常作"Z"字形。叶互生，质厚，卵形或卵圆形，全缘。聚伞花序顶生；总苞鲜红色或紫色。蒴果。5～11月开花结果。多为栽培。分布于云南、广西、广东、福建等地，北方温室亦有栽培。随时采摘，鲜用。

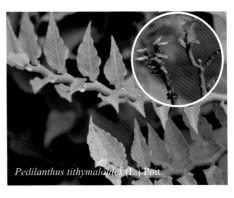
Pedilanthus tithymaloides (L.) Poit.

■ **性味功用**　苦，寒。有小毒。解毒消肿，止血生肌。主治毒虫或虹鱼骨刺伤、无名肿毒、疮疡肿毒、跌打肿痛、刀伤出血。外用鲜叶适量，捣烂敷患处。孕妇忌服。

实用简方　①外伤出血：鲜红雀珊瑚叶、饭粒各适量，捣烂敷患处。②蜈蚣咬伤：鲜红雀珊瑚叶适量，食盐少许，捣烂敷患处。③目赤肿痛：鲜红雀珊瑚全草适量，冰片少许，捣烂敷患眼。

余甘子

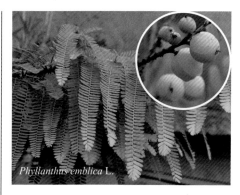

Phyllanthus emblica L.

■ **别　　名**　油甘子、庵摩勒、喉甘子。

■ **药用部位**　根、叶、果实(药材名余甘子)。

■ **植物特征与采制**　落叶灌木或小乔木。叶互生于小枝两侧，极似复叶，长圆形。花单性，雌雄同株；花小，淡黄色，无花瓣。蒴果扁球形，外果皮肉质，黄绿色。3～6月开花，7～11月结果。生于干旱的山坡、旷野等地，或栽培于果园。分布于江西、福建、台湾、广东、海南、广西、四川、贵州、云南等地。根全年可采，叶夏、秋季采，鲜用或晒干；果实秋、冬季成熟时采，鲜用，或盐水浸渍，密装于瓶内，越久越好。

■ **性味功用**　根，微苦，凉；祛痰散结，清热利湿；主治瘰疬、痢疾、泄泻、黄疸。叶，微苦，凉；清热解毒；主治皮炎、口疮、疔疮、湿疹。果实，酸、甘，凉；消食、生津、止泻；主治食积、腹痛、泄泻、咳嗽、咽痛、口渴。根、叶、果实通治高血压。15～30克，水煎服；外用叶适量，水煎熏洗患处。

实用简方　①高血压：鲜余甘子5～8枚生食，每日2次。②喉头炎、暑热口渴、风火牙痛、风热咳嗽：鲜余甘子或盐渍果5～7枚，嚼食。

叶下珠

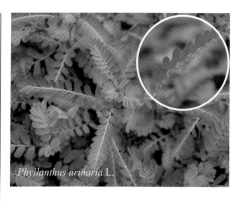

Phyllanthus urinaria L.

■ **别　　名**　真珠草、夜合草、珍珠草。

■ **药用部位**　全草。

■ **植物特征与采制**　一年生草本。茎直立，常带淡红色。叶互生，排成两列，外形似复叶，长圆形，全缘，仅叶背边缘有毛。花小，腋生；雌雄同株。蒴果扁球形，几无柄，似贴生于叶下面。生于路旁、荒地、田边、园地等草丛湿地。分布于河北、山西、陕西及华东、华中、华南、西南等地。夏、秋季采收，鲜用或晒干。

■ **性味功用**　微苦、甘，凉。清热平肝，解毒消肿。主治目赤、夜盲、疳积、肝炎、痢疾、肠炎腹泻、肾炎性水肿、尿道感染、竹叶青蛇咬伤。15～30克，水煎服；外用适量，捣烂敷患处。

实用简方　①肝炎：鲜叶下珠、马蹄金各60克，水炖服。②肾炎性水肿：鲜叶下珠60克，猫须草15克，水煎服。③风热感冒、肠炎腹泻：叶下珠15～30克，水煎服。④夜盲：鲜叶下珠30～60克，动物肝脏120克，苍术12克，水炖服。

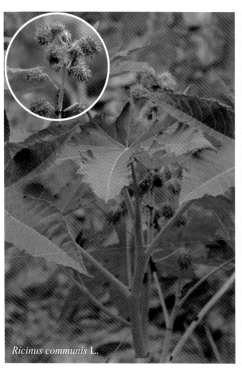

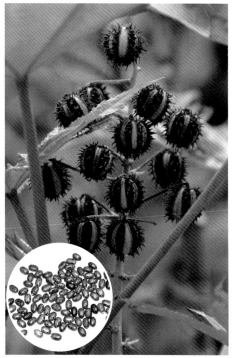

Ricinus communis L.

蓖麻

- **别　　名**　红蓖麻、巴麻子、萆麻。
- **药用部位**　根、叶、种子（药材名蓖麻子）。
- **植物特征与采制**　灌木或小乔木。具乳汁。茎绿色或淡紫色，中空。叶互生，盾形，掌状深裂，裂片卵状披针形，边缘具锯齿。总状花序或圆锥式花序与叶对生；花单性，雌雄同株。蒴果球形或椭圆形，外被软刺。种子长圆形而略扁，具褐白色或灰色的斑纹。4～5月开花，5～10月结果。全国各地多有栽培。根、茎、叶夏、秋季采，鲜用或晒干；果实秋后成熟时采下，晒干，除去果壳，收集种子。
- **性味功用**　根，淡、微辛，平；有小毒。祛风活血，消肿拔毒。蓖麻子，甘、辛，平；有小毒；润肠通便，消肿排脓。根、蓖麻子主治子宫脱垂、口眼㖞斜、便秘、脱肛、瘰疬、痈肿、脓肿、异物入肉、扭伤、跌打损伤。叶，苦、微辛，平；有小毒；祛风散肿；主治风湿痹痛、乳腺炎、痈疮肿毒、疥癣。根15～30克，水煎服；叶、蓖麻子外用适量，捣烂敷，或水煎熏洗患处。孕妇忌服。

　实用简方　①异物入肉：蓖麻子和蛇油同捣烂敷伤处。②风湿肿痛、乳腺炎初起：鲜蓖麻叶涂涂麻油，炭火烘热擦患处。③关节扭伤：蓖麻子49粒，马钱子、枇杷核各14粒（均去壳），研末，酌加蛋清、面粉，调如泥，敷患处。④痈疽肿毒：鲜蓖麻叶适量，食盐少许，捣烂敷患处。⑤痈肿初起：鲜蓖麻叶适量，酌加红糖，捣烂敷患处。

山乌桕

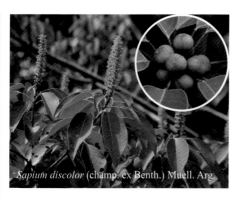

Sapium discolor (champ. ex Benth.) Muell. Arg.

■ **别　　名**　红心乌桕、山柳乌桕。
■ **药用部位**　根、根皮、叶。
■ **植物特征与采制**　落叶乔木。有乳汁。幼枝、嫩叶常带红色。叶互生，长圆形或卵状椭圆形，全缘，叶背粉绿色。穗状花序顶生；花单性，雌雄同株；花淡黄绿色。蒴果近球形。种子近球形，外被蜡层。5～10月开花结果。生于杂木林中。分布于云南、四川、贵州、湖南、广西、广东、江西、安徽、福建、浙江、台湾等地。根、根皮全年可采，叶于夏、秋季采，鲜用或晒干。

■ **性味功用**　苦，寒；有小毒。根、根皮，泻下逐水，散瘀消肿；主治肾炎性水肿、腹水、二便不通、白浊、痔疮、蛇伤、疮痈。叶，散瘀消肿，祛风止痒；主治跌打损伤、皮炎、湿疹、带状疱疹、蛇伤、乳腺炎。根、根皮3～9克，水煎服；外用叶适量，捣烂敷或水煎洗患处。孕妇忌用。

　实用简方　①便秘：山乌桕根15～30克，水煎服。②乳腺炎：鲜山乌桕叶适量，砂糖少许，捣烂敷患处。③妇人阴部作痒：山乌桕枝叶适量，水煎熏洗患处。

乌　桕

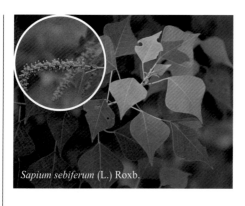

Sapium sebiferum (L.) Roxb.

■ **别　　名**　腊子树、柏子树、虹树。
■ **药用部位**　根、叶、种子。
■ **植物特征与采制**　落叶乔木。有乳汁。叶互生，菱形或阔菱形，全缘。花小，黄绿色；花单性，雌雄同株。蒴果近球形。种子近球形，黑色，外被白蜡层。5～6月开花，8～12月结果。野生或栽培于山坡、路旁或河岸上。主要分布于黄河以南各地区，北达陕西、甘肃等地。根、枝全年可采，或剥二重皮，鲜用或晒干；种子于秋末冬初采摘，晒干；叶多鲜用。

■ **性味功用**　根、叶，苦、辛，微温；有毒。攻下逐水，破结消肿。根主治水肿、腹水、二便不通、肝炎、瘰疬、痈肿疔毒、毒蛇咬伤、癥瘕积聚、跌打损伤。叶主治水肿、腹水、疔疮疖肿、脚癣、湿疹、毒蛇咬伤。种子，苦、微辛、甘、凉；有毒。杀虫止痒，拔毒散肿；主治脚癣、湿疹、手足皲裂。根9～15克，水煎服；外用叶、果适量，水煎熏洗或捣烂敷患处。

　实用简方　①水肿：鲜乌桕根二重皮20克，冰糖15克，水炖服。②跌打损伤：乌桕根、积雪草各30克，盐肤木根12克，酒炖服。

248 南酸枣

■ **别　　名**　酸枣、醋酸树、酸枣树。

■ **药用部位**　树皮、果核。

■ **植物特征与采制**　落叶乔木。单数羽状复叶互生；小叶 7 ~ 9 片，对生，卵状披针形或披针形，全缘。花杂性，异株；雄花和假两性花淡紫色，成圆锥花序腋生。核果椭圆形或卵形，黄色，味酸；核坚硬，近先端有 5 个孔（眼点）。3 ~ 5 月开花，8 ~ 10 月结果。生于山

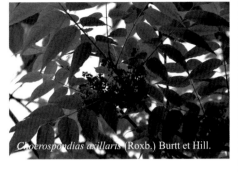

Choerospondias axillaris (Roxb.) Burtt et Hill.

谷林中、村旁，或栽培。分布于西藏、云南、贵州、广西、广东、湖南、湖北、江西、福建、浙江、安徽等地。树皮秋、冬季采，刮去表皮；果核于秋季成熟时采，去皮取核，晒干备用。

■ **性味功用**　甘、酸、平。树皮，清热解毒，杀虫收敛；主治烫火伤、痢疾、腹泻、胃下垂、白带异常、湿疹、疮疡。果核，行气活血，养心安神，消积；主治气滞血瘀、神经衰弱、失眠、食滞腹满。15 ~ 30 克，水煎服；外用适量，煎水洗或熬膏涂患处。

> **实用简方**　①心烦郁闷：南酸枣果核 5 ~ 6 粒，捣裂，水煎代茶。②食滞腹胀：南酸枣果实连皮带肉于饭前半小时嚼服，连服 6 ~ 10 粒，每日 2 ~ 3 次，或服用酸枣糕。

249 盐肤木

■ **别　　名**　五倍子树、盐麸树、盐霜柏。

■ **药用部位**　根、根皮、叶、花、果实、虫瘿（药材名五倍子）。

■ **植物特征与采制**　落叶灌木或小乔木。单数羽状复叶互生，叶轴有翅；小叶椭圆形或卵状椭圆形，边缘具钝齿或锯齿。圆锥花序顶生，花序轴被褐色毛；花瓣 5，淡黄色。核果扁圆形，橙红色。7 ~ 9 月开花，8 ~ 11

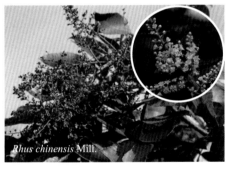

Rhus chinensis Mill.

月结果。生于路旁、山坡灌木丛中。除东北、内蒙古和新疆外，其余地区均有分布。根全年可采，叶初夏至秋季采，果实 9 ~ 10 月采；鲜用或晒干。

■ **性味功用**　根、根皮，微苦、酸，微温；化痰定喘，祛风除湿，补中益气。根主治支气管炎、咳嗽、冠心病、劳倦乏力、风湿痹痛、坐骨神经痛、腰肌劳损、扭伤、跌打损伤；根皮主治黄疸、食欲不振、疳积、产后子宫收缩不良。叶，微苦，微温；消肿解毒；主治蜂螫伤、湿疹、皮炎、对口疮。花、果、五倍子，咸、微酸，平；敛肺固肠，滋肾涩精，止血，止汗；主治肺虚咳嗽、自汗、盗汗、遗精、臁疮、久泻脱肛、外伤出血。根、根皮 15 ~ 30 克，五倍子 3 ~ 6 克，花、果 9 ~ 15 克，水煎服；外用适量，水煎洗或捣烂、研粉撒敷患处。

> **实用简方**　①盗汗、遗精：五倍子研末 5 克，温开水或香醋调匀，临睡前贴脐部。②白带异常、下消：鲜盐肤木根 15 ~ 30 克，猪小肠 1 段，水炖服（不加盐）。

秤星树

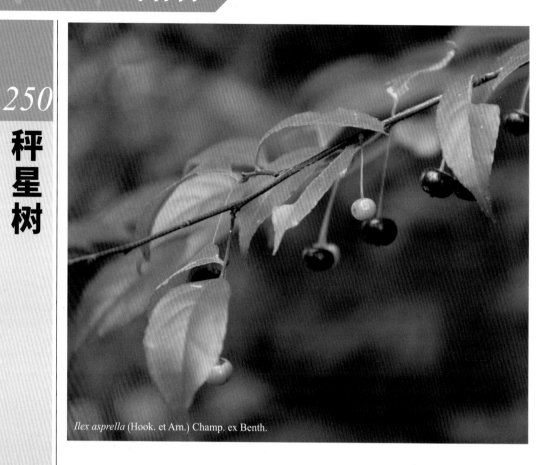

Ilex asprella (Hook. et Arn.) Champ. ex Benth.

- **别　　名**　岗梅、点秤星、梅叶冬青。
- **药用部位**　根、叶。
- **植物特征与采制**　落叶灌木。幼枝表面散生多数白色皮孔。叶互生，卵形或卵状椭圆形，边缘有细锯齿，叶面脉上常有微毛。花单性，雌雄异株；花白色或黄绿色。果球形，成熟时黑色，有纵棱。4～6月开花，10～11月结果。生于山坡灌木丛中。分布于浙江、江西、福建、台湾、湖南、广东、广西、香港等地。夏、秋季采收，鲜用或晒干。
- **性味功用**　微苦、甘，凉。清热解毒，消肿止痛。主治感冒、头痛、热病烦渴、痢疾、肺痈、气管炎、百日咳、扁桃体炎、咽喉肿痛、淋浊、风火牙痛、瘰疬、痈疽疔肿、过敏性皮炎、疔疮、痔疮、蛇伤、跌打损伤。根30～60克，水煎服；外用鲜叶适量，捣烂敷患处。

　　实用简方　①扁桃体炎、咽喉炎：秤星树30克，杠板归适量，水煎服。②慢性盆腔炎（轻型）：秤星树根、紫金牛、野菊花各15克，水煎服。③小儿感冒、高热不退：秤星树根、地胆草、丁癸草各9克，积雪草15克，水煎服。④过敏性皮炎：秤星树叶、食盐各适量，揉烂后擦患处。⑤痔疮：鲜秤星树根60～120克，去皮切碎，酌加猪肉，水炖服。

■ **别　　名**　猫儿刺、老虎刺、八角刺。

■ **药用部位**　根、茎皮、叶。

■ **植物特征与采制**　常绿灌木或小乔木。叶互生，长圆状四方形，先端宽，具 3 个三角形硬而尖刺齿，基部平截，两侧各有 1 ~ 2 个三角形硬而尖刺齿，叶面暗绿色，光亮，叶背淡绿色。花雌雄异株，成簇腋生于二年生的枝上；花冠 4 裂，黄绿色。果球形，成熟时深红色或黄色。4 ~ 5 月开花，8 ~ 10 月结果。多为栽培。分布于江苏、上海、安徽、浙江、福建、江西、湖北、湖南等地。全年可采，鲜用或晒干。

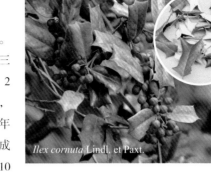
Ilex cornuta Lindl. et Paxt.

251

枸

骨

■ **性味功用**　苦，凉。根、茎皮，补肝益肾，祛风清热；主治肝肾不足、腰膝痿弱、腰肌劳损、瘰疬、丝虫病淋巴管炎、关节炎、臁疮。叶，清热解毒，祛风除湿；主治痢疾、乳腺炎、白癜风、无名肿毒、风湿痹痛、跌打损伤。9 ~ 15 克，水煎服；外用适量，水煎洗或捣烂敷患处。

> **实用简方**　①神经性头痛：枸骨根 30 ~ 60 克，红枣 30 克，水煎服。②肝肾阴虚、头晕耳鸣、腰膝酸痛：枸骨叶、枸杞子、女贞子、旱莲草各 9 ~ 15 克，水煎服。

■ **别　　名**　茶叶冬青、喉毒药、细叶冬青。

■ **药用部位**　根、叶。

■ **植物特征与采制**　常绿灌木。根淡黄色。小枝有棱，和叶柄、叶脉均被短柔毛。叶互生，卵形或椭圆形，通常具细锯齿，揉碎有黏性。花单性，雌雄异株。果球形，成熟时红色。5 ~ 6 月开花，10 ~ 11 月结果。生于山坡、沟谷灌木丛中。分布于安徽、浙江、江西、福建、台湾、湖南、广东、海南、香港、广西、贵州等地。全年可采，鲜用或晒干。

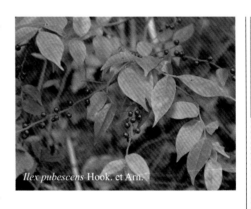
Ilex pubescens Hook. et Arn.

252

毛

冬

青

■ **性味功用**　苦、涩、凉。清热凉血，通络止痛，消肿解毒。根主治高血压、血栓闭塞性脉管炎、冠心病、咽喉肿痛、烫火伤；叶主治外伤出血、乳痈、疮疡、无名肿毒。根 30 ~ 45 克，水煎服；外用适量，捣烂敷患处。孕妇慎服。

> **实用简方**　①高血压：毛冬青根 30 ~ 60 克，酌加白糖或鸡蛋炖服，亦可水煎代茶常服。②血栓闭塞性脉管炎：毛冬青根、竹叶榕根、大通筋茎各 30 克，水煎服。

253 大芽南蛇藤

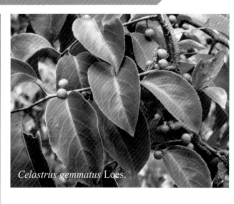

Celastrus gemmatus Loes.

- **别　　名**　哥兰叶、穿山龙、南蛇藤。
- **药用部位**　根、茎、叶。
- **植物特征与采制**　攀缘状灌木。小枝圆柱形，具条纹，多皮孔；冬芽大，圆锥形。单叶互生，阔卵圆形或椭圆状卵形。聚伞花序顶生及腋生；花黄绿色。蒴果球状。5～6月开花。生于山坡灌木丛中。分布于河南、陕西、甘肃、安徽、浙江、江西、湖北、湖南、贵州、四川、台湾、福建、广东、广西、云南等地。夏、秋季采收，鲜用或晒干。

- **性味功用**　苦、辛，温。祛风湿，行气血，壮筋骨，消痈毒。主治风湿痹痛、坐骨神经痛、腰腿痛、胃痛、疝气、闭经、月经不调、产后瘀血痛、荨麻疹、湿疹、带状疱疹、风疹、骨髓炎、痈肿疔疮、跌打损伤、骨折。10～30克，水煎服；外用适量，捣烂或调茶油敷患处。孕妇慎服。

> **实用简方**　①风湿痹痛：南蛇藤根、菝葜根、买麻藤根各30克，桑寄生12克，酒水炖服。②腰痛：南蛇藤根30克，鸡蛋1个，水炖，兑老酒少许，晚睡前温服。

254 雷公藤

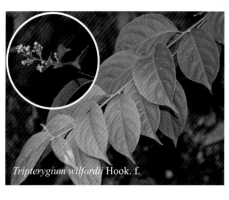

Tripterygium wilfordii Hook. f.

- **别　　名**　菜虫药、山砒霜、断肠草。
- **药用部位**　根的木质部。
- **植物特征与采制**　蔓性落叶灌木。根的内皮呈柑色。小枝红棕色，密生小瘤状突起和锈色毛。叶互生，椭圆形或阔卵形，边缘具细锯齿。聚伞状圆锥花序顶生或腋生；花小，花瓣5，绿白色。蒴果具3片膜质翅。5～6月开花，9～10月结果。生于向阳山坡灌木丛中。分布于台湾、福建、江苏、浙江、安徽、湖北、湖南、广西等地。全年可采，去净根皮，晒干。

- **性味功用**　辛、微苦，凉。有大毒。祛风除湿，活血通络，解毒杀虫。主治类风湿关节炎、风湿性关节炎、坐骨神经痛、末梢神经炎、肾病综合征、红斑狼疮、肾小球肾炎、银屑病、顽癣、麻风、骨髓炎、瘰疬。6～12克，水煎服（宜久煎）。孕妇及患有心、肝、肾病者慎用。服药期禁酸、辣、油炸等食物。茎、叶有剧毒，不可内服。

> **实用简方**　①慢性风湿痛：雷公藤根木质部10克，文火久煎，加入鸡蛋1～2个，炖熟，吃蛋喝汤。②麻风：雷公藤根木质部6克，金银花15克，黄柏12克，玄参9克，当归4.5克，每日1剂，水炖，分2次服。

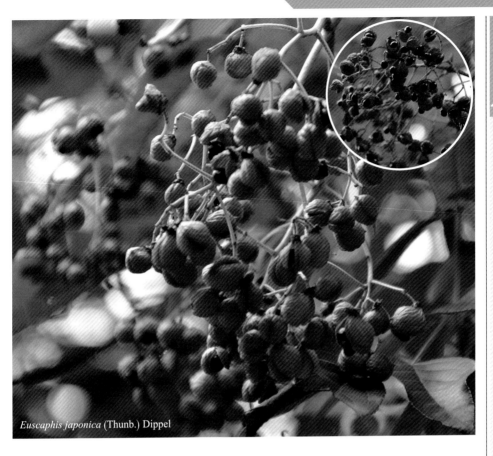

Euscaphis japonica (Thunb.) Dippel

野鸦椿

■ **别　　名**　野椿子树、鸡肫柴、鸡肾树。

■ **药用部位**　根、果。

■ **植物特征与采制**　落叶大灌木或小乔木。单数羽状复叶对生；小叶对生，卵形或卵状披针形，边缘具细锯齿。圆锥花序顶生；花冠绿色。蓇葖果成熟时鲜红色。种子近球形，黑色，外包有鲜红色假种皮。5～6月开花，9～12月结果。生于杂木林中，或栽培。分布于华东、中南、西南及山西、台湾等地。根夏、秋季采，果秋、冬季采；鲜用或晒干。

■ **性味功用**　根，微苦、甘，平；祛风，利湿；主治外感头痛、风湿腰痛、痢疾、泄泻、胃痛、产后风。果，辛，温；行气止痛，祛风利湿；主治头痛、眩晕、感冒、痢疾、泄泻、月经不调、荨麻疹、漆过敏、疝气。15～30克，水煎服；外用适量，水煎熏洗患处。

实用简方　①风寒感冒、酒后伤风：野鸦椿果实30～60克，橘饼1块，水煎服。②解酒：野鸦椿果实30～50克，水煎代茶。③风湿腰痛、产后风：鲜野鸦椿根30～90克，水煎调酒服。④漆过敏：患处先用韭菜水煎洗后，再将研细的野鸦椿果实撒敷患处。

无患子科

256

倒地铃

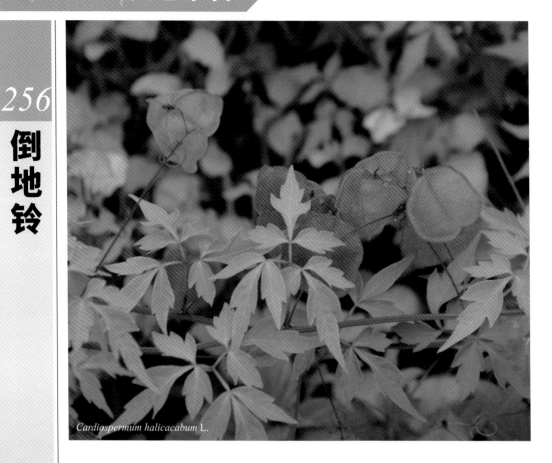

Cardiospermum halicacabum L.

■ **别　　名**　金丝苦楝、小果倒地铃。

■ **药用部位**　全草。

■ **植物特征与采制**　攀缘状草本。2～3出复叶互生；小叶长卵形或披针形，边缘浅裂或深裂。聚伞花序腋生；花瓣4枚，白色。蒴果三棱状倒卵形，囊状，膜质。种子球形。6～12月开花结果。生于山坡矮灌木丛中，或栽培。我国东部、南部和西南部很常见，北部较少。夏秋季采收，鲜用或晒干。

■ **性味功用**　辛，凉。清热利湿，散瘀消肿，凉血解毒。主治各种淋证、黄疸、糖尿病、百日咳、咽喉炎、湿疹、痈肿、疔疮肿毒、对口疮、跌打损伤。9～15克，水煎服；外用适量，水煎洗或捣烂敷患处。

> **实用简方**　①各种淋证：倒地铃15克，金钱草12克，海金沙6克，水煎服。②糖尿病：倒地铃60克，猪瘦肉适量，水炖服。③痈疽肿毒、湿疹：鲜倒地铃适量，红糖少许，捣烂敷患处；或鲜倒地铃适量，水煎洗患处。④毒蛇咬伤：鲜倒地铃适量，捣烂敷患处。⑤湿疹：倒地铃90克，蛇床子30克，水煎洗患处。

■ **别　　名**　坡柳、铁扫把、车桑仔。

■ **药用部位**　根、叶。

■ **植物特征与采制**　常绿灌木。叶互生，倒披针形或条状披针形，全缘，稍反卷；叶柄短或几无柄。圆锥花序顶生，短；花小，无花瓣。蒴果有 3 片膜翅，形似团扇。7～11月开花，8～12月结果。生于溪岸、山坡等沙质荒地，或栽培。分布于我国西南部、南部至东南部。全年可采，鲜用或晒干。

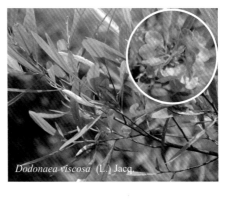
Dodonaea viscosa (L.) Jacq

■ **性味功用**　淡，平。清热利湿，消肿解毒。根主治风火牙痛、风毒流注；叶主治淋证、烫火伤、肩胛部漫肿、骑马痈、皮肤瘙痒、疔疮。15～30克，水煎服；外用叶适量，捣烂敷患处。

> **实用简方**　①肝硬化腹水：鲜车桑子叶、灯心草根各 60 克，水煎，酌加红糖调匀，晚临睡前服。②疔疮疖肿：鲜车桑子叶适量，捣烂敷患处。③烫火伤：车桑子叶适量，研末，调冬蜜涂患处。

■ **别　　名**　苦患子、木患子、洗手果。

■ **药用部位**　根、叶、种子（药材名无患子）。

■ **植物特征与采制**　落叶乔木。双数羽状复叶互生；小叶 8～16 片，卵状披针形或长椭圆形，全缘。圆锥花序顶生，有茸毛；花通常两性。核果肉质，球形，有棱，成熟时黄绿色。5～7 月开花，9～10 月结果。生于山坡疏林，或栽培。分布于我国东部、南部至西南部。根、叶夏、秋季采，种子于秋季果实成熟时采，除去果肉和果皮，鲜用或晒干。

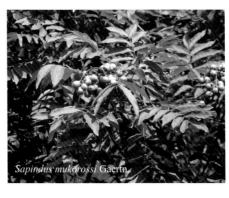
Sapindus mukorossi Gaertn

■ **性味功用**　根、叶，苦，平；有小毒；清热解毒，化痰散瘀。根主治感冒、咳嗽、咽喉炎、扁桃体炎；叶主治百日咳。种子，苦、辛，平；有毒；利咽祛痰，杀虫消积；主治滴虫阴道炎、咽喉炎、扁桃体炎、肺热咳喘、食滞、疳积。根 15～30 克，叶 6～15 克，种子 3～6 克，水煎服；外用适量，捣烂敷或煎水洗患处。孕妇慎用。

> **实用简方**　①哮喘：无患子根 30 克，肺风草 10 克，杏仁 6 克，水煎，酌加冰糖调服。②去头皮屑：鲜无患子果皮适量，捣烂，冲入温水，稍搓揉后，取上清液洗头。③湿疹：无患子根适量，煎汤熏洗患处。

259

凤仙花

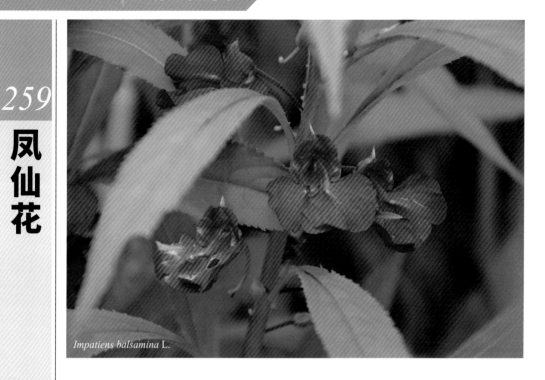

Impatiens balsamina L.

■ **别　　名**　指甲花、急性子、金凤花。

■ **药用部位**　全草、种子（药材名急性子）。

■ **植物特征与采制**　一年生草本。茎直立，肉质，节常膨大。叶互生，披针形，边缘有深锯齿。花大，单生或数朵生于叶腋，白色、粉红色、红色、紫色或杂色，单瓣或重瓣。蒴果纺锤形，密生短茸毛。种子多数，卵圆形，棕褐色。5～9月开花，8～9月结果。多栽培于庭园。分布于全国各地。夏季采收，鲜用或晒干；种子于8～9月果实近成熟时摘下，晒干，收集弹出的种子。

■ **性味功用**　根、茎、叶，微苦，温；有小毒；祛风活血，消肿解毒；主治风湿痹痛、闭经、痈肿、甲沟炎、跌打损伤、蛇虫咬伤。花，淡，凉；有小毒；祛风除湿，活血止痛；主治风湿疼痛、闭经、痈疖疔疮、白带异常。急性子，微苦，温；有小毒；软坚散瘀；主治闭经、痛经、痞块、鱼骨鲠喉、难产。全草9～15克，急性子3～6克，水煎服；外用适量，捣烂敷患处。孕妇忌服。

　　实用简方　①风湿痹痛：凤仙花全草30克，或加龙须藤15克，猪瘦肉适量，水炖服。②闭经：凤仙花3～8克，水煎服；或鲜凤仙花全草25克，水煎服。③甲沟炎：鲜凤仙花或叶适量，冷饭少许，捣烂敷患处。④毒蛇咬伤：凤仙花全草30克，水煎服，渣捣烂敷伤口周围。⑤蛇头疔：鲜凤仙花根适量，桐油少许，捣烂敷患处。⑥鹅掌风：鲜凤仙花适量，外擦患处。

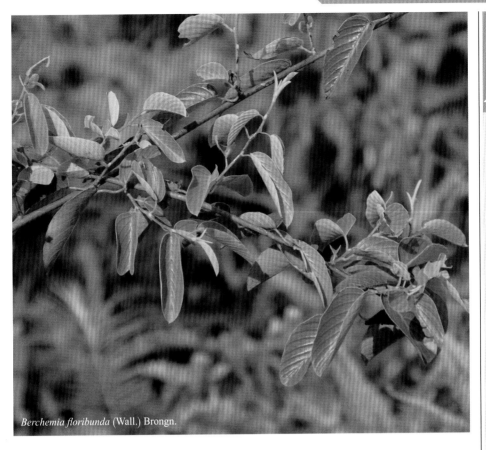

Berchemia floribunda (Wall.) Brongn.

260

多花勾儿茶

■ **别　　名**　勾儿茶、黄鳝藤、牛儿藤。

■ **药用部位**　根及老茎。

■ **植物特征与采制**　蔓性灌木。根长条形，表皮褐黑色，断面金黄色。叶互生，卵圆形至长圆形，全缘。圆锥花序顶生，花小；花瓣5，白色。核果近圆柱形，初时绿色，后变红色，成熟时紫黑色。7～10月开花，11月至翌年2月结果。生于山坡路旁或灌木丛中。分布于华东、中南、西南及山西、陕西、甘肃等地。全年可采，鲜用或晒干。

■ **性味功用**　甘、微涩，微温。补脾益气，祛风除湿，舒筋活络，调经止痛。主治骨结核、劳倦乏力、风湿痹痛、肝硬化、肝炎、血小板减少症、胃痛、疳积、白带异常、月经不调、痛经、产后腹痛、跌打损伤。30～60克，水煎服。

　　实用简方　①湿热黄疸：勾儿茶藤茎60克，兖州卷柏15克，水煎服。②肝硬化：勾儿茶根、柘树根各30克，水煎服。③劳力身疼：勾儿茶藤茎60克，羊肉125克，酒水各半炖服。④虚弱性水肿或水肿后气虚：鲜勾儿茶根60～120克，生姜9克，红糖适量，水煎服。⑤小儿疳积：勾儿茶根15～30克，水煎服。

铁包金

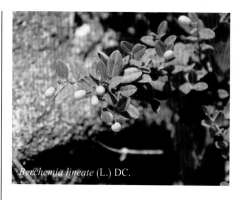

Berchemia lineate (L.) DC.

■ **别　　名**　老鼠耳、老鼠草、老鼠屎。

■ **药用部位**　根。

■ **植物特征与采制**　小灌木或藤状灌木。主根粗壮，支根多，表皮褐色，断面黄色。茎多分枝，小枝稍被毛。叶互生，卵形、椭圆形或近圆形，全缘。花瓣5，白色。核果椭圆形，成熟时呈紫黑色。7～9月开花，9～12月结果。生于山坡灌木丛中或路旁、田边。分布于广东、广西、福建、台湾等地。全年可采，鲜用或晒干。

■ **性味功用**　微苦、涩，平。固肾益气，祛风除湿，消肿解毒。主治肺结核、气管炎、糖尿病、胃溃疡、睾丸炎、遗精、风湿骨痛、腰膝酸痛、跌打损伤、疳积、荨麻疹、痈疽疔毒、多发性脓肿、风火牙痛。30～60克，水煎服。

实用简方　①风湿性关节炎：鲜铁包金60～120克，水煎，冲酒适量服，或炖猪肉服。②荨麻疹：鲜铁包金15克，猪瘦肉120克，水炖服。③睾丸肿胀：铁包金15～30克，鸭蛋1个，酒水各半炖服。④痛经：铁包金60克，酌加老酒炖服。

枳椇

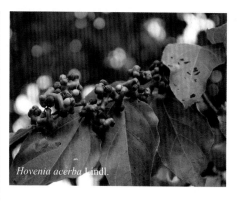

Hovenia acerba Lindl.

■ **别　　名**　拐枣、枳枣、鸡爪梨。

■ **药用部位**　根、种子（药材名枳椇子）。

■ **植物特征与采制**　乔木。叶互生，卵形或阔卵形，边缘具锯齿。聚伞花序顶生或腋生；花绿色。果近球形，无毛；果梗肉质，肥大而扭曲，红褐色。种子扁圆形，红褐色。5～9月开花，7～10月结果。生于路旁、溪边，或栽培。分布于甘肃、陕西、河南、安徽、江苏、浙江、江西、福建、广东、广西、湖南、湖北、四川、云南、贵州等地。根全年可采，鲜用或晒干；枳椇子于10月果实成熟时，收集晒干。

■ **性味功用**　根，甘、涩，温；祛风通络，解酒；主治小儿惊风、风湿骨痛、醉酒。枳椇子，甘，平；生津止渴，解酒除烦；主治醉酒、烦热口渴、小便不利。根15～30克，枳椇子6～15克，水煎服。

实用简方　①醉酒：枳椇子12克，捣碎，水煎服。②热病烦渴、小便不利：枳椇子、知母各9克，金银花24克，灯心草3克，水煎服。③劳伤吐血：鲜枳椇根240克，五花肉适量，水炖服。

- **别　　名**　雄虎刺、铁篱笆、白棘。
- **药用部位**　根、叶。
- **植物特征与采制**　灌木。幼枝及嫩叶被锈色短毛，幼枝具刺。叶互生，卵形或卵状椭圆形，边缘具细锯齿。聚伞花序腋生；花小，黄绿色。果为木质核果，扁盘状。5～8月开花，8～10月结果。生于村旁、溪边或山坡灌木丛中。分布于江苏、浙江、安徽、江西、湖南、湖北、福建、台湾、广东、广西、云南、贵州、四川等地。根秋、冬季采挖为佳，叶随时可采，多鲜用。

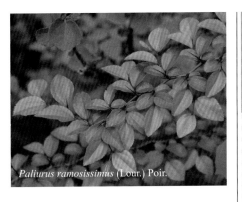
Paliurus ramosissimus (Lour.) Poir.

- **性味功用**　苦，平。祛风止痛，清热解毒。根主治风湿痛、牙痛、咽喉肿痛、痈疽；叶主治无名肿毒、疔疮痈肿。根15～30克，水煎服；外用叶适量，捣烂敷患处。

> **实用简方**　①肠风下血：马甲子根30～60克，猪肉适量，水炖服。②痈疮初起：鲜马甲子叶、木芙蓉叶、紫花地丁各适量，捣烂敷患处。③跌打损伤：马甲子根、威灵仙、木防己各30克，酒少许，水煎服。

263 马甲子

- **别　　名**　对节刺、碎米子、马沙刺。
- **药用部位**　根、叶。
- **植物特征与采制**　常绿或半常绿灌木。有刺状短枝，小枝具密毛。叶近对生，卵形或广椭圆形，边缘有锯齿。穗状圆锥花序顶生或生侧枝上；花小，白色。核果近球形，成熟时紫黑色。8月至翌年4月开花结果。生于山坡、路旁。分布于安徽、江苏、浙江、江西、福建、台湾、广东、广西、湖南、湖北、四川、云南等地。根皮、叶全年可采，嫩枝春季采；鲜用或晒干。

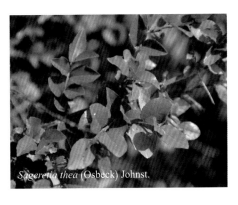
Sageretia thea (Osbeck) Johnst.

- **性味功用**　根，甘、淡，平；行气化痰，祛风利湿；主治哮喘、咳嗽、水肿、胃痛、鹤膝风。叶，酸，凉；消肿止痛；主治烫火伤、疮疡肿毒、疖、疥疮、漆过敏。根9～15克，水煎服；外用鲜叶适量，捣烂敷或煎水洗患处。

> **实用简方**　①咳嗽气喘：雀梅藤根9～15克，水煎服。②疮疡肿毒、漆过敏：鲜雀梅藤叶适量，水煎洗患处。③水肿：雀梅藤根二层皮、朱砂各4.5克，绿豆30克，共研末为丸，如梧桐子大，每服7丸，开水送服。

264 雀梅藤

265 广东蛇葡萄

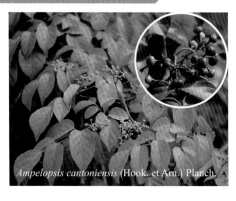

Ampelopsis cantoniensis (Hook. et Arn.) Planch.

■ **别　　名**　粤蛇葡萄、田浦茶、山甜茶。

■ **药用部位**　根、藤。

■ **植物特征与采制**　攀缘状木质藤本。茎具条纹，卷须粗壮，与叶对生。1回或2回羽状复叶；小叶9～13片，卵形或长圆形，大小不一，边缘具不明显钝齿。聚伞花序与叶对生；花小，花瓣5。浆果倒卵状球形，深紫色或紫黑色。4～7月开花，5～8月结果。生于山坡灌木丛中。分布于安徽、浙江、福建、台湾、湖北、湖南、广东、广西、海南、贵州、云南、西藏等地。全年可采，鲜用或晒干。

■ **性味功用**　辛、苦，凉。清热解毒，祛风化湿。主治感冒、咽喉肿痛、风湿痹痛、乳痈、湿疹、丹毒、疮疖痈肿。15～30克，水煎服；外用适量，水煎洗患处。

实用简方　①感冒：广东蛇葡萄藤30克，水煎服。②嗜盐菌食物中毒：广东蛇葡萄根45克，生姜15克，水煎服。③急性结膜炎：广东蛇葡萄藤适量，水煎熏洗患眼。

266 白蔹

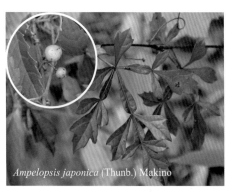

Ampelopsis japonica (Thunb.) Makino

■ **别　　名**　五爪藤、白草、白根。

■ **药用部位**　块根（药材名白蔹）。

■ **植物特征与采制**　藤本。块根纺锤形或卵形，肉质而粗壮，数个聚生，外皮棕褐色。卷须与叶对生。羽状复叶互生，作羽状分裂或羽状缺刻，裂片卵形或披针形；叶轴有阔翅。聚伞花序与叶对生；花小，黄绿色。浆果球形，成熟时白色或蓝紫色。4～6月开花，8～10月结果。生于山坡、路旁、荒山灌木丛中。分布于东北、华北、华东、中南及陕西、宁夏、四川等地。春、秋季采挖，鲜用或晒干。

■ **性味功用**　苦，平。清热解毒，消肿止痛，生肌敛疮。主治白带异常、血痢、肠风便血、烫火伤、瘰疬、跌打损伤、痔漏、冻疮、痈疖疮肿、体癣、手足癣。3～9克，水煎服；外用适量，捣烂敷患处。孕妇慎服。反乌头。

实用简方　①烫火伤：白蔹研末，调麻油或鲜鸡蛋清，涂患处。②扭挫伤：白蔹9克，栀子、白芥子各3克，研末，调热酒敷患处。③面上疱疮：鲜白蔹60克，冰糖30克，水炖服。④无名肿毒、痈疮、瘰疬：鲜白蔹60～90克，水煎服，渣捣烂敷患处（关节处不可用）。

■ **别　　名**　五爪龙、五叶莓、地五加。

■ **药用部位**　全草。

■ **植物特征与采制**　多年生草质藤本。老茎紫色，有纵棱；上部卷须2分叉，与叶对生。掌状复叶互生；小叶5枚，呈鸟趾状排形，长圆形或卵形。聚伞花序腋生或假腋生；花瓣4，黄绿色。浆果球形，成熟时黑色。5～9月开花，7～10月结果。生于山坡、路旁、旷野草丛中。分布于陕西、台湾、四川、贵州、云南及华东、华中、华南等地。夏、秋季采收，鲜用或晒干。

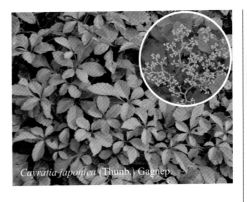

Cayratia japonica (Thunb.) Gagnep.

乌蔹莓

■ **性味功用**　辛、苦，凉。有小毒。清热解毒，消肿止痛。主治咽喉肿痛、痈肿疔毒、带状疱疹、尿血、急性胃肠炎、肾炎、乳腺炎、白带异常、黄疸、痢疾、风湿痹痛、跌打损伤、毒蛇咬伤。15～30克，水煎服；外用适量，捣烂敷患处。

> **实用简方**　①胃脘冷痛：乌蔹莓30克，鸡1只，黄酒125克，水炖服。②小便带血：鲜乌蔹莓30克，水煎服，或加冬蜜适量冲服。③带状疱疹：乌蔹莓块根适量，磨烧酒与雄黄，抹患处。④痈疽肿毒：鲜乌蔹莓30克，水煎，酌加酒服；另取鲜乌蔹莓叶适量，捣烂敷患处。

■ **别　　名**　白薯藤、粉藤、粉藤薯。

■ **药用部位**　全草。

■ **植物特征与采制**　多年生草质藤本。全体无毛或幼时稍被白粉。茎绿色，稍肉质，钝四棱形，节膨大。卷须与叶对生。单叶互生，心状卵形。伞房状二歧聚伞花序与叶对生；花瓣4枚，厚，淡绿色。浆果紫红色，倒卵形。秋、冬季开花结果。生于荒野草丛，沟谷湿地或石隙中，或栽培于庭园。分布于广东、广西、贵州、福建、云南、台湾等地。夏、秋季采根、茎藤，叶随用随采；鲜用或晒干。

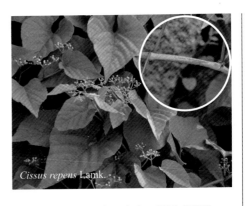

Cissus repens Lamk.

白粉藤

■ **性味功用**　块根，微辛，平；藤、叶，苦、微酸，寒，有小毒。清热解毒，消肿通乳。主治痢疾、久咳、肾盂肾炎、乳汁稀少、跌打损伤、痈肿疔疮、疮疡肿毒、瘰疬。10～15克，水煎服；外用鲜叶适量，加红糖捣烂敷患处。孕妇禁用。叶不可内服。

> **实用简方**　①痢疾：鲜白粉藤茎、水蜈蚣各30克，水煎，调蜜少许，炖服。②久咳：白粉藤茎、矮地茶各15克，冰糖30克，水煎服。③瘰疬：白粉藤茎、白蔹各30克，水煎服。

三叶崖爬藤

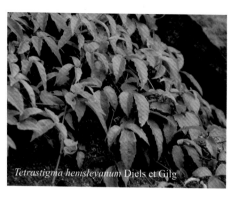

Tetrastigma hemsleyanum Diels et Gilg

■ **别　　名** 三叶青、石猴子、石老鼠。

■ **药用部位** 块根、叶。

■ **植物特征与采制** 多年生草质攀缘藤本。块根卵形或椭圆形，棕褐色。卷须与叶对生，不分枝。掌状复叶对生。聚伞花序腋生；花小，黄绿色。浆果球形，成熟时鲜红褐色，后变黑色。5～6月开花，7～9月结果。生于溪谷、林下等草丛或石缝中，或栽培。分布于江苏、浙江、江西、福建、台湾、广东、广西、湖北、湖南、四川、贵州、云南、西藏等地。全年可采，鲜用或晒干。

■ **性味功用** 苦、辛，凉。清热解毒。主治蛇伤、疮疡肿毒、高热惊厥、黄疸、肿瘤、流行性脑脊髓膜炎、哮喘、百日咳、肾炎、腮腺炎、痈疖疔毒、角膜炎。6～12克，水煎服；外用适量，捣烂绞汁或磨醋取汁涂患处。孕妇忌服。

> **实用简方** ①毒蛇咬伤：三叶崖爬藤块根适量，捣烂绞汁，部分内服，部分外敷或调醋外敷。②小儿高热：三叶崖爬藤块根3～9克，水煎服。③百日咳：三叶崖爬藤块根3～6克，磨米泔水，用竹沥适量，冲服。④急慢性肾炎：鲜三叶崖爬藤块根30克，与青壳鸭蛋同煮熟服。⑤咽喉肿痛：三叶崖爬藤全草适量，水煎代茶。

扁担藤

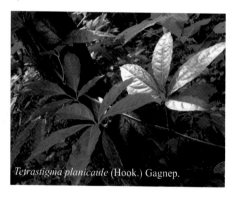

Tetrastigma planicaule (Hook.) Gagnep.

■ **别　　名** 腰带藤、扁骨风、扁藤。

■ **药用部位** 根、茎藤、叶。

■ **植物特征与采制** 大型木质藤本。茎扁平；卷须与叶对生，粗壮，不分枝。叶为掌状复叶；小叶5枚，长圆状披针形。复伞形聚伞花序腋生；花瓣4，绿白色，卵状三角形，早落。果序疏散。浆果近球形。5～7月开花，8～11月结果。生于山谷密林中，常攀附于乔木上。分布于福建、广东、广西、贵州、云南、西藏东南部等地。全年可采，鲜用或晒干。

■ **性味功用** 甘、微苦，寒。祛风湿，舒经络，壮筋骨。主治风湿痹痛、乙脑后遗手足畸形、中风偏瘫、腰肌劳损、跌打损伤。15～30克，水煎服。

> **实用简方** ①脑血管硬化：扁担藤30克，川芎3克，水煎服。②风湿痹痛：扁担藤、白背叶根各30克，上肢痛加桂枝3克，下肢痛加牛膝12克，酌加黄酒，水炖服。③手脚酸痛：扁担藤、龙须藤、大通筋各15克，水煎服。④下肢溃疡：鲜扁担藤叶适量，捣烂敷患处。

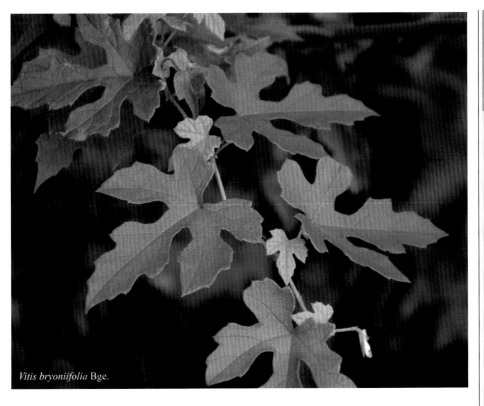

Vitis bryoniifolia Bge.

蘡薁

■ **别　　名**　野葡萄、华北葡萄。

■ **药用部位**　根、叶。

■ **植物特征与采制**　木质藤本。茎有棱角，幼枝密被深灰色或锈色绒毛；卷须有1分枝或不分枝。叶互生，阔卵形，通常3～5裂，边缘具不整齐的锯齿，叶背密被灰色或褐色绒毛。圆锥花序与叶对生；花瓣5枚。浆果卵圆形，成熟时紫色。4～5月开花，5～7月结果。生于山坡灌木丛中。分布于河北、陕西、山东、江苏、浙江、湖南、福建、广西、四川、云南等地。夏、秋季采收，鲜用或晒干。

■ **性味功用**　根，微甘、辛，平；通经络，祛风湿，消肿毒；主治肝炎、痢疾、风湿关节痛、水肿、咳嗽、荨麻疹、乳腺炎、瘰疬、跌打损伤、痈疽肿毒。叶，酸，平；凉血止血，消肿解毒；主治崩漏、血淋、湿疹、痈疮肿毒、臁疮。15～30克，水煎服；外用叶适量，捣烂敷或煎水洗患处。

　　实用简方　①慢性肝炎：蘡薁根、白英、兖州卷柏各30克，水煎服。②风湿关节痛：蘡薁根60～100克，猪蹄1只，水炖服。③荨麻疹：蘡薁根、黑豆各30克，猪瘦肉适量，水炖服。④崩漏：蘡薁叶（研末），每次10克，热酒冲服。⑤多发性脓肿：鲜蘡薁根50克，大尾摇15克，水煎或调酒服。

272 田麻

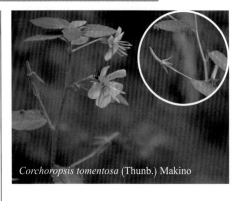

Corchoropsis tomentosa (Thunb.) Makino

- **别　名**　黄花喉草、白喉草、毛果田麻。
- **药用部位**　全草。
- **植物特征与采制**　亚灌木状草本。叶互生，卵形或椭圆状卵形，边缘具钝齿，两面密生星状毛。花两性，单生于叶腋；花冠黄色。蒴果长角状圆筒形，密生星状毛及柔毛。5～6月开花，5～10月结果。生于山坡、荒地。分布于东北、华北、华东、华中、华南、西南等地。夏、秋季采收，鲜用或晒干。

- **性味功用**　苦，寒。清热解毒。主治扁桃体炎、白喉、咽喉肿痛、疳积、白带异常、痈疖肿毒。9～30克，水煎服；外用适量，捣烂敷患处。

实用简方　①白喉：田麻叶适量（1～2岁9克，3～4岁15克，5～6岁21克，7～10岁30克），酌加茶油，擂烂绞汁，频频饮服。②小儿疳积：田麻9～15克，猪瘦肉适量，水炖服。③痈疖肿毒、外伤出血：鲜田麻叶适量，捣烂敷患处。

273 甜麻

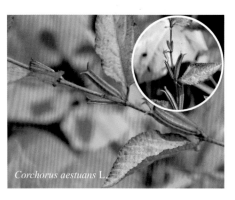

Corchorus aestuans L.

- **别　名**　假黄麻、野黄麻、野麻。
- **药用部位**　全草。
- **植物特征与采制**　一年生草本。茎红褐色，有毛。叶互生，卵形至卵状披针形，边缘具锯齿，叶面几无毛，叶背有疏毛。聚伞花序腋生，有花1～4朵；花瓣5或4，黄色。蒴果圆筒形。5～10月开花结果。生于山坡、田边、路旁湿地。分布于长江以南各地区。夏秋季采收，鲜用或晒干。

- **性味功用**　淡，寒。清热解暑，消肿解毒。主治中暑发热、麻疹、痢疾、咽喉肿痛、风湿痛、跌打损伤、疥疮、疮疖肿毒。15～30克，水煎服；外用鲜全草适量，捣烂敷或水煎洗患处。孕妇忌服。

实用简方　①流行性感冒：甜麻30克，水煎服。②解暑热：鲜甜麻嫩叶适量，水煎代茶。③疮毒：鲜甜麻嫩叶适量，酌加黄糖，捣烂敷患处。④疥疮：甜麻、长叶冻绿各适量，水煎洗患处。

■ **别　　名**　孩儿拳头、山络麻、娃娃拳。

■ **药用部位**　全株。

■ **植物特征与采制**　落叶灌木或小乔木。嫩枝具星状毛。叶互生，狭菱状卵形或狭菱形，边缘具不规则细锯齿，叶面几无毛，叶背疏被星状毛。聚伞花序与叶对生；花瓣5，淡黄绿色。核果扁球形，橙红色。5～9月开花结果。生于山坡灌木丛中或疏林中。分布于江西、湖南、浙江、福建、广东、台湾、安徽、四川等地。夏、秋季采收，鲜用或晒干。

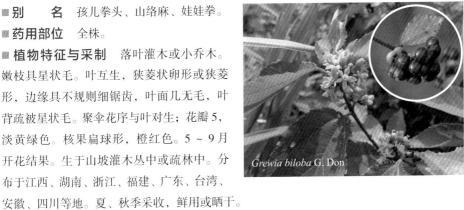

Grewia biloba G. Don

扁担杆

■ **性味功用**　辛、甘，温。益气健脾，祛风除湿，固精止带。主治脾虚食少、疳积、腹泻、遗精、风湿痹痛、血崩、白带异常、子宫脱垂、脱肛、疮疖肿毒。15～30克，水煎服；外用适量，捣烂敷患处。

> **实用简方**　①风湿痹痛：扁担杆根120～150克，浸白酒1000毫升，每服1小盅，早晚各1次。②脾虚食少、小儿疳积：扁担杆全草30克，糯米团、鸡屎藤各15克，广陈皮9克，水煎服。③遗精、遗尿：扁担杆果实30～60克，水煎服。④睾丸肿痛：扁担杆根60克，煲猪膀胱服。

■ **别　　名**　密马专、黄花地桃花、黄花虱母子。

■ **药用部位**　全草。

■ **植物特征与采制**　半灌木。叶互生，菱状宽卵形或宽卵形，3深裂，边缘有不整齐锯齿，叶面有叉状毛和单毛，叶背密被星状毛。聚伞花序常数个腋生；花瓣5，黄色。果近球形，有短毛及刺。6～10月开花结果。生于林边灌木丛中。分布于云南、广西、广东、福建、台湾等地。根、茎全年可采，叶夏、秋季采，鲜用或晒干。

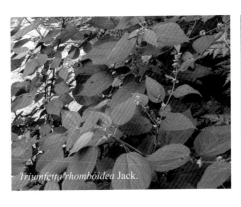

Triumfetta rhomboidea Jack.

275 刺蒴麻

■ **性味功用**　甘、淡，凉。清热利湿，通淋化石。主治感冒、痢疾、泌尿系统结石、疮疖。15～30克，水煎服。外用鲜叶适量，捣烂敷患处。

> **实用简方**　①泌尿系统结石：刺蒴麻60克，水煎服，3日后加广东金钱草60克，车前草30克，水煎服。②疮疖：鲜刺蒴麻叶适量，冷饭少许，捣敷。

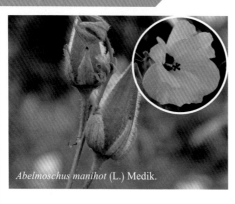

276

黄蜀葵

■ **别　　名**　黄葵、秋葵、金花捷报。

■ **药用部位**　根、叶、花。

■ **植物特征与采制**　多年生草本。全株有长粗硬毛。叶互生；阔卵形或卵圆形，通常3～9深裂，裂片线状披针形，边缘具不规则锯齿或小裂片。花单生于叶腋或枝顶；花瓣5，淡黄色。蒴果圆锥形。种子褐色，圆肾形。7～10月开花，8～11月结果。生于山坡、路旁或村旁、屋边潮湿地。分布于河北、山东、河南、陕西、湖北、湖南、四川、贵州、云南、广西、广东和福建等地。夏、秋季采收，鲜用或晒干。

Abelmoschus manihot (L.) Medik.

■ **性味功用**　甘，寒。清热凉血，利尿通淋，消肿解毒。根、叶主治痈疽疔疖、无名肿毒、刀伤出血、淋证、尿道感染、水肿、阑尾炎、肺结核咯血；花主治烫火伤、口疮、泌尿系统结石、淋证、痈肿疮毒。10～15克，水煎服；外用适量，捣烂敷患处。孕妇忌服。

> **实用简方**　①头痛：黄蜀葵根50克，山鸡椒根30克，炖羊头服。②肺热咳嗽：鲜黄蜀葵根30克，水煎服。③疔疮疖肿：鲜黄蜀葵叶适量，冬蜜少许，捣烂敷患处。④烫火伤：鲜黄蜀葵花浸茶油中，取液涂患处，每日数次。

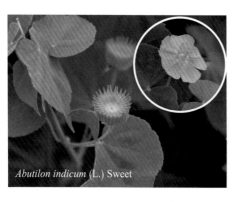

277

磨盘草

■ **别　　名**　磨子树、磨爿果、耳响草。

■ **药用部位**　全草。

■ **植物特征与采制**　亚灌木。全株被灰白色星状短柔毛。叶互生，卵圆形或宽卵形，边缘具不整齐锯齿。花单生于叶腋；花梗长于叶柄；花瓣5，黄色。果磨盘状，成熟时脱落。种子三角状肾形，灰褐色，疏被短毛。6～12月开花结果。生于山坡、旷野。分布于台湾、福建、广东、广西、贵州、云南等地。

Abutilon indicum (L.) Sweet

春、夏季采收，鲜用或晒干。

■ **性味功用**　微苦、甘，凉。清热解毒。主治感冒、咳嗽、腮腺炎、咽喉肿痛、中耳炎、耳鸣耳聋、尿道感染、荨麻疹、痔疮、疮痈肿毒。30～60克，水煎服。孕妇慎服。

> **实用简方**　①耳鸣：磨盘草根、石菖蒲、牡蛎肉干各30克，水煎服。②中耳炎：磨盘草30～60克，虎耳草15克，墨鱼干1只，水炖服。③跌打损伤、体虚乏力：磨盘草根60克，猪蹄1只，酌加黄酒，水炖服。④牙龈溃烂：磨盘草根15克，酌加红糖，水煎服。

■ **别　　名**　山芙蓉、芙蓉花、芙蓉。

■ **药用部位**　根、叶、花。

■ **植物特征与采制**　落叶灌木。叶互生，阔卵形或近圆形，边缘具钝齿，两面均被星状毛。花单生枝端叶腋；花冠大而美丽，初开时白色，逐渐变为淡红色至红色；花瓣5或重瓣。蒴果球形。秋末冬初开花，冬季结果。多为栽培。分布于辽宁、河北、山东、陕西、台湾，以及长江中下游地区及其以南

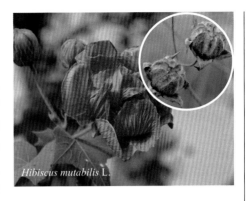

Hibiscus mutabilis L.

等地。根全年可采，叶夏、秋季采，花秋季采；鲜用或晒干。

■ **性味功用**　微苦、辛，凉。根、叶，清热解毒，凉血消肿；主治痈疽疔疮、乳腺炎、无名肿毒、烫火伤、带状疱疹、目赤肿痛、白带异常、各种外科炎症、肾盂肾炎。花，清热凉血；主治咳嗽、肺痈、白带异常、月经过多、崩漏、吐血、痈疽肿毒。15～30克，水煎服；外用适量，捣烂敷患处。孕妇忌服。

实用简方　①肺脓肿：鲜木芙蓉叶60克，捣汁，酌加冬蜜调服；或鲜木芙蓉花30～60克，水煎服。②肾盂肾炎：鲜木芙蓉根60～95克，玉米须30克，猪腰子1对，水煎服。

■ **别　　名**　高地棉、美洲棉、棉花。

■ **药用部位**　根、果壳、花、种子。

■ **植物特征与采制**　一年生草本。叶互生，宽卵形，掌状3深裂，裂片宽三角状卵形。花单生叶腋；花瓣5，白色或淡黄色，后变淡红色或紫色。蒴果卵形。种子近球形，密被长绵毛和灰色不易剥离的纤毛。夏、秋季开花结果。广泛栽培于全国各大产棉区。秋季采收，鲜用或晒干。

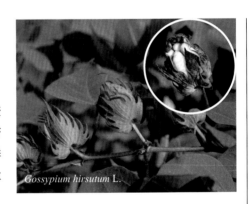

Gossypium hirsutum L.

■ **性味功用**　根，甘，温；补气，止咳，平喘；主治咳嗽、气管炎、哮喘、遗精、胃痛。果壳，淡，平；破气降逆；主治吞咽困难、胃寒呃逆。棉花，淡，平；止血；主治血崩、吐血、便血。种子，辛，热；有毒；温肾，通乳；主治阳痿、遗尿、乳汁不通。根15～30克，果壳、种子10～15克，水煎服；棉花烧灰研末，5～9克，开水调服。

实用简方　①慢性肝炎：陆地棉根30克，地骨皮18克，水煎服。②乳汁不通：陆地棉种子、黄芪各9克，甘草6克，水煎服。③久嗽吐血不止：陆地棉种子适量，童便浸1宿，研末，每次服3克，侧柏叶汤送下。

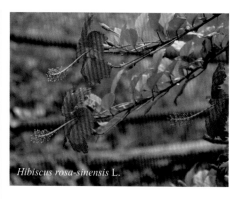

Hibiscus rosa-sinensis L.

280

朱槿

■ **别　名**　扶桑、佛桑、赤槿。
■ **药用部位**　根、叶、花。
■ **植物特征与采制**　灌木。叶阔卵形或狭卵形，边缘有粗齿或缺刻，两面无毛。花大，单生于上部叶腋间，下垂；花瓣5，有时重瓣，玫瑰红、淡红等色。蒴果卵形，有喙，多少开裂为5瓣。几乎全年有花。多为栽培。分布于广东、云南、台湾、福建、广西、四川等地。根、叶全年可采，花夏、秋季采，鲜用或晒干。

■ **性味功用**　甘、淡，平。清热利湿，解毒消肿。主治尿道感染、白带异常、痢疾、腮腺炎、乳腺炎、疔疮痈肿。15～30克，水煎服；外用适量，捣烂敷患处。

　　实用简方　①泌尿系统感染、白浊、白带异常：朱槿根15～30克，水煎服。②小便不利：朱槿根15克，大蓟、石韦、海金沙藤各30克，水煎服。③痈疮肿毒：鲜朱槿叶适量，冷饭少许，捣烂敷患处。④急性结膜炎：朱槿根30克，水煎服。⑤乳腺炎：鲜朱槿花适量，酌加冬蜜，捣烂敷患处。

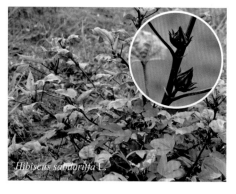

Hibiscus sabdariffa L.

281

玫瑰茄

■ **别　名**　山茄、洛神花。
■ **药用部位**　花萼（药材名玫瑰茄）。
■ **植物特征与采制**　一年生灌木状草本。茎粗壮，淡紫色。叶二型，下部叶卵形，不分裂，上部叶3深裂，边缘有锯齿，两面无毛。花单生于叶腋，几无柄；萼杯状，紫红色，肉质，味酸；花冠黄色。蒴果卵形，木质，被粗毛。夏、秋季开花结果。多为栽培。分布于我国南方各地。夏、秋季采收，鲜用或晒干。

■ **性味功用**　酸，凉。清热解渴，敛肺止咳。主治高血压、肺虚咳嗽、中暑、醉酒。9～15克，开水泡服或水煎服。

　　实用简方　①高血压：玫瑰茄12克，杭白菊10克，水煎代茶。②醉酒：玫瑰茄30克，水煎服。

■ **别　名**　饭汤花、白饭花、白槿花。

■ **药用部位**　根、茎、叶、花。

■ **植物特征与采制**　灌木。茎多分枝，灰褐色，无毛。叶互生，长卵形或棱形，边缘具不规则的钝齿，两面无毛或疏被星状毛。花单生于叶腋，花瓣5或重瓣，白色、淡紫色、红色等。蒴果长卵形。5～11月开花。多为栽培。分布于台湾、福建、广西、云南、四川、湖南、安徽、江西、浙江、山东、河南、陕西等地。根、茎、叶全年可采，花于夏、秋季开放时采，鲜用或晒干。

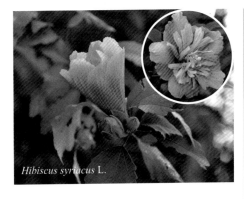
Hibiscus syriacus L.

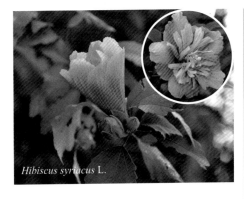

282
木槿

■ **性味功用**　甘，微寒。清热利湿，凉血止血。主治咯血、吐血、咳嗽、痢疾、泄泻、黄疸、肾炎、水肿、白带异常、肠风下血、痔疮出血、痈肿疮毒、疔疮、带状疱疹。15～30克，水煎服；外用适量，捣烂敷患处。

> **实用简方**　①咯血：鲜木槿花30克，藕节炭15克，水煎服。②糖尿病：木槿根30～60克，水煎代茶。③带状疱疹：鲜木槿叶适量，雄黄少许，捣烂敷患处。④肾炎性水肿：木槿根90～120克，灯心草60克，水煎代茶饮。⑤白带异常：白木槿花、芡实、鸡冠花各15克，水煎服。

■ **别　名**　黄花草、黄花棉、山桃仔。

■ **药用部位**　全草。

■ **植物特征与采制**　多年生草本。茎直立，多分枝，各部均被毛。叶互生，卵形或菱状狭卵形，边缘具粗锯齿，侧脉羽状，两面疏生伏贴长毛。花单生叶腋或有时成顶生总状花序；花瓣5，黄色。果实扁肾形，被刚毛。夏至冬初开花结果。野生于旷地、路旁。分布于台湾、福建、广东、广西、云南等地。根全年可采，鲜用或晒干；叶夏、秋季采，鲜用。

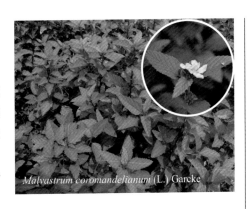
Malvastrum coromandelianum (L.) Garcke

283
赛葵

■ **性味功用**　甘，平。清热利湿，解毒散瘀。主治肠炎、痢疾、前列腺炎、劳倦乏力、风湿关节痛、痔疮、痈疽疔肿、对口疮、湿疹、扭伤、跌打损伤。15～30克，水煎服；外用鲜叶适量，捣烂敷患处。

> **实用简方**　①腹泻：鲜赛葵全草30克，水煎，酌加红糖调服。②吐血、咯血：鲜赛葵根（去外皮）60克，猪瘦肉适量，水炖服。③前列腺炎：鲜赛葵根60克，水煎或炖豆腐服。④扭伤：鲜赛葵叶、积雪草、凹叶景天各适量，捣烂敷伤部。

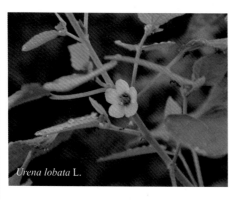

Urena lobata L.

284 地桃花

■ **别　　名**　肖梵天花、野棉花、八卦拦路虎。

■ **药用部位**　根或全草。

■ **植物特征与采制**　灌木。全株被星状柔毛。叶互生，卵状三角形、卵形或圆形，边缘不裂或 3 ～ 5 浅裂，叶面有柔毛，叶背有星状柔毛。花单生于叶腋，或数朵丛生于枝梢；花瓣 5，淡红色。蒴果球形，密生钩状刺毛。6 月至翌年 2 月开花结果。生于向阳的山坡、空地、路旁。分布于长江以南各地区。全年均可采挖，鲜用或晒干。

■ **性味功用**　甘，微温。祛风利湿，行气活血。主治腰肌劳损、风湿痹痛、痢疾、泄泻、胃痛、劳倦乏力、白带异常、月经不调、乳腺炎、新旧伤痛、骨折、痈肿疮疖、毒蛇咬伤。30 ～ 60 克，水煎服；外用鲜叶适量，捣烂敷患处。

> **实用简方**　①风湿关节痛：地桃花、三桠苦、两面针、昆明鸡血藤各 30 克，水煎服。②久年头风、偏头痛：鲜地桃花根 30 克，酒水各半炖服。③白带异常：地桃花根 60 克，白马骨 30 克，鸡冠花 20 克，水煎服。

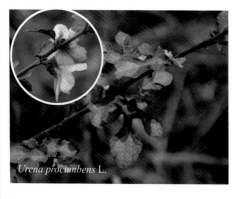

Urena procumbens L.

285 梵天花

■ **别　　名**　狗脚迹、野棉花、八大锤。

■ **药用部位**　根、叶、花。

■ **植物特征与采制**　多年生亚灌木。全株被星状毛及细柔毛。叶互生，卵形或近圆形，中央裂片倒卵形或近菱形，两面密生星状毛；托叶锥形，外被具倒钩状刺毛，早落。花单生或数朵丛生于叶腋；花瓣 5，淡红色。蒴果球形，密生钩状刺毛。5 ～ 7 月开花，8 ～ 10 月结果。生于山坡、空地、路旁。分布于广东、台湾、福建、广西、江西、湖南、浙江等地。夏、秋季采，鲜用或晒干。

■ **性味功用**　甘，微苦，温。行气活血，祛风除湿。根主治风湿痹痛、劳倦乏力、腰肌劳损、肝炎、痛经、跌打损伤；叶主治带状疱疹、毒蛇咬伤；花主治荨麻疹。根 30 ～ 60 克，花 9 ～ 15 克，水煎服。外用叶适量，捣烂敷患处。根孕妇慎服。

> **实用简方**　①痛经：梵天花根 15 ～ 30 克，益母草 15 克，水煎服。②产后双膝无力、不能行走：鲜梵天花根 60 克，炖鸡服。③毒蛇咬伤：鲜梵天花叶捣烂，浸米泔水洗伤口，渣敷伤部；另取鲜梵天花根二重皮 30 克，五灵脂 9 克，雄黄末 3 克，酒水煎服。

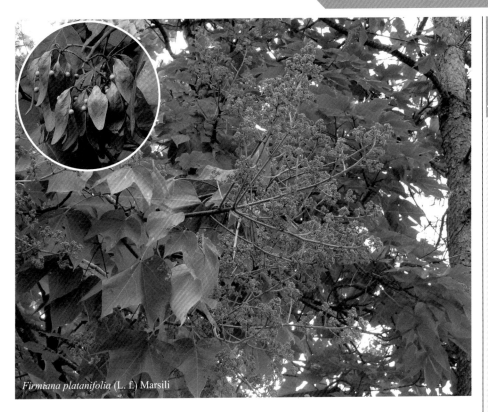

Firmiana platanifolia (L. f.) Marsili

■ **别　　名**　榇桐、青桐、耳桐。

■ **药用部位**　根、茎皮、叶、果。

■ **植物特征与采制**　落叶乔木。树皮灰绿色，平滑。叶互生，心状圆形，3～5 掌状分裂，裂片三角形，全缘，叶面近无毛，叶背具星状毛。圆锥花序顶生；花单性，花小，淡绿色；无花瓣。蓇葖果具柄，成熟后裂开，果瓣叶状。6～7 月开花，9～10 月结果。多为栽培。分布于我国南北各地。根、茎皮全年可采，叶春、夏季采，果秋、冬季采；鲜用或晒干。

■ **性味功用**　根、茎皮、叶，苦，微寒；祛风除湿，解毒消肿。根主治风湿骨痛、腹泻、水肿、伤食、疳积、热淋、肿毒、烫火伤；茎皮主治蛔虫腹痛、脱肛、内痔；叶主治头风痛、跌打骨折、痈肿、乳腺炎。果，甘，平；清热利湿，健脾消食；主治习惯性便秘、口疮。根、茎皮 30～60 克，叶 5～7 片，水煎服，或捣烂敷患处；果 30～60 克，生用或炒服。

　　实用简方　①头风痛：鲜梧桐叶 7 片，星宿菜根 60 克，青壳鸭蛋 1 个，水煎服。②高血压：梧桐嫩叶 30 克，水煎代茶。③腹泻：梧桐根、柚子叶各 9 克，研末，每日 3 次，每次 6 克。④白带异常：梧桐茎皮 15 克，猪骨头适量，水炖服。⑤小儿口疮：梧桐子 6～9 克，水煎服，或炒存性研粉，调敷患处。⑥烫火伤：梧桐花适量，焙干，研末，调茶油涂抹患处。

山芝麻

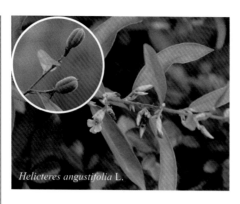

Helicteres angustifolia L.

■ **别　　名**　山油麻、假芝麻、山脂麻、野山麻。

■ **药用部位**　根或全株。

■ **植物特征与采制**　小灌木。全株被黄绿色绒毛或短星状毛。叶互生，条状披针形或狭长圆形，全缘，叶面无毛或疏生星状毛。花数朵丛生于叶腋的短花序柄上；花瓣5，红色或淡紫色。蒴果卵状长圆形，密被星状毛。7～8月开花，9～10月结果。生于山坡灌木丛中。分布于湖南、江西、广东、广西、云南、福建、台湾等地。根全年可采，茎、叶、果实夏秋季采；鲜用或晒干。

■ **性味功用**　苦，凉。有小毒。清热泻火，消肿解毒。主治颈淋巴结结核、肺结核、肺热咳嗽、关节炎、感冒、胃肠炎、扁桃体炎、咽喉肿痛、气管炎、睾丸炎、肾炎、痢疾、肠炎、乳腺炎、白带异常、骨髓炎、牙痛、牙根脓肿、痔疮、痈疽肿毒、毒蛇咬伤。9～15克，水煎服；外用鲜叶适量，捣烂敷患处。孕妇慎服。

　　实用简方　①感冒发热：山芝麻根15克，黄花蒿、地桃花各10克，水煎服。②头风痛：鲜山芝麻根15～30克，水煎酌加酒服，症重者炖鸡服。

蛇婆子

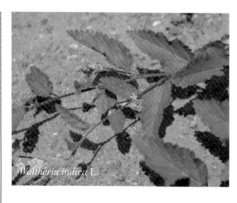

Waltheria indica L.

■ **别　　名**　满地毡、和他草、仙人撒网。

■ **药用部位**　根、茎。

■ **植物特征与采制**　稍直立或匍匐状亚灌木。多分枝，小枝被短柔毛。叶互生，卵形或狭卵形，边缘有小齿，两面具星状毛。聚伞花序头状，腋生；花瓣5，淡黄色。4～9月开花结果。生于旷野、山坡等地。分布于台湾、福建、广东、广西、云南等地。全年可采，鲜用或晒干。

■ **性味功用**　辛、微甘，平。祛风利湿，清热解毒。主治下消、湿热带下、风湿痹痛、多发性脓肿、咽喉炎、乳腺炎、瘰疬、湿疹、痈疽疖肿、跌打损伤。15～30克，水煎服；外用适量，捣烂敷患处。

　　实用简方　①下消、白带异常：蛇婆子30克，水煎，加冰糖服。②风湿痹痛：鲜蛇婆子60克，猪蹄1只，炖熟，加酒服。③跌打损伤：蛇婆子根、全缘榕、南蛇藤各12克，白花丹4.5克，浸酒频服，或和猪骨、鸭蛋炖服。

毛花猕猴桃

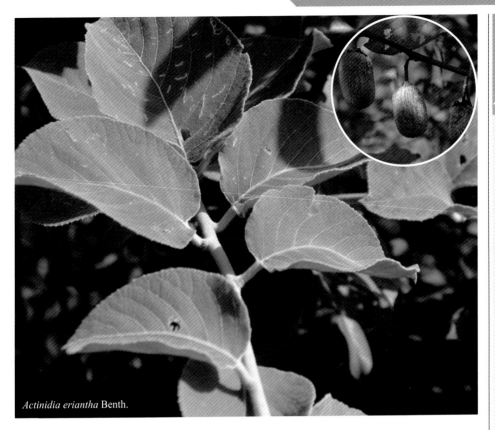

Actinidia eriantha Benth.

- **别　　名**　毛花杨桃、白藤梨、白毛桃。
- **药用部位**　根、叶。
- **植物特征与采制**　大型落叶藤本。幼枝密生灰白色绒毛，后渐脱落。叶互生，卵状椭圆形、阔卵形或近圆形，边缘有针状小锯齿，叶面绿色，幼时有毛，后渐脱落，叶背密生灰白色星状绒毛；叶柄密被毛。聚伞花序腋生；花瓣淡红色。浆果蚕茧状，密生灰白色绵毛。4～6月开花，6～10月结果。生于山谷、溪边及林缘灌木丛中。分布于浙江、福建、江西、湖南、贵州、广西、广东等地。根全年可采，叶夏、秋季采；鲜用或晒干。
- **性味功用**　根，淡、微辛，寒；清热利湿，宣肺化痰；主治风湿痹痛、肺结核、肺热咳嗽、痢疾、淋浊、白带异常、肿瘤。叶，微苦、辛，寒；消肿解毒，止血祛瘀；主治痈疽肿毒、乳腺炎、跌打损伤、骨折、刀伤、冻疮溃破。15～30克，水煎服；外用适量，捣烂敷患处。

　　实用简方　①湿热带下：鲜毛花猕猴桃根60克，土茯苓30克，水煎服。②痢疾：毛花猕猴桃根30克，盐肤木根15克，铁苋菜12克，水煎，去渣，取汤煮鸡蛋服。③肺结核：毛花猕猴桃根30克，大枣5枚，水煎服。④风湿痹痛：毛花猕猴桃根30克，水煎服。⑤久伤疼痛：鲜毛花猕猴桃根60克，猪蹄1只，水炖服。

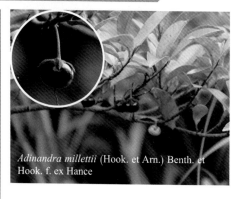

Adinandra millettii (Hook. et Arn.) Benth. et Hook. f. ex Hance

290 杨桐

■ **别　　名**　毛药红淡、黄瑞木。

■ **药用部位**　根、叶。

■ **植物特征与采制**　灌木或小乔木。幼时有毛，老枝无毛。叶互生，长圆状椭圆形，全缘。花单生叶腋；花冠白色。果球形，被毛。4月开花，6月结果。生于山坡灌木丛中。分布于安徽、浙江、江西、福建、湖南、广东、广西、贵州等地。全年可采，鲜用或晒干。

■ **性味功用**　苦，凉。凉血止血，消肿解毒。主治肝炎、鼻出血、尿血、腮腺炎、睾丸炎、疖肿、蛇虫咬伤。15～30克，水煎服；外用鲜叶适量，捣烂敷患处。

实用简方　①吐血：杨桐根30～60克，水煎，兑猪瘦肉汤服。②尿血：杨桐根、轮叶蒲桃根各15克，菝葜根30克，鸭蛋1个，水炖服。③腮腺炎：杨桐根适量，磨米泔水，涂患处。④毒蜂螫伤：鲜杨桐嫩叶适量，捣烂敷患处。⑤毒蛇咬伤：鲜杨桐嫩叶、大青嫩叶、白花蛇舌草各适量，酒糟少许，捣烂敷患处及百会穴。

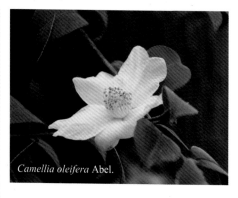

Camellia oleifera Abel.

291 油茶

■ **别　　名**　白花茶、茶油、茶子树。

■ **药用部位**　根、叶、油。

■ **植物特征与采制**　灌木或小乔木。叶椭圆形、长圆形或倒卵形，边缘有细锯齿，有时具钝齿；叶柄有粗毛。花顶生，近无柄，花瓣白色。蒴果球形或卵圆形。多栽培于山坡。从长江流域到华南各地广泛分布。根、叶全年可采，鲜用或晒干；秋季果实成熟时，采收种子，榨油（茶油），剩下的残渣叫"茶麸"或"茶籽饼"。

■ **性味功用**　根，苦，微温；调胃理气，活血消肿；主治胃痛、咽喉肿痛、牙痛、烫火伤。叶，微苦，平；收敛止血；主治鼻出血、痈疽。茶油，甘，平；润肠；主治腹痛、便秘、蛔虫性肠梗阻、肺结核、烫火伤、疥癣。根、叶15～30克，水煎服，或研粉外敷；茶油60～95克，顿服或开水送服。

实用简方　①胃痛：油茶根45克，水煎服。②鼻出血：油茶叶、冰糖各30克，水煎服。③痔疮出血：陈年茶油适量，涂抹患处。④烫火伤：油茶根适量，烧灰研末，用茶油调匀，敷患处。⑤湿疹、皮肤瘙痒：茶籽饼适量，捣碎，水煎洗患处。

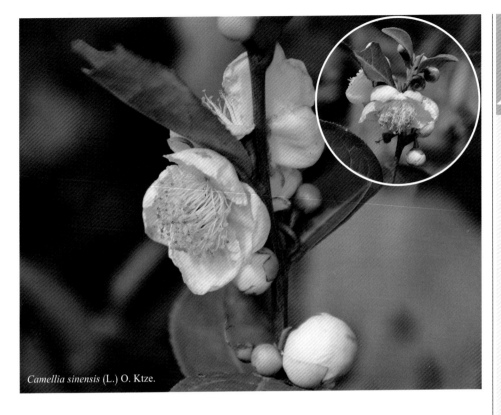

Camellia sinensis (L.) O. Ktze.

■ **别　　名**　茶叶、茗。

■ **药用部位**　根、叶、花。

■ **植物特征与采制**　灌木或小乔木。叶长圆形或椭圆形，边缘有锯齿。花腋生，白色。蒴果球形，每球有种子 1 ～ 2 粒。花期 10 月至翌年 2 月。多为栽培。普遍见于长江以南各地区。根全年可采，花夏、秋季采；鲜用或晒干；叶春至秋季采，以清明前后为佳，加工成红茶或绿茶。

■ **性味功用**　根，苦，凉；清热解毒，强心利尿；主治带状疱疹、漆过敏、痔疮、口疮、牙痛、心律不齐、冠心病。叶，苦、甘，凉；提神醒脑，消食利水，除烦止渴；主治痢疾、肠炎、中暑、食积、消化不良、感冒、头痛、心烦口渴。花，微苦，凉；清肺平肝；主治高血压。根 15 ～ 30 克，叶、花 9 ～ 15 克，水煎服；外用适量，水煎熏洗，或磨醋涂患处。

　　实用简方　①急性肠炎：茶叶 9 克，生姜 6 克，水 2 碗浓煎成半碗，一次服下。②感冒：茶叶 9 克，生姜 3 片，开水泡服。③冠心病：老茶树根、余甘子根各 30 克，茜草根 15 克，水煎服。④慢性肾炎：鲜茶叶 60 ～ 90 克，冰糖适量，水煎常饮。⑤风火牙痛：茶树根、栀子根、黄花倒水莲根各 30 克，水煎，取煎出液，炖小母鸡服。⑥漆过敏：鲜茶树根 60 ～ 90 克，水煎熏洗患处。⑦臁疮：茶叶适量，研末，调茶油涂患处。

293

金丝桃

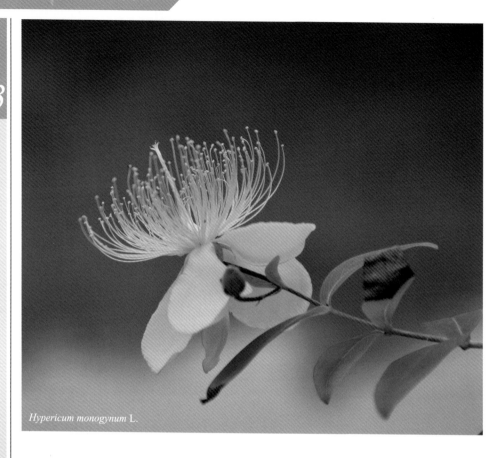

Hypericum monogynum L.

■ **别　　名**　金丝海棠、土连翘。

■ **药用部位**　全草、果实。

■ **植物特征与采制**　半常绿灌木。小枝红褐色。叶对生，长圆形，全缘，有透明腺点。花顶生，成聚伞花序，或单生；花黄色。蒴果卵圆形，具宿存的萼。5～9月开花结果。多生于山谷、山坡灌木丛中。分布于河北、陕西、山东、江苏、安徽、浙江、江西、福建、台湾、河南、湖北、湖南、广东、广西、四川、贵州等地。全草夏、秋季采，果实成熟时采，鲜用或晒干。

■ **性味功用**　苦，凉。全草，清热解毒，祛风消肿；主治咽喉肿痛、结膜炎、肝炎、腰膝酸痛、疮疖肿毒、漆过敏、蛇虫咬伤。果实，润肺止咳；主治肺结核、百日咳。全草15～30克，果实3～9克，水煎服；外用鲜全草适量，捣烂敷或水煎洗患处。

　　实用简方　①肝炎：金丝桃根30克，大枣10枚，水煎服。②黄疸型肝炎、肝脾肿大：金丝桃根30克，地耳草、虎杖各15克，水煎服。③疖肿：鲜金丝桃叶适量，食盐少许，捣烂敷患处。

■ **别　　名**　田基黄、山茵陈。

■ **药用部位**　全草。

■ **植物特征与采制**　一年生草本。茎直立或斜举，四棱形。叶对生，卵形或宽卵形，全缘，两面常紫红色，具黑色腺点；叶无柄。聚伞花序顶生；花小、黄色。蒴果圆柱形。4～10月开花。多生于山坡、田埂、路旁等湿地。分布于辽宁、山东至长江以南各地区。夏、秋季采收，鲜用或晒干。

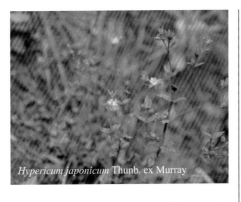

Hypericum japonicum Thunb. ex Murray

■ **性味功用**　苦、辛、凉。利湿退黄，清热解毒，活血消肿。主治湿热黄疸、伤寒、肠痈、肺痈、肾炎、小儿惊风、闭经、目赤肿痛、疔肿、带状疱疹、毒蛇咬伤、跌打损伤。15～30克，水煎服；外用适量，捣烂敷患处。孕妇忌服。

　　实用简方　①阑尾炎：地耳草30克，半边莲、鬼针草各15克，虎杖20克，水煎服。②小儿疳积：地耳草适量，研末，每次3克，鸡肝1具，米泔水炖服。③跌打损伤：鲜地耳草60～125克，捣烂取汁，加烧酒炖服，渣调酒擦伤处。④蛇头疔：鲜地耳草捣烂取汁1杯，麻油半杯调匀，炖温抹患处。⑤毒蛇咬伤：鲜地耳草60～120克，捣烂绞汁服，渣敷患处。⑥带状疱疹：鲜地耳草适量，糯米少许，捣烂敷患处。

294 地耳草

■ **别　　名**　对月莲、合掌草。

■ **药用部位**　全草。

■ **植物特征与采制**　多年生草本。叶对生；两叶基部连合，茎贯穿其中，条状长圆形，全缘。聚伞花序顶生；花小、黄色。蒴果卵圆形。4月以后开花结果。生于山坡潮湿处。分布于陕西至江南各地。夏、秋季采收，鲜用或晒干。

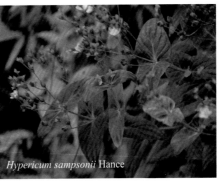

Hypericum sampsonii Hance

■ **性味功用**　辛、苦、寒。清热解毒，通经活络，凉血止血。主治肠炎、痢疾、鼻出血、吐血、风湿痹痛、坐骨神经痛、月经不调、痛经、白带异常、乳腺炎、牙痛、疔疮痈肿、指头炎、丹毒、毒蛇咬伤、跌打损伤。15～30克，水煎服；外用适量，捣烂敷患处。孕妇忌服。

　　实用简方　①月经不调：元宝草30～60克，桂圆干10粒，红糖15克，水煎服。②乳腺炎：鲜元宝草30克，水煎，酌加酒兑服；另取鲜元宝草叶适量，捣烂敷患处。③小儿疳积：鲜元宝草15～30克，猪瘦肉适量，食盐调味，水煎服。④小儿脱肛：鲜元宝草适量，捣烂，调桐油搽患处。

295 元宝草

296

柽柳

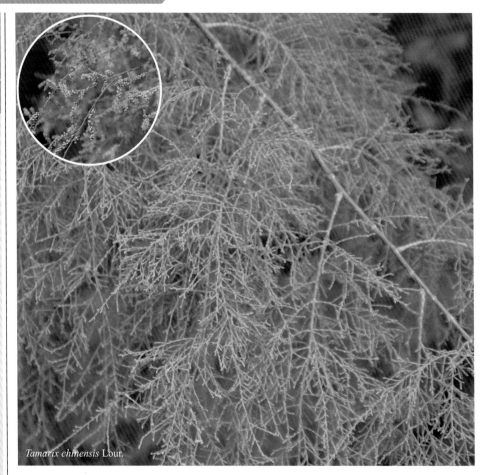

Tamarix chinensis Lour.

■ **别　　名**　红荆条、西湖柳、西河柳。

■ **药用部位**　枝、叶。

■ **植物特征与采制**　落叶灌木或小乔木。枝密生，柔弱，常下垂，绿色或红紫色。叶互生，鳞片状，卵状披针形。花排列成疏散略下垂的圆锥花序；花小，淡红色。蒴果小。分别于4月、6月、8月三次开花，故又叫"三春柳"。多为栽培。分布于辽宁、河北、河南、山东、江苏、安徽等地；我国东部至西南部各地区均有栽培。夏、秋季采收，鲜用或晒干。

■ **性味功用**　甘、辛，平。发表透疹，祛风除湿。主治麻疹、感冒咳嗽、关节痛、小便不利、风湿痹痛、皮肤瘙痒。9～15克，水煎服；外用适量，水煎熏洗。

> **实用简方**　①麻疹不透：鲜柽柳枝、叶9～15克，酌加冰糖或冬瓜糖，水煎代茶频服。如腹胀小便不通，改用冬蜜冲服。②风湿痹痛：柽柳、虎杖、鸡血藤各30克，水煎服。③风疹、疥癣：柽柳适量，水煎洗患处。

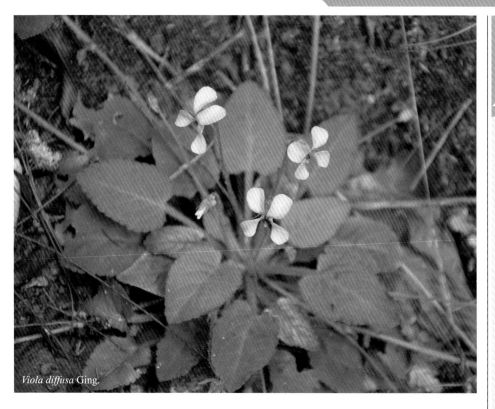

Viola diffusa Ging.

- **别　　名**　天芥菜、匍伏堇、蔓茎堇、蔓茎堇菜。
- **药用部位**　全草。
- **植物特征与采制**　一年生草本。全体被白色柔毛，稀近无毛。匍匐枝通常多数。叶基生或互生，卵圆形至椭圆形，边缘具钝齿；叶柄扁平。花单生叶腋；花瓣白色或淡紫色。蒴果椭圆形。3～10月开花结果。生于路边草地及阴湿处。分布于浙江、福建、台湾、四川、云南、西藏等地。夏、秋季采收，鲜用或晒干。
- **性味功用**　微苦，寒。清热解毒，散瘀消肿，止咳。主治肝炎、肺热咳嗽、百日咳、结膜炎、毒蛇咬伤、疔、痈。9～15克，水煎服；外用适量，捣烂敷患处。

　实用简方　①肝炎：七星莲、茵陈、兖州卷柏、大青叶各30克，鸭跖草、海金沙藤各15克，水煎服。②遗精：七星莲15克，金樱子根60克，冰糖适量，水炖服。③咽喉肿痛：鲜七星莲15～30克，水煎，酌加白糖调服。④小儿久咳音嘶：鲜七星莲15克，酌加冰糖，水炖服。⑤鹅口疮：鲜七星莲适量，捣烂取汁，和人乳调擦患处。⑥无名肿毒：鲜七星莲、紫花地丁、地锦草各适量，捣烂敷患处，每日换药2次。⑦毒蛇咬伤：鲜七星莲50克，雄黄3克，捣烂敷患处。⑧急性结膜炎：鲜七星莲、紫花地丁各适量，捣烂敷患处，每日换药1次。

秋海棠科

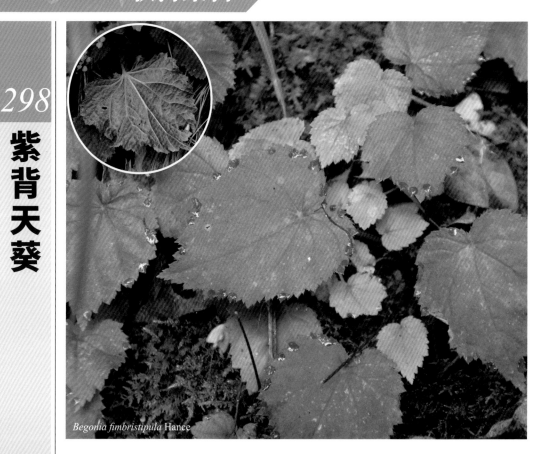

Begonia fimbristipula Hance

298 紫背天葵

- **别　　名**　散血子、红天葵。
- **药用部位**　全草。
- **植物特征与采制**　多年生草本。块茎肉质，球形，有须根。基生叶通常1枚，卵状心形，边缘有不规则的尖锯齿，两面均有稀疏的伏生粗毛，叶背紫色；叶柄纤细，疏生长伏毛或近无毛。聚伞花序，总花梗纤细，长超过叶片；花单性，雌雄同株，粉红色。蒴果三棱形，有3翅。4~5月开花。生于山坡、沟谷阴湿的石壁上。分布于浙江、江西、湖南、福建、广西、广东、海南、香港等地。春、夏季采收，鲜用或晒干。
- **性味功用**　甘，凉。清热化痰，凉血解毒。主治中暑、流行性乙型脑炎、咳嗽、咽喉肿痛、咯血、鼻出血、淋巴结结核、跌打损伤、骨折、毒蛇咬伤、烫火伤、疔疮肿毒、癣、疥。3~9克，水煎服；外用鲜全草适量，捣烂敷患处。

> **实用简方**　①肺结核咯血、鼻出血：紫背天葵全草9克，侧柏叶15克，水煎服。②风寒感冒：紫背天葵全草10克，紫苏15克，水煎服。③疔疮肿毒：紫背天葵全草6~12克，菊三七15克，水煎服，渣捣烂敷患处。

仙人掌

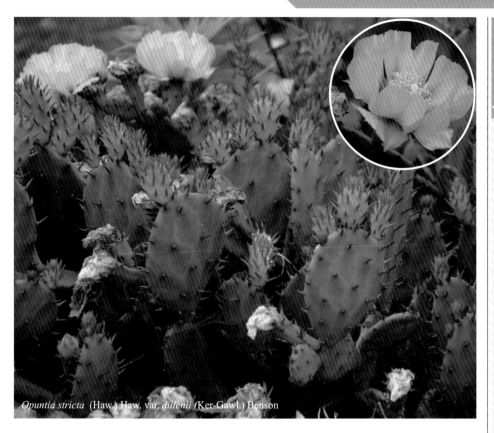

Opuntia stricta (Haw.) Haw. var. *dillenii* (Ker-Gawl.) Benson

■ **别　　名**　仙巴掌、火焰。

■ **药用部位**　根、茎。

■ **植物特征与采制**　丛生肉质灌木。茎下部稍木质，近圆柱形；具明显的节，节间倒卵形至长圆形，肉质，扁平似掌，散生小瘤体。叶小、圆而尖，早落。花单生或数朵聚生于顶节的边缘；花被片多数，外部绿色，向内渐变为花瓣状，呈黄色。浆果肉质，紫红色。5～10月开花结果。多为栽培。分布于全国大部分地区。全年可采，去刺，通常鲜用。

■ **性味功用**　苦，寒。行气活血，凉血止血，清热解毒。主治头痛、胃痛、吐血、咯血、痔疮下血、腮腺炎、乳腺炎、烫火伤、冻伤、蛇虫咬伤、鹅掌风、脚底深部脓肿。15～30克，水煎服；外用适量，捣烂绞汁，涂擦患处。

　实用简方　①胃痛：仙人掌茎、香附各15克，石菖蒲、高良姜各3克，共研细末，每次8克，每日服3次。②颈淋巴结结核：仙人掌茎剖开两片，剖面撒上煅牡蛎粉，合紧烤热后，取含牡蛎粉剖面敷患处，胶布固定。③乳腺炎：仙人掌适量，捣烂绞汁，酌加面粉调成糊状，涂患处。④鹅掌风：仙人掌绞汁涂擦手掌，擦至发烫为度，每日3～5次。

300

土沉香

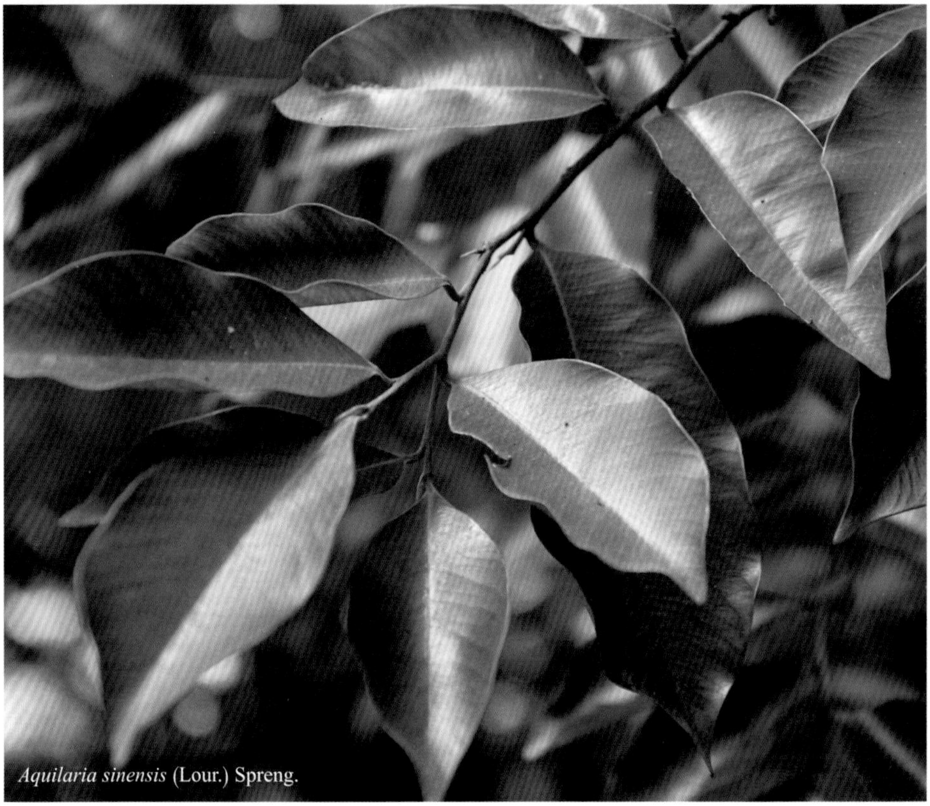

Aquilaria sinensis (Lour.) Spreng.

- ■**别　名**　白木香、牙香树。
- ■**药用部位**　含树脂的心材。
- ■**植物特征与采制**　常绿乔木。小枝初时疏生细柔毛，后渐脱落。叶互生，倒卵形、椭圆形或卵形，全缘；叶柄被短柔毛。伞形花序顶生或腋生；花黄绿色，芳香。蒴果扁倒卵形，被灰黄色柔毛。种子基部有尾状附属物。3～6月开花结果。生于杂木林内，或栽培。分布于广东、海南、广西、福建等地。全年可采，选择树干直径30厘米以上的大树，在距地面1.5～2米处的树干上，用刀顺砍数刀，伤口深3～4厘米，待其分泌树脂，数年后，割取含有树脂的木材，贮藏在密闭的容器里。
- ■**性味功用**　辛、苦，温。温中止痛，纳气平喘。主治呕逆、哮喘、腹胀、脘腹冷痛、大肠虚秘、腰膝虚冷。1.5～3克，水煎服，或研末服。

　实用简方　①胃寒呕吐、呃逆：土沉香1克，山鸡椒5克，陈皮6克，姜半夏8克，水煎服。②肾不纳气虚喘、呼多吸少：土沉香3克，山茱萸、熟地黄各15克，制附子10克，水煎服。③气滞血瘀胸腹胀痛：土沉香、木香各3克，乳香、没药各10克，水煎服。

■ **别　　名**　黄瑞香、打结花、梦花。

■ **药用部位**　根、花、叶。

■ **植物特征与采制**　落叶灌木。小枝红棕色，近枝端被淡黄色绢毛。叶通常聚生枝顶，长圆形、椭圆状披针形或倒卵状披针形，全缘，叶面疏生柔毛，叶背密生绢毛。头状花序顶生；花黄色。核果卵形，成熟时黑色。10～12月开花。多栽培于阴湿肥沃地。分布于河南、陕西及长江流域以南各地区。根全年可采，花秋冬季采；鲜用或晒干。

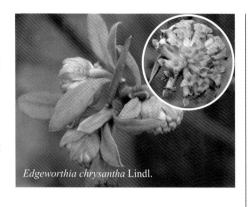

Edgeworthia chrysantha Lindl.

301

结香

■ **性味功用**　苦，平。根，舒筋活络，滋肝养肾；主治跌打损伤、风湿痹痛、胃痛、梦遗、早泄、阳痿。花，滋养肝肾，疏风明目；主治胸痛、头痛、夜盲、目赤流泪、眼花。根6～15克，花3～15克，水煎服。

> **实用简方**　①肺虚久咳：结香花9～15克，水煎服。②风湿痹痛、跌打损伤：结香根15克，水煎服。③风湿筋骨疼痛、麻木、瘫痪：结香根、威灵仙各10克，常春藤30克，水煎服。④疔疮：鲜结香叶适量，捣烂敷患处。

■ **别　　名**　南岭荛花、地棉根。

■ **药用部位**　根或根皮、叶。

■ **植物特征与采制**　小灌木。全株光滑，仅花序有稀毛。根皮和茎皮含绵状纤维，不易折断。叶对生，长圆形，全缘，叶背粉绿色。花黄绿色，数朵顶生，组成极短的头状花序。核果卵形，熟时红色。7～9月开花，8～10月结果。生于向阳山坡草丛、灌木丛中。分布于广东、海南、广西、福建、台湾、湖南、四川、贵州、云南、浙江等地。根全年可采，茎、叶夏、秋季采；鲜用或晒干。

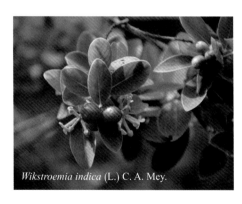

Wikstroemia indica (L.) C. A. Mey.

302

了哥王

■ **性味功用**　苦、辛，寒。有毒。清热解毒、化痰散结、通经利水。主治腹水、淋巴结结核、跌打损伤、痈疽肿毒、肾炎、闭经、乳腺炎、骨折。根9～15克，水煎服（宜久煎）；外用适量，捣烂敷患处。孕妇忌用。

> **实用简方**　①肝硬化腹水：了哥王根二重皮25克，大枣12枚，红糖30克，共捣烂为丸，如绿豆大，开水送服，每日服5～7丸。②淋巴结结核：鲜了哥王根、山芝麻各10克，水煎服；另取鲜了哥王根二重皮或叶适量，和红糖捣烂，敷患处。

303

福建胡颓子

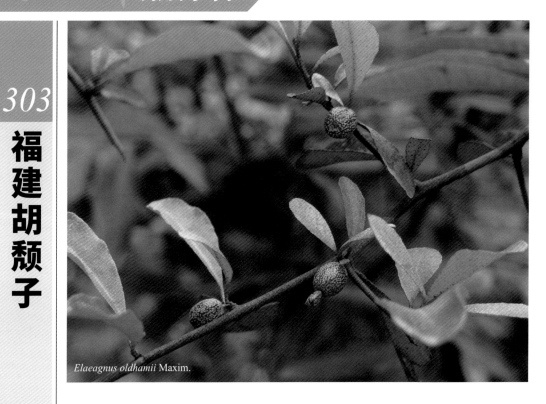

Elaeagnus oldhamii Maxim.

■ **别　　名**　柿糊、胡颓子、宜梧胡颓子。

■ **药用部位**　根、叶。

■ **植物特征与采制**　常绿灌木。具枝状刺。小枝密生褐色鳞片。叶倒卵形，全缘，叶面密生白色鳞片，老后脱落，叶背密生银灰色鳞片。花朵组成腋生短总状花序；花被筒杯状，被银灰色鳞片。果卵球形，成熟时红色，密被银灰色鳞片。5 ~ 11月开花结果。生于山坡灌木丛中。分布于台湾、福建、广东等地。根、茎、叶全年可采，果实秋末冬初采，鲜用或晒干。

■ **性味功用**　苦、酸、微温。敛肺定喘，益肾固涩。根主治肝炎、劳倦乏力、腹泻、胃痛、消化不良、肾亏腰痛、盗汗、遗精、白带异常、乳腺炎、跌打损伤、风湿痹痛；叶主治哮喘、久咳。30 ~ 60克，水煎服；外用适量，捣烂敷患处。根孕妇禁服。

> **实用简方**　①胃痛、十二指肠溃疡：福建胡颓子根去外皮250克，水煎，去渣，将猪肚1个洗净放入炖烂，分4次服。②肾虚腰痛、盗汗、遗精：鲜福建胡颓子根30～60克；腰痛加墨鱼干1～2只，黄酒少许，盗汗加红糖9克，遗精加金樱子30克，冬蜜少许，水炖服。③消化不良：福建胡颓子根、柚树叶各9克，水煎服。④风湿性关节炎：鲜福建胡颓子根30～90克，猪瘦肉适量，酒少许，水炖服。⑤白带异常：鲜福建胡颓子根30～60克，猪瘦肉适量，水炖服。

■ **别　　名**　水苋菜、水指甲。

■ **药用部位**　全草。

■ **植物特征与采制**　多年生草本。茎多为红紫色，常丛生，下部伏地生根。叶对生，近圆形，全缘。穗状花序；花瓣倒卵形，淡红紫色。蒴果椭圆形，具横线纹。夏季开花。多生于水田、浅沟湿地。分布于广东、广西、福建、台湾、浙江、江西、湖南、湖北、四川、贵州、云南等地。全年可采，鲜用或晒干。

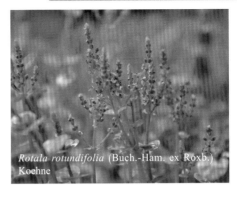

Rotala rotundifolia (Buch.-Ham. ex Roxb.) Koehne

304

圆叶节节菜

■ **性味功用**　甘、淡、寒。清热利湿。主治急性脑膜炎、痢疾、风火牙痛、肝炎、急性咽喉炎、疔疮、痈肿疮毒、烫火伤。15～30克，水煎服；外用适量，捣烂敷患处。

> **实用简方**　①腹水：圆叶节节菜 30 克，石菖蒲 15 克，水煎服。②热咳：圆叶节节菜 30～60 克，水煎服。③乳腺炎：鲜圆叶节节菜适量，捣烂敷患处。④疔疮肿毒：鲜圆叶节节菜适量，酌加红糖，捣烂敷患处。⑤鹅掌风：鲜圆叶节节菜、旱莲草各适量，捣烂敷患处。

■ **别　　名**　痒痒树、怕痒树、搔痒树。

■ **药用部位**　根、树皮、叶。

■ **植物特征与采制**　落叶灌木或小乔木。树皮褐色，平滑。小枝四棱形，通常有狭翅。叶对生、近对生或在枝条上部互生，椭圆形至倒卵形，全缘，仅于叶背中脉上有微毛。圆锥花序顶生；花通常紫红色，偶有白色。蒴果近球形。5～9 月开花。生于荒山灌木丛中，或栽培。分布于广东、湖南、福建、

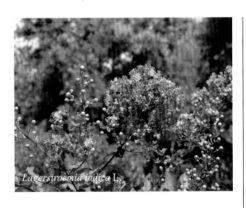

Lagerstroemia indica L.

305

紫薇

江西、江苏、河北、安徽、陕西、四川、云南、贵州、吉林等地。根全年可挖，树皮、叶夏、秋季采；晒干。

■ **性味功用**　微苦，寒。活血止血，清热利湿。主治咯血、吐血、便血、肝炎、痢疾。10～15 克，水煎服；外用适量，捣烂敷患处。根孕妇忌服。

> **实用简方**　①黄疸、痢疾：紫薇根 15～30 克，水煎服。②偏头痛：紫薇根 30 克，猪瘦肉适量（或鸡蛋、鸭蛋各 1 个），水炖服。③湿疹：鲜紫薇叶适量，水煎洗患处。④乳房红肿：紫薇树皮适量，研末，酌加蜂蜜调匀，敷患处。⑤痈疽肿毒：鲜紫薇叶适量，捣烂敷患处。

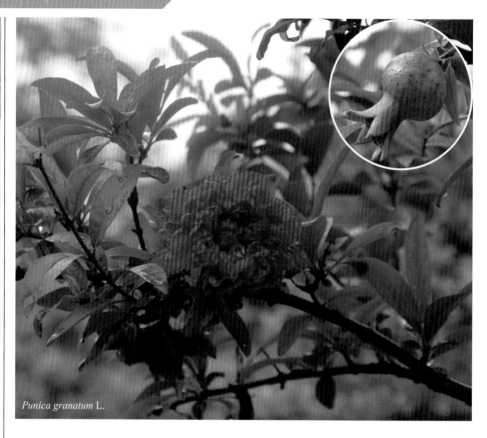

Punica granatum L.

306

石榴

■ **别　　名**　安石榴、安息榴。

■ **药用部位**　根、果皮（药材名石榴皮）、花。

■ **植物特征与采制**　落叶灌木或乔木。叶对生或近簇生，长圆状披针形或近倒卵形，全缘。花大，单生或数朵集生于枝顶或叶腋；花萼钟形，红色或黄白色；花瓣通常红色，少有白色。浆果近球形，果皮厚。种子多数，有肉质的外种皮。夏季开花，8~9月果成熟。多为栽培。分布于全国大部分地区。根皮、茎皮全年可采，果皮、花夏、秋季采；鲜用或晒干。

■ **性味功用**　根、果皮，酸、涩，温；杀虫、固涩、收敛；主治蛔虫病、蛲虫病、绦虫病、痢疾、肠炎、白带异常、便血、肠风下血、脱肛。花，酸、涩，平；凉血止血；主治吐血、鼻出血、外伤出血、痢疾、白带异常。根、果皮9~15克，花6~12克，水煎服。

　　实用简方　①痢疾：石榴根皮或果皮15~30克，葡萄干30克，水炖服。②脱肛：石榴果皮60克，明矾12克，水煎熏洗。③蛔虫病：石榴根皮9~12克，或果壳15克（儿童酌减），水煎，酌加红糖调服。④风湿腰痛：石榴根30克，土牛膝20克，楤木15克，水煎服。⑤白带异常：石榴根、白果、贯众各15克，水煎服。⑥牙痛：石榴花适量，水煎代茶。⑦睑腺炎：石榴根18克，猪瘦肉适量，水炖服。

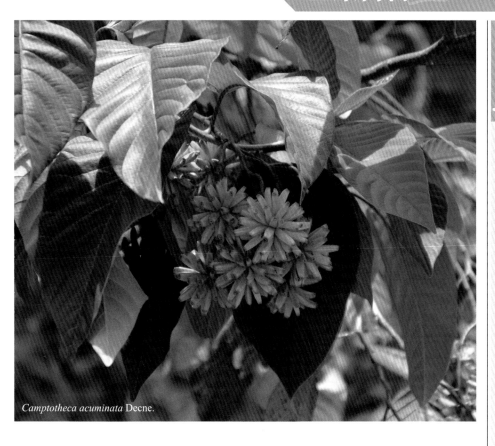

Camptotheca acuminata Decne.

喜树

■ **别　　名**　旱莲木、千丈树。

■ **药用部位**　根、枝、树皮、果。

■ **植物特征与采制**　落叶乔木。树皮灰白色。叶互生，椭圆形或卵状椭圆形，全缘，或幼树叶有疏锯齿；叶柄微带红色。头状花序球形；花单性，雌雄同株；花瓣5，淡绿色。瘦果窄长圆形，具纵棱脊，成熟时黄褐色。7～11月开花结果。多栽培于路旁。分布于浙江、福建、江西、湖南、四川、广东、广西、云南等地。根、枝、树皮全年可采，果夏、秋季采；鲜用或晒干。

■ **性味功用**　苦，寒。有毒。抗癌，清热，杀虫。主治癌症、白血病、银屑病、痈疮疔肿。根9～15克，树皮15～30克，果3～9克，水煎服；外用树皮或树枝适量，水煎洗患处。

> **实用简方**　①胃癌：喜树叶、龙葵、白英、白花蛇舌草各15克，半枝莲18克，水煎服。②白血病：喜树根、仙鹤草、鹿衔草、石仙桃、金银花、凤尾草各30克，甘草9克，水煎代茶。③牛皮癣：喜树皮（或树枝）切碎，水煎浓缩，然后加羊毛脂、凡士林，调成10%～20%油膏外搽；另取喜树树皮或树枝30～60克，水煎服，每日1剂。④疔疮：鲜喜树嫩叶适量，酌加食盐，捣烂敷患处。

308

八角枫

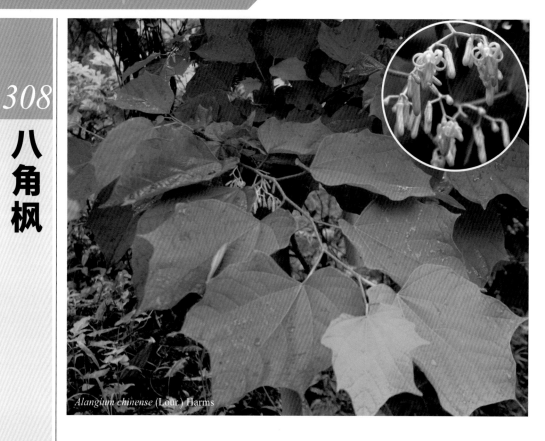

Alangium chinense (Lour.) Harms

■ **别　　名**　楛木、包子树。

■ **药用部位**　根、叶。

■ **植物特征与采制**　落叶小乔木。树皮淡灰色，小枝有黄色疏柔毛。叶互生，长卵形或长圆状卵形，全缘或有少数角状浅裂，幼时两面疏生毛，后渐脱落，仅于叶背脉腋上有毛。二歧聚伞花序腋生；花瓣 6 ～ 8 片，白色，条形，开后反卷。核果卵圆形。5 ～ 6 月开花。多生于较阴的山坡疏林中。分布于河南、陕西、甘肃、江苏、福建、台湾、湖南、四川、贵州、广东、西藏等地。夏、秋季采收，鲜用或晒干。

■ **性味功用**　辛、苦，微温。有毒。祛风除湿，舒筋活络，散瘀止痛。主治风湿痹痛、腰腿疼痛、跌打损伤、创伤出血、无名肿毒、毒蛇咬伤。根 3 ～ 6 克，须根 0.6 ～ 1.5 克，水煎服；外用鲜叶适量，捣烂敷患处。孕妇忌服。

　实用简方　①跌打损伤：八角枫根 9 ～ 12 克，醋炒，水煎服。②踝部扭伤：鲜八角枫叶适量，研末，与醋调成糊状，敷患处，每日换药 1 次。③漆过敏：八角枫叶适量，水煎洗患处。④外伤出血：鲜八角枫叶适量，捣烂敷患处，或研末撒患处。⑤无名肿毒：鲜八角枫根适量，捣烂敷患处。

使君子

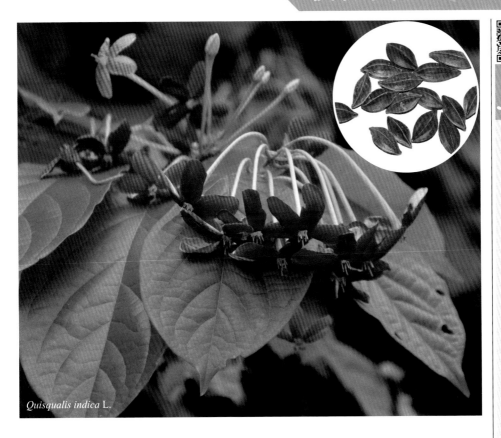

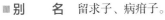
Quisqualis indica L.

■ **别　　名**　留求子、病疳子。

■ **药用部位**　叶、果实（药材名使君子）。

■ **植物特征与采制**　落叶藤状灌木。幼枝及幼叶具锈色短柔毛。叶对生，椭圆形或长圆形，全缘，两面具褐色毛。穗状花序顶生，下垂；花瓣初为白色，后转淡红色。果实橄榄状，有5棱角，内含种子1粒。5～9月开花，7～10月结果。多生于山坡、路旁等地。分布于四川、贵州至南岭以南各地。叶春、夏、秋季采，果实于秋季成熟时采；鲜用或晒干。

■ **性味功用**　甘，温。有小毒。杀虫消积。主治蛔虫病、钩虫病、蛲虫病、虫积腹痛、小儿疳积。使君子9～15克，水煎服。小儿每岁每日1粒至1粒半，总量不超过20粒。忌茶。

　　实用简方　①蛔虫病：使君子、槟榔各15克（小儿减半），水煎，早晨空腹服，每日1剂，连服2～3剂。②钩虫病：使君子、榧子各12克（小儿减半），水煎，分2次，早晚饭前服。③小儿疳积：使君子，每岁1粒，最多不超过12粒，带壳炒熟，去壳取仁，拌白糖服。④龋齿疼痛：使君子适量煎汤，频频含漱。

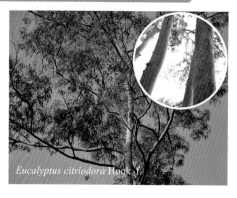

Eucalyptus citriodora Hook. f.

310 柠檬桉

- **别　　名**　香桉、油桉树。
- **药用部位**　叶、油。
- **植物特征与采制**　大乔木。树皮光滑，灰白色或淡红灰色，春、夏间呈薄片状脱落。叶具强烈柠檬香味；幼叶对生，长圆形或长圆状披针形；叶柄通常盾状着生；成年叶互生，狭披针形至宽披针形。伞形花序 3 ~ 5 朵，组成短圆锥花序，顶生或腋生。蒴果壶形。4 ~ 12 月开花结果。分布于广东、广西、福建等地，多作为行道树。叶全年可采，鲜用或晾干。桉树油用叶及根以干馏工序提取。
- **性味功用**　苦、辛，微温。清热解毒，生肌止痒，祛风活血，健胃祛痰。叶主治感冒、哮喘、食积、胃气痛、筋骨酸痛、荨麻疹、皮炎、湿疹、顽癣、外伤出血、烫火伤后溃疡；油主治腹痛。叶 3 ~ 6 克，水煎服，或酌量煎汤外洗；油内服 2 ~ 4 滴，外用适量，涂患处。

　　实用简方　①外伤感染：将柠檬桉树脂 25 克研末，放入 100 毫升甘油中，3 日后甘油呈黑红色即可，为减少刺激性，可加蒸馏水适量，涂抹于清洁后的创面。②湿疹：柠檬桉叶适量，煎水洗患处，每日 2 次。

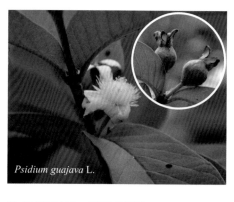

Psidium guajava L.

311 番石榴

- **别　　名**　那拔、番桃。
- **药用部位**　根、叶、果实。
- **植物特征与采制**　乔木。树皮平滑，灰色，片状剥落。叶片长圆形至椭圆形。花单生或 2 ~ 3 朵排成聚伞花序；花瓣白色。浆果球形、卵圆形或梨形，果肉白色及黄色。种子多数。野生或栽培于山坡、路旁、庭园等地。分布于福建、台湾、广东、海南、广西、四川、云南等地。根、叶全年可采，果夏、秋季半熟或成熟时采；鲜用或晒干。
- **性味功用**　根，涩、微苦，平；收涩止泻，止痛敛疮。叶，苦，温；健脾燥湿，消肿解毒。果，甘、涩，平；收敛止泻，健脾消积。主治久痢、腹泻、胃肠炎、反胃、食积腹胀、疳积、脱肛、血崩、疔疮肿毒、刀伤出血、冻疮、跌打损伤。根、叶 6 ~ 15 克，干果 2 ~ 5 个，水煎服；外用鲜叶适量，捣烂敷患处。

　　实用简方　①胃肠炎：番石榴叶 9 克，生姜 6 ~ 9 克，食盐少许，捣烂，炒热后，水煎服。②反胃：番石榴干果 7 枚，食盐少许，水炖服。③痢疾：番石榴果皮 15 ~ 30 克，酌加白糖，水炖服。

■ **别　　名**　稔子、山稔、岗稔。

■ **药用部位**　根、叶、果。

■ **植物特征与采制**　小灌木。幼枝密生细毛。叶对生，椭圆形或倒卵形，全缘或稍反卷，叶面深绿色，叶背灰绿色，密生短毛。花腋生，花萼陀螺状；花冠粉红或紫红。浆果卵形，成熟时暗紫色。5～7月开花，7～10月结果。喜生于向阳山坡的酸性土地上。分布于台湾、福建、广东、广西、云南、贵州、湖南等地。根全年可采，叶夏季采，果秋末采；鲜用或晒干。

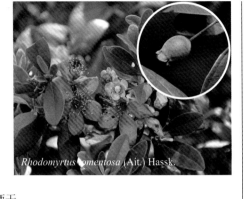
Rhodomyrtus tomentosa (Ait.) Hassk.

■ **性味功用**　根，微酸、辛，温；祛风行气，益肾养血；主治风湿痹痛、腰肌劳损、肾虚腰痛、脘腹疼痛、肾炎、疝气、钩吻中毒。叶，甘，平；健脾益血，利湿止泻，解毒；主治黄疸、痢疾、泄泻、胃肠炎、胃痛、疳积、崩漏、乳痈、钩吻中毒、痔疮、外伤出血。果，甘、涩，平；滋养补血，涩肠固精；主治病后体虚、吐血、咯血、鼻出血、痢疾、结肠炎、遗精、带下病、脱肛。6～15克，水煎服；外用适量，捣烂敷患处。

> **实用简方**　①虚寒哮喘：鲜桃金娘根60克，公鸡1只（去肠杂，不用水洗），将药纳入鸡腹内，水炖服。②胃及十二指肠溃疡：桃金娘果实60克，石菖蒲9克，水煎服。

■ **别　　名**　三叶赤楠、山乌珠。

■ **药用部位**　根、叶。

■ **植物特征与采制**　丛生灌木。叶多三叶轮生，倒披针形或匙状披针形，全缘；叶具短柄。聚伞花序顶生或腋生；花小，白色。浆果卵圆形，成熟时黑色。5～9月开花结果。多生于山坡、林缘、路旁。分布于浙江、江西、福建、广东、广西等地。全年可采，鲜用或晒干。

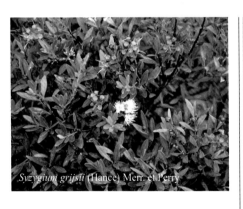
Syzygium grijsii (Hance) Merr. et Perry

■ **性味功用**　辛、微苦，微温。祛风散寒，活血化瘀，胜湿止痛。主治风寒感冒、风湿头痛、三叉神经痛、风湿痹痛、盗汗、肝炎、小儿脱肛、烫火伤、跌打损伤。根15～30克，水煎服；外用叶适量，捣烂敷或水煎洗患处。

> **实用简方**　①风湿头痛：轮叶蒲桃根30克，鸡蛋2个（去壳），水炖服。②烫火伤：鲜轮叶蒲桃叶适量，播米泔水，敷患处，每日换药3次。③乳腺炎初起：鲜轮叶蒲桃根皮适量，播米泔水，外敷患处。④跌打损伤：轮叶蒲桃根30克，水煎，酌加酒调服。

314

野牡丹

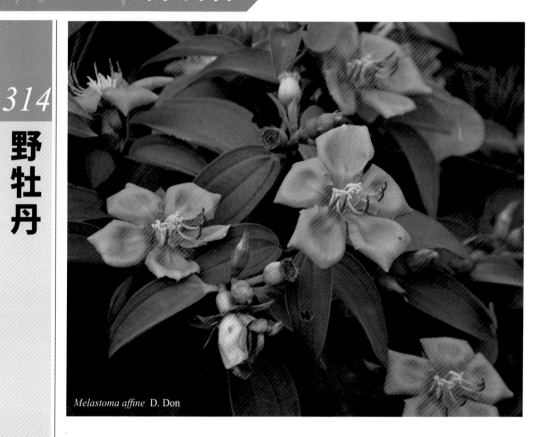

Melastoma affine D. Don

- **别　　名**　爆牙狼、山石榴。
- **药用部位**　根、叶、果实。
- **植物特征与采制**　灌木。茎、叶柄、花萼均被紧贴的鳞片状粗毛。叶对生，长卵形或卵形，全缘，两面密生毛。花玫瑰红色，常生于枝顶；花瓣倒卵形。果成熟后不规则开裂。种子多数。5～7月开花，6～11月结果。生于山坡湿地。分布于云南、广西、广东、福建、台湾等地。根、叶全年可采，果实秋季采；鲜用或晒干。
- **性味功用**　根、叶，甘、酸、涩、平；清热解毒，健脾利湿，活血止血；主治肝炎、肠炎、痢疾、食积、消化不良、吐血、咯血、鼻出血、便血、月经不调、白带异常、乳汁不下、跌打损伤、外伤出血。果实，苦、平；活血通络，通经下乳；主治痛经、闭经、乳汁不下。根15～30克，叶、果6～15克，水煎服。外用适量，捣烂敷或煎水洗患处。孕妇忌服。

> **实用简方**　①偏头痛：鲜野牡丹根60克，猪瘦肉125克，水炖服，服后睡片刻，微出汗为佳。②神经性厌食：野牡丹根90克，猪蹄1只，水炖服。③闭经：野牡丹根30克，鸡蛋1个，酒水各半炖服。④跌打损伤：野牡丹根30克，金樱子根15克，猪瘦肉适量，酌加红糖、酒炖服。

- **别　名**　地茄、地稔。
- **药用部位**　全草。
- **植物特征与采制**　多年生匍匐状草本。茎多分枝，疏生毛。叶对生，卵形或椭圆形，全缘或有不明显的小齿，叶面边缘及叶背脉上疏生粗毛；叶柄有毛。花顶生，紫红色。浆果近球形，成熟时紫黑色。种子多数。5～6月开花，6～8月结果。多生于山坡、路旁的酸性土壤上。分布于贵州、湖南、广西、广东、江西、浙江、福建等地。夏、秋季采收，鲜用或晒干。

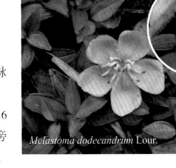

Melastoma dodecandrum Lour.

- **性味功用**　微甘，平。清热利湿，活血止血，消肿解毒。主治黄疸、赤白带下、水肿、风湿痛、疝气、肾炎、肾盂肾炎、细菌性痢疾、扁桃体炎、喉炎、脱肛、疳积、胎动不安、月经不调、痛经、月经过多、血崩、外伤出血、便血、吐血、内外痔、湿疹、瘰疬、痈疽疔疮。15～30克，水煎服；外用适量，捣烂敷患处。孕妇慎服。

> **实用简方**　①久嗽不止：地菍根、百合、桑根各30克，猪肺1副，水炖服。②慢性扁桃体炎、喉炎：鲜地菍60～125克，鲜土牛膝根60克，水煎，每3～4小时服1次。③慢性肾盂肾炎：地菍、金毛耳草各125克，仙茅15克，水煎服。

315 地　菍

- **别　名**　天香炉、金香炉。
- **药用部位**　全草。
- **植物特征与采制**　多年生草本或亚灌木，全体被紧贴的毛。茎直立，四棱形。叶对生，条状披针形，全缘，叶背浅黄色。花数朵顶生，淡紫色。蒴果包于宿存花萼内。种子多数。夏、秋季开花结果。多生于山坡、田埂湿地。分布于广西以东、长江流域以南各地。夏、秋季采收，鲜用或晒干。

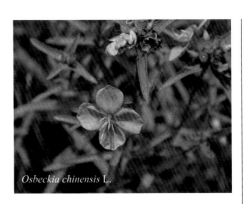

Osbeckia chinensis L.

- **性味功用**　微甘、涩，平。清热利湿，止咳化痰，消肿解毒。主治痢疾、胃肠炎、阑尾炎、咳嗽、百日咳、哮喘、咯血、吐血、月经不调、痛经、闭经、白带异常、疳积、惊风、痔疮、脱肛、疖肿。15～30克，水煎服。

> **实用简方**　①痢疾：金锦香、白花蛇舌草、算盘子根各30克，赤痢加旱莲草或白木槿花15克，水煎，调蜜服。②消化不良腹泻：鲜金锦香30克，红糖15克，水煎服。③月经不调：金锦香根30～60克，益母草9克，水煎，酌加酒、糖调服。

316 金锦香

朝天罐

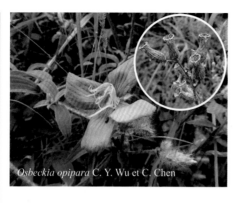

Osbeckia opipara C. Y. Wu et C. Chen

■ **别　　名**　仰天罐、大金钟、倒水莲。

■ **药用部位**　根。

■ **植物特征与采制**　小灌木。全株被棕黄色粗毛。茎直立，四棱形。叶对生，椭圆形至椭圆状披针形，全缘。茎顶或叶腋抽出圆锥花序，有时紧缩成伞房状；花瓣紫红色或白色。蒴果壶形，有星状毛。种子多数。7～9月开花，10～12月结果。多生于山坡、荒野等湿地。分布于长江流域以南各省区。秋季采收，鲜用或晒干。

■ **性味功用**　甘、微苦，平。活血通乳，祛风除湿。主治腰痛、肠炎、痢疾、咽喉肿痛、白带异常、月经不调、乳汁稀少、产后腹痛。6～15克，水煎服。

实用简方　①虚弱咳嗽：朝天罐15克，杏仁10克，桃仁9克，炖猪肉或水煎服。②痔疮：朝天罐30克，炖猪心、猪肺服。③白带异常：朝天罐15克，蒸酒内服。④筋骨拘挛、下肢酸软、风湿关节痛：朝天罐9～15克，酒水各半煎服。

楮头红

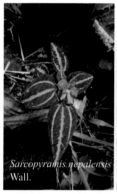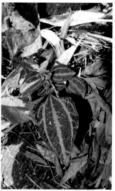

Sarcopyramis nepalensis Wall.

■ **别　　名**　褚头红、猪头红、水龙花。

■ **药用部位**　全草。

■ **植物特征与采制**　直立草本。叶对生，卵形或卵状披针形，边缘有细锯齿，叶面粗糙，疏生粗毛，叶背脉上有疏毛。花数朵簇生枝顶或叶腋，紫红色。蒴果倒圆锥形。7～10月开花。多生于山野阴湿地。分布于西藏、云南、四川、贵州、湖北、湖南、广西、广东、江西、福建等地。夏、秋季采收，鲜用或晒干。

■ **性味功用**　甘、淡，平。清热利湿，消肿解毒。主治黄疸、肝炎、风湿痹痛、肺热咳嗽、目赤羞明、耳鸣耳聋、蛇头疔、无名肿毒。9～15克，水煎服；外用鲜全草适量，捣烂敷患处。

实用简方　①肝炎：鲜楮头红、积雪草各30克，地耳草15克，水煎服。②胆囊炎、急性肝炎：楮头红、郁金、白芍各10克，白英20克，水煎，冲白糖服。③无名肿毒：鲜楮头红适量，捣烂敷患处。④蛇头疔：鲜楮头红适量，酌加蜂蜜，捣烂敷患处。

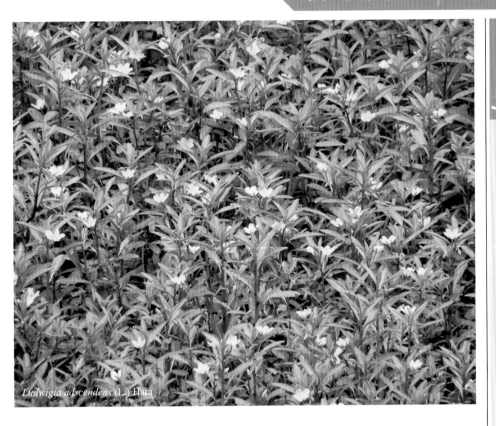

Ludwigia adscendens (L.) Hara

■ **别　　名**　过江藤、过塘蛇。

■ **药用部位**　全草。

■ **植物特征与采制**　多年生草本。茎匍匐污泥中或浮水生长；节常生根。叶互生，倒卵形至倒披针形，全缘，叶面油绿。花单生于叶腋；花冠淡黄色或白色。蒴果圆柱形。种子多数。8～10月开花，9～11月结果。多生于池塘、沟边湿地。分布于福建、江西、湖南南部、广东、香港、海南、广西、云南等地。夏、秋季采收，鲜用或晒干。

■ **性味功用**　苦、微甘，寒。清热利湿，消肿解毒。主治感冒发热、暑热烦渴、咽喉肿痛、痢疾、热淋、膏淋、尿道炎、水肿、牙痛、口疮、带状疱疹、痈疽疔疮、毒蛇咬伤。15～30克，水煎或捣烂绞汁服；外用适量，捣烂或取汁涂患处。

　　实用简方　①痢疾、肠炎：鲜水龙30～60克，水煎服。②尿血、尿道感染：水龙、大蓟、紫珠草各30克，水煎服。③实热口渴便秘：鲜水龙适量，捣取汁60～120克，酌加蜂蜜，炖温服。④外伤小便不通：鲜水龙适量，酌加酒糟，捣烂，加热敷贴脐部。⑤疖肿：鲜水龙适量，食盐少许，捣烂敷患处。⑥疔疮：鲜水龙适量，冬蜜少许，捣烂敷患处。⑦带状疱疹：鲜水龙适量，捣汁，调糯米粉涂患处。⑧疮疡肿痛：鲜水龙适量，捣汁，调醋涂患处。

毛草龙

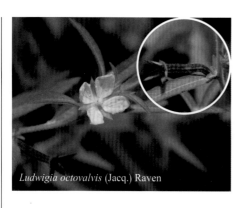

Ludwigia octovalvis (Jacq.) Raven

■ **别　名**　草里金钗、草龙。

■ **药用部位**　根、全草。

■ **植物特征与采制**　亚灌木状草本。茎直立，有毛。叶互生，条状披针形或披针形，全缘，两面被毛。花黄色，腋生；花瓣4，淡黄色，倒卵形，顶端微凹。蒴果圆柱形，有毛及棱。4～5月开花结果。多生于田边湿地。分布于江西、浙江、福建、台湾、广东、香港、海南、广西、云南等地。夏、秋季采收，鲜用或晒干。

■ **性味功用**　微苦，寒。清热利湿，消肿解毒。根主治痢疾、淋证、高血压、肝硬化、乳腺炎；全草主治感冒、咽喉肿痛、水肿、白带异常、痔疮、疔疮、烫火伤、无名肿毒。15～30克，水煎服；外用适量，捣烂敷患处。

> **实用简方**　①咯血、吐血：毛草龙30克，水煎服。②膏淋：鲜毛草龙60克，野牡丹根45克，猪膀胱1个，水炖服。③水肿：毛草龙、地胆草各30克，水煎服；另取鲜地胆草适量，捣烂和鸡蛋油煎，敷脐部。④痔疮：毛草龙、鬼针草、漆树根各30克，猪大肠酌量，水炖服。

丁香蓼

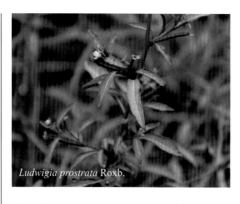

Ludwigia prostrata Roxb.

■ **别　名**　红麻草、水丁香。

■ **药用部位**　全草。

■ **植物特征与采制**　一年生草本。茎略带红色，有棱。叶互生，狭椭圆状披针形，全缘，两面无毛。花单生于叶腋；花冠黄色，常4瓣，倒卵形。蒴果圆柱形，稍有四棱，红褐色。种子多数。6～10月开花，8～10月结果。多生于田边、沟沿等湿地。分布于海南、广西、广东、福建、江西等地。夏、秋季采收，鲜用或晒干。

■ **性味功用**　微苦，凉。清热利湿，消肿解毒。主治肾炎、淋病、肝炎、急性喉炎、咽喉肿痛、目赤肿痛、痢疾、白带异常、痈肿。30～60克，水煎服；外用适量，捣烂敷患处。

> **实用简方**　①白带异常：鲜丁香蓼45克，鸡冠花15克，韩信草30克，水煎服。②急性喉炎：丁香蓼60克，水煎后取汤分为2份，一份调冰糖服，一份调醋含漱。③痔疮：鲜丁香蓼60克，猪直肠1段，水炖服。④痈疽肿毒：鲜丁香蓼适量，擂米泔水，敷患处。

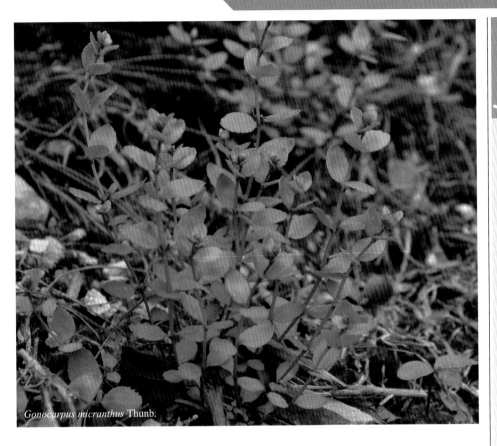

Gonocarpus micranthus Thunb.

■ **别　　名**　船板草、扁宿草、沙生草。

■ **药用部位**　全草。

■ **植物特征与采制**　多年生矮小草本。茎纤弱，四棱形，多分枝。叶对生，上部的叶有时互生，卵形或阔卵形，边缘具小齿。花瓣4，淡红色。核果球形。4～10月开花结果。多生于山坡、荒野草地上。分布于河北、山东、浙江、安徽、福建、台湾、湖北、四川、广东、云南等地。夏、秋季采收，鲜用或晒干。

■ **性味功用**　苦，凉。疏风解热，止咳平喘，活血祛瘀。主治感冒、咳嗽、哮喘、痢疾、肝炎、胃痛、月经不调、乳腺炎、痈疖、扭伤、跌打损伤、毒蛇咬伤。15～30克，水煎服；外用适量，捣烂敷患处。

　实用简方　①预防感冒：小二仙草、夏枯草、兖州卷柏、野雉尾金粉蕨、草珊瑚、佩兰各15～30克，水煎代茶。②小儿疳积、感冒：小二仙草6～10克，猪瘦肉适量，水炖服。③痔疮：鲜小二仙草30克，猪大肠适量，水炖服。④烫火伤：小二仙草适量，研末，加冰片少许，调麻油涂敷患处。⑤急性尿道炎、膀胱炎：小二仙草、土茯苓、海金沙藤、车前草各15克，水煎服。

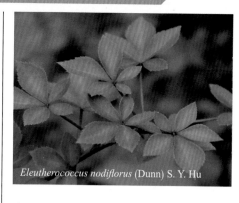

Eleutherococcus nodiflorus (Dunn) S. Y. Hu

323 细柱五加

■ **别　名**　五加、五加皮。

■ **药用部位**　根、根皮（药材名五加皮）。

■ **植物特征与采制**　落叶灌木。有时蔓生状。茎具明显皮孔，枝有短而粗壮的扁刺。掌状复叶在长枝上互生；小叶通常 5 枚，倒卵形或披针形，边缘具细钝锯齿，两面无毛或沿脉上有刚毛；叶柄有刺。伞形花序腋生或单生于短枝上；花小，黄绿色。浆果近球形，成熟时黑色。5 ~ 7 月开花，7 ~ 10 月结果。多生于林缘、沟谷、路旁等处。分布于我国大部分地区。秋、冬季采收；鲜用或阴干。

■ **性味功用**　辛、苦，温。祛风除湿，补肝益肾，强壮筋骨。主治风湿痹痛、半身不遂、腰膝疼痛、小儿行迟、脚气、劳伤乏力、胃溃疡、腹痛、疝气、水肿、脚气、闭经、跌打损伤、骨折。9 ~ 15 克，水煎服。

> **实用简方**　①风湿关节痛、年久痛风：鲜五加皮 95 ~ 125 克，水煎，取汤加鲈鱼 1 条（去肠杂）或猪蹄 1 只，水炖服。②劳伤乏力、虚损、四肢酸软：五加皮 500 克，米酒 1000 毫升，冰糖适量，浸二个星期，睡前温服 1 杯。

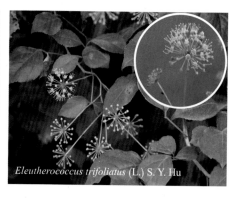

Eleutherococcus trifoliatus (L.) S. Y. Hu

324 白　簕

■ **别　名**　刺三加、三加皮、白簕花。

■ **药用部位**　根、叶。

■ **植物特征与采制**　披散灌木。枝和叶柄常具下弯的皮刺。掌状复叶互生；小叶 3 枚，倒卵形棱形或倒卵形，边缘有锯齿，叶脉上有刺毛或无。伞形花序数个顶生；花瓣 5，草绿色。果球形，稍扁。夏、秋季开花。多生于林缘或灌木丛中。分布于我国大部分地区。根全年可采，鲜用或晒干；叶夏季采，以嫩叶为佳，通常鲜用。

■ **性味功用**　根，微辛、苦，寒；祛风除湿，清热解毒。叶，苦，寒；消肿解毒。主治风湿痹痛、痢疾、肠炎、胃痛、胆囊炎、胆石症、黄疸、咳嗽胸痛、白带异常、乳腺炎、腰痛、痈疽肿毒、疔疮、毒蛇咬伤、跌打损伤。根 15 ~ 30 克，水煎服；外用适量，水煎洗或捣烂敷患处。

> **实用简方**　①坐骨神经痛：白簕根 90 克，猪蹄 1 只，水炖服。②咳嗽、哮喘：白簕根 15 克，向日葵花 15 ~ 30 克，水煎服。③白带异常：白簕根、土丁桂各 30 克，水煎服。

■ **别　名**　鸟不宿、鸟不踏、百鸟不落。

■ **药用部位**　根、茎皮、叶。

■ **植物特征与采制**　落叶灌木或小乔木。小枝有棕黄色绒毛。2～3回单数羽状复叶互生；小叶卵形至卵状椭圆形，边缘有锯齿，叶面有粗毛，叶背有细毛，沿脉更密。多数小伞形花序组成大型的圆锥花序；花冠白色。果球形，成熟时黑色。7～10月开花结果。多生于山沟、林缘阴湿地。分布于我国大部

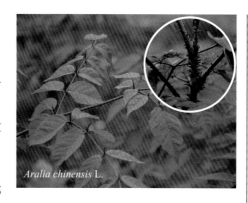

Aralia chinensis L.

分地区。根、茎皮全年可采，刮去外皮，鲜用或晒干；叶春、夏季采，通常鲜用。

■ **性味功用**　苦、微辛，平。祛风除湿，利水消肿，行气活络。主治肾炎、肾盂肾炎、水肿、膀胱炎、胃溃疡、十二指肠溃疡、急性胆道感染、咽喉炎、糖尿病、遗精、睾丸炎、产后风、闭经、白带异常、风湿痹痛、跌打损伤、脱臼、骨折、蛇伤、背痛、带状疱疹、无名肿毒。根、茎皮 15～30 克，水煎服；外用适量，捣烂敷，或磨米泔水涂患处。孕妇慎服。

> **实用简方**　①月经不调：楤木根 30～60 克，白花益母草 15～30 克，水煎；另取鸡蛋 1 个，用猪油煎熟，冲入药液，酌加冰糖煮沸，吃蛋喝汤。②风湿痹痛：楤木根、鹅掌柴、钩藤根各 15 克，江南细辛 3 克，猪蹄酌量，水炖服。

■ **别　名**　半枫荷、木荷枫、枫荷梨。

■ **药用部位**　根。

■ **植物特征与采制**　常绿乔木或灌木。叶互生，密生半透明腺点，不裂或掌状深裂；不裂叶生于枝上部，椭圆形或长圆状披针形；分裂叶常生于枝下部，倒三角形，全缘或有锯齿。伞形花序顶生；花绿白色。果近球形。4～8月开花，9～10月结果。多生于山坡、阴湿的常绿阔叶林中。分布于浙江、湖北、

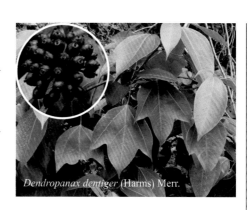

Dendropanax dentiger (Harms) Merr.

四川、云南、广西、广东、福建、台湾等地。全年可采，鲜用或晒干。

■ **性味功用**　甘、辛，温。祛风除湿，活血舒筋。主治风湿痹痛、半身不遂、产后风痛、跌打损伤。15～30 克，水煎服；外用适量，捣烂敷患处。孕妇忌服。

> **实用简方**　①类风湿关节炎、腰肌劳损、坐骨神经痛：树参根 90 克，鸡血藤根、桂枝各 60 克，以烧酒 1.5 千克浸泡 7～10 日，每次服 10～20 毫升，每日 2 次。②偏头痛：鲜树参根 90 克，水煎服。③偏头痛、臂痛、肩关节周围炎：树参根 30 克，当归、川芎各 6 克，水煎服。

327

常春藤

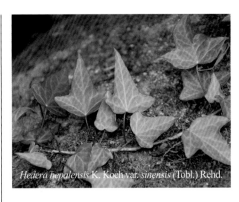

Hedera nepalensis K. Koch var. *sinensis* (Tobl.) Rehd.

■ **别　　名**　爬树藤、爬墙虎、中华常春藤。

■ **药用部位**　全草。

■ **植物特征与采制**　常绿藤本。茎上有气根。嫩枝被鳞片状柔毛。叶互生，二型；营养枝上的叶三角状卵形或戟形，全缘或3裂；花枝及果枝上的叶椭圆状卵形或椭圆状披针形，全缘。伞形花序单生或顶生，花序梗具黄棕色柔毛。果球形，浆果状。6～8月开花，9～11月结果。多攀缘于树干上或沟谷崖壁

上。分布于我国大部分地区。全年可采，鲜用或晒干。

■ **性味功用**　苦、辛，温。祛风利湿，活血消肿。主治风湿痹痛、坐骨神经痛、肢体麻木、瘫痪、骨髓炎、月内风、月经不调、疔疮、毒蛇咬伤、痈疽肿毒、荨麻疹、湿疹。9～15克，水煎服；外用适量，捣烂敷患处。

> **实用简方**　①风寒感冒：常春藤、苍耳根、地菍根各15克，菜豆壳、丝瓜络各10克，陈皮6克，水煎，取煎出液煮粉干，热服取汗。②产后感冒头痛：常春藤9克（黄酒炒），大枣7枚，水煎，饭后服。③风湿痹痛及腰部酸痛：常春藤9～12克，猪蹄1只，酒水各半炖服；另取常春藤适量，水煎洗患处。

328

穗序鹅掌柴

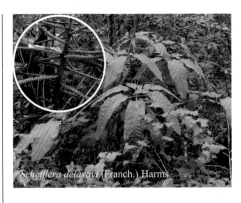

Schefflera delavayi (Franch.) Harms

■ **别　　名**　假通脱木、绒毛鸭脚木。

■ **药用部位**　根、根皮。

■ **植物特征与采制**　常绿灌木或乔木。幼枝密被黄棕色星状毛，后渐脱落；髓部白色，薄片状。掌状复叶，通常集生枝顶；小叶长圆形、卵状长圆形或卵状披针形，叶背密生星状毛，全缘或疏生不规则锯齿或羽状分裂。穗状花序排列成大型的圆锥花序，密生毛；花小，白色。瘦果球形，成熟时紫色或黑色。

10～12月开花。多生于山坡疏林或山谷密林中。分布于云南、贵州、四川、湖北、湖南、广西、广东、江西、福建等地。全年可采，鲜用或晒干。

■ **性味功用**　苦，平。祛风活络，强腰健肾。主治风湿痹痛、关节痛、腰肌劳损、扭挫伤、骨折、跌打肿痛。15～30克，水煎服。外用适量，捣烂敷或煎水洗患处。

> **实用简方**　①关节炎、风湿痹痛：穗序鹅掌柴根30～50克，猪蹄1只，水炖服。②腰肌劳损：穗序鹅掌柴根皮15～30克，水煎服。③扭挫伤、刀伤：鲜穗序鹅掌柴根皮适量，捣烂敷患处。

- ■ **别　　名**　七叶鹅掌柴、鸭脚木、鸭木树。
- ■ **药用部位**　茎皮、叶。
- ■ **植物特征与采制**　常绿乔木或大灌木。
树皮灰白色，平滑，枝条粗壮。掌状复叶互
生；小叶椭圆形或长圆形，全缘或向叶背反
卷，叶背初时有星状毛。伞形花序聚生成大
型的圆锥花序，顶生，幼时密生星状毛，后
毛渐脱落。果球形，成熟时暗紫色。11 ～ 12
月开花，翌年 1 月结果。多生于山野疏林中。

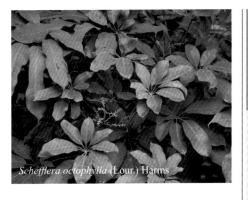
Schefflera octophylla (Lour.) Harms

分布于西藏、云南、广西、广东、浙江、福建、台湾等地。全年可采，鲜用或晒干。
- ■ **性味功用**　甘、微苦、辛、凉。清热解毒，利湿舒筋。主治感冒发热、咽喉肿痛、风湿
痹痛、急性淋巴结炎、睾丸炎、木薯中毒、湿疹、烫火伤、无名肿毒、骨折、跌打损伤。9 ～ 15
克，水煎服；外用鲜叶适量，煎汤熏洗。

> **实用简方**　①咽喉肿痛：鹅掌柴茎皮 15 ～ 30 克，水煎服。②皮炎、湿疹：鲜鹅掌
> 柴叶适量，水煎洗患处。③外伤出血：鲜鹅掌柴叶适量，捣烂敷患处。

- ■ **别　　名**　木通树、白通草、通草。
- ■ **药用部位**　茎髓（药材名通草）。
- ■ **植物特征与采制**　常绿灌木或小乔木。
茎少分枝，髓部大，质松软，白色。叶互生，
多集生于枝顶，掌状 5 ～ 12 裂，裂片边缘浅
裂或有粗齿，叶面无毛，叶背密被灰色星状
毛；叶柄圆柱形，中空。伞形花序，再聚成
大型的圆锥花序；花瓣白色。核果状浆果扁
球形，成熟时紫黑色。8 ～ 9 月开花。多生

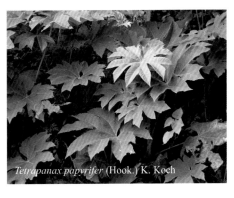
Tetrapanax papyrifer (Hook.) K. Koch

于山谷、林下。分布于全国大部分地区。秋季采收，将茎切段，趁鲜抽出茎髓，晒干。
- ■ **性味功用**　微甘、淡、凉。清热利尿，通乳。主治乳汁不通、淋病、肾炎、小便不利、
黄疸、带下病。3 ～ 9 克，水煎服。孕妇慎服。

> **实用简方**　①尿道感染：通草 6 克，生地黄 15 克，甘草梢 3 克，水煎服。②肺热咳嗽：
> 通草 3 ～ 6 克，水煎服。③乳腺炎、淋巴结炎：鲜通脱木根茎 60 克，红糖少许，捣
> 烂敷患处。

331 北柴胡

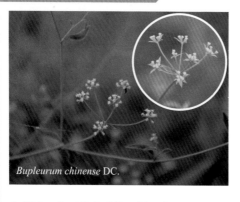

Bupleurum chinense DC.

■ **别　　名**　柴胡、竹叶柴胡。

■ **药用部位**　根（药材名柴胡）。

■ **植物特征与采制**　多年生草本。茎多丛生，上部多分枝，略呈"之"字形弯曲。基生叶倒披针形或狭椭圆形，早枯；中部的叶倒披针形或条状宽披针形，全缘。复伞形花序腋生或顶生；花小，黄色。双悬果宽椭圆形。6～10月开花结果。多生于山坡和沿海沙质地中。分布于东北、华北、西北、华东和华中等地。春至秋季采挖，鲜用或晒干。

■ **性味功用**　苦，微寒。和解表里，疏肝解郁。主治感冒、寒热往来、疟疾、胁痛、月经不调、赘疣。3～9克，水煎服。

> **实用简方**　①肝气郁结、胸胁脘腹疼痛：柴胡、川楝子各9克，白芍、香附各12克，水煎服。②胁肋疼痛、寒热往来：柴胡6克，川芎、枳壳（麸炒）、芍药、香附各4.5克，甘草（炙）1.5克，水1盅半，煎八分，饭前服。③积热下痢不止：柴胡、黄芩各12克，水煎服。

332 积雪草

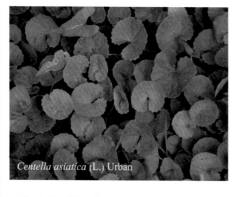

Centella asiatica (L.) Urban

■ **别　　名**　崩大碗、落得打、乞食碗。

■ **药用部位**　全草。

■ **植物特征与采制**　多年生匍匐草本。茎细长，节节生根。叶丛生或生于节上，肾形或近圆形，叶缘具圆钝齿。伞形花序近头状；花冠紫红色。双悬果侧向压扁，圆形。5～9月开花，8～10月结果。多生于田埂、沟边等湿地。分布于陕西、四川、云南、江苏、江西、安徽、浙江、福建、广东、广西等地。全年可采，鲜用或晒干。

■ **性味功用**　辛、微苦，平。清热解毒，利水消肿，行气活血。主治跌打损伤、感冒、黄疸、水肿、淋证、中暑腹痛、胃肠炎、痢疾、泌尿系统感染、泌尿系统结石、钩吻中毒、农药中毒、咽喉肿痛、中耳炎、扁桃体炎、结膜炎、腮腺炎、乳腺炎、带状疱疹、痈疽疔疮、毒蛇咬伤。15～30克，水煎或绞汁服；外用鲜草适量，捣烂敷患处。孕妇慎用。

> **实用简方**　①感冒发热：积雪草、石荠苧、海金沙藤各15克，水煎服。②尿道结石：鲜积雪草、天胡荽、海金沙藤、车前草、过路黄各30克，水煎服。③泌尿系统结石：鲜积雪草30～60克，车前草、海金沙藤各30克，水煎服。

■ **别　　名**　香菜、胡荽。

■ **药用部位**　全草、果实（药材名胡荽子）。

■ **植物特征与采制**　一年生或二年生草本。
具强烈的香气。茎具纵棱，中空。基生叶 1～2
回羽状全裂，裂片广卵形或楔形；茎生叶互生，
2～3 回羽状分裂，最终裂片狭条形，全缘。
复伞形花序顶生，花白色或淡紫色。双悬果
近球形。3～8 月开花结果。多为栽培。分
布于东北、华东、西南及河北、湖南、广东、
广西、陕西等地。春、夏季采收，通常鲜用；芫荽子夏季采收，晒干。

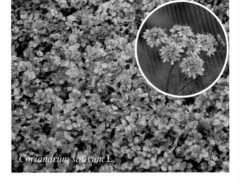

Coriandrum sativum L.

■ **性味功用**　辛，温。全草，消食开胃，发表透疹；主治感冒、麻疹不透、食积、脘腹胀痛、
呕恶。芫荽子，健胃消积，理气止痛；主治胃痛、食欲不振、腹泻。全草 9～15 克，芫荽
子 3～9 克，水煎服；外用适量，水煎洗患处。

> **实用简方**　①感冒：鲜芫荽 30 克，生姜 6 片，葱白 3 条，水煎服。②预防麻疹：
> 鲜芫荽 15 克，豆腐适量，水炖服。③麻疹不透：鲜芫荽 9～15 克，水煎服。④小儿
> 风寒感冒：鲜芫荽 6 克，葱白 2 个，豆豉 10 粒，水煎服。⑤消化不良腹胀：芫荽子
> 6 克，陈皮、神曲各 9 克，生姜 3 片，水煎服。

333 芫荽

■ **别　　名**　小茴香、怀香。

■ **药用部位**　果实（药材名小茴香）、根。

■ **植物特征与采制**　多年生草本。有强烈
的香气，表面有粉霜。基生叶丛生，具长柄；
茎生叶互生，叶柄基部扩大成鞘状抱茎；叶
片 4～5 回羽状细裂，最后裂片成条状。复
伞形花序顶生或侧生；花瓣金黄色。双悬果
卵状长圆形。5～10 月开花结果。多为栽培。
我国各省区都有栽培。根全年可采，果实秋
季成熟时采；晒干。

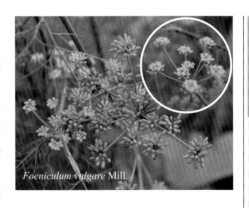

Foeniculum vulgare Mill.

■ **性味功用**　辛，温。温肾暖肝，散寒止痛，理气和胃。主治寒疝、鞘膜积液、哮喘、胃痛、
胃寒呕吐、肾虚腰膝无力、腰痛、腹痛。9～15 克，水煎服；外用适量，炒热温熨。

> **实用简方**　①寒疝：小茴香 4.5 克，川楝子、橘核、荔枝核、山楂核各 9 克，党参 12 克，
> 水炖服。②胃寒痛：小茴香、木香各 9 克，干姜 6 克，水煎服。③胃痛、腹痛：小茴
> 香、高良姜、乌药、香附（炒）各 9 克，水煎服。④腰部冷痛：小茴香、杜仲、补骨
> 脂各 9 克，水煎服。

334 茴香

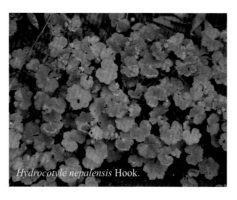

335 红马蹄草

- **别　　名**　八角金钱、大马蹄草。
- **药用部位**　全草。
- **植物特征与采制**　多年生草本。茎匍匐地上，节上生根。叶互生，圆肾形，边缘具钝齿，两面具短毛；叶柄具短毛。伞形花序单个或数个簇生于枝上端；花白色。双悬果近圆形，嫩时常具红色斑点。4～11月开花结果。多生于山野、路旁阴湿的矮草丛中。分布于陕西、湖南、湖北、广东、广西及华东、西南等地。全年可采，鲜用或晒干。

Hydrocotyle nepalensis Hook.

- **性味功用**　辛、微苦，凉。清热利湿，清肺止咳，活血止血。主治感冒、咳嗽、支气管炎、痢疾、泄泻、吐血、月经不调、痛经、跌打损伤、外伤出血、痔疮、疮痈肿毒、无名肿毒。9～15克，水煎服；外用适量，捣烂敷患处。孕妇忌服。

　实用简方　①骨髓炎：鲜红马蹄草适量，酌加烧酒，捣烂敷患处。②无名肿毒：鲜红马蹄草适量，酌加白糖，捣烂敷患处。③湿疹：红马蹄草适量，煎水洗患处。④痔疮：鲜红马蹄草适量，食盐少许，捣烂，取汁搽患处。⑤带状疱疹：鲜红马蹄草适量，捣烂，兑水、醋外搽患处，每日5～6次。

336 藁本

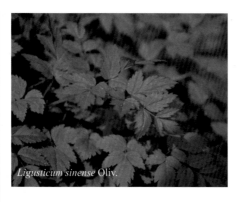

- **别　　名**　茶芎、西芎、川香。
- **药用部位**　根。
- **植物特征与采制**　多年生草本，具香味。根呈不规则块状。茎中空，有纵条纹。叶互生，2回羽状全裂，边缘具不整齐的羽裂。复伞形花序顶生或腋生；花白色。双悬果卵形。6～10月开花结果。多生于山坡草地。分布于湖北、四川、陕西、河南、湖南、江西、浙江等地。夏、秋季采收，除去茎叶，晒干或烘干。

Ligusticum sinense Oliv.

- **性味功用**　辛，温。祛风散寒，胜湿止痛。主治巅顶痛、偏头痛、风湿痹痛、泄泻、癥瘕、疥癣。9～15克，水煎服。

　实用简方　①偏正头痛：藁本45克，荆芥90克，细辛、白芷各30克，共研细末，水泛为丸，每次服3克，每日2次。②风寒感冒、巅顶疼痛连及齿颊：藁本、苍术、独活各6克，水煎服。③眩晕呕吐：藁本、佩兰各9克，水煎服。④风湿痹痛：藁本、苍术、防风各9克，牛膝12克，水煎服。⑤疥癣：藁本适量，煎水洗浴。

■ **别　　名**　芎藭、京芎。

■ **药用部位**　根（药材名川芎）。

■ **植物特征与采制**　多年生草本。根状茎呈不规则的结节状拳形团块，外皮黄褐色，有香气。茎常丛生，直立，中空，具纵棱，基部的节明显膨大成盘状。2～3回羽状复叶互生；小叶3～5对，边缘具不整齐的羽状全裂或深裂。复伞形花序顶生；花小、白色。双悬果卵形，有窄翅。7～12月开花结果。

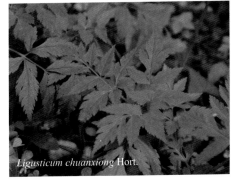

Ligusticum chuanxiong Hort.

多为栽培。分布于四川、云南、广西、江西、甘肃、内蒙古、河北、福建等地。春季采收，除去茎叶、须根，晒干或烘干。

■ **性味功用**　辛，温。活血祛瘀，疏风解郁，祛风止痛。主治头痛、头晕、冠心病、风湿痛、胸胁痛、月经不调、痛经、闭经。3～9克，水煎服。

实用简方　①月经不调：川芎6克，当归、赤芍各9克，生地黄、香附、丹参各12克，水煎服。②异常子宫出血：川芎24～28克，加白酒30毫升，水250毫升，浸泡1日后，加盖用文火炖煎，分2次服。不饮酒者，可单加水炖服。③冠心病心绞痛：川芎、红花各15克，水煎服。④风热头痛：川芎3克，茶叶6克，水1盅，煎五分，饭前热服。

■ **别　　名**　前胡、土当归。

■ **药用部位**　根。

■ **植物特征与采制**　多年生草本。根粗壮，纺锤形或有分枝。茎单生，有纵棱。基生叶或茎下部的叶三角状宽卵形，1～2回羽状全裂，边缘有锯齿；茎上部叶逐渐变小，最上的叶成宽阔、紫色的叶鞘。复伞形花序顶生；花紫色。双悬果卵圆形，扁平。7～11月开花结果。多生于山坡、林下等阴湿地。

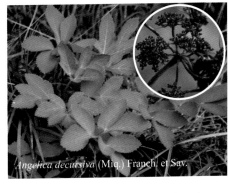

Angelica decursiva (Miq.) Franch. et Sav.

分布于辽宁、河北、陕西、河南、四川、湖北、安徽、江苏、浙江、江西、福建、广西、广东、台湾等地。秋、冬季采收，除去须根、茎、叶，晒干。

■ **性味功用**　辛、微苦，凉。疏散风热，降气化痰。主治上呼吸道感染、咳嗽痰多。6～9克，水煎服。

实用简方　①妊娠咳嗽（风寒夹湿型）：前胡、苦杏仁、陈皮各6克，白芥子、半夏各9克，麻黄（后下）、甘草各3克，生姜3片，水煎服。②感冒、咳喘：前胡15克，紫苏叶6克，生姜3片，水煎服。

鹿蹄草科

339

普通鹿蹄草

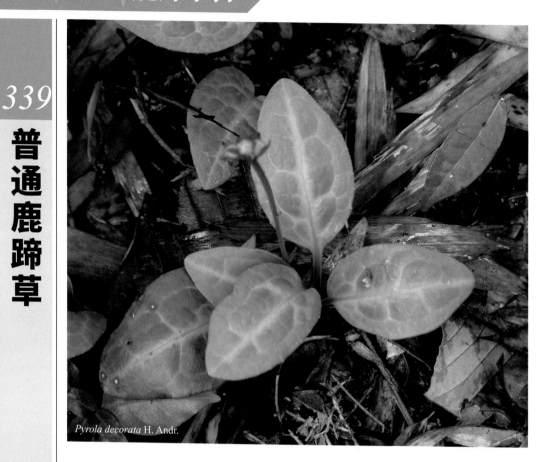

Pyrola decorata H. Andr.

■ **别　　名**　鹿衔草、鹿含草、鹿蹄草。

■ **药用部位**　全草（药材名鹿衔草）。

■ **植物特征与采制**　多年生常绿草本。根状茎横生。基部以上生叶，椭圆形或卵形，边缘疏生微凸形的小齿，叶面深绿色，具略带白色的脉纹，叶背色较浅，大部呈褐紫色。总状花序；花绿色，宽钟形，俯垂。蒴果扁圆形。4月开花。多生于山地林下阴湿处。分布于河南、甘肃、陕西、湖北、广西、广东、福建、云南、西藏等地。夏、秋季采收，晒干。

■ **性味功用**　甘、苦，温。补肾温经，祛风除湿，调经活血。主治痢疾、肠炎、风湿痹痛、肾虚腰痛、神经衰弱、崩漏、月经不调、产后瘀滞、毒蛇咬伤。15～30克，水煎服；外用适量，捣烂敷患处。孕妇慎服。

实用简方　①月经不调、白带异常：鹿衔草10～20株，猪蹄或猪排骨适量，老酒少许，水炖服。②预防产后风：鹿衔草15株，鸡1只，老酒炖服。③糖尿病：鹿衔草、积雪草各30克，白果20粒，水煎服。④遗精：鹿衔草、凤尾草各30克，金樱子15克，水煎服。⑤风寒感冒：鹿衔草、野鸦椿果各15克，葛藤叶10克，红糖少许，水煎服。

■ **别　　名**　闹羊花、黄杜鹃、八厘麻。

■ **药用部位**　根、花（药材名闹羊花）、果。

■ **植物特征与采制**　落叶灌木。幼枝有柔毛，并常有刚毛。叶长圆形至长圆状披针形，全缘，叶面有疏毛，叶背密生灰色柔毛；叶柄有毛。伞形花序顶生；花大，先叶开放或与叶同时开放；花冠黄色，漏斗形。蒴果圆柱形，粗糙，有细毛。3～5月开花结果。

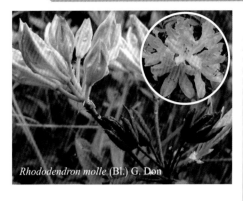

Rhododendron molle (Bl.) G. Don

340 羊踯躅

多生于山坡灌木丛中。分布于江苏、浙江、江西、福建、广东、广西、贵州、云南及华中等地。根全年可挖，花3～5月采，果秋季采收；鲜用或晒干。

■ **性味功用**　辛，温。有大毒。祛风除湿，止咳平喘，杀虫止痒。主治风湿痹痛、咳喘、跌打损伤、疥癣。根1.5～3克，花、果0.3～0.6克，水煎服；外用鲜品适量，捣烂敷患处。本品大毒，内服宜慎，且不可久服、过量服。孕妇忌服。

实用简方　①神经性头痛、偏头痛：鲜羊踯躅花适量，捣烂敷痛处2～3小时。②类风湿关节炎：羊踯躅根3～9克，毛果杜鹃30克，水煎服。

■ **别　　名**　映山红、杜鹃花、满山红。

■ **药用部位**　根、叶、花。

■ **植物特征与采制**　落叶灌木。小枝棕褐色，密被褐色平伏细毛。叶互生，椭圆形、卵状椭圆形或倒卵形，全缘而具黄褐色缘毛，两面具粗毛。花簇生于枝顶；花冠阔漏斗形，淡红色或红色。蒴果卵形。春季开花，秋、冬季结果。

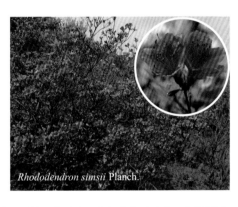

Rhododendron simsii Planch.

341 杜鹃

多生于向阳山坡灌木丛中。分布于江苏、安徽、浙江、江西、福建、台湾、湖北、湖南、广东、广西、四川、贵州、云南等地。根、叶夏、秋季采收，鲜用或晒干；花春季盛开时采，多为鲜用。

■ **性味功用**　根，酸、微涩，温；叶、花，微甘、酸，平，有小毒。疏风行气，止咳祛痰，活血散瘀。根主治气管炎、胸闷、胃及十二指肠溃疡、风湿痹痛、吐血、鼻出血、乳腺炎、月经不调、白带异常；叶主治气管炎、荨麻疹、痈肿疮毒、对口疮；花主治咳嗽、吐血、鼻出血、月经不调、风湿痹痛、痈。15～30克，水煎服；外用适量，捣烂敷患处。孕妇忌服。

实用简方　①腰痛、腰扭伤：鲜杜鹃根60～100克，猪骨头适量，白酒少许，水炖服。②闭经：杜鹃根60克，酒炒3次，酒水各半煎服。

342 九管血

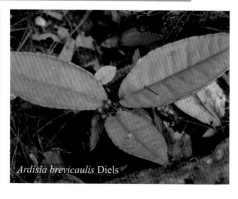

Ardisia brevicaulis Diels

■ **别　名**　血党、活血胎、矮茎朱砂根。
■ **药用部位**　根。
■ **植物特征与采制**　半灌木。叶互生或近对生，长卵形至长圆形，叶缘具不明显腺点，叶背有褐色细柔毛并疏生腺点；叶柄被褐色细柔毛。伞形花序顶生；花冠粉红色。果球形，成熟时红色。6～12月开花结果。多生于山地林下阴湿处。分布于西南至台湾，湖北至广东等地。全年均可采挖，鲜用或晒干。

■ **性味功用**　苦、涩、寒。清热利咽，祛风除湿，活血消肿。主治咽喉肿痛、风湿痹痛、筋骨疼痛、牙痛、跌打损伤、毒蛇咬伤。9～15克，水煎服。孕妇慎服。

实用简方　①气血虚弱：九管血适量，晒干研末，每次3克，米酒送服，每日3次。②妇女产后气血虚弱：九管血15克，鸡蛋（稍打裂）2个，冰糖少许，水炖服。③子宫脱垂：九管血、黄花倒水莲各15克，小薜荔根30克，装入猪小肚内，水炖，吃肉喝汤。④风湿痹痛：九管血30克，猪蹄1只，白米酒适量，水炖服。⑤腰扭伤：九管血、土牛膝各30克，地耳草、韩信草、虎杖各18克，水煎服。

343 朱砂根

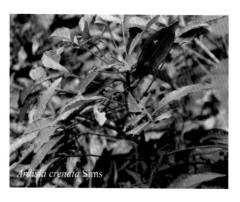

Ardisia crenata Sims

■ **别　名**　真珠凉伞、大罗伞、硃砂根。
■ **药用部位**　根。
■ **植物特征与采制**　常绿小灌木。根状茎横走，稍肉质，微红色，断面白色，有红色小点。叶互生，长圆形或圆状倒披针形，边缘有波状圆齿，反卷。伞形花序生于侧枝顶端；花冠白色或淡红色。核果球形，成熟时朱红色。6～7月开花，10～11月结果。多生于山坡、溪谷、林下等阴湿地。分布于西藏东南部至台湾，湖北至海南岛等地。全年可采，鲜用或晒干。

■ **性味功用**　微甘、辛，平。清热祛湿，活血行瘀。主治咽喉肿痛、风湿痹痛、咯血、黄疸、痢疾、肾炎、痛经、白带异常、乳腺炎、睾丸炎、痔疮、骨折、跌打损伤、风火牙痛、毒蛇咬伤。15～30克，水煎服；外用适量，捣烂敷患处。孕妇慎服。

实用简方　①咽喉肿痛：鲜朱砂根30～60克，水煎服，渣加醋60毫升，水190毫升，炖温含咽。②扁桃体炎：朱砂根15克，桔梗6克，甘草3克，水煎服。③肾炎性水肿：朱砂根15克，猪瘦肉适量，水炖服。④睾丸炎：朱砂根30～60克，川楝子3克，酒水煎服。

■ **别　名**　走马风、血枫、马胎。

■ **药用部位**　根、根茎、叶。

■ **植物特征与采制**　大灌木或亚灌木。除幼嫩部分被微柔毛外，其余无毛。叶通常簇生枝顶，椭圆形，叶缘具细密锯齿。总状圆锥花序腋生；花冠白色或粉红色。果球形，成熟时红色。12月果成熟。多生于山谷密林下阴湿处。分布于云南、广西、广东、江西、福建等地。根、根茎秋季采，鲜用或晒干；叶全年可采，通常鲜用。

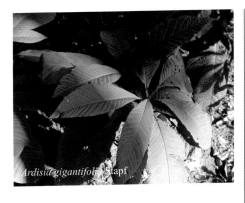
Ardisia gigantifolia Stapf

■ **性味功用**　根、根茎，苦、微辛，温。祛风除湿，活血止痛。主治风湿痹痛、关节痛、腰腿痛、产后瘀血痛、跌打损伤。叶，微辛，寒。去腐生肌。主治扭伤、痈疽疔疮、下肢溃疡。根、茎9～15克，水煎服；外用鲜叶适量，捣烂敷或研末撒患处。

> **实用简方**　①风湿性关节炎：走马胎根、龙须藤、五加皮各15克，酒水各半煎服。
> ②痈疽疮疖：鲜走马胎叶适量，捣烂敷患处。

■ **别　名**　毛叶紫金牛、老虎舌。

■ **药用部位**　全草。

■ **植物特征与采制**　半灌木状草本。全株被褐色卷缩分节的毛。茎绿棕色，具分节毛。叶互生，密集枝顶，红褐色，椭圆形，全缘或微波状，两面有黑色腺点，叶面粗糙；叶柄被分节毛。伞形花序腋生；花萼、花冠、花药背面、子房具黑色腺点；花冠红色。果成熟时红色。3～4月开花结果。多生于山谷林下阴湿地。分布于四川、贵州、云南、湖南、广西、广东、福建等地。全年可采，鲜用或晒干。

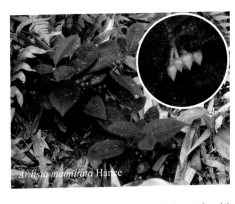
Ardisia mamillata Hance

■ **性味功用**　苦、辛，凉。清热利湿，凉血止血。主治痢疾、黄疸、咳嗽、咯血、呕血、吐血、便血、肠风下血、风湿关节痛、产后恶露不尽、闭经、痛经、月经过多、乳腺炎、疔疮、跌打损伤、外伤出血。15～30克，水煎服；外用适量，捣烂敷患处。

> **实用简方**　①咯血：虎舌红、石韦、侧柏叶各10克，水煎服。②肠风下血：虎舌红15～20克，木耳适量，酌加冰糖，水煎服。③肝癌：虎舌红、地骨皮各20克，丁葵草30克，叶下珠、白花蛇舌草各15克，水煎服。

山血丹

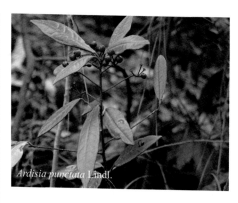

Ardisia punctata Lindl.

- **别　　名**　沿海紫金牛。
- **药用部位**　根或全株。
- **植物特征与采制**　常绿灌木。根横断面白色并有暗红色斑点。叶互生，狭椭圆形，边缘近波状或全缘，有腺体；叶背、叶柄被暗褐色细毛。伞形花序顶生；花冠白色，外被紫色斑点。果球形，成熟时深红色。7～11月开花结果。多生于山谷林下阴湿处或灌木丛中。分布于浙江、江西、福建、湖南、广东、广西等地。全年可采，鲜用或晒干。
- **性味功用**　苦、辛，微温。散瘀消肿，活血调经，祛风止痛。主治咽喉肿痛、口腔炎、月经不调、闭经、痛经、风湿痹痛、跌打损伤、无名肿毒。9～15克，水煎服；外用适量，捣烂敷患处。孕妇忌服。

　　实用简方　①风湿疼痛：山血丹根15～30克，猪骨头适量，白酒少许，水炖服。②骨折：山血丹根、变叶榕根各15～30克，朱砂根10～15克，猪蹄1只，白米酒适量，水炖服。

九节龙

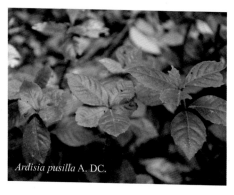

Ardisia pusilla A. DC.

- **别　　名**　毛茎紫金牛、地茶、猴接骨。
- **药用部位**　全草。
- **植物特征与采制**　半灌木状矮小草本。叶对生或轮生，椭圆形或宽卵形，边缘有锯齿。花序聚伞状，腋生；花冠白色。果球形，熟时红色，具少数腺点。1～6月开花结果。多生于林下阴湿地。分布于四川、贵州、湖南、广西、广东、江西、福建、台湾等地。全年可采，鲜用或晒干。
- **性味功用**　辛，平。清热利湿，凉血止血，祛瘀消肿。主治肺结核、咯血、吐血、哮喘、气管炎、肾炎、肾盂肾炎、肝炎、风湿痹痛、睾丸炎、痛经、月经不调、产后风、恶露不尽、痈疽疔疮、骨折、跌打损伤。9～15克，水煎服；外用鲜全草适量，捣烂敷患处。

　　实用简方　①黄疸：九节龙30～60克，豆腐适量，水炖服。②肾虚腰痛：九节龙9～15克，猪脊骨适量，水炖服。③跌打腰痛：九节龙适量，研末，每次服0.6～0.9克，温酒送服，每日2～3次。④慢性支气管炎：九节龙60克，千里光30克，地龙干9克，麻黄1.5克，水煎服。

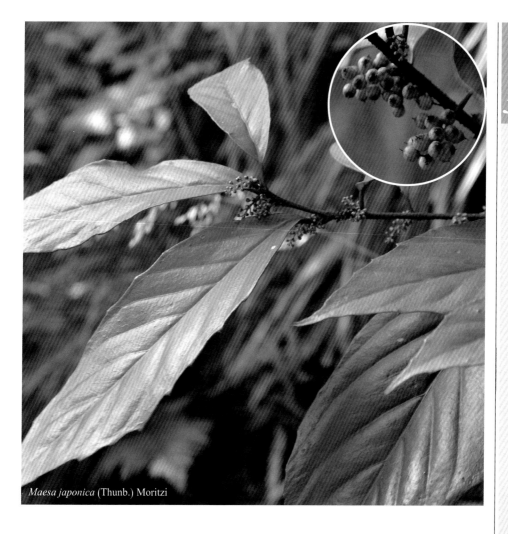

Maesa japonica (Thunb.) Moritzi

■ **别　　名**　胡椒树、野胡椒。

■ **药用部位**　根、叶。

■ **植物特征与采制**　灌木，有时攀缘状。小枝淡黄褐色。叶互生，椭圆形，全缘或有疏锯齿，两面无毛。总状花序或圆锥花序；花冠白色，筒状。果球形，黄白色。3 ~ 11 月开花结果。多生于杂木林下或灌木丛中。分布于西南至台湾以南各地区。全年可采，鲜用或晒干。

■ **性味功用**　苦，寒。祛风邪，消肿胀。主治头痛、腰痛、关节痛、跌打肿痛、水肿。15 ~ 30 克，水煎服。

　　实用简方　①关节炎：杜茎山根、草珊瑚根各 30 ~ 60 克，猪蹄 1 只，水炖服。②跌打损伤：鲜杜茎山叶适量，酒糟少许，捣烂敷患处。③出血、肿痛：鲜杜茎山叶适量，捣烂敷患处。

349 广西过路黄

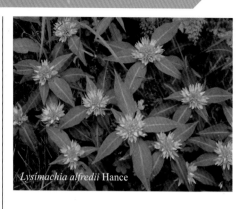

Lysimachia alfredii Hance

- **别　　名** 过路黄、金鸡鹿。
- **药用部位** 全草。
- **植物特征与采制** 多年生草本。茎直立，被褐色柔毛。茎下部的叶对生，较小；叶片卵形至卵状披针形，全缘，两面均有黑色腺条及腺点。花集生茎顶；花冠黄色。蒴果球形。5～8月开花结果。多生于山谷林下、溪旁阴湿处。分布于贵州、广西、广东、湖南、江西、福建等地。全年可采，鲜用或晒干。

■ **性味功用**　苦、辛，凉。清热利湿，排石通淋，活血止血。主治痢疾、黄疸、尿道感染、尿道结石、血崩、白带异常、痔疮出血。30～60克，水煎服。

> **实用简方**　①白带异常：鲜广西过路黄60克，芡实12克，白果10枚，猪肚1个，酒少许，水炖服。②疔疮：鲜广西过路黄适量，捣烂敷患处。

350 过路黄

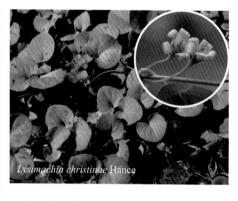

Lysimachia christinae Hance

- **别　　名** 金钱草、四川金钱草。
- **药用部位** 全草（药材名金钱草）。
- **植物特征与采制** 多年生草本。茎平卧匍匐。叶对生，宽卵形或心形，先端锐尖或近圆钝，基部心形或近圆形，全缘，两面有黑色斑点或条纹。花单生叶腋；花冠黄色。蒴果球形。5～7月开花。多生于山谷及沟边阴湿处。分布于云南、四川、陕西、河南、湖北、广西、安徽、浙江、福建等地。春至秋季采收，鲜用或晒干。

■ **性味功用**　甘、微苦，凉。清热解毒，利尿排石，散瘀消肿。主治湿热黄疸、水肿、胆囊炎、肾炎、胆石症、肾结石、膀胱结石、乳腺炎、丹毒、蛇伤、疔、痈、跌打损伤。30～60克，水煎服；外用适量，捣烂敷患处。

> **实用简方**　①泌尿系统结石：过路黄、三白草、积雪草、绵茵陈、矮地茶各9克，水煎，分3次服。②胆石症：过路黄60克，鸡内金18克，共研细粉，分3次，开水冲服。③胆囊炎：过路黄、海金沙各18克，马蹄金15克，积雪草、郁金、两面针各9克，鸡内金12克，水煎服。④肾结石：过路黄30克，黄芩、栀子、赤芍各9克，车前子12克，六一散18克，水煎服。⑤膀胱结石：过路黄60克，海金沙藤15～30克，水煎服。

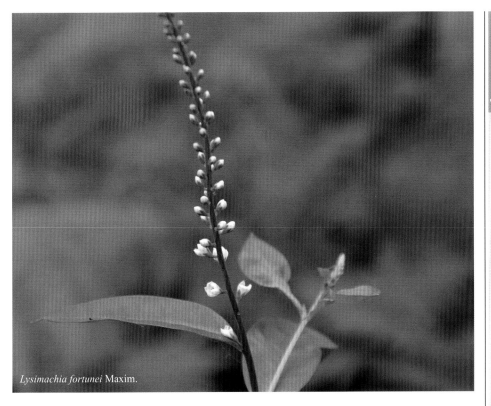

Lysimachia fortunei Maxim.

星宿菜

- **别　　名**　红根草、矮桃草、珍珠菜。
- **药用部位**　全草。
- **植物特征与采制**　多年生草本。根状茎横走，红色。茎直立，基部红色，有黑色腺点。叶互生，椭圆状披针形或倒卵状披针形，全缘，稍反卷。总状花序顶生；花白色。蒴果小，近球形。5～8月开花。多生于田埂、山坡等湿地。分布于东北、华中、西南、华南、华东各地区及陕西等地。夏、秋季采收，鲜用或晒干。
- **性味功用**　微苦，凉。清热利湿，活血调经，消肿解毒。主治感冒、中暑、咽喉肿痛、痢疾、血淋、肾炎、尿道炎、小便不利、风湿关节痛、百日咳、痛经、闭经、白带异常、乳腺炎、痈肿疮毒、流火、毒蛇及蜈蚣咬伤、跌打损伤、结膜炎。15～60克，水煎服；外用适量，捣烂敷患处。

实用简方　①感冒：星宿菜、红糖各30克，水煎服。②中暑、小便不利、尿道炎：鲜星宿菜60克，水煎服。③急性肾炎：星宿菜根、车前草、鲜天胡荽各15克，水煎服。忌食盐及油。④劳力过伤：星宿菜、目鱼干、黄酒各60克，水炖服。⑤水肿：星宿菜、丁香蓼各15克，地胆草、葫芦茶各12克，地耳草9克，水煎服。⑥乳腺炎：鲜星宿菜60克，水煎服，渣捣烂敷患处。

352 补血草

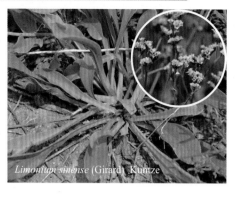

Limonium sinense (Girard) Kuntze

■ **别　　名**　中华补血草、华矶松、盐云草。

■ **药用部位**　根。

■ **植物特征与采制**　多年生草本。根圆柱形，表面土褐色。叶呈莲座状，簇生于短茎上，匙形，全缘。花通常2～3朵组成聚伞状的穗状花序；花冠漏斗状，淡黄色。蒴果圆柱形。2～5月开花，4～7月结果。多生于海边沙滩或盐田附近。分布于我国滨海各地区。全年可采，鲜用或晒干。

■ **性味功用**　微咸，凉。利湿，清热，止血。主治血淋、便血、胃溃疡、月经过多、痛经、白带异常、痈肿疮毒、魟鱼刺伤。15～30克，水煎服；外用适量，捣烂敷患处。

> **实用简方**　①湿热便血、血淋：鲜补血草根30～60克，水煎服。②湿热带下：鲜补血草根15～21克，冰糖适量，水煎服。③血热月经过多：鲜补血草根30克，水煎服。④痔疮下血：鲜补血草根60克，猪瘦肉适量，水炖服。⑤脱肛：鲜补血草全草适量，水煎坐浴。⑥背痛：鲜补血草根60克，酒炖服；渣调糯米饭适量，捣烂敷患处。

353 白花丹

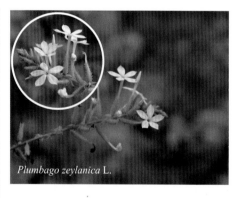

Plumbago zeylanica L.

■ **别　　名**　白雪花、白皂药、照药根子。

■ **药用部位**　根、茎、叶。

■ **植物特征与采制**　蔓状亚灌木。多分枝。叶互生，卵形或卵状椭圆形；叶柄基部扩大，抱茎。总状花序顶生或腋生，常再组成圆锥花序；萼管棱上具腺毛，分泌出腺液可粘住昆虫；花冠白色，高脚蝶状。蒴果。10月至翌年3月开花结果。多生于园边石隙、灌木丛中或栽培于庭园。分布于台湾、福建、广东、广西、贵州、云南、四川等地。夏、秋季采收，鲜用或晒干。

■ **性味功用**　苦、辛、涩，温。有毒。祛风活血，散瘀消肿。主治风湿痹痛、肝脾肿大、瘰疬、血瘀闭经、跌打损伤、疥癣、足跟深部脓肿、小儿胎毒、眼翳、蛇虫咬伤。根、茎9～15克，水煎服；外用叶适量，捣烂敷患处，外敷时间不宜过长，以免起疱。孕妇忌服。

> **实用简方**　①血瘀闭经：白雪花根15克，猪瘦肉适量，水炖服。②小儿胎毒：白雪花叶适量，烧灰研末，调茶油涂患处。③痔疮下血：白雪花根15克，猪直肠1段，水炖服。④足根深部脓肿：鲜白雪花叶适量，食盐少许，捣烂敷患处。

■ **别　　名**　山桂花、甜茶。

■ **药用部位**　根、叶、花。

■ **植物特征与采制**　常绿乔木。叶互生，通常卵形，边缘有稀疏浅锯齿，两面无毛。总状花序；花冠白色。核果坛状，黄绿色。2~7月开花结果。多生于山坡杂木林中。分布于江苏、浙江、福建、台湾、广东、广西、江西、湖南、湖北、四川、贵州、云南等地。全年可采，鲜用或晒干。

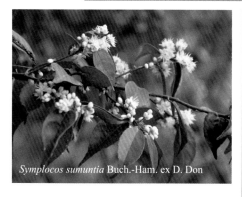

Symplocos sumuntia Buch.-Ham. ex D. Don

■ **性味功用**　辛、苦，平。根，清热利湿，祛风止痛；主治头痛、风湿痹痛、痢疾、泄泻、黄疸。叶，清热解毒，理气豁痰；主治咽喉肿痛、痢疾、慢性支气管炎。花，理气化痰。主治咳嗽胸闷。根、叶 15~30 克，花 6~9 克，水煎服。

> **实用简方**　①慢性支气管炎：鲜山矾叶 30 克，水煎服。②咳嗽、胸闷：山矾花 9 克，陈皮 6 克，菊花 3 克，水煎代茶。③急性扁桃体炎、鹅口疮：鲜山矾叶适量，捣汁，含漱。④关节炎：山矾根 60~90 克，猪蹄 1 只，水炖服。

■ **别　　名**　碎米子树、乌子树。

■ **药用部位**　根、茎、叶。

■ **植物特征与采制**　落叶灌木或小乔木。嫩枝密被黄褐色柔毛。叶互生，椭圆形，边缘有细尖齿，叶背脉上被灰黄色柔毛。圆锥花序顶生及腋生；花冠白色。核果卵形，成熟时蓝黑色。4~11 月开花结果。多生于向阳山坡的疏林或灌木丛中。分布于东北、华北、长江以南各地及台湾。全年可采，鲜用或晒干。

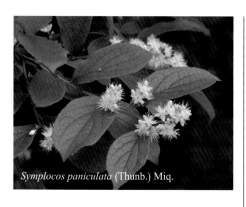

Symplocos paniculata (Thunb.) Miq.

■ **性味功用**　苦，微寒。清热解毒，祛风止痒。主治胃炎、乳痈、疮疖、皮肤瘙痒、皮炎、荨麻疹。15~30 克，水煎服；外用适量，水煎洗患处。

> **实用简方**　①感冒、咳嗽：鲜白檀茎叶 30~60 克，鸭蛋 1 个，水煎，吃蛋喝汤。②皮肤瘙痒：鲜白檀茎叶、枫树叶、艾叶、菖蒲叶各适量，水煎洗患处。③外伤出血：鲜白檀叶适量，捣烂敷患处。④胃炎：白檀根、猪瘦肉各 45 克，同炖服。

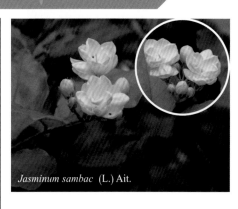

Jasminum sambac (L.) Ait.

356 茉莉花

■ **别　名**　没丽、没利、茉莉。

■ **药用部位**　根、叶、花（药材名茉莉花）。

■ **植物特征与采制**　攀缘状灌木。叶对生，阔卵形或椭圆形，全缘，两面无毛，叶背脉腋内有簇毛；叶柄有柔毛。聚伞花序顶生；花芳香，常重瓣；花冠白色。5～11月开花，通常花后不结果。多栽培于湿润、肥沃的沙质地。我国南方各地广泛栽培。根、叶全年可采，花夏、秋季含苞待放时采；鲜用或晒干。

■ **性味功用**　根，苦，热；有毒；麻醉、止痛；主治失眠、骨折、脱臼、跌打损伤、龋齿疼痛。叶，辛、微苦，温；消肿止痛；主治脚气病、蜈蚣及蜂螫伤。花，甘，温；平肝解郁、理气止痛；主治头晕头痛、下痢腹痛、目赤肿痛。根0.9～1.5克，磨开水服；叶、花6～15克，水煎服；外用适量，捣烂敷患处。根有麻醉作用，宜慎服；孕妇忌服。

■ **实用简方**　①白痢：茉莉花9～15克，冰糖适量，水炖服。②夏感暑湿、发热头胀、脘闷少食、小便短少：茉莉花、青茶各3克，藿香6克，莲叶10克，开水冲泡代茶。

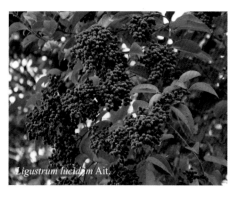

Ligustrum lucidum Ait.

357 女贞

■ **别　名**　女桢、蜡树、冬青子。

■ **药用部位**　茎皮、叶、果实（药材名女贞子）。

■ **植物特征与采制**　常绿乔木或灌木。树皮灰绿色，光滑，具明显皮孔。叶对生，卵形至卵状披针形。圆锥花序顶生；花冠钟状，白色。浆果状核果长圆形，成熟时蓝黑色。5～8月开花，9～12月结果。多栽培于人行道或庭园。分布于陕西、甘肃及长江以南各地。茎皮、叶全年可采，鲜用或晒干；女贞子冬季采，晒干，或开水烫后晒干。临床多以酒蒸后入药。

■ **性味功用**　茎皮、叶，微苦，凉；清热解毒；茎皮主治咳嗽、烫火伤；叶主治口舌生疮、牙龈肿痛、风火赤眼、疔疮肿毒、臁疮。女贞子，甘、苦，平；养阴滋肾、清虚热；主治虚热、骨蒸潮热、头晕目眩、耳鸣、腰膝酸楚无力、遗精、须发早白。女贞子、叶9～15克，茎皮15～30克，水煎服；外用适量，捣烂敷或研末调敷患处。

■ **实用简方**　①口舌生疮：鲜女贞叶适量，捣烂绞汁，含漱。②白细胞减少症：酒女贞子、龙葵各45克，水煎服。③视神经炎：女贞子、草决明、青葙子各30克，水煎服。

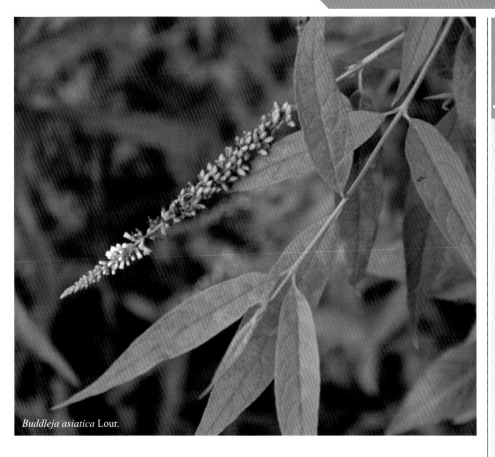

Buddleja asiatica Lour.

白背枫

■ **别　　名**　驳骨丹、白花醉鱼草。

■ **药用部位**　根、茎叶、果实。

■ **植物特征与采制**　直立灌木或小乔木。茎多分枝。叶对生，披针形，叶面绿色，有星状毛，老叶无毛，叶背密被白色星状毛，全缘或有疏浅齿；叶柄密被短绒毛。总状或圆锥花序顶生或腋生，下垂；花冠白色。蒴果卵形。6～9月开花结果。多生于向阳山坡、路边、河岸。分布于陕西、江西、福建、台湾、湖北、湖南、广东、海南、广西、西南等地。根全年可挖，叶春至秋季采，果实秋、冬季采；鲜用或晒干。

■ **性味功用**　苦、微辛，微温。有小毒。根、茎叶祛风化湿，行气活血；主治腹胀、胃脘痛、痢疾、风湿痹痛、湿疹、无名肿毒、皮肤瘙痒、跌打损伤。果，驱虫，消疳；主治小儿疳积、蛔虫病。6～15克，水煎服；外用鲜叶适量，捣烂敷患处。

实用简方　①风湿性心脏病：白背枫根 60 克，炖水鸭服。②中暑后食欲不振：白背枫根 15～30 克，炖公鸭服。③风疹：白背枫根 15～30 克，热疹炖鸭蛋服，冷疹炖鸡蛋服。④无名肿毒：鲜白背枫叶适量，红糖少许，捣烂敷患处。

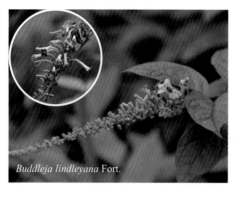

Buddleja lindleyana Fort.

359 醉鱼草

- ■ **别　　名**　百宝花、闭鱼花、毒鱼草。
- ■ **药用部位**　根、叶、花。
- ■ **植物特征与采制**　灌木。叶对生，卵形或卵状披针形，全缘或有疏浅齿；叶柄短，密生绒毛。穗状花序顶生，花偏生一侧；花冠淡紫色。蒴果长圆形，外被鳞片。6～11月开花结果。多生于山坡灌木丛中或村旁路边。分布于江苏、江西、福建、湖北、广东、广西、四川、贵州、云南等地。根全年可挖，叶夏、秋季采，鲜用或晒干；花于夏、秋季含苞时采，阴干。
- ■ **性味功用**　苦、辛，温。有小毒。祛风散寒，化痰止咳，活血化瘀，杀虫攻毒。主治气管炎、哮喘、疟疾、风湿关节痛、疳腮、瘰疬、钩虫病、蛔虫病、小儿疳积、口角炎、甲沟炎、跌打损伤、创伤出血、痈疽疔毒。9～15克，水煎服；外用适量，捣烂敷或水煎洗患处。孕妇忌服。

> **实用简方**　①肩周炎：醉鱼草根15克，猪蹄1只，酒水各半炖服。②跌打损伤：醉鱼草根15克，泽兰9克，积雪草30克，水煎服。

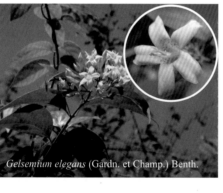

Gelsemium elegans (Gardn. et Champ.) Benth.

360 钩吻

- ■ **别　　名**　断肠草、胡蔓藤、大茶药。
- ■ **药用部位**　根、茎、叶。
- ■ **植物特征与采制**　藤本。多分枝。根皮淡黄色。幼枝光滑，老枝淡黄色，干时浅褐色，粗糙，断面淡黄色。叶对生，卵形至卵状披针形，全缘。聚伞花序顶生或腋生；花黄色。蒴果椭圆形，有宿萼。10月至翌年3月开花，12月至翌年6月结果。多生于向阳山坡灌木丛中。分布于江西、福建、台湾、湖南、广东、海南、广西、贵州、云南等地。全年可采，鲜用或晒干。
- ■ **性味功用**　苦、微辛，热。有大毒。破血行瘀，解毒消肿，杀虫止痒。主治寒湿痹痛、骨髓炎、骨结核、颈淋巴结结核、内外痔、甲沟炎、蛇头疔、体癣、脚癣、湿疹、疔疮肿毒、跌打损伤。外用适量，水煎熏洗，或捣烂敷患处。本品极毒，只作外用，禁内服，须在医师指导下使用，以防中毒。

> **实用简方**　①痔疮：钩吻根500克，水煎熏洗患处，每日2次。②颈淋巴结结核：鲜钩吻叶适量，食盐、酒糟少许，捣烂敷患处。③对口疮：鲜钩吻叶适量，捣烂敷患处。

五岭龙胆

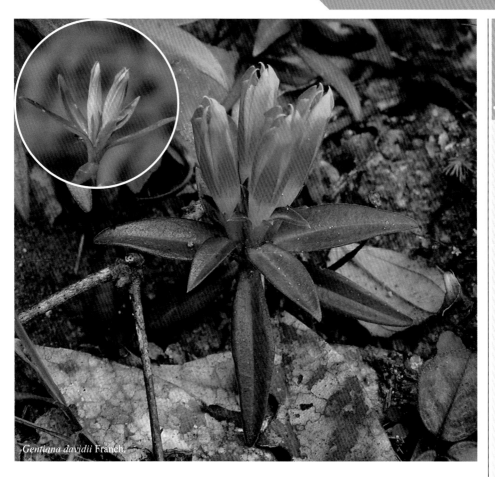

Gentiana davidii Franch.

■ **别　　名**　矮杆鲤鱼胆、簇花龙胆。

■ **药用部位**　全草。

■ **植物特征与采制**　多年生草本。茎从叶丛中抽出。基生叶簇生，呈莲座状，叶片披针形；茎生叶对生，叶片长圆状披针形。花簇生茎顶端，头状；花冠漏斗状，蓝紫色。蒴果。7～11月开花结果。多生于山坡、林缘阴湿地。分布于湖南、江西、安徽、浙江、福建、广东、广西等地。夏、秋季采收，鲜用或晒干。

■ **性味功用**　苦，寒。清热燥湿，解毒消肿。主治痢疾、肝炎、咽喉肿痛、高血压、小儿惊风、疝气、闭经、血淋、疔疮痈肿。15～30克，水煎服；外用适量，捣烂敷患处。

> **实用简方**　①血淋：五岭龙胆60克，水煎服。②化脓性骨髓炎：五岭龙胆、筋骨草、一枝黄花、蒲公英各30克，野菊花、柘树根各15克，水煎服。③高血压、高脂血症：五岭龙胆、夏枯草、南山楂、丹参各30～50克，水煎代茶。④目赤肿痛：鲜五岭龙胆、地苓各适量，水煎熏洗患眼。

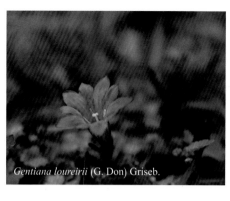

362

华南龙胆

Gentiana loureirii (G. Don) Griseb.

■ **别　　名**　龙胆草。

■ **药用部位**　全草。

■ **植物特征与采制**　多年生矮小草本。茎直立，成丛，少分枝。叶对生，长圆状椭圆形或长圆状披针形，边缘软骨质，稍反卷。花单生枝顶；花冠漏斗状，外面黄绿色，内面蓝紫色。蒴果倒卵形。4～8月开花结果。多生于向阳山坡、林缘干燥处。分布于江西、湖南、浙江、福建、广西、广东、台湾等地。夏、秋季采收，鲜用或晒干。

■ **性味功用**　苦，寒。清热利湿，解毒消痈。主治胃痛、肝炎、痢疾、白带异常、咽喉肿痛、淋病、小儿发热、对口疮、疮疡肿毒。9～15克，水煎服；外用适量，捣烂敷患处。

　　实用简方　①前列腺炎：华南龙胆、紫参、车前草各15克，海金沙藤30克，水煎服。②疔疮肿毒：鲜华南龙胆30～60克，捣烂绞汁服，渣敷患处。③痈疮、无名肿毒：华南龙胆6～9克，水煎服；另取鲜华南龙胆适量，捣烂敷患处。

363

龙胆

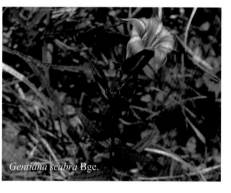

Gentiana scabra Bge.

■ **别　　名**　草龙胆、胆草、龙胆草。

■ **药用部位**　根及根茎（药材名龙胆）。

■ **植物特征与采制**　多年生草本。根茎短，簇生多数黄白色或棕黄色细长的根。茎直立，略具四棱，绿色稍带紫色。叶对生，中部及上部叶卵状披针形，基部抱茎。花簇生茎顶及上部叶腋；花冠钟形，蓝紫色。蒴果长圆形。9～11月开花结果。生于较高山阴湿的灌木丛中，或栽培。分布于内蒙古、贵州、陕西、湖北、江苏、浙江、福建、广东、广西、东北等地。夏至冬季采收，以秋季为佳，鲜用或晒干。

■ **性味功用**　苦，寒。清热燥湿，泻火定惊。主治湿热黄疸、胆道感染、咽喉炎、膀胱炎、尿道炎、高血压、耳聋、目赤肿痛、阴囊肿痛、白带异常、惊风、湿疹、带状疱疹、毒蛇咬伤。3～9克，水煎服；外用适量，捣烂敷患处。

　　实用简方　①急性病毒性肝炎：龙胆、茵陈各12克，郁金、黄柏各6克，水煎服。②肝火头痛：龙胆、大青叶各9克，水煎服。③阴囊湿疹：龙胆、鸡内金各15克，研末，调麻油涂患处。

链珠藤

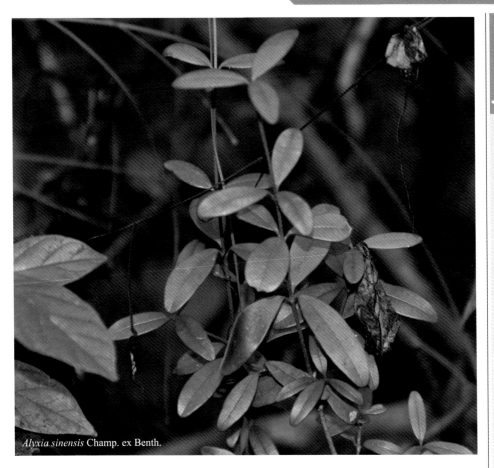

Alyxia sinensis Champ. ex Benth.

■ **别　　名**　过山香、瓜子藤、阿利藤、香藤。

■ **药用部位**　根、全株。

■ **植物特征与采制**　藤状灌木。根外皮淡黄褐色，有香味。叶对生或三叶轮生，倒卵形或长圆形，全缘，稍反卷。总状聚伞花序腋生或顶生；花冠先淡红色，后变白色。核果卵圆形，单粒或3个连成链珠状。7~12月开花，9~12月结果。多生于山坡灌丛中或林缘阴湿地。分布于浙江、江西、福建、湖南、广东、广西、贵州等地。全年可采，鲜用或晒干。

■ **性味功用**　微苦、辛，温。有小毒。祛风除湿，燥湿健脾，通经活络。主治风湿痹痛、腰痛、湿脚气、泄泻、胃痛、闭经、产后风、跌打损伤。15~30克，水煎服。孕妇忌用。

　　实用简方　①风湿性关节炎：链珠藤根30~45克，猪蹄1只，酒水各半炖服。②坐骨神经痛：链珠藤根60克，寒莓根30克，猪蹄1只，酒水各半炖服。③膝关节酸痛：链珠藤根60克，土牛膝、盐肤木各30克，水煎服。④胃脘胀痛：链珠藤根30~50克，猪肚1个，水炖服。

365 长春花

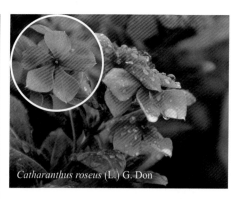

Catharanthus roseus (L.) G. Don

- **别　　名**　雁来红、日日草。
- **药用部位**　全草。
- **植物特征与采制**　多年生草本或亚灌木。叶对生，倒卵状长圆形，全缘或微波状。聚伞花序顶生或腋生；花冠红色，高脚蝶状。蓇葖果2个，狭圆筒状，有条纹及短毛。5～10月开花结果。多为栽培。分布于西南、中南、华东等地。夏、秋季采收，鲜用或晒干。
- **性味功用**　微苦，凉。有毒。平肝降压，解毒抗癌。主治高血压、白血病、淋巴肉瘤、乳腺癌、痈肿疮毒、烫火伤。3～9克，水煎服；外用适量，捣烂敷或研末调麻油敷患处。

> **实用简方**　①烫火伤：鲜长春花叶适量，米饭少许，捣烂敷患处。②疮疡肿毒：鲜长春花叶适量，捣烂敷患处。③高血压：长春花全草6～9克，水煎服。

366 酸叶胶藤

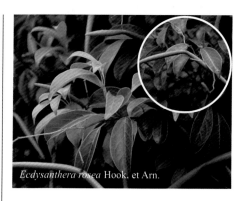

Ecdysanthera rosea Hook. et Arn.

- **别　　名**　头林心、斑鸠藤、酸叶藤。
- **药用部位**　全草。
- **植物特征与采制**　攀缘灌木。具乳汁。叶对生，椭圆形或倒卵状椭圆形，全缘或微波状，叶背具白粉。三歧聚伞花序呈圆锥状，顶生或假顶生。蓇葖果双生，圆筒状，叉开成一直线，外皮具明显的斑点。种子顶端具毛。4～12月开花结果。多生于山地林下或灌木丛中。分布于长江以南各地及台湾。全年可采，鲜用或晒干。
- **性味功用**　酸、微涩，平。有毒。清热解毒，祛瘀止痛。主治咽喉肿痛、肾炎、肠炎、风湿痹痛、跌打损伤。15～30克，水煎服；外用适量，捣烂敷患处。孕妇慎服。

> **实用简方**　①咽喉肿痛：酸叶胶藤适量，煎汤，含漱。②跌打损伤、疮疖肿毒：酸叶胶藤15～24克，水煎服；另取鲜酸叶胶藤适量，捣烂敷患处。

■ **别　名**　鱼胆木、山辣椒、刀伤药。

■ **药用部位**　全株。

■ **植物特征与采制**　灌木，具乳汁。枝有黄色圆形皮孔。叶对生或 3～5 片轮生，长圆状披针形，全缘或微波状。聚伞花序常顶生；花冠高脚碟状，白色。核果椭圆形，成熟时紫黑色。5～10 月开花结果。多为栽培。分布于西南、华南及台湾等地。根秋、冬季采收，茎、叶夏、秋季采；鲜用或晒干。

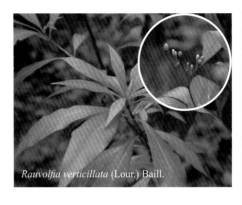

Rauvolfia verticillata (Lour.) Baill.

萝芙木

■ **性味功用**　苦，凉。泻肝，降火，解毒。主治感冒发热、高血压、头痛、眩晕、失眠、皮肤瘙痒、咽喉肿痛、中暑腹痛、跌打损伤、毒蛇咬伤、外伤出血。15～30 克，水煎服；外用鲜叶适量，捣烂敷患处。

　　实用简方　①高血压：萝芙木根、钩藤各 10 克，玉米须 6 克，水煎服。②急性病毒性肝炎：萝芙木根 10 克，虎杖 30 克，茵陈 45 克，水煎服。③风热感冒、发热头痛：萝芙木根 10 克，板蓝根 30 克，水煎，温服。④跌打损伤、毒蛇咬伤：鲜萝芙木叶适量，捣烂敷患处。⑤外伤出血：鲜萝芙木叶适量，捣烂敷患处。

■ **别　名**　番缅花、缅栀子、蛋黄花。

■ **药用部位**　花。

■ **植物特征与采制**　灌木或小乔木，具乳汁。小枝近肉质。叶互生，集聚枝顶，倒卵状披针形至长圆形，全缘或微波状，羽状侧脉于近叶缘处连结成一边脉。聚伞花序顶生；花冠漏斗状，外面白色而略带淡红色，内面基部黄色。蓇葖果条状披针形。7～9 月开花结果。多为栽培。分布于广东、广西、云南、福建等地。夏、秋季采，晒干。

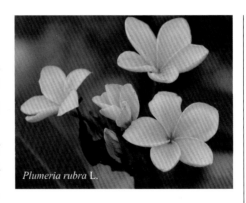

Plumeria rubra L.

鸡蛋花

■ **性味功用**　甘，凉。清热，利湿，祛暑。主治痢疾、腹泻、黄疸、咳嗽、疳积、中暑。6～10 克，水煎服。

　　实用简方　①高血压：鸡蛋花 20 克，水煎代茶。②预防中暑：鸡蛋花 15～30 克，水煎代茶。③痢疾、泄泻：鸡蛋花 9～15 克，水煎服。

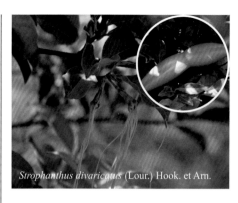

Strophanthus divaricatus (Lour.) Hook. et Arn.

369

羊角拗

- **别　　名**　羊角扭、猫屎壳。
- **药用部位**　根、茎、叶。
- **植物特征与采制**　灌木，具乳汁。上部枝条蔓延。茎呈棕褐色，密布淡黄色皮孔。叶对生，椭圆状长圆形，全缘。聚伞花序顶生；花黄绿色。蓇葖果2叉生，平展，基部大，逐上渐尖，形似羊角。种子纺锤形，具长喙，沿喙密生白色绢质长毛。多生于山坡灌丛中。分布于贵州、云南、广西、广东、福建等地。根、茎全年可采，叶夏、秋季采收；鲜用或晒干。

- **性味功用**　苦、辛、寒。有毒。祛风除湿，通经活络，消肿杀虫。主治风湿痹痛、水肿、跌打损伤、痈疮、疥癣、骨折。3～6克，水煎服；外用适量，捣烂敷患处，或水煎熏洗。孕妇忌服。本品毒性较大，一般不作内服。

　　实用简方　①妇女闭经虚肿：羊角拗根6克，水煎，冲红糖服。②鹤膝风：羊角拗根6克，猪蹄1只，酒水各半炖服。③乳腺炎：鲜羊角拗叶适量，红糖少许，捣烂，炖微热敷患处。④跌打扭伤、疥癣：鲜羊角拗叶适量，水煎洗患处。

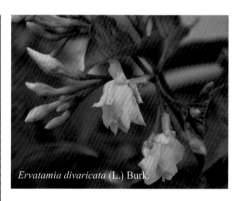

Ervatamia divaricata (L.) Burk.

370

狗牙花

- **别　　名**　单瓣狗牙花、白狗牙。
- **药用部位**　根、叶。
- **植物特征与采制**　灌木。叶对生，椭圆形或椭圆状长圆形，全缘。聚伞花序腋生；花冠重瓣，白色，边缘有皱波状。蓇葖果。种子3～6颗，长圆形。5～12月开花结果。多为栽培。分布于我国南部各地。全年可采，鲜用或晒干。

- **性味功用**　酸，凉。清热解毒，降压。根主治咽喉肿痛、高血压、骨折、痈疽疮毒、深部脓肿；叶主治乳腺炎、疥疮、疔。10～30克，水煎服；外用适量，捣烂敷患处。

　　实用简方　①咽喉肿痛：狗牙花根10～20克，水煎含服。②背痛：鲜狗牙花叶适量，红糖少许，捣烂敷患处。③多发性脓肿：狗牙花全草60克，青壳鸭蛋1个，酒水各半炖服。④疮疖：鲜狗牙花叶适量，捣烂敷患处。

■ **别　　名**　黄花状元竹、酒杯花。

■ **药用部位**　叶。

■ **植物特征与采制**　常绿小乔木，具乳汁。叶互生，条形，全缘，稍反卷。聚伞花序生于枝顶；花冠黄色，漏斗状。核果扁三角状球形，成熟时浅黄色，干时黑色。夏至冬季开花。多为栽培。分布于台湾、福建、广东、广西、云南等地。全年可采，通常鲜用。

■ **性味功用**　苦、辛、温。有大毒。解毒消肿。主治蛇头疔。外用鲜叶适量，捣烂敷患处。本品有大毒，不作内服。

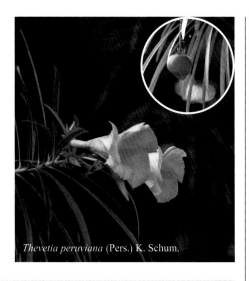

Thevetia peruviana (Pers.) K. Schum.

　实用简方　蛇头疔：鲜黄花夹竹桃叶捣烂，酌加蜂蜜调匀敷患处，每日换 2～3 次。

■ **别　　名**　络石藤、石血。

■ **药用部位**　全草。

■ **植物特征与采制**　常绿攀缘藤本。具乳汁。茎有气根。叶对生，椭圆形或卵状披针形；叶柄短。聚伞花序腋生或顶生；花冠高脚碟状。蓇葖果圆柱形，叉生。种子顶端具种毛。5～11 月开花结果。常攀缘于岩石、墙壁或其他物体上。分布于山东、浙江、福建、台湾、河北、湖北、广东、广西、云南、四川、陕西等地。全年可采，鲜用或晒干。

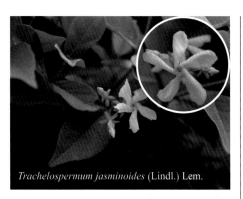

Trachelospermum jasminoides (Lindl.) Lem.

■ **性味功用**　苦，微寒。祛风通络，活血止痛，消肿解毒。主治风湿痹痛、关节炎、腰膝酸痛、咽喉肿痛、疔疮肿毒、痈疽、跌打损伤。6～15 克，水煎服；外用适量，捣烂敷患处。

　实用简方　①风湿性关节炎：鲜络石根 60 克，乌豆 30 克，猪瘦肉适量，水炖服；另取鲜络石藤适量，煎水洗患处。②鹤膝风：鲜络石根 60～90 克，猪瘦肉适量，酒水各半炖服。③关节炎：络石 12 克，五加皮 30 克，土牛膝根 15 克，水煎服。④肺结核：络石、地苍各 30 克，猪肺适量，水炖服。⑤骨髓炎：络石 60～90 克，酒 250 克，浸泡 2～3 日后即可服用，每次服 1 小杯，每日 2～3 次。

萝藦科

373 马利筋

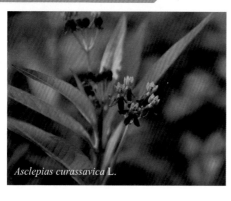

Asclepias curassavica L.

- **别　　名**　莲生桂子花、水羊角。
- **药用部位**　全草。
- **植物特征与采制**　多年生灌木状草本。叶对生，椭圆状披针形至披针形，全缘，两面无毛。聚伞花序顶生或腋生；花冠紫红色；副花冠黄色。蓇葖果披针形。种子卵圆形，顶端具白色绢质种毛。几乎全年开花结果。栽培或野生于旷野。分布于广东、广西、云南、贵州、四川、湖南、江西、福建、台湾等地。全年均可采，鲜用或晒干。
- **性味功用**　辛、苦，凉。有毒。清热解毒，消肿止痛，活血止血。主治乳腺炎、瘰疬、脾肿大、咳嗽、吐血、鼻出血、痛经、月经不调、咽喉肿痛、痈疖、骨折、创伤出血、烫火伤、湿疹、顽癣。根3～9克，水煎服；外用适量，捣烂敷患处，或取乳汁涂患处。本品有毒，内服宜慎。孕妇忌用。

> **实用简方**　①创伤出血：鲜马利筋叶适量，捣烂敷患处。②湿疹、顽癣：鲜马利筋乳汁适量，搽患处。③痈疮肿毒：鲜马利筋适量，捣烂敷患处。

374 牛皮消

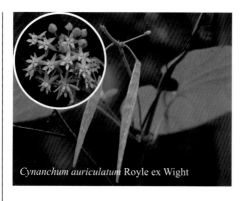

Cynanchum auriculatum Royle ex Wight

- **别　　名**　飞来鹤、隔山消、白首乌。
- **药用部位**　块根、叶。
- **植物特征与采制**　多年生草质藤本。宿根肥厚，呈块状。茎疏生柔毛。叶对生，卵状心形，全缘，叶背具疏毛；叶柄细长。伞形花序伞房状；花冠白色。蓇葖果双生，披针形。种子卵状椭圆形，种毛白色。6～9月开花，7～11月结果。多生于山坡林缘及灌木丛中，或溪旁水边潮湿地。分布于山东、河北、陕西、甘肃、西藏、江苏、福建、台湾、湖南、广东、广西、贵州、四川等地。块根秋、冬季采挖，叶夏、秋季采；鲜用或晒干。
- **性味功用**　甘、微苦，平。有小毒。行气消积，解毒止痛。主治胃痛、腹痛、食欲不振、积滞、痢疾、产后瘀血痛、乳汁稀少、疳积、疔疖、疮痈肿痛、跌打损伤、毒蛇咬伤。块根6～9克，水煎服；外用适量，捣烂敷患处。

> **实用简方**　①胃痛、痢疾腹痛：牛皮消块根、蒲公英各9克，水煎服。②脚气水肿：牛皮消块根、车前子各6克，水煎服。

■ **别　　名**　白前、水杨柳、草白前。

■ **药用部位**　全草、根及根茎（药材名白前）。

■ **植物特征与采制**　多年生直立半灌木状草本。根状茎细长，节处生须根。茎圆柱形，具细棱。叶对生，条状披针形，全缘。聚伞花序腋生，不分枝，花小；花冠5深裂，紫红色；副花冠裂片盾状。蓇葖果长角状。种子黄棕色，顶端有一簇白色毛。5～8月开花，7～10月结果。生于溪边、浅水沟等湿地。

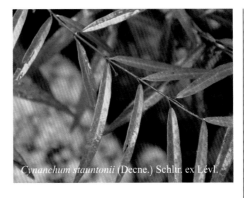

Cynanchum stauntonii (Decne.) Schltr. ex Lévl.

分布于甘肃、安徽、江苏、浙江、江西、福建、广东等地。夏、秋季采收，鲜用或晒干。

■ **性味功用**　微苦，凉。宣肺祛痰，清热利湿。主治感冒、咳嗽痰多、支气管炎、麻疹、便秘、泌尿系统感染、水肿、热淋、黄疸、咽喉肿痛、跌打损伤。9～15克，水煎服。

　　实用简方　①风热感冒：鲜柳叶白前全草30克，水煎服。②湿热黄疸：白前、绵茵陈、车前草各15克，山栀子9克，水煎服。③热淋：鲜柳叶白前全草30～60克，冰糖少许，水煎服。④跌打损伤：白前15克，米酒1杯，水炖，酌加白糖调服。⑤急慢性前列腺炎：白前、车前草、灯心草、黄花蒿（带果实者佳）各15～30克，水煎服。⑥火气大：柳叶白前全草适量，水煎代茶。⑦便秘：鲜柳叶白前30克，捣烂绞汁服。

■ **别　　名**　金刚藤、蛇天角。

■ **药用部位**　根、茎。

■ **植物特征与采制**　木质藤本，具乳汁。茎灰褐色，具灰白色皮孔。幼枝、叶柄及花序均被微毛。叶对生，倒卵形至卵状长圆形，全缘，仅叶脉上被微毛；叶柄顶端具微小丛生腺体。伞形花序腋生；花冠淡绿色，钟形；副花冠着生于花冠裂缺下，厚而成带状。蓇葖果锥形。种子长卵形，顶端有白色绢质种毛。

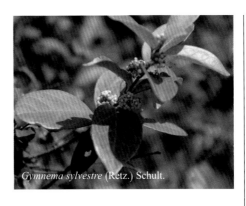

Gymnema sylvestre (Retz.) Schult.

5～9月开花，10月至翌年1月结果。多生于山坡林中或灌木丛中。分布于云南、广西、广东、福建、浙江、台湾等地。全年可采，鲜用或晒干。

■ **性味功用**　苦，平。有毒。清热解毒，祛风止痛。主治扁桃体炎、风湿痹痛、瘰疬、乳腺炎、外伤感染、痛、疽、疔、湿疹、无名肿毒、毒蛇咬伤、疮疖、跌打损伤。9～30克，水煎服；外用适量，捣烂敷患处。孕妇慎用。

　　实用简方　①风湿痹痛：匙羹藤根60克，猪蹄1只，酒水各半炖服。②跌打肿痛：鲜匙羹藤叶适量，捣烂敷患处。

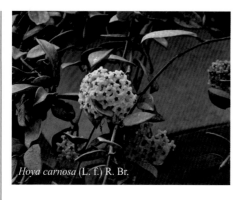

Hoya carnosa (L. f.) R. Br.

球兰

- **别　　名** 爬岩板、肺炎草。
- **药用部位** 全草。
- **植物特征与采制** 多年生攀缘灌木。茎细长，灰色，常有不定根。叶对生，肉质而厚，卵状椭圆形或椭圆形。聚伞花序伞形状，腋生；花冠五角星形，肉质，乳白色；副花冠星芒状，肥厚。蓇葖果条形。5～6月开花。多生于山谷阴湿处的岩壁或树干上，或栽培于庭园。分布于云南、广西、广东、福建、台湾等地。全年可采，鲜用或晒干。
- **性味功用** 微苦，寒。清热解毒，祛痰止咳。主治麻疹并发肺炎、支气管炎、乙脑、咽喉肿痛、风湿关节痛、鼻出血、中耳炎、睾丸炎、痈肿疔疮、乳腺炎。6～15克，水煎服；外用适量，捣烂敷患处。

> **实用简方** ①麻疹后余热不退：鲜球兰叶7片，水煎加糖服。②支气管炎、肺炎：鲜球兰叶10～15片，荸荠10个，捣汁服。③胃溃疡：球兰30克，砂仁10克，木香6克，葱白7株，乌鸡1只，水炖服。④急性扁桃体炎：鲜球兰90克，水煎，酌加冬蜜，分2次服；另取鲜球兰叶适量，捣汁含漱。

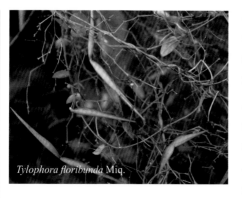

Tylophora floribunda Miq.

七层楼

- **别　　名** 老君须、百条根、娃儿藤。
- **药用部位** 全草。
- **植物特征与采制** 缠绕藤本，具乳汁。根须状，灰黄色。茎纤细，多分枝。叶对生，卵状披针形，全缘，叶背具细小乳头状突起。聚伞花序比叶长；花淡紫红色。蓇葖果双生，条状披针形。种子近卵形，顶端具有白色绢质种毛。5～9月开花，8～12月结果。多生于山坡灌木丛或疏林中。分布于江苏、浙江、福建、江西、湖南、广东、广西、贵州等地。秋、冬季采收，鲜用或晒干。
- **性味功用** 辛，温。有小毒。破瘀消肿，祛风化痰，活血止痛。主治水肿、脾肿大、肝硬化、风湿痹痛、腹泻、支气管炎、哮喘、胃痛、腰痛、牙痛、跌打损伤、蛇伤、痈肿疮疖。3～15克，水煎服；外用适量，捣烂敷患处。孕妇慎服。

> **实用简方** ①肝硬化腹水：七层楼根10～15克，酒水各半炖服。②痈疽肿毒：鲜七层楼叶适量，捣烂敷患处。③关节肿痛：鲜七层楼根适量，酒糟少许，捣烂敷患处。④口腔炎：七层楼9～12克，水煎服。

菟丝子

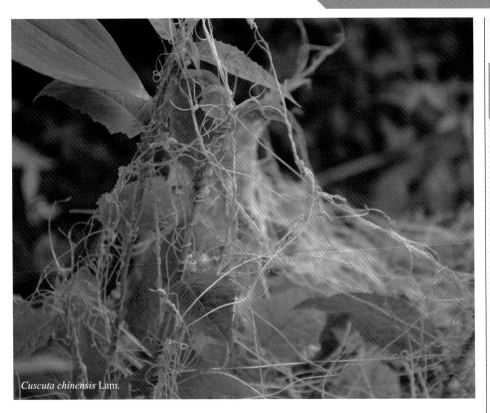

Cuscuta chinensis Lam.

■ **别　　名**　吐丝子、金丝藤、豆寄生。

■ **药用部位**　全草、种子（药材名菟丝子）。

■ **植物特征与采制**　一年生寄生草本。茎黄色，纤细，左旋缠绕。叶退化成三角状鳞片叶。花簇生于叶腋；花冠钟状，白色。蒴果扁球形，成熟时被花冠包围。6～10月开花结果。多寄生豆科植物或其他草本植物上。分布于黑龙江、吉林、辽宁、河北、山西、陕西、宁夏、甘肃、内蒙古、新疆、山东、江苏、安徽、河南、浙江、福建、四川、云南等地。全草夏、秋季采收，鲜用或晒干；种子（菟丝子）于8～9月采收，晒干，筛去杂质。

■ **性味功用**　苦、微甘、平。全草，健脾利湿；主治黄疸、肾炎、淋浊、白带异常、遗精、目赤肿痛、痈疽肿毒。种子，补肝益肾，养肝明目；主治阳痿、腰膝酸痛、遗精、早泄、遗尿、消渴、眩晕、视力减退。9～15克，水煎服。

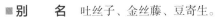

　实用简方　①急性病毒性肝炎：菟丝子全草50克，黄蚬500克，水炖服。肝区疼痛加穿破石30克。②肾炎：菟丝子全草15克，地胆草、地耳草各12克，水煎服。③遗精：菟丝子60克，茯苓、石莲子各30克，共研细末，酒糊为丸，每次9～15克，淡盐开水送服。④视力减退：菟丝子、叶下珠、枸杞子各15克，炖鸭肝服。⑤面上粉刺：捣菟丝子适量，绞取汁涂之。

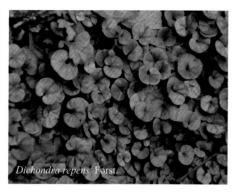

Dichondra repens Forst.

380

马蹄金

■ **别　　名** 半边钱、黄疸草。

■ **药用部位** 全草。

■ **植物特征与采制** 多年生匍匐草本。全株被灰色毛。茎纤细，节上生根。叶互生，圆形或肾形，全缘。花小，单生于叶腋；花冠钟形，黄色。蒴果球形。2～6月开花结果。多生于路旁、墙脚、草坪等潮湿处。分布于长江以南各地及台湾。全年可采，鲜用或晒干。

■ **性味功用** 辛，凉。清热利湿，疏风行瘀。主治中暑腹痛、腹胀、痢疾、肾炎、水肿、感冒、百日咳、肝炎、胆囊炎、胆石症、尿血、泌尿系统感染、小便不利、白浊、中耳炎、口腔炎、咽喉肿痛、扁桃体炎、乳腺炎、疔疮肿毒、痔疮、跌打损伤。15～30克，水煎或绞汁服；外用鲜品适量，捣烂敷患处。

实用简方 ①胆囊炎、胆结石：马蹄金、积雪草、金毛耳草各20克，水煎服。②肾炎性水肿：鲜马蹄金适量，捣烂敷脐部。③风热咳嗽：马蹄金、积雪草、天胡荽、凤尾草各15克，水煎服。④淋病、小便点滴不通：马蹄金30克，酌加冰糖，水炖服。⑤小儿高热：鲜马蹄金、蛇莓、积雪草各15克，水煎服。⑥鼻出血：马蹄金60克，白茅根、积雪草各30克，水煎服。

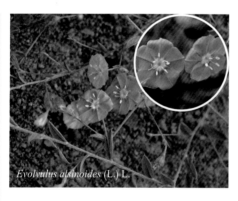

Evolvulus alsinoides (L.) L.

381

土丁桂

■ **别　　名** 毛棘花、过饥草。

■ **药用部位** 全草。

■ **植物特征与采制** 一年生草本。全株被白色长伏毛。茎基部多分枝，平卧，上端斜举。叶互生，长卵形、椭圆形或长圆形。花通常单生叶腋；花柄纤细；花冠浅蓝色，漏斗状。蒴果球形。7～10月开花，8～12月结果。多生于干燥山坡草丛中。分布于我国长江以南各地及台湾。夏、秋季采收，鲜用或晒干。

■ **性味功用** 微甘、苦，微温。健脾利湿，益肾固精。主治久痢、黄疸、劳倦乏力、头晕、咳嗽、遗尿、淋浊、滑精、白带异常、疳积、疔疮。15～30克，水煎服；外用适量，捣烂敷患处。

实用简方 ①慢性痢疾：土丁桂45～60克，红糖适量，水煎服。②胃痛（消化性）：土丁桂15克，水煎服。③遗精：土丁桂、金樱子根、白背叶根各15克，南五味子根9克，水煎服。④糖尿病：鲜土丁桂30克，猪瘦肉适量，水炖服。⑤小儿疳积：鲜土丁桂15～21克，鸡肝1个，水炖服。

■ **别　　名**　五爪龙、牵牛藤。

■ **药用部位**　全草。

■ **植物特征与采制**　多年生缠绕藤本。茎具条纹及常有小瘤状突起。叶互生，掌状深裂几达基部，叶轮廓卵形或圆形，全缘；叶柄有小瘤状突起。聚伞花序腋生；花冠漏斗状，淡紫红色。蒴果近球形。5～12月开花结果。多缠绕于路旁篱笆、墙上或草丛中。分布于台湾、福建、广东、广西、云南等地。全年可采，鲜用或晒干。

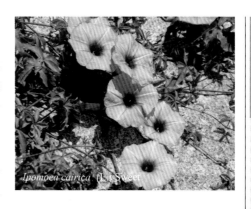

Ipomoea cairica (L.) Sweet

五爪金龙

■ **性味功用**　甘、寒。有小毒。解毒消肿，利水通淋。主治小便不利、水肿、淋病、蜂窝织炎、痈肿疔毒、跌打损伤。6～10克，水煎服；外用鲜全草适量，捣烂敷患处。

　　实用简方　①骨蒸劳热、咳嗽咯血：五爪金龙10克，龙芽草、旱莲草各30克，水煎服。②蜂窝织炎：鲜五爪金龙、蒲公英各30克，蜂房15克，水煎服，渣捣烂敷患处。③跌打损伤：鲜五爪金龙、积雪草、落地生根叶各60克，捣烂敷患处。④咯血：鲜五爪金龙花14朵，煎汤，调蜜服。

■ **别　　名**　二叶红薯、马鞍藤。

■ **药用部位**　全草。

■ **植物特征与采制**　多年生匍匐草本。多分枝，有乳汁。茎红紫色，粗壮，节上生不定根。叶互生，近圆形或宽椭圆形，顶端凹陷或2裂，基部截形或广楔形，形似马鞍。聚伞花序腋生；花冠漏斗状，红紫色，少数白色。蒴果卵圆形。7～12月开花结果。多生于海边沙滩。分布于浙江、福建、台湾、广东、广西等地。全年可采，鲜用或晒干。

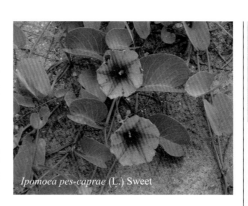

Ipomoea pes-caprae (L.) Sweet

厚藤

■ **性味功用**　甘、微苦，平。祛风湿，消肿毒。主治风湿痹痛、荨麻疹、风火牙痛、痈肿疔毒、白带异常。15～30克，水煎服；外用适量，捣烂敷患处。

　　实用简方　①风湿性关节炎：鲜厚藤根30克，酒水各半煎服。②坐骨神经痛：厚藤根、接骨草根各30克，南天竹根15克，水煎服，腰酸痛加粗叶榕根30克。③荨麻疹：厚藤30克，芋茎（芋环干）60克，龙芽草30克，水煎服。

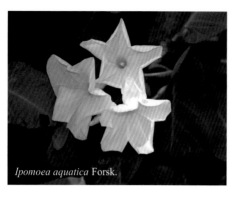

Ipomoea aquatica Forsk.

384 蕹菜

■ **别　名**　空心菜、水蕹。

■ **药用部位**　全草。

■ **植物特征与采制**　一年生草本。蔓生。茎圆柱形，有节，节间中空，节上生根。叶片形状、大小有变化，卵形、长卵形、长卵状披针形或披针形，全缘或波状。聚伞花序腋生；花冠白色、淡红色或紫红色，漏斗状。蒴果卵球形至球形。多为栽培。分布于我国中部及南部各地，北方较少。夏、秋季采收，多鲜用。

■ **性味功用**　甘，凉。清热，凉血，解毒。主治毒菇、木薯、曼陀罗等中毒，以及咯血、尿血、便血、鼻出血、便秘、痔疮、淋浊、乳腺炎、疔疮疖肿、毒蛇及蜈蚣咬伤。内服适量，捣烂绞汁或水煎服；外用适量，捣烂敷患处。

> **实用简方**　①食物中毒：蕹菜适量，捣取汁1大碗，另取乌蔹、甘草各120克，金银花30克，煎取浓汁，与蕹菜汁一起灌服。②肺热咯血：带根蕹菜和白萝卜各适量，捣烂绞汁1杯，酌加蜂蜜调服。③血淋：蕹菜根120克，酌加蜂蜜，水煎服。④带状疱疹：蕹菜茎放瓦上焙黑，研末，调茶油涂患处，每日2～3次。

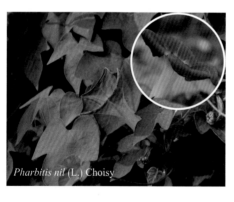

Pharbitis nil (L.) Choisy

385 裂叶牵牛

■ **别　名**　牵牛花、喇叭花。

■ **药用部位**　全草、种子（药材名牵牛子）。

■ **植物特征与采制**　一年生缠绕草质藤本。叶互生，阔卵形至圆形。花腋生，单一或2～3朵着生于花序梗顶端；花冠漏斗状，白色、蓝紫色或紫红色。蒴果球形。种子5～6粒，卵圆形，黑色或淡黄白色。5～9月开花结果。多生于村边路旁。除西北和东北的一些地区外，全国大部分地区都有分布。全草夏季采收，多鲜用；种子（皮壳黑者叫黑丑，白者叫白丑）于秋季果实成熟时割下，除去果壳杂质，晒干。

■ **性味功用**　苦、辛，寒。有小毒。逐水消饮，通经杀虫。主治水肿、腹水、脚气、腹胀、食滞、虫积、便秘、痔疮、风火赤眼、痈疽肿毒。3～6克，水煎服。孕妇忌服。

> **实用简方**　①脚气水肿、小便不利：黑白丑30克，捣末为蜜丸，如小豆大，每服9克，生姜汤送下。②小儿夜啼：黑丑末3克，调水敷脐部。③痈疽发背：鲜牵牛全草适量，捣烂敷患处。

大尾摇

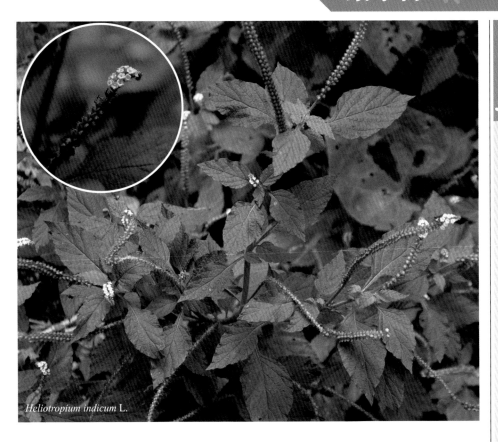

Heliotropium indicum L.

■ **别　　名**　象鼻草、全虫草、狗尾草。

■ **药用部位**　全草。

■ **植物特征与采制**　一年生直立草本。茎少分枝，粗糙，被毛。单叶互生或对生，卵形或长卵形，边缘微波状或具粗齿，两面有疏毛。蝎尾状聚伞花序顶生或与叶对生，花小；花冠浅蓝色，高脚碟状。小坚果卵形。4～9月开花，5～10月结果。多生于路旁、屋边、旷野。分布于广东、福建、台湾、云南等地。夏、秋季采收，鲜用或晒干。

■ **性味功用**　苦，寒。清热泻火，解毒消肿。主治肺炎、肺结核、睾丸炎、中暑腹痛、肠炎、痢疾、泄泻、口腔糜烂、喉炎、咽喉肿痛、小儿惊风、风火牙痛、痈疽疔肿。15～30克，水煎服；外用适量，捣烂敷患处。孕妇慎服。

　　实用简方　①肺脓肿：鲜大尾摇60～120克，捣取汁，加等量冬蜜冲服；另取鲜大尾摇适量，水煎代茶。②口腔糜烂：鲜大尾摇叶适量，捣烂取汁漱口，每日4～6次。③痈疽疔肿：鲜大尾摇60克，水煎服；另取鲜大尾摇适量，捣烂敷患处。④多发性疔肿：鲜大尾摇根30～50克，青壳鸭蛋1个，水炖服；另取鲜大尾摇叶适量，酌加冷饭，捣烂敷患处。

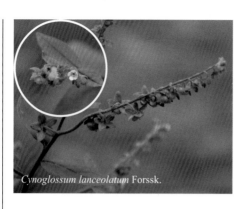

Cynoglossum lanceolatum Forssk.

387 小花琉璃草

■**别　　名** 牙痈草、披针叶琉璃草。

■**药用部位** 全草。

■**植物特征与采制** 多年生草本。全株被毛。基生叶丛生，长圆状披针形；茎中部以上的叶披针形，叶两面具毛，叶面毛的基部呈小瘤状。总状花序，花小，偏于一侧；花萼钟状；花冠蓝色。小坚果具锚状钩刺。5～9月开花结果。多生于路旁、山坡草丛等地。分布于西南、华南、华东及河南、陕西、甘肃等地。夏、秋季采收，鲜用或晒干。

■**性味功用** 苦，寒。清热解毒，利水消肿。主治急性肾小球肾炎、急性肾炎、痢疾、肠炎、牙周脓肿、痈肿疮毒。9～15克，水煎服；外用鲜全草适量，捣烂敷患处。

实用简方 急性肾小球肾炎：小花琉璃草、肾茶、海金沙藤、金丝草各15克，水煎服；或小花琉璃草研末，装入胶囊，每粒300毫克，每日3次，每次3～6粒。

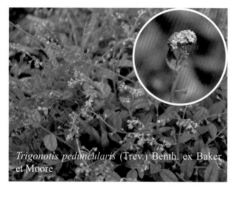

Trigonotis peduncularis (Trev.) Benth. ex Baker et Moore

388 附地菜

■**别　　名** 白绒毛草、搓不死、伏地菜。

■**药用部位** 全草。

■**植物特征与采制** 一年生草本。茎常从基部分枝，直立或斜举，纤细，具伏毛。叶互生，匙形、椭圆形或披针形。总状花序顶生，花小；花冠管状，蓝色。小坚果三角状四边形，具小柄。5～9月开花结果。多生于田埂、路旁。分布于东北、华北、华东、西南及陕西、新疆、西藏、广东、广西等地。夏、秋季采收，鲜用或晒干。

■**性味功用** 辛、苦，平。理气健胃，消肿止血。主治胃痛、痢疾、吐血、扭伤、跌打损伤、热毒痈肿。15～30克，水煎服；外用鲜全草适量，捣烂敷患处。

实用简方 ①扭伤：鲜附地菜、接骨草叶各适量，酌加酒糟、米饭，捣烂敷患处。②漆疮瘙痒：鲜附地菜适量，捣汁涂患处。③热肿：鲜附地菜适量，捣烂敷患处。④恶疮：附地菜研汁拂之，或为末，猪脂调搽。

■ **别　　名**　粗糠仔、紫珠草。

■ **药用部位**　根、叶。

■ **植物特征与采制**　落叶灌木。老枝灰白色。小枝、叶柄、叶背、花序柄及花萼密被黄褐色星状毛。叶对生，卵状椭圆形、椭圆形或长圆状披针形，边缘有细锯齿，叶面具粗毛，叶背具黄色透明腺点。聚伞花序腋生；花萼具黄色透明腺点；花冠短筒状，淡紫色。浆果状核果球形，紫色。5～10月开花结果。

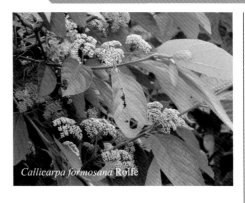
Callicarpa formosana Rolfe

多生于林缘或灌木丛中。分布于江西、浙江、台湾、福建、广东、广西、云南等地。春至秋季采，鲜用或晒干。

■ **性味功用**　苦、涩，平。止血，散瘀，消肿。主治鼻出血、咯血、紫癜、消化道出血、尿血、崩漏、扁桃体炎、外伤出血、痈疽肿毒、烫火伤。10～15克，水煎服；外用叶适量，捣烂或研粉敷患处。

> **实用简方**　①紫癜、咯血、鼻出血、牙龈出血、胃肠出血：杜虹花叶、侧柏叶各60克，水煎服。②鼻出血：鲜杜虹花叶适量，捣汁滴鼻。③崩漏：杜虹花叶、益母草各15克，龙芽草、旱莲草、檵木花各12克，马兰、盐肤木各10克，水煎，童便冲服。

389 杜虹花

■ **别　　名**　野枇杷、长叶紫珠。

■ **药用部位**　根、茎、叶。

■ **植物特征与采制**　灌木。小枝、叶背、花序密生黄色毛。叶对生，卵状椭圆形或长圆状披针形，边缘有锯齿，叶面脉上有毛，两面具透明腺点。聚伞花序腋生，花无柄；花冠筒状，红色。核果球形，淡紫色。10～12月开花结果。多生于山坡林缘。分布于台湾、福建、广东、浙江、江西、湖南、河南等地。根、茎全年可采，叶夏、秋季采收；鲜用或晒干。

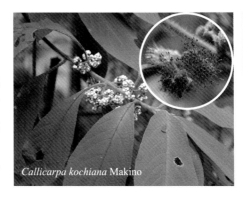
Callicarpa kochiana Makino

■ **性味功用**　苦、辛，平。根、茎，祛风除湿；主治风湿痹痛、坐骨神经痛、水肿、跌打损伤。叶，活血止血；主治胃出血、血小板减少性紫癜、外伤出血、冻疮、痈疮疔毒、蛇伤。15～30克，水煎服；外用适量，捣烂敷患处，或研粉撒创口。

> **实用简方**　①风热咳嗽：鲜枇杷叶紫珠叶30克，夏枯草9克，枳壳3克，水煎服。②坐骨神经痛：枇杷叶紫珠根90克，猪蹄1只，酒水各半煎服。③肩周炎：枇杷叶紫珠根、桑枝各30克，虎杖、薜荔根各15克，猪蹄1只，水炖服。

390 枇杷叶紫珠

兰香草

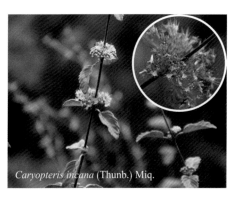

Caryopteris incana (Thunb.) Miq.

- **别　　名**　莸、山薄荷。
- **药用部位**　全草。
- **植物特征与采制**　落叶小灌木。小枝近方形，被柔毛。叶对生，卵形或长圆形，边缘具粗锯齿，两面密生柔毛，叶背有黄色腺点。聚伞花序生于枝梢叶腋；花冠淡蓝紫色。蒴果球形，包于宿萼内。6～10月开花，7～11月结果。多生于山坡、路旁和荒地。分布于江苏、安徽、浙江、江西、湖南、湖北、福建、广东、广西等地。夏、秋季采收，鲜用或晒干。

- **性味功用**　辛、微温。疏风解表，祛风除湿，散瘀止痛。主治感冒、支气管炎、百日咳、胃痛、脘腹冷痛、风湿痹痛、腰肌劳损、产后腹痛、痛经、背痛、阴疽、荨麻疹、跌打损伤、蛇伤。10～15克，水煎服；外用适量，捣烂敷患处。

> **实用简方**　①风寒感冒、头痛咳嗽：鲜兰香草30克，丁香蓼20克，山鸡椒根15克，苍耳子10克，枇杷叶8克，水煎服。②腰肌劳损：兰香草根30～60克，猪蹄1只，酒水各半炖服。③疖肿：鲜兰香草适量，捣烂敷患处。

大青

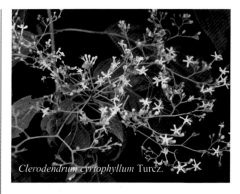

Clerodendrum cyrtophyllum Turcz.

- **别　　名**　土地骨、淡婆婆。
- **药用部位**　根、叶。
- **植物特征与采制**　落叶灌木。根皮淡黄色。茎质坚实，髓部白色，幼枝具柔毛。叶对生，长圆形，全缘。伞房状聚伞花序顶生或腋生；花冠白色。浆果球形，成熟时紫红色，包藏于宿存花萼内。6～8月开花结果。多生于山坡、路旁、林边灌木丛中。分布于华东、中南、西南各地。夏、秋季采收，鲜用或晒干。

- **性味功用**　微苦，平。清热解毒，凉血止血，祛风除湿。根主治咽喉炎、感冒、偏头痛、风湿热痹、肋间神经痛、肝炎、痢疾、肠炎、痔疮出血、风火牙痛；叶主治腮腺炎、血淋、鼻出血、黄疸、痢疾、肠炎、咽喉肿痛、外伤出血、毒蛇咬伤、疔疮疖肿。15～30克，水煎服；外用叶适量，捣烂敷患处。

> **实用简方**　①感冒：鲜大青根30克，连翘、板蓝根各10克，甘草3克，水煎，分2次服。②痰热咳嗽：大青根30克，瓜子金9克，鸡蛋1个，水炖服。③急性病毒性肝炎：大青根、美丽胡枝子各15克，水煎服。

■ **别　　名**　贞桐花、状元红。

■ **药用部位**　根、叶。

■ **植物特征与采制**　灌木。幼枝四棱形，有绒毛。叶交互对生，卵圆形，边缘具细锯齿，叶面有毛，叶背密生黄色腺体；叶具长柄。圆锥花序顶生；花冠鲜红色。果实近球形，成熟时蓝黑色，宿萼红色。夏季开花。多生于村旁、坡地的灌木丛中，或栽培于庭园。

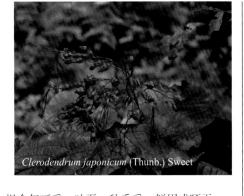

Clerodendrum japonicum (Thunb.) Sweet

分布于江苏、浙江南部、江西南部、湖南、福建、台湾、广东、广西、四川、贵州、云南等地。根全年可采，叶夏、秋季采；鲜用或晒干。

■ **性味功用**　辛、甘、平。祛风利湿，散瘀消肿。主治偏头痛、咳嗽、疝气、痔疮、丹毒、疔疮、跌打瘀肿、痈肿疖疮。根 15 ~ 30 克，水煎服；外用鲜叶适量，捣烂敷患处。

> **实用简方**　①风湿骨痛、腰肌劳损：鲜赪桐根 30 ~ 60 克，水煎服；另取全草适量，水煎洗浴。②腰痛：赪桐根 15 克，猪骨头适量，水炖服。③痔疮：赪桐根或花 15 克，猪大肠适量，水炖服。④跌打积瘀、疔疮疖肿：鲜赪桐叶适量，捣烂酒炒，敷患处。⑤腋痛：鲜赪桐叶适量，酌加蜂蜜，捣烂外敷患处。

■ **别　　名**　番仔刺、花墙刺。

■ **药用部位**　叶、果实。

■ **植物特征与采制**　常绿灌木。枝条常下垂，有刺或无刺，小枝近方形，有毛。叶对生，偶有轮生，卵状椭圆形，边缘在中部以上有锯齿。总状花序腋生或顶生；花萼管状；花冠蓝色。果实球形，成熟时金黄色。全年有花，秋冬果成熟。多栽培于路旁、公园作为围篱。

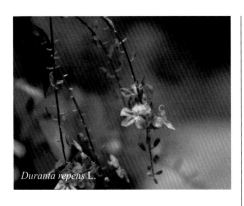

Duranta repens L.

分布于我国南部各地。叶全年可采，果实秋季成熟时采集为佳，鲜用或晒干。

■ **性味功用**　甘、微辛，温。有小毒。叶，活血消肿；主治跌打瘀肿、痈肿、脚底深部脓肿。果实，截疟，活血祛瘀；主治胸部伤痛、疟疾。果 15 ~ 30 粒，水煎服，或研末；外用叶适量，捣烂加热敷患处。果实孕妇忌用。

> **实用简方**　①间日疟：假连翘果实粉末 0.7 ~ 3.5 克，每日服 3 ~ 4 次，连服 5 ~ 7 日。②跌打胸痛：鲜假连翘果实 15 克，捣烂，热酒冲服。③脚底挫伤瘀血或脓肿：鲜假连翘叶适量，红糖 15 克，捣烂加热湿敷。

395 马缨丹

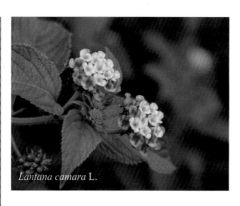

Lantana camara L.

■ **别　名**　五色梅、臭草。

■ **药用部位**　根、叶、花。

■ **植物特征与采制**　直立或半藤状灌木。有强烈的臭味。茎方形，被毛，常有下弯的钩刺。叶对生，卵形，边缘具钝齿，两面均有粗毛。头状花序腋生；花有黄、橙、淡红、红、白等色。果肉质，成熟时紫黑色。几乎全年有花。多生于路旁、山坡或栽培于庭园。分布于台湾、福建、广东、广西等地。根全年可采，叶、花夏、秋季采收；鲜用或晒干。

■ **性味功用**　根、叶、辛、微苦、凉；叶有毒；清热解毒，散结止痛。根主治感冒发热、久热不退、咽喉炎、腮腺炎、风湿痹痛、跌打损伤；叶主治疖肿、湿疹、痈肿疮毒、稻田性皮炎。花，苦、甘，凉；有毒；清热解毒，止血消肿；主治湿疹、胃肠炎、肺结核咯血。根15～30克，叶、花6～9克，水煎服；外用适量，捣烂敷或水煎洗患处。本品花、叶有毒，内服宜慎，且不可过量。孕妇忌用。

> **实用简方**　①流感：鲜马缨丹根60克，鲜黄花稔125克，水煎，浓缩成60毫升，每日3次，每次服20毫升。②风湿关节痛：马缨丹根15克，青壳鸭蛋1个，酒水各半炖服。

396 豆腐柴

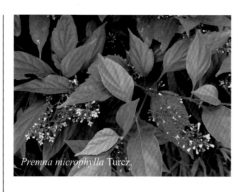

Premna microphylla Turcz.

■ **别　名**　豆腐木、腐婢、臭娘子。

■ **药用部位**　根、叶。

■ **植物特征与采制**　落叶灌木。有臭气。根皮常易剥离成薄片状。茎多分枝，有柔毛。叶对生，卵形或椭圆形，全缘或上半部有疏锯齿，两面有短柔毛；叶揉烂有黏液。圆锥花序顶生或腋生，花小；花冠淡黄色。果圆形，成熟时紫色，下部有宿萼。5～8月开花结果。多生于山坡、路旁的灌木丛中。分布于华东、中南、华南及四川、贵州等地。夏、秋季采收，鲜用或晒干。

■ **性味功用**　苦、微辛，寒。清热解毒，凉血止血。主治吐血、鼻出血、便血、痔瘘下血、痢疾、中暑、扁桃体炎、中耳炎、牙痛、创伤出血、烫火伤、痈肿疔疮、毒蛇咬伤。10～15克，水煎服；外用适量，捣烂敷患处。

> **实用简方**　①腹泻、痢疾：鲜豆腐柴叶60～90克，龙芽草30克，水煎服。②风火牙痛：鲜豆腐柴根60克，水煎含漱。

■ **别　　名**　假败酱、倒困蛇、玉龙鞭。

■ **药用部位**　全草。

■ **植物特征与采制**　多年生粗壮草本。茎基部木质化。叶对生，椭圆形至卵状椭圆形，边缘具锯齿。穗状花序；花冠筒状，蓝色或淡紫色。果成熟后裂为2个小坚果。8～11月开花结果。多生于山坡草丛中。分布于福建、广东、广西、云南等地。全年可采，鲜用或晒干。

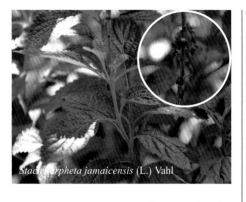
Stachytarpheta jamaicensis (L.) Vahl

■ **性味功用**　微苦，寒。清热利湿，消肿解毒。主治热淋、石淋、胆囊炎、高血压、糖尿病、咽喉炎、风火牙痛、牙龈炎、结膜炎、跌打肿痛、疔疮、痔疮、乳腺炎、无名肿毒、银环蛇咬伤。15～30克，水煎服；外用适量，捣烂敷患处。

> **实用简方**　①咽喉炎：鲜假马鞭适量，捣烂绞汁，酌加蜂蜜，含服。②泌尿系统感染：假马鞭30克，水煎服。③白带异常：鲜假马鞭根30～60克，水煎服。④跌打损伤：鲜假马鞭、马鞭草、石仙桃各适量，捣烂敷患处。

■ **别　　名**　铁马鞭、风颈草。

■ **药用部位**　全草。

■ **植物特征与采制**　多年生草本。茎方形，被白色硬毛。叶对生，卵形或长圆状卵形，通常作羽状深裂，裂片边缘具粗齿，两面被毛；基生叶有柄，茎上部的叶无柄。穗状花序顶生或腋生；花小，淡紫色或蓝色。蒴果。4～7月开花，8～10月结果。生于山坡、路边、林缘、村旁荒地。分布于山西、甘肃、江苏、浙江、福建、湖北、广西、四川、云南、新疆、西藏等地。夏、秋季采收，鲜用或晒干。

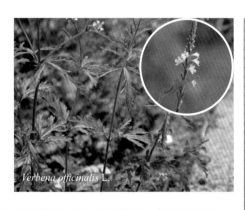
Verbena officinalis L.

■ **性味功用**　苦、辛，微寒。清热解毒，活血散瘀，利水消肿。主治外感发热、中暑、疟疾、咽喉肿痛、黄疸、胆囊炎、肾炎、水肿、小便不利、麻疹不透、腮腺炎、闭经、痛经、产后瘀血痛、崩漏、痈疽初起、跌打损伤、狂犬咬伤。15～30克，水煎服；外用适量，捣烂敷患处。孕妇慎服。

> **实用简方**　①痛经：马鞭草、香附、益母草各15克，水煎服。②急性胆囊炎：马鞭草、地锦草各15克，元明粉9克，水煎服；痛甚者，加鬼针草30克。③急性胃肠炎：马鞭草60克，酒水各半煎服。

399

单叶蔓荆

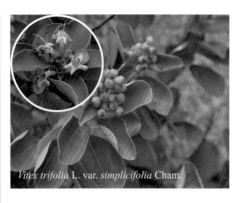

Vitex trifolia L. var. simplicifolia Cham.

■ **别 名** 蔓荆子、白背杨。

■ **药用部位** 根、果实（药材名蔓荆子）、叶。

■ **植物特征与采制** 落叶灌木。叶对生，倒卵形或卵形，全缘，叶面具短毛或近无毛，叶背密生灰白色毛。圆锥花序顶生；花冠淡紫色，二唇形。浆果球形，下半部被膨大花萼所包围。7～10月开花结果。多生于海边沙滩上。分布于福建、台湾、广东、广西、云南等地。根全年可采，鲜用或晒干；叶夏秋季采，多鲜用；果实于秋末冬初成熟时采，晒干。

■ **性味功用** 辛、苦，微寒。疏风散热，清利头目。主治头风痛、偏头痛、目翳、中耳炎、风火赤眼、风疹、鼻炎、皮肤瘙痒。根15～30克，果实9～15克，水煎服。

实用简方 ①神经性头痛：蔓荆子9～15克，鸡蛋1个，水炖服。②头风痛：鲜单叶蔓荆根60克，水煎服或调酒服。③风火赤眼：鲜单叶蔓荆根60克，荸荠5个（捣碎），水煎服。④跌打肿痛、痈疮肿痛：鲜单叶蔓荆叶适量，捣烂，酌加酒，炒热敷患处。⑤中耳炎：蔓荆子、十大功劳各15克，苍耳子9克，水煎服。

400

过江藤

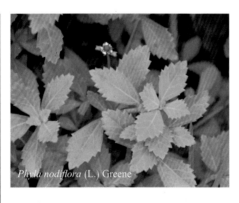

Phyla nodiflora (L.) Greene

■ **别 名** 水黄芹、鸭舌黄、蓬莱草。

■ **药用部位** 全草。

■ **植物特征与采制** 多年生匍匐草本。茎方形，多分枝，具毛；节明显，常生根。叶对生，倒卵形或倒卵状披针形，边缘在中部以上疏生锯齿；叶近无柄。穗状花序腋生。果实成熟后分裂成2个小坚果。4～8月开花，9～10月结果。多生于潮湿的田旁、堤岸、河边、海边、旷野等处。分布于江苏、江西、湖北、湖南、福建、台湾、广东、四川、贵州、云南、西藏等地。夏、秋季采收，鲜用或晒干。

■ **性味功用** 微苦、辛，平。清热解毒，散瘀消肿。主治痢疾、泄泻、瘰疬、咽喉肿痛、牙疳、蛀牙痛、带状疱疹、痈肿疔毒、湿疹、皮肤瘙痒、蛇头疔。15～30克，水煎服；外用鲜品适量，捣烂敷患处。

实用简方 ①咽喉红肿：鲜过江藤30克，捣汁内服，症重者次日再服。②细菌性痢疾、肠炎：鲜过江藤120克，水煎服；或捣汁，调糖或蜜温服。③湿疹、皮肤瘙痒：过江藤适量，煎水洗患处。

401 藿香

■ **别　　名**　白薄荷、野藿香、大叶薄荷。

■ **药用部位**　全草。

■ **植物特征与采制**　多年生草本。有香气。茎方形。叶对生，椭圆状卵形或卵形，边缘具钝齿。轮伞花序聚成顶生穗状花序；花冠唇形，紫色、淡红色或白色。小坚果倒卵形，有三棱，褐色。8～11月开花结果。多为栽培。分布于全国大部分地区。夏、秋季采收，鲜用或晒干。

Agastache rugosa (Fisch. et Mey.) O. Ktze.

■ **性味功用**　辛，微温。芳香化浊，和中止呕，祛暑解表。主治中暑、感冒、胸脘痞闷、呕吐泄泻、消化不良、急性胃肠炎、鼻窦炎、湿疹、皮肤瘙痒、手足癣。3～9克，水煎服；外用鲜叶适量，捣烂擦患处。

实用简方　①中暑：藿香、鲜扁豆花、鲜荷叶各15克，水煎服。②急性胃肠炎、消化不良、感冒：藿香梗、苍术、厚朴各5克，茯苓、神曲、泽泻各9克，砂仁、陈皮、甘草各3克，水煎服。③外感风热、头痛、咽喉痛：鲜藿香叶少许，剁碎，加入鸭蛋汤内，酌加精盐、味精调味，当菜汤服。

402 金疮小草

■ **别　　名**　筋骨草、苦草、白毛夏枯草。

■ **药用部位**　全草。

■ **植物特征与采制**　一年生或二年生草本。全株具白色长柔毛。茎常带紫色，基部斜举或匍匐，四棱形。叶对生，倒卵形或长圆形，边缘有波状粗齿。花数朵成轮，腋生或多轮集成假穗状花序；花冠淡紫色或白色，唇形，喉部有蓝紫色斑点。4～5月开花。多生于山地路旁、田埂、沟边较阴湿地。分布于长江以南各地。夏、秋季采收，鲜用或晒干。

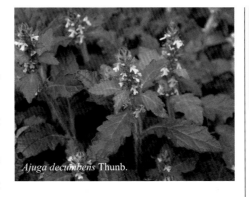

Ajuga decumbens Thunb.

■ **性味功用**　苦，寒。清热泻火，解毒消肿。主治咽喉肿痛、扁桃体炎、白喉、咳嗽、支气管炎、肺炎、痢疾、高血压、黄疸、血淋、小儿胎毒、目赤肿痛、乳腺炎、疔疮疖肿、烫火伤、跌打损伤、骨折、外伤出血。15～30克，水煎服；外用鲜全草适量，捣烂敷患处。

实用简方　①喉炎、扁桃体炎：鲜金疮小草60克，捣烂绞汁调醋，每2～3小时含漱1次，亦可咽下。②肺结核：金疮小草、积雪草各30克，豨莶草15克，水煎服。③风热感冒：金疮小草30克，金银花10克，大青叶（菘蓝）15克，水煎服。

403

肾茶

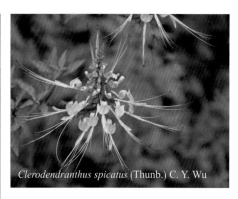

Clerodendranthus spicatus (Thunb.) C. Y. Wu

■ **别　名**　猫须草、肾菜。

■ **药用部位**　全草。

■ **植物特征与采制**　多年生草本。茎被毛。叶对生，卵形、菱状卵形或菱状长圆形，边缘中部以上具疏锯齿，两面有毛，叶背具腺点。花 2 ~ 3 朵一束对生在枝顶，组成总状花序式；花冠浅紫色或白色，被毛。坚果卵形。8 ~ 11 月开花结果。多为栽培。分布于广东、海南、广西、云南、台湾、福建等地。夏、秋季采收，鲜用或晒干。

■ **性味功用**　微苦、甘、凉。清热利湿，通淋排石。主治肾炎、膀胱炎、尿道结石、胆囊炎、胆石症。30 ~ 60 克，水煎服。

> **实用简方**　①肾炎、膀胱炎：肾茶 60 克，水煎服。②急性肾盂肾炎：肾茶、车前草、金丝草各 15 克，水煎服。③急性肾小球肾炎：肾茶、益母草、白茅根各 30 克，水煎服。④尿道结石：肾茶 60 克，水煎服。⑤慢性肝炎：肾茶、腹水草、地胆草各 15 克，无根藤 20 克，水煎服。⑥糖尿病：肾茶 50 克，倒地铃 30 克，灯笼草 20 克，水煎服。⑦前列腺炎：肾茶、淫羊藿、茅莓、白绒草、小果蔷薇各 30 克，金丝草 25 克，水煎服。

404

广防风

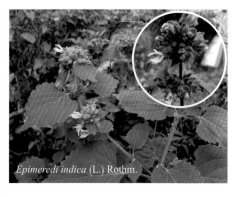

Epimeredi indica (L.) Rothm.

■ **别　名**　防风草、秽草。

■ **药用部位**　全草。

■ **植物特征与采制**　一年生直立草本。揉之有臭味。茎方形，被灰色的毛。叶对生，宽卵形，边缘具不规则的钝齿。假轮伞花序顶生或腋生；花冠淡紫色，花冠筒内面有环毛。小坚果近圆形，黄褐色。7 ~ 10 月开花，9 ~ 11 月结果。多生于路旁、山坡、荒地等处。分布于广东、广西、贵州、云南、西藏、四川、湖南、江西、浙江、福建、台湾等地。夏、秋季采收，鲜用或晒干。

■ **性味功用**　苦、微辛，凉。祛风除湿，清热解毒。主治感冒发热、湿热痹痛、高血压、急慢性肾炎、小便不利、湿疹、皮炎、疮疡、痈肿、蛇虫咬伤。15 ~ 30 克，水煎服；外用鲜品适量，捣烂敷患处。

> **实用简方**　①高血压：鲜广防风、臭牡丹根各 30 ~ 60 克，水煎服。②痈疽肿毒：鲜广防风 30 克，水煎，酌加黄酒调服；另取鲜广防风适量，捣烂敷患处。③湿疹：鲜防风草、苍耳草各 30 克，水煎，调食盐或醋洗患处。

■ **别　　名**　连钱草、肺风草、金钱薄荷。

■ **药用部位**　全草。

■ **植物特征与采制**　多年生匍匐草本。有薄荷气味。茎方形，多分枝，节常着地生根。叶对生，圆形或心形，边缘具圆齿，两面疏生毛。花生于叶腋，呈轮伞花序；花冠淡紫红色。小坚果黑褐色。3～5月开花，4～7月结果。多生于路旁、村边、田野等湿处，或栽培。除青海、甘肃、新疆、西藏外，全国各地均产。夏、秋季采收，鲜用或晒干。

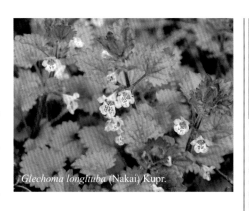

Glechoma longituba (Nakai) Kupr.

■ **性味功用**　微苦、辛，凉。疏风宣肺、利湿通淋、清热散瘀。主治伤风咳嗽、肺痈、咯血、胆结石、胆囊炎、黄疸、肾炎、糖尿病、泌尿系统结石、月经不调、痛经、痈疽疔毒、跌打损伤。15～30克，水煎服；外用鲜品适量，捣烂敷患处。孕妇慎服。

　　实用简方　①胆结石：鲜活血丹200克，猪排骨适量，水炖，分3～4次服。②感冒咳嗽：活血丹、蓝花参各30克，冰糖适量，水炖服。③黄疸：鲜活血丹30克，猪瘦肉适量，水炖服。④肾炎性水肿：活血丹、萹蓄各30克，荠菜15克，水煎服。⑤痔疮便血：活血丹、爵床各30克，猪大肠头1段，水炖服。

■ **别　　名**　山麦胡、龙脑薄荷。

■ **药用部位**　全草。

■ **植物特征与采制**　多年生草本。茎方形，被毛。叶对生，卵形或长卵形，具毛，边缘具圆齿；叶柄长，被毛。轮伞花序腋生；花冠白色。小坚果三角形，褐色。5～9月开花结果。多生于山坡、路旁、林缘阴湿处。分布于东北、华北、华东及陕西、甘肃、湖北、湖南、四川、贵州等地。4～5月采收，鲜用或晒干。

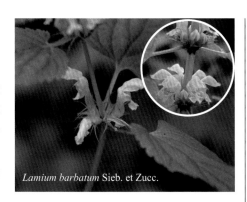

Lamium barbatum Sieb. et Zucc.

■ **性味功用**　辛、淡，凉。清热解毒、凉血止血、活血止痛。主治咯血、白带异常、月经不调、痛经、崩漏、血淋、水肿、疳积、跌打损伤。15～30克，水煎服；外用适量，捣烂敷患处。

　　实用简方　①咯血咳嗽：野芝麻30克，鹿衔草15克，水煎服。②子宫颈炎、小便不利、月经不调：野芝麻15克，水煎服。③小儿虚热：野芝麻、地骨皮各9克，石斛12克，水煎服。④血淋：野芝麻炒后研末，每次9克，热米酒冲服。⑤闪挫扭伤：鲜野芝麻、佩兰、栀子叶各90克，捣烂敷患处。

益母草

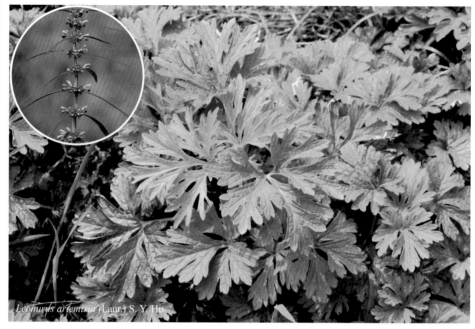

Leonurus artemisia (Laur.) S. Y. Hu

- **别　　名**　茺蔚、坤草、红花益母草。
- **药用部位**　全草（药材名益母草）、种子（药材名茺蔚子）。
- **植物特征与采制**　一年生或二年生草本。茎直立，方形，具倒向毛。叶对生，叶形多种，基生叶阔卵形或近圆形，5～9浅裂；茎生叶3深裂，中裂又3裂，侧裂片有1～2小裂，裂片条形，全缘。轮伞花序生于枝上部叶腋；花冠淡红色或紫红色。小坚果褐色，三棱形。5～7月开花结果。多生于路旁、荒地、山坡干燥地。分布于全国各地。全草5～7月采，鲜用或晒干；种子于秋季采收，晒干。
- **性味功用**　全草，辛、苦、凉；活血调经，利尿消肿，祛瘀生新；主治月经不调、闭经、产后瘀血痛、高血压、肾炎、水肿、小便不利、湿疹、丹毒、跌打损伤。茺蔚子，辛、甘、微寒；有小毒；活血调经，清肝明目；主治月经不调、痛经、闭经、产后瘀滞腹痛、结膜炎、夜盲、目赤肿痛、眼翳。全草10～15克，茺蔚子6～9克，水煎服。瞳孔散大者及孕妇忌服茺蔚子。

> **实用简方**　①闭经：益母草30克，锁阳45克，水煎服。②产后伤风：益母草30克，桂枝、当归、干姜各9克，老酒120克，水煎服。③月经不调、闭经：鲜益母草125克，鸡血藤60克，水煎服。④经前腰痛：益母草60克，艾叶、地桃花根各30克，红糖适量，水煎服。⑤高血压、肾炎性水肿：益母草15～30克，水煎服。⑥眼花模糊：茺蔚子20克，枸杞叶、草决明各30克，猪肝适量，水炖服。⑦耳聤：茺蔚子适量，绞汁滴耳中。

■ **别　　名**　万毒虎、银针七。

■ **药用部位**　全草。

■ **植物特征与采制**　多年生草本，被细毛。茎方形，多分枝。叶对生，宽卵形或卵圆形，边缘具圆钝锯齿。轮伞花序有花2至数朵对生于叶腋；花冠白色。小坚果卵状三棱形。几乎全年开花。多生于山野、路边草丛中。分布于云南、广西、贵州、福建等地。夏、秋季采收，鲜用或晒干。

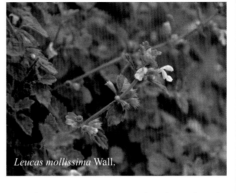

Leucas mollissima Wall.

■ **性味功用**　甘，平。清热解毒，清肺止咳。主治肺热咳嗽、咽喉肿痛、慢性肾盂肾炎、痢疾、前列腺炎、乳腺炎、白带异常、蛀牙痛、痔疮、皮炎、痈疽、皮肤瘙痒、湿疹。15～30克，水煎服；外用鲜全草适量，捣烂敷患处。

> **实用简方**　①急慢性肾炎：鲜白绒草60克，爵床、勾儿茶各20克，石韦、金丝草各10克，大枣20枚，水煎服。②感冒咳嗽：鲜白绒草30克，水煎，酌加冰糖调服。③乳腺癌、食管癌初起：白绒草60克，白花蛇舌草、菝葜、秤星树根各30克，蒲公英、半枝莲各20克，水煎服。

408 白绒草

■ **别　　名**　地瓜儿苗、泽兰。

■ **药用部位**　根茎（药材名地笋）、地上部分（药材名泽兰）。

■ **植物特征与采制**　多年生草本。根状茎横走，肉质，白色。茎有棱角，中空，节上有丛毛。叶对生，阔披针形，边缘有锐锯齿，两面具毛。花轮生于叶腋；花冠白色。小坚果倒卵形。6～10月开花结果。多生于水沟边、山野潮湿地，或栽培。分布于黑龙江、

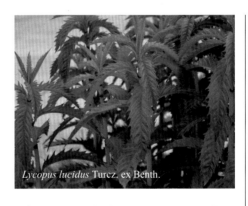

Lycopus lucidus Turcz. ex Benth.

吉林、辽宁、河北、陕西、四川、贵州、云南、福建、浙江、江苏等地。泽兰夏、秋季采收，地笋秋季采收，鲜用或晒干。

■ **性味功用**　苦，微温。活血化瘀，调经利水。主治月经不调、闭经、痛经、产后瘀血痛、水肿、小便不利、跌打损伤、痈肿疮毒、毒蛇咬伤。3～9克，水煎服；外用鲜全草适量，捣烂敷患处。孕妇慎用。

> **实用简方**　①月经不调、经期腹痛：泽兰30克，水煎去渣，酌加红糖、黄酒调服。②中气不足、两脚微肿：鲜地笋20克，薏苡仁30克，白糖适量，水炖服。

409 地笋

凉粉草

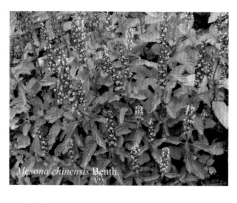

Mesona chinensis Benth.

■ **别　　名**　仙草、仙人草。

■ **药用部位**　全草。

■ **植物特征与采制**　一年生草本。全株被柔毛。茎四棱形，有四浅槽。叶对生，卵形或长卵形，边缘具锯齿。轮伞花序组成总状花序；花冠淡红色。小坚果椭圆形或卵形。4～11月开花结果。栽培或生于山坡湿地。分布于台湾、浙江、江西、福建、广东、广西等地。夏季采收，鲜用或晒干。

■ **性味功用**　甘、淡，凉。清热利湿，凉血解暑。主治中暑、高血压、关节炎、糖尿病、肝炎、痢疾、泄泻、肾炎、结膜炎、风火牙痛、漆过敏。15～30克，水煎服；外用适量，捣烂敷患处。

实用简方　①预防中暑：凉粉草30克，水煎服。②中暑发痧：凉粉草100克，水煎代茶。③糖尿病、急性肾炎：凉粉草60克，水煎服。④急性泌尿系统感染：凉粉草60克，冰糖适量，水煎服。⑤高血压：凉粉草、水芹菜、苦瓜根各30克，酌加冰糖，水炖服。

罗勒

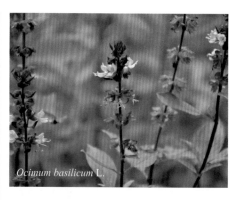

Ocimum basilicum L.

■ **别　　名**　九层塔、千层塔、省头草。

■ **药用部位**　茎、叶、种子。

■ **植物特征与采制**　多年生草本或亚灌木。全株有香气。茎及枝具倒向柔毛。叶对生，卵形或卵状披针形，边缘具疏锯齿或全缘，两面近无毛。轮伞花序组成间断的总状式花序，顶生，被柔毛；花冠淡紫色，或上唇白色，下唇紫色。小坚果卵球形，黑褐色。7～11月开花结果。多为栽培。分布于新疆、吉林、河北、浙江、江苏、江西、湖南、广东、广西、福建、台湾、云南、四川等地。全草6～7月采收，9月收集种子；鲜用或晒干。

■ **性味功用**　茎、叶，辛、温；发汗解表，祛风利湿，祛瘀止痛；主治感冒、头痛、中暑、咳嗽、脘腹胀满、消化不良、风湿痹痛、瘾疹瘙痒。种子，甘、辛，平；清翳明目；主治风火赤眼、眼翳、走马牙疳、翼状胬肉。茎、叶9～15克，种子3～6克，水煎服；外用鲜叶适量，捣烂敷患处。

实用简方　①痢疾：鲜罗勒30克，赤痢加白糖，白痢加红糖，水煎服。②牙龈肿痛：罗勒9克，金银花15克，细辛3克，水煎服。③目赤肿痛、眼生翳膜：罗勒种子3～6克，水煎服。④湿疹、皮炎：罗勒适量，煎水熏洗患处。

■ **别　　名**　滇香薷、土茵陈。

■ **药用部位**　全草。

■ **植物特征与采制**　多年生草本。具匍匐根茎。茎紫色，被倒向或微卷曲毛。叶对生，宽卵形，全缘。伞房状聚伞圆锥花序顶生；花二型，大的为两性花，小的为雌花；花萼圆筒状；花冠紫红色。小坚果褐色，卵圆形。8～10月开花结果。多生于路旁及向阳山坡。分布于台湾、广东、陕西、甘肃、新疆及华东、西南、华中等地。夏秋季采收，鲜用或晒干。

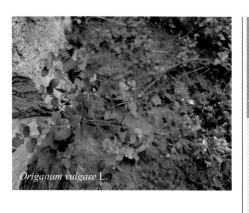
Origanum vulgare L.

■ **性味功用**　辛、微苦，凉。清热祛暑，利尿消肿。防治流感，主治中暑、痢疾、腹泻、黄疸、水肿、带下病、乳腺炎、多发性脓肿。15～30克，水煎服。

> **实用简方**　①预防中暑：牛至适量，水煎代茶。②急性病毒性肝炎：牛至30～60克，水煎代茶。③皮肤瘙痒：牛至、辣蓼各适量，水煎熏洗。

■ **别　　名**　红苏、赤苏。

■ **药用部位**　叶（药材名紫苏叶）、茎（药材名紫苏梗）、种子（药材名紫苏子）。

■ **植物特征与采制**　一年生草本，有香气。茎多分枝，紫色或绿紫色。叶对生，卵圆形或卵形，微皱，边缘具圆锯齿及毛，叶背紫色或两面紫色，疏生柔毛，叶背有腺点。聚伞花序集成或偏向一侧的假总状花序，顶生或腋生；花冠红色或淡红色。坚果卵形，褐色。

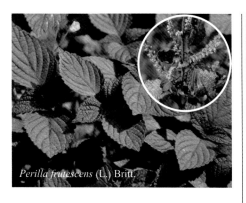
Perilla frutescens (L.) Britt.

5～7月开花，7～9月结果。多为栽培。分布于全国各地。叶、茎夏秋季采收，阴干；种子于秋季果实成熟时，剪下果穗，打出种子，晒干贮存。

■ **性味功用**　辛，温。叶，发表散寒；梗，理气宽胸，解郁安胎；种子，止咳平喘，降气消痰，防治感冒及流感。主治咳嗽痰喘、胸脘胀满、恶心呕吐、麻疹不透、胎动不安、鱼蟹中毒、漆过敏、皮炎。3～9克，水煎服。

> **实用简方**　①预防感冒：紫苏茎叶6克，荆芥、薄荷各3克，水煎服。②感冒：紫苏叶、藿香、荆芥、青蒿各6克，香薷3克，水煎服。③痰咳气喘：紫苏子9～15克，冰糖适量，水炖服。④妊娠呕吐：紫苏叶、黄连各1.5克，水煎服。⑤荨麻疹、漆过敏：紫苏茎叶适量，水煎洗浴。

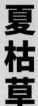

414 夏枯草

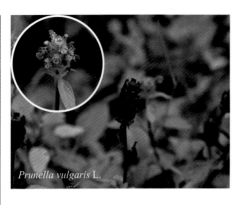

Prunella vulgaris L.

■ **别　　名**　棒槌草、欧夏枯草。

■ **药用部位**　全草、果穗（药材名夏枯草）。

■ **植物特征与采制**　多年生宿根草本。根茎匍匐，全株被白色短毛。茎通常带红紫色，直立或斜举。叶对生，椭圆形或椭圆状披针形，全缘或具疏齿，叶背有腺点。轮伞花序顶生，穗状；花冠紫色、淡紫色或白色。坚果椭圆形，褐色。5～7月开花结果。多生于溪边、沟旁、田埂等阴湿地。分布于陕西、甘肃、新疆、河南、湖北、湖南、江西、浙江、福建、台湾、广东、广西、贵州、四川、云南等地。初夏采收，鲜用或晒干。

■ **性味功用**　苦、微辛，寒。清肝明目，散结消肿。主治高血压、眩晕、耳鸣、偏头痛、肝炎、腮腺炎、瘰疬、甲状腺肿大、肾小球肾炎、白带异常、喉炎、乳腺炎、毒蛇咬伤、牙痛、目赤肿痛。15～30克，水煎服；外用适量，捣烂敷患处。

> **实用简方**　①高血压：夏枯草、灵芝各15克，水煎服。②感冒：夏枯草9克，荆芥、紫苏叶各6克，葱白2根，红糖适量，水煎服。③急性结膜炎：夏枯草30克，香附9克，水煎服。

415 香茶菜

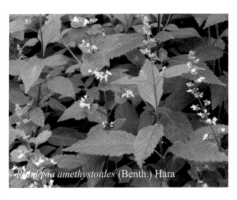

Rabdosia amethystoides (Benth.) Hara

■ **别　　名**　铁菱角、蛇总管。

■ **药用部位**　根茎、叶。

■ **植物特征与采制**　多年生草本。根茎呈不规则块状。叶对生，卵形、卵状菱形或卵状披针形，边缘具钝齿，两面被毛。聚伞花序组成顶生疏散的圆锥花序；花冠较萼长，筒部白色，唇部淡紫色。小坚果圆形，灰褐色。9～11月开花结果。多生于山坡、山坑杂草中或溪边石缝中。分布于广东、广西、贵州、福建、台湾、江西、浙江、江苏、安徽、湖北等地。夏、秋季采收，鲜用或晒干。

■ **性味功用**　辛、苦，凉。清热解毒，散瘀消肿。主治肾炎、水肿、泌尿系统感染、中暑腹痛、扁桃体炎、咽喉肿痛、肝炎、关节痹痛、痔疮、胃痛、癌症疼痛、闭经、乳腺炎、跌打损伤、毒蛇咬伤、疮疖肿毒、烫火伤。15～30克，水煎服；外用鲜叶适量，捣烂敷或水煎洗患处。孕妇慎服。

> **实用简方**　①中暑腹痛、尿道感染：鲜香茶菜21～30克，水煎服。②急性病毒性肝炎、胆囊炎：香茶菜30克，鬼针草20克，白英15克，地耳草、车前草各10克，水煎服。

- **别　　名**　丹参、土丹参、紫丹参。
- **药用部位**　根。
- **植物特征与采制**　多年生草本。根圆柱形，淡红色。茎方形，具柔毛。羽状复叶；小叶卵状披针形，边缘具锯齿，叶背脉上被疏柔毛。轮伞花序多朵组成顶生总状花序；花冠淡紫色至蓝紫色。小坚果椭圆形。4～10月开花结果。多生于山坡湿地。分布于浙江、湖南、江西、福建、广东、广西等地。秋、冬季采挖，晒干，生用或酒炒用。

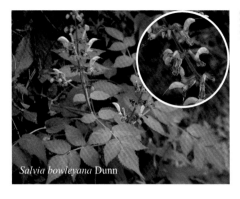
Salvia bowleyana Dunn

- **性味功用**　苦，微寒。活血化瘀，调经止痛。主治冠心病、头痛、失眠、关节痛、疝痛、脘腹疼痛、肝炎、肝脾肿大、月经不调、痛经、闭经、乳汁稀少、崩漏、产后恶露不尽、跌打损伤、疮肿、丹毒、疥疮。9～15克，水煎服。

> **实用简方**　①痛经：南丹参15克，黑豆30克，水煎服。②急性乳腺炎初起：南丹参、马鞭草、蒲公英各30克，水煎服。③神经衰弱：南丹参30克，五味子6克，水煎服。

- **别　　名**　狭叶韩信草、并头草、牙刷草。
- **药用部位**　全草。
- **植物特征与采制**　多年生草本。茎少分枝，下部匍匐生根，上部直立。叶对生，长卵形或披针形，全缘或有疏齿；茎下部的叶具短柄，上部的叶近无柄。花成对生于花序轴上，偏于一侧；花冠浅蓝紫色。小坚果近球形。3～7月开花结果。多生于田畔、水沟边、山坡湿地。分布于河北、山东、陕西、河南、江苏、台湾、福建、江西、湖南、广东、广西、四川、云南等地。初夏采收，鲜用或晒干。

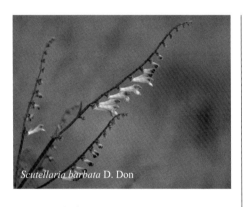
Scutellaria barbata D. Don

- **性味功用**　微苦，凉。清热解毒，化瘀止血，利水消肿。主治痢疾、吐血、血淋、鼻出血、尿血、肝炎、肺结核、咽喉肿痛、癌肿、胃痛、风湿关节痛、腹水、水肿、白带异常、乳腺炎、蛇头疔、瘰疬、角膜炎、疮疡肿毒、跌打损伤、毒蛇咬伤。15～60克，水煎服；外用鲜品适量，捣烂敷患处。

> **实用简方**　①肝炎：鲜半枝莲、白英、白马骨、地耳草各30克，水煎，酌加白糖调服。②肺脓肿：半枝莲、鱼腥草各30克，水煎服。③鼻咽癌、宫颈癌、放射治疗后热性反应：鲜半枝莲45克，白英30克，金银花15克，水煎代茶饮。

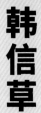

418 韩信草

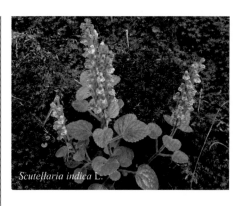

Scutellaria indica L.

■ **别　　名**　耳挖草、向天盏。

■ **药用部位**　全草。

■ **植物特征与采制**　多年生草本。全株被细毛。茎基部匍匐，上部直立。叶对生，卵圆形或卵状椭圆形，边缘具圆锯齿。总状花序顶生，花偏一侧；花萼背面有一盾状附属物，果时增大，形似耳挖勺；花冠蓝紫色。小坚果卵圆形。4～6月开花，5～8月结果。多生于沟边、山坡等地。分布于江苏、浙江、安徽、江西、福建、台湾、广东、广西、湖南、河南、陕西、贵州、四川、云南等地。夏、秋季采收，鲜用或晒干。

■ **性味功用**　微苦、辛，凉。清热解毒，活血消肿。主治支气管炎、肺炎、肺脓肿、吐血、咯血、肝炎、肠炎、肾炎、肾盂肾炎、白浊、白带异常、产后风瘫、喉痹、咽痛、鹅口疮、痈疽、跌打损伤、鱼骨鲠喉、无名肿毒、毒蛇咬伤。15～30克，水煎服；外用适量，捣烂敷患处。

> **实用简方**　①尿道感染：韩信草、肾茶各30克，海金沙藤15克，水煎服。②肠炎、痢疾：韩信草、马齿苋各30克，火炭母15克，水煎服。

419 血见愁

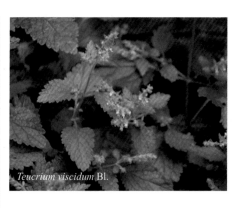

Teucrium viscidum Bl.

■ **别　　名**　山藿香、皱面草。

■ **药用部位**　全草。

■ **植物特征与采制**　多年生草本。茎下部常伏地生根，上部直立，幼枝具白色短柔毛。叶对生，卵形至长卵形，边缘具不规则钝齿，叶面皱，被毛，叶背有疏毛。总状花序腋生或顶生；花偏于一侧，花冠上唇极短，白色，下唇长，淡红色。坚果扁圆形。7～8月开花，9～10月结果。多生于田野、山坡等阴湿地。分布于江苏、浙江、福建、台湾、江西、湖南、广东、广西、云南、四川、西藏等地。夏、秋季采收，鲜用或晒干。

■ **性味功用**　苦、微辛，凉。凉血散瘀，消肿解毒。主治咯血、吐血、鼻出血、肺痈、肺炎、腹痛腹胀、产后瘀血痛、乳腺炎、冻疮、睾丸肿痛、痔疮、女阴瘙痒、痈疽、疔疮疖肿、跌打损伤。15～30克，水煎服；外用适量，捣烂敷或水煎熏洗患处。

> **实用简方**　①肝炎：血见愁、爵床各15克，鬼针草10克，鲫鱼1条，水炖服。②感冒发热咳嗽：鲜血见愁30～45克，水煎服。

■**别　　名**　辣子、番椒、牛角椒。

■**药用部位**　根、茎、叶、果实。

■**植物特征与采制**　一年生或多年生植物。叶互生，矩圆状卵形、卵形或卵状披针形，全缘。花单生，俯垂；花冠白色。果梗较粗壮，俯垂；果实长指状，顶端渐尖且常弯曲，成熟后呈红色、橙色或紫红色。花果期5～11月。

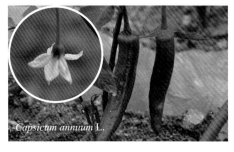

Capsicum annuum L.

全国各地均有栽培。根、茎秋季采收，叶夏、秋季采，果实于夏、秋季成熟时采；鲜用或晒干。

■**性味功用**　根、茎，甘，温；祛风行气，温中散寒；果，辛，热；温中散寒，下气消食；主治疟疾、脾肿大、胃脘冷痛、风湿关节痛、冻疮、跌打损伤、竹叶青咬伤。叶，苦，温；舒筋活络，杀虫止痒；主治顽癣、疥疮、冻疮、斑秃。根、茎15～30克，辣椒1.5～3克，水煎服；外用适量，捣烂敷患处。

> **实用简方**　①寒性胃痛：辣椒根30克，猪瘦肉适量，水炖，酌加白酒，痛时服。
> ②异常子宫出血：辣椒根15克，鸡爪3～4只，水2碗，煎至半碗，每日1剂，分2次服。止血后续服5～10剂，以巩固疗效。

420 辣椒

■**别　　名**　曼陀罗花、白花曼陀罗。

■**药用部位**　根、叶、花（药材名洋金花）、果实。

■**植物特征与采制**　一年生直立草本。茎略带紫色，具白色斑点。叶互生，茎上部的叶为假对生，宽卵形或卵形，全缘、浅波状或有3～4对短裂齿。花单生于叶腋或小枝的分叉处；花冠喇叭状。蒴果近球形或扁球形，

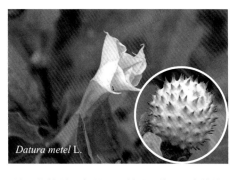

Datura metel L.

表面疏生短粗刺，成熟时褐色。种子多数。5～11月开花结果。多野生于村边、荒地，或栽培。分布于台湾、福建、广东、广西、云南、贵州、江苏、浙江等地。根、叶、花夏、秋季采收，果实10～12月成熟时采；鲜用或晒干。

■**性味功用**　辛、苦，温。有大毒。麻醉镇咳，止痛拔脓。主治慢性支气管炎、痉挛性咳嗽、癫痫、胃痛、风湿痹痛、疝气、脱肛、慢性骨髓炎、风疹瘙痒、蜂窝织炎、疮口长期溃烂、狂犬咬伤、痈疽疮疖。根0.9～1.5克，叶、花0.3～0.5克，果实0.15～0.3克，水煎服，或花切成丝状与烟丝调匀，作烟吸入；外用鲜叶适量，捣烂或研末外敷，或水煎熏洗患处。本品有大毒，内服须慎。青光眼、高血压、心脏病、肝肾功能不全者及孕妇忌用。

> **实用简方**　①哮喘：洋金花30克，切碎，与甘草粉6克拌匀，纸卷作烟吸之，每次用量最多不可超过1.5克，以免中毒。②肌肉疼痛、麻木：洋金花6克，煎水洗患处。

421 洋金花

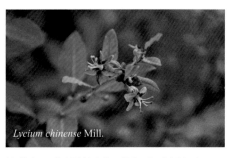

Lycium chinense Mill.

422 枸杞

■**别　　名** 枸杞菜、红耳坠、地骨。

■**药用部位** 根、根皮（药材名地骨皮）、叶、果实（药材名枸杞子）。

■**植物特征与采制** 落叶灌木。根外皮黄褐色，粗糙。茎有棱，具粗长刺。叶互生，或2～3叶丛生于短枝上，菱状卵形或卵状披针形，全缘。花单生或簇生于叶腋；花冠淡紫色。浆果椭圆形，深红色或橘红色。5～10月开花结果。多生于山坡、路旁荒地及宅旁，或栽培。分布于河北、山西、陕西、甘肃及东北、西南、华中、华南、华东等地。根、根皮全年均可采挖，或趁鲜剥取根皮，鲜用或晒干；叶夏季采收，多鲜用；果实7～9月成熟时，分批采摘，去掉果柄，铺于席上放阴凉处，待皮皱后，再暴晒至外皮干燥。

■**性味功用** 根、根皮，苦，寒；清肺热，除骨蒸，凉血；主治骨蒸劳热、咳嗽、腰痛、偏头痛、遗精、淋浊、尿血、消渴、关节痛。叶，淡，凉；清热明目，解毒消肿；主治目赤肿痛、夜盲、牙痛、湿疹、痔疮、疔疖痈疮。果实，甘，平；补肝明目，滋肾强筋；主治头晕目眩、肾虚腰痛、腰膝酸软无力、阳痿、遗精、消渴。9～15克，水煎服；外用适量，捣烂敷患处。

实用简方 ①骨蒸劳热: 地骨皮9～15克，猪瘦肉适量，水炖服。②痛经: 枸杞根30克，猪瘦肉适量，水炖服。③夜盲：鲜枸杞叶适量，猪肝少许，煮汤食。

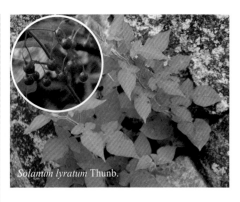

Solanum lyratum Thunb.

423 白英

■**别　　名** 白毛藤、蜀羊泉。

■**药用部位** 全草。

■**植物特征与采制** 多年生蔓生草本，被柔毛。叶互生，卵形或长卵形，全缘或近基部常3～5深裂。聚伞花序侧生或与叶对生；花蓝紫色或白色。浆果球形，成熟时红色。8～10月开花，9～11月结果。多生于山坡阴湿的灌木丛中，或栽培。分布于甘肃、陕西、山西、台湾、广东、广西、四川、云南及华中、华东等地。春至秋季采收，鲜用或晒干。

■**性味功用** 微苦，平。有小毒。清热利湿，消肿解毒。主治肝炎、黄疸、胆囊炎、肾炎性水肿、痢疾、小儿肝热、高热惊厥、白带异常、风火赤眼、背痈、项痈、瘰疬、湿疹、疔疮、带状疱疹。15～30克，水煎服；外用适量，捣烂敷患处。本品有小毒，不宜过量服用。

实用简方 ①肾炎性水肿: 白英15～30克，肾茶15克，水煎服。②痔疮瘘管: 鲜白英根45克，猪大肠适量，水炖服。③疔疮溃疡：鲜白英叶适量，捣烂敷患处。

■ **别　　名**　美洲龙葵、龙葵。

■ **药用部位**　全草。

■ **植物特征与采制**　一年生草本。茎直立，多分枝，有棱角，幼枝有细毛。叶互生，卵形或长卵形，边缘微波状或具不规则的波状粗齿。花序近伞状，腋生，通常 3 ~ 6 朵，花柄下垂；花冠白色。浆果球形，绿色，成熟时黑色。3 ~ 11 月开花结果。多生于路旁、荒地。分布于我国云南、江西、湖南、广西、广东、福建、台湾等地。夏、秋季采收，鲜用或晒干。

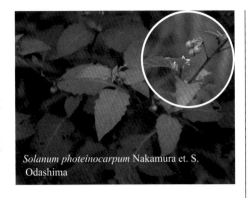
Solanum photeinocarpum Nakamura et. S. Odashima

■ **性味功用**　微苦，寒。清热利湿，消肿解毒。主治高血压、痢疾、黄疸、糖尿病、膀胱炎、尿道炎、淋浊、白带异常、盆腔炎、乳腺炎、咽喉肿痛、睾丸偏坠、腮腺炎、背痈、疔疮疖肿、带状疱疹。15 ~ 30 克，水煎服；外用适量，捣烂敷患处。

　实用简方　①高血压：少花龙葵、广防风各 9 克，石仙桃 15 克，水煎服。②黄疸：鲜少花龙葵、萝卜各 90 克，水煎服。③痢疾：鲜少花龙葵 30 ~ 60 克，鲜铁苋菜 30 克，水煎服。④白带异常（实热型）：少花龙葵、鸡冠花各 30 克，水煎服。⑤睾丸偏坠：鲜少花龙葵 30 克，青壳鸭蛋（打裂痕）1 个，水炖服。⑥腮腺炎：鲜少花龙葵 30 ~ 60 克，水煎服。

424 少花龙葵

■ **别　　名**　山颠茄、刺茄。

■ **药用部位**　全草。

■ **植物特征与采制**　灌木。全株被淡褐色星状毛。小枝疏生淡黄色基部宽扁的皮刺。叶互生，卵形或卵状长圆形，边缘 5 ~ 7 浅裂或波状，两面被星状毛，叶背较密；叶柄具刺。伞房花序；花冠白色，外密生星状毛。浆果球形，黄色。5 ~ 9 月开花结果。多生于村旁、荒地。分布于云南、广西、广东、福建、台湾等地。全年可采，鲜用或晒干。

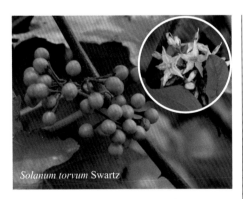
Solanum torvum Swartz

■ **性味功用**　辛、微苦，凉。有毒。活血消肿，止痛。主治瘰疬、疔疮、痈疽、腰肌劳损、跌打损伤。根 3 ~ 9 克，水煎服；外用适量，捣烂敷患处。

　实用简方　瘰疬：鲜水茄根 9 克，了哥王根 15 克，鸡蛋 2 个刺孔，地瓜酒适量，水炖服。

425 水茄

426 毛麝香

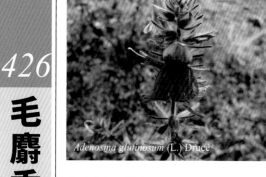

Adenosma glutinosum (L.) Druce

■ **别　　名**　麝香草、酒子草、蓝花草。

■ **药用部位**　全草。

■ **植物特征与采制**　多年生草本。揉之有香气，全株具有黏液的腺毛。叶对生，披针状卵形至宽卵形，边缘具钝齿，两面具毛，叶背有腺点。花单生于叶腋或在枝顶集成具叶的总状花序；花冠紫色。蒴果卵形。5～10月开花结果。多生于山野阴湿草丛中。分布于江西、福建、广东、广西、云南等地。夏、秋季采收，阴干。

■ **性味功用**　辛、苦，温。祛风除湿，活血化瘀，止痛止痒。主治感冒、风湿骨痛、腹痛、腹泻、小儿麻痹症、湿疹、荨麻疹、皮炎、皮肤瘙痒、跌打损伤、痈疽疮疖、蜂螫伤、毒蛇咬伤。9～15克，水煎服；外用适量，捣烂敷患处。

> **实用简方**　①湿疹：鲜毛麝香、飞扬草、马齿苋各适量，煎水洗患处。②风湿关节痛：毛麝香适量，水煎熏洗患处。③黄蜂螫伤：鲜毛麝香叶适量，捣烂敷患处。④疮疖肿毒：鲜毛麝香适量，捣烂敷或水煎洗患处。

427 通泉草

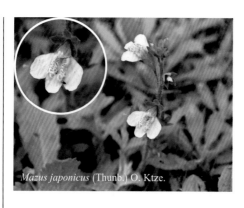

Mazus japonicus (Thunb.) O. Ktze.

■ **别　　名**　野田菜、龙疮药。

■ **药用部位**　全草。

■ **植物特征与采制**　矮小草本。茎直立或披散，基部多分枝，不具长的匍匐茎。基生叶倒卵形或匙形；茎生叶略小。总状花序具花数朵；花冠淡蓝色。蒴果球形，与萼筒等长或稍露出。4～6月开花结果。多生于旷野湿地。分布于全国各地。夏秋季采收，鲜用或晒干。

■ **性味功用**　苦，凉。清热利湿，健脾消积，消肿解毒。主治水肿、黄疸、咽喉肿痛、口腔炎、消化不良、疳积、疔疮痈肿、烫火伤。15～30克，水煎服；外用适量，捣烂敷患处。

> **实用简方**　①小便不利：鲜通泉草、车前草各30克，鲜海金沙藤、江南星蕨各15克，水煎代茶。②偏头痛：通泉草30克，水煎服。③尿道感染：通泉草、车前草各30克，金银花15克，瞿麦、萹蓄各12克，水煎服。④烫火伤：鲜通泉草适量，捣烂绞汁，频频涂抹患处。⑤疔疮：鲜通泉草、木槿叶各30克，捣汁服，渣敷患处。⑥消化不良、疳积：通泉草、葎草各15克，水煎服。

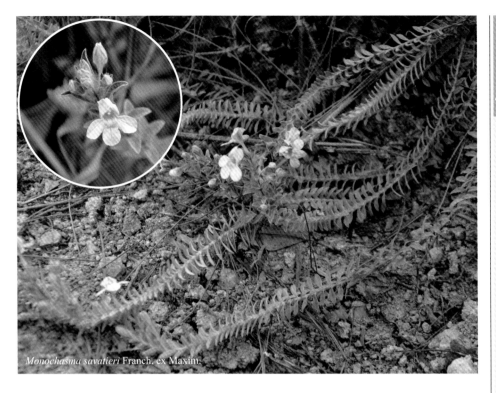

Monochasma savatieri Franch. ex Maxim.

沙氏鹿茸草

■ **别　　名**　绵毛鹿茸草。

■ **药用部位**　全草。

■ **植物特征与采制**　多年生草本。全株密被灰白色绵毛，上部有腺毛。茎丛生，弯曲斜上或披散。叶交互对生，稀轮生或互生，椭圆状披针形或条状披针形，全缘。花单生茎顶部的叶腋，呈顶生总状花序；花小，淡紫色。蒴果长圆形。5月开始开花，7～9月结果。多生于向阳山坡或岩石上。分布于浙江、福建、江西等地。春、夏季采收，鲜用或晒干。

■ **性味功用**　微苦，凉。清热解毒，凉血止血，祛风行气。主治感冒、咳嗽、咯血、吐血、肾炎、风湿骨痛、肋间神经痛、半身不遂、劳倦乏力、腰痛、腹泻、崩漏、赤白带下、产后伤风、牙痛。15～30克，水煎服。

实用简方　①劳倦乏力：沙氏鹿茸草30～60克，仙鹤草15克，墨鱼干适量，酒水各半炖服。②哮喘：沙氏鹿茸草30克，炖鸡服。③遗精：沙氏鹿茸草、金丝草各30克，金樱子根60克，酌加冰糖，水炖服。④肺结核咯血：沙氏鹿茸草30克，猪肺适量，水炖，饭后服。⑤产后伤风：沙氏鹿茸草15克，兖州卷柏9克，酒炖服。⑥半身不遂：沙氏鹿茸草、桑寄生各30克，鸡蛋或猪肉酌量，酒水炖服。⑦风湿性关节炎：沙氏鹿茸草30～60克，猪蹄1只，红糖15克，水煎服。⑧腰酸痛：鲜沙氏鹿茸草30克，炖猪肾服。

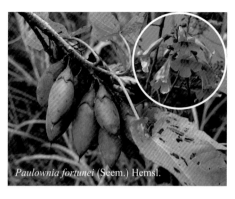

Paulownia fortunei (Seem.) Hemsl.

429

白花泡桐

■**别　　名**　泡桐、白花桐。

■**药用部位**　根、叶、花、果。

■**植物特征与采制**　落叶乔木。树皮灰褐色。幼枝、叶柄、叶背、总花柄、花梗、花萼、幼果均密被黄褐色星状绒毛。叶互生，心状长卵形或心状卵形，全缘。聚伞状圆锥花序顶生；花萼钟形；花冠白色或黄白色，内有紫斑。蒴果木质，长圆形，顶端具短喙。春季开花，秋季果成熟。多栽培于路旁。分布于安徽、浙江、福建、台湾、江西、湖北、湖南、四川、云南、贵州、广东、广西等地。根秋季采挖，叶、果夏、秋季采收，花春季采收；鲜用或晒干。

■**性味功用**　苦，寒。根，祛风止痛；主治风湿热痹、筋骨疼痛、扭伤。果，化痰止咳；主治慢性支气管炎、咳嗽。叶、花，消肿解毒；主治疗肿疮毒、痈疽。根、叶、果15～30克，花9～15克，水煎服；外用适量，捣烂敷患处。

实用简方　①背痛：鲜白花泡桐叶和冬蜜或醋同炖，软后贴患处；另取勾儿茶茎60克，水煎服。②痈疮、疽、痔瘘、恶疮：白花泡桐树皮适量，捣烂敷患处。③无名肿毒：鲜泡桐叶或花、醉鱼草各15克，捣烂敷患处。

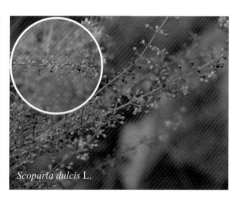

Scoparia dulcis L.

430

野甘草

■**别　　名**　冰糖草、土甘草。

■**药用部位**　全草。

■**植物特征与采制**　草本或亚灌木状。叶对生或3叶轮生，菱状披针形，边缘在中部以上具细齿。花1至数朵成对生于叶腋；花冠白色。蒴果球形，成熟时4瓣裂。春季至秋季开花结果。多生于旷野路旁。分布于广东、广西、云南、福建等地。夏、秋季采收，鲜用或晒干。

■**性味功用**　甘，平。清热利湿，疏风止痒。主治感冒、中暑、肠炎、痢疾、咽喉炎、支气管炎、小便不利、脚气、丹毒、湿疹、热痱、跌打损伤。15～30克，水煎服，或捣烂绞汁，冲冬蜜服；外用鲜全草适量，捣烂敷患处。

实用简方　①夏天防暑：鲜野甘草适量，水煎代茶。②肝炎：鲜野甘草30～60克，水煎服。③感冒：野甘草、鱼腥草、一点红各15克，水炖服。④风热咳嗽：鲜野甘草30克，鱼腥草15克，薄荷9克，水煎服。⑤细菌性痢疾：野甘草、一点红各30克，陈仓米9～15克，水煎服。

■ **别　　名**　黑参、元参、黑玄参。

■ **药用部位**　根（药材名玄参）、叶。

■ **植物特征与采制**　多年生草本。根圆锥形或纺锤形，外皮灰黄褐色，内部干时变黑。茎常带紫色。叶对生，卵形或卵状披针形，边缘具细密的锐锯齿，叶面无毛，叶背脉上有疏毛。聚伞状圆锥花序大而疏散，顶生；花冠暗紫色。蒴果卵圆形，具宿存萼。7 ~ 11

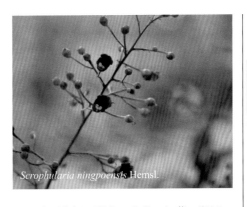

Scrophularia ningpoensts Hemsl.

月开花结果。多野生于高海拔的丛林、溪旁湿地或草丛中，或栽培。分布于河北、河南、山西、陕西南部、湖北、安徽、江苏、浙江、福建、江西、湖南、广东、贵州、四川等地。10 ~ 11月采挖根，剪去须根和芦头，切片晒干用；叶通常鲜用。

■ **性味功用**　甘、苦、咸，微寒。滋阴降火，生津润燥，清热解毒。主治烦渴、便秘、咽喉肿痛、扁桃体炎、糖尿病、白喉、瘰疬痰核、口腔炎、虚烦不寐、赤眼、丹毒、痈疽疮毒。6 ~ 15克，水煎服；外用鲜叶适量，捣烂敷患处。

> **实用简方**　①急性扁桃体炎：玄参、麦冬各9克，桔梗6克，甘草、升麻各3克，水煎服。
> ②夜卧口渴喉干：玄参2片含口中，即生津液。

431 玄参

■ **别　　名**　北刘寄奴、土茵陈、金钟茵陈。

■ **药用部位**　全草。

■ **植物特征与采制**　一年生草本。密被锈色短毛，杂有少数腺毛。茎上部多分枝，稍具棱角。叶对生，广卵形。花集生枝梢成带叶的总状花序；花冠二唇形，上唇红紫色，外被长纤毛，下唇黄色。蒴果披针状长圆形，包藏于宿存的萼筒内。5 ~ 8月开花结果。

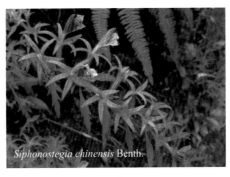

Siphonostegia chinensis Benth.

多生于山坡或河边沙质地。全国各地均有分布。夏、秋季采收，鲜用或晒干。

■ **性味功用**　苦，寒。清热利湿，凉血止血，消肿解毒。主治肝炎、肠炎、痢疾、小便不利、血淋、尿血、便血、中暑、疔疖、外伤出血。15 ~ 30克，水煎服；外用适量，捣烂敷患处。孕妇忌服。

> **实用简方**　①肝炎：阴行草、白马骨根、栀子根、茵陈蒿各30克，水煎服。②乙型肝炎：阴行草、虎刺、兖州卷柏、白英、马蹄金、白马骨、黄花倒水莲、车前草、海金沙藤各15克，板蓝根10克，水煎代茶，大便不通者加虎杖15克。

432 阴行草

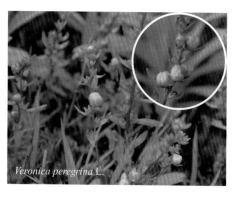

433

蚊母草

Veronica peregrina L.

■ **别　　名**　接骨草、仙桃草、接骨仙桃草。
■ **药用部位**　全草。
■ **植物特征与采制**　一年生草本。叶对生，长圆形，全缘或有不明显的疏齿。花单生于苞腋；花冠白色或浅蓝色。蒴果扁圆形，先端微凹，常因小昆虫寄生而膨胀。春季开花结果。多生于田埂、荒地及路旁湿地。分布于东北、华东、华中、西南各省区。谷雨前采收，鲜用或晒干。

■ **性味功用**　微辛，平。化瘀止血，消肿止痛。主治吐血、咯血、鼻出血、便血、咽喉肿痛、胃痛、月经不调、痛经、骨折、跌打损伤、痛。9～30克，水煎服；外用适量，捣烂敷患处。

实用简方　①吐血、咯血、鼻出血、便血：蚊母草15～30克，猪瘦肉适量，水煎服。②劳伤吐血：蚊母草15克，瓜子金60克，水煎服。③跌打损伤：鲜蚊母草、石胡荽各适量，捣烂，炒热，加米汤少许，敷患处。④血小板减少症：蚊母草500克，加水2000毫升，煎3小时，过滤，酌加冰糖，浓缩成500毫升，每次服15毫升，每日2次。

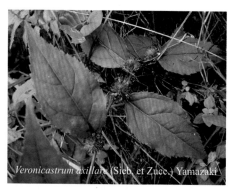

434

爬岩红

Veronicastrum axillare (Sieb. et Zucc.) Yamazaki

■ **别　　名**　腹水草、钓鱼竿、两头爬。
■ **药用部位**　全草。
■ **植物特征与采制**　多年生蔓性草本。茎多分枝，有细纵棱，常无毛，稀被黄色卷毛，上部倾卧，顶端着地处可生根。单叶互生，长卵形或披针形，边缘有锯齿，无毛或在叶脉有疏短毛。穗状花序腋生；花冠紫红色。蒴果卵形。8～10月开花。多生于山坡、荒野较阴湿处。分布于江苏、安徽、浙江、江西、福建、广东、台湾等地。全年可采，鲜用或晒干。

■ **性味功用**　苦，微寒。利尿消肿，破积行瘀。主治肝硬化腹水、肾炎、水肿、伤食、扁桃体炎、月经不调、闭经、烫火伤、骨折、跌打损伤、过敏性皮炎、疔肿疮毒、毒蛇咬伤。15～30克，水煎服；外用鲜品适量，捣烂敷患处。孕妇慎用。

实用简方　①慢性肾炎：爬岩红20克，乌药10克，水煎服。②跌打损伤：鲜爬岩红、草珊瑚、藜芦各20克，入烧酒内浸泡一个星期，取药液涂擦患处。③烫火伤：爬岩红适量，研末，调桐油涂患处。④背疽未溃：鲜爬岩红15克，酒水各半煎服，渣捣烂敷患处。

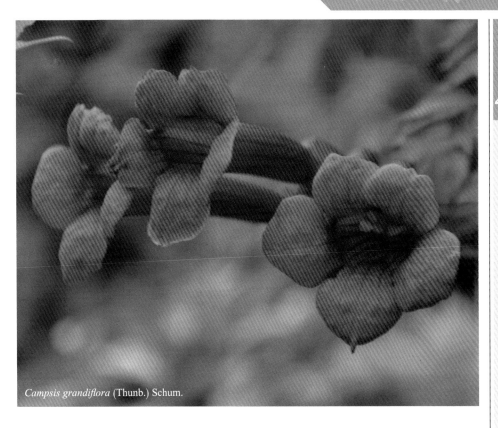

Campsis grandiflora (Thunb.) Schum.

435

凌霄

■ **别　　名**　女葳花、紫葳。

■ **药用部位**　根、茎、叶、花（药材名凌霄花）。

■ **植物特征与采制**　落叶木质藤本。常有攀缘气生根。叶对生，奇数羽状复叶；小叶片卵形或卵状披针形，边缘具锯齿。圆锥花序顶生；花萼钟状；花冠橙红色，漏斗状钟形。蒴果长条形，似豆荚。种子多数，扁平。5～7月开花结果。生于山谷、路旁、小河边，攀缘于其他树上、石头上，或栽培。分布于华东、中南及河北、陕西、四川、贵州等地。根、茎全年可采；叶、花夏秋季采收；鲜用或晒干。

■ **性味功用**　根、茎、叶，苦，凉。根、茎，祛风活血，消肿解毒；主治风湿痹痛、风疹、肺脓肿、骨折、跌打损伤、毒蛇咬伤。叶，消肿解毒；主治疖肿、身痒。花，酸，微寒；清热凉血，祛瘀散结；主治月经不调、闭经、痛经、血崩、便血、酒渣鼻、癥瘕、风疹。根、茎9～15克，水煎服；花3～6克，水煎服或入丸、散；外用适量，捣烂敷患处。孕妇忌服。

> **实用简方**　①月经不调：凌霄花研为末，每次6克，饭前温酒下。②酒渣鼻：凌霄花、栀子各9克，研末，开水冲服。③脚癣：凌霄花、羊蹄、一枝黄花各适量，水煎洗患处。④急性胃肠炎：凌霄根9～30克，生姜3片，水煎服。

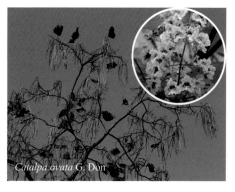

Catalpa ovata G. Don

436 梓

■ **别　　名**　梓树。

■ **药用部位**　根皮、叶、果实（药材名梓实）。

■ **植物特征与采制**　落叶乔木。叶对生或轮生，稀互生，阔卵形或近圆形，不分裂或掌状3浅裂，叶面有灰白色柔毛，叶背疏生柔毛；叶柄长，带暗紫色，幼嫩时有长柔毛。圆锥花序顶生；花冠淡黄色，具紫色斑点。蒴果。种子长圆形。5～11月开花结果。常栽培于路旁及庭园等处。分布于长江流域及其以北地区。秋、冬季至翌年春季采根，刮去表皮，剥取二重皮；叶夏、秋季采收；果实秋季半成熟时采收；鲜用或晒干。

■ **性味功用**　根皮，苦，寒；清热利湿，祛风消肿，杀虫止痒；主治感冒、黄疸、肾炎、荨麻疹、湿疹、皮肤瘙痒。叶，苦，寒；解毒消肿，杀虫止痒；主治疔疖、疮疥、皮肤瘙痒。果实，甘，平；利水消肿；主治肾炎、腹水、小便不利。根皮、果实3～9克，水煎服；叶、根皮外用适量，晒干研末，调麻油涂，或叶煎膏涂患处。

　　实用简方　①肾炎性水肿：梓实12克，水煎服；或加黄芪、茯苓各10克，玉米须、白茅根各15克，水煎服。②流行性感冒：梓根皮、菊花、薄荷、金银花各9克，水煎服。③疔、疖：梓根皮、垂柳根各等量，研末，调麻油涂患处。

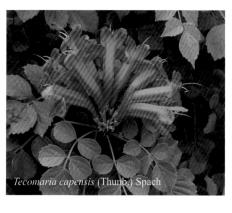

Tecomaria capensis (Thunb.) Spach

437 硬骨凌霄

■ **别　　名**　凌霄、洋凌霄。

■ **药用部位**　茎、叶、花。

■ **植物特征与采制**　常绿披散灌木。奇数羽状复叶对生；小叶卵形或阔椭圆形，边缘具不规则的粗锯齿。总状花序顶生；花冠漏斗状，红色，有深红色的纵纹。蒴果。种子有翅。3～8月开花结果。野生，或栽培于庭园。分布于我国南方各地。茎、叶全年可采，花夏、秋季采收；鲜用或晒干。

■ **性味功用**　辛、微酸，微寒。散瘀消肿，通经利尿。主治肺结核、支气管炎、哮喘、咳嗽、咽喉肿痛、闭经、浮肿、骨折、跌打损伤、蛇伤。9～15克，水煎服；外用鲜叶适量，捣烂敷患处。孕妇慎服。

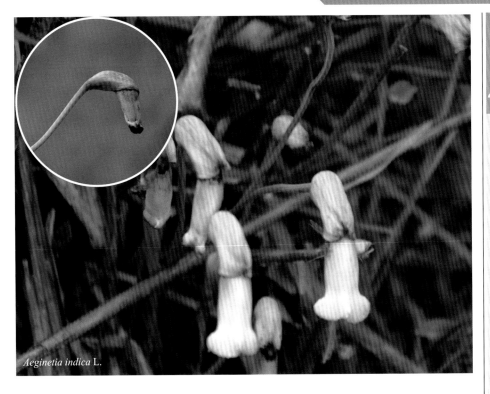

Aeginetia indica L.

438 野菰

■ **别　　名**　蛇箭草、僧帽花。

■ **药用部位**　全草。

■ **植物特征与采制**　一年生寄生草本。茎于基部处有少数分枝，淡黄色或带红色。叶鳞片状，稀而少。花单生，斜侧，淡紫红色；花冠筒状，弯曲，唇形，裂片近圆形。蒴果卵圆形，成熟时褐色。8～10月开花结果。多生于五节芒丛生的山坡阴湿地。分布于江苏、浙江、江西、福建、台湾、湖南、广东、广西、四川、贵州、云南等地。夏、秋季采收，鲜用或晒干。

■ **性味功用**　甘，凉。有小毒。解毒消肿，清热利湿。主治肝炎、肾炎、咽喉肿痛、咳嗽、哮喘、百日咳、鼻出血、尿道感染、脱肛、骨髓炎、疔、疖、毒蛇咬伤。9～15克，水煎服；外用鲜全草适量，捣烂敷患处。

> **实用简方**　①风寒感冒：野菰5～6株，艾叶15克，陈皮6～9克，龙眼壳3～6克，老姜3片，酌加红糖，水炖服。②哮喘：野菰15克，黄酒酌量，水煎服。③肺热咯血：野菰、白茅根、仙鹤草各15～30克，水煎服。④鼻出血：野菰15克，井栏边草12克，水炖服。⑤咽喉肿痛：鲜野菰适量，捣汁，酌加米醋调匀，含漱。⑥脱肛：野菰30克，猪大肠40克，水煎服。⑦疔、疖：鲜野菰、蜂蜜各适量，捣烂敷患处。⑧痔疮出血：野菰15～30克，猪瘦肉适量，水炖服。

439

旋蒴苣苔

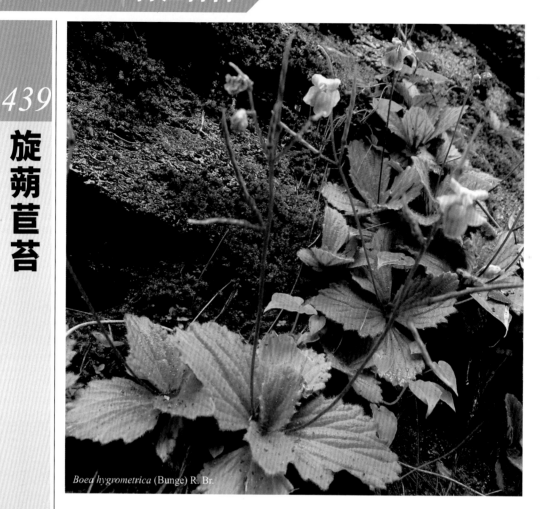

Boea hygrometrica (Bunge) R. Br.

■ **别　　名**　猫耳朵、八宝茶、石莲子。

■ **药用部位**　全草。

■ **植物特征与采制**　多年生草本。全株贴近地面。叶基生，棱形、卵圆形或倒卵形，边缘具浅齿，两面密被长柔毛。花葶 1～5 条，每花葶有小花数朵，聚伞状排列；花冠浅蓝紫色。蒴果细圆柱形。6 月开花。生于山谷阴湿的岩石上。分布于浙江、福建、广东、山东、河北、辽宁、陕西、四川、云南及华中等地。全年可采，鲜用或晒干。

■ **性味功用**　苦、涩，平。清热解毒，散瘀止血。主治中耳炎、跌打损伤、吐血、便血、创伤出血、痈。9～15 克，水煎服；外用全草适量，水煎熏洗，或捣烂取汁滴，或敷患处。

> **实用简方**　①中耳炎：鲜旋蒴苣苔适量，捣汁滴耳，每次 2～3 滴，每日 2～3 次。
> ②外伤出血：鲜旋蒴苣苔适量，捣烂敷患处。

■ **别　　名**　降龙草、山白菜。

■ **药用部位**　全草。

■ **植物特征与采制**　多年生草本。叶对生、菱状卵形、菱状椭圆形或长圆形，全缘，无毛或叶面疏生短柔毛，钟乳体狭条形；叶柄有翅，基部合生成船形。花序腋生；花冠白色或带粉红色，上唇2浅裂，下唇3浅裂。蒴果近镰刀形。生于山地林下或沟边阴湿地。分布于陕西、甘肃、江苏、安徽、浙江、江西、福建、河南、湖北、湖南、广东、广西、四川、贵州等地。全年可采，鲜用或晒干。

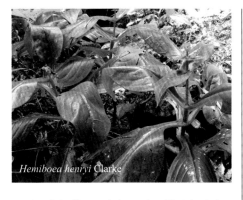
Hemiboea henryi Clarke

■ **性味功用**　淡，平。清热利湿。主治湿热黄疸、咽喉肿痛、毒蛇咬伤。15～30克，水煎服；外用适量，捣烂敷患处。

　实用简方　①热性腹痛：半蒴苣苔15克，水煎服。②湿热黄疸：半蒴苣苔15克，研末，拌红糖，晚饭前用热黄酒送服，每日1次。③外伤肿毒：鲜半蒴苣苔苗适量，捣烂敷患处。

■ **别　　名**　石吊兰、石豇豆、地枇杷。

■ **药用部位**　全草。

■ **植物特征与采制**　常绿矮小半灌木。茎少分枝，匍匐，下部常生不定根。叶对生或数片轮生，长圆状披针形，边缘中部以上疏生锯齿，下部全缘或波状。花单生或2～4朵聚集成聚伞花序，顶生或腋生；花冠管状，白色，常带紫色，近二唇形。蒴果条形。6～8月开花，8～11月结果。多生于山野岩石或

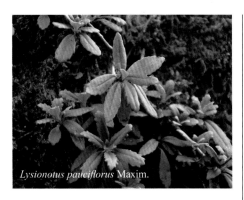
Lysionotus pauciflorus Maxim.

树上。分布于云南、广西、福建、台湾、江苏、江西、湖南、四川、陕西等地。夏、秋季采收，鲜用或晒干。

■ **性味功用**　苦，微温。止咳化痰，活血祛瘀。主治肺结核、支气管炎、咳嗽、风湿痹痛、腰痛、月经不调、痛经、闭经、跌打损伤。9～15克，水煎服。孕妇忌服。

　实用简方　①肺结核：吊石苣苔30克，水煎，早晚分服。②风寒咳嗽：吊石苣苔15克，前胡6克，生姜3片，水煎服。③扭伤：鲜吊石苣苔叶、骨碎补各适量，白酒少许，捣烂敷患处。④风湿关节痛：吊石苣苔、鸡血藤各15克，水煎服。⑤产后风湿痛：鲜吊石苣苔30～60克，目鱼1只，酒水各半炖服。⑥乳腺炎：吊石苣苔、白英各15克，水煎冲黄酒服。

大花石上莲

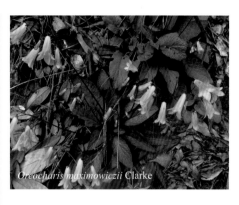

Oreocharis maximowiczii Clarke

- **别　　名**　福建苦苣苔、岩白菜。
- **药用部位**　全草。
- **植物特征与采制**　多年生草本。叶全为基生，长圆形，叶缘具大小不甚规则的浅齿，叶面密生短柔毛，叶背密被黄锈色柔毛；叶柄被毛。花葶数条；花冠紫红色，近钟形。蒴果条形。4～6月开花结果。生于阴湿的岩石上。分布于福建、江西等地。全年可采，鲜用或晒干。

- **性味功用**　甘，平。清肺止咳，散瘀止血。主治咳嗽、咯血、头晕、头痛、水肿、闭经、崩漏、白带异常、乳腺炎、跌打损伤。15～30克，水煎服；外用鲜全草适量，捣烂敷患处。

　实用简方　①头晕、头痛：大花石上莲、石仙桃、桃金娘各20克，水煎服。②外伤出血：鲜大花石上莲，捣敷患处。

台闽苣苔

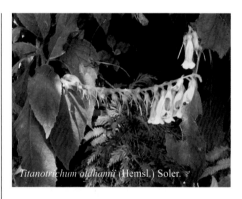

Titanotrichum oldhamii (Hemsl.) Soler.

- **别　　名**　俄氏草、台地黄。
- **药用部位**　全草。
- **植物特征与采制**　多年生草本。全株被粗糙的分节短伏毛。根状茎横走，有分枝，每节上有1对红色鳞片。叶对生、近对生或互生，椭圆形或倒卵形，边缘具不整齐锯齿。总状花序顶生；花冠黄色，有紫斑，长筒形。蒴果卵形。5～9月开花结果。生于山坡路旁草丛阴湿处。分布于福建、台湾等地。全年可采，鲜用或晒干。

- **性味功用**　苦，寒。清热解毒，利尿，止血。主治淋病、咯血、疮疖。9～15克，水煎服；外用适量，捣烂外敷。

　实用简方　咯血：台闽苣苔、藕节各15克，水煎服。

穿心莲

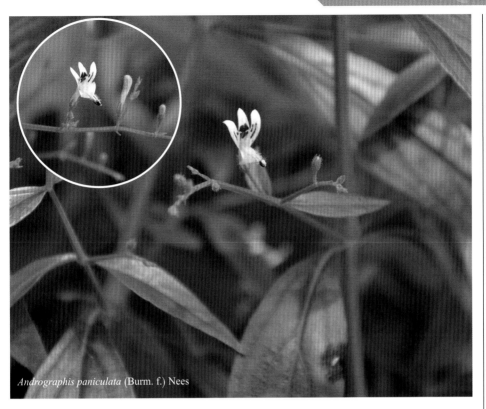

Andrographis paniculata (Burm. f.) Nees

■ **别　　名**　一见喜、榄核莲。

■ **药用部位**　全草。

■ **植物特征与采制**　一年生草本。茎直立，多分枝，方形，具纵条纹；节稍膨大，无毛。叶对生，长圆状卵形至披针形，全缘或浅波状。疏散的圆锥花序顶生或腋生，花偏生于花枝的上侧；花冠白色，下唇常有淡紫色斑纹。蒴果椭圆形。8～9月开花，9～11月结果。多为栽培。分布于福建、广东、海南、广西、云南、江苏等地。夏、秋季采收，鲜用或晒干。

■ **性味功用**　苦，寒。清热泻火，消肿解毒。主治肺炎、支气管炎、肺热咳喘、百日咳、流感、麻疹、湿热黄疸、痢疾、肠炎、阑尾炎、急性肾炎、膀胱炎、淋证、高血压、咽喉炎、扁桃体炎、结膜炎、中耳炎、鼻窦炎、牙龈炎、毒蛇咬伤、痈疽疔疖、湿疹、外伤感染。9～15克，水煎服；外用适量，捣烂或制成软膏涂患处。

　　实用简方　①肺炎：穿心莲、十大功劳各20克，陈皮3克，水煎服。②感冒高热：穿心莲15～30克，酌加蜂蜜，水煎服。③高血压：鲜穿心莲叶24片，水煎服，每日2次。④喉炎、咽峡炎、扁桃体炎：穿心莲叶适量，研细末吹喉，每日数次。⑤痔疮发炎：穿心莲适量，研末，酌加凡士林，调成20%软膏，涂敷患处。⑥烫火伤：穿心莲叶研末，调茶油涂抹患处。

狗肝菜

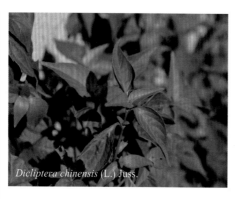

Dicliptera chinensis (L.) Juss.

■ **别　　名**　金龙棒、小青、野辣椒。

■ **药用部位**　全草。

■ **植物特征与采制**　草本。茎直立或披散，多分枝，具棱，节稍膨大，有细毛。叶对生，卵形或长卵形，边缘微波状。聚伞式花序腋生或顶生；花冠淡红色，二唇形。蒴果卵形。秋、冬季开花。生于山坡、旷野阴湿地。分布于福建、台湾、广东、海南、广西、香港、澳门、云南、贵州、四川等地。夏、秋季采收，鲜用或晒干。

■ **性味功用**　微甘，寒。清热解毒，凉血止血，消肿止痛。主治感冒、咽喉肿痛、肺炎、咳嗽、阑尾炎、暑泻、痢疾、肝炎、高血压、咯血、吐血、便血、尿血、崩漏、白带异常、乳腺炎、结膜炎、带状疱疹、痈疽疔疖、毒蛇咬伤。30～60克，水煎服；外用鲜全草适量，捣烂敷患处。

实用简方　①喉炎、急性扁桃体炎：鲜狗肝菜、马鞭草各30克，鲜酢浆草24克，水煎，酌加醋调服。②急性结膜炎：狗肝菜60克，野菊花12克，水煎服。③乳腺炎：鲜狗肝菜叶适量，捣烂敷患处。

九头狮子草

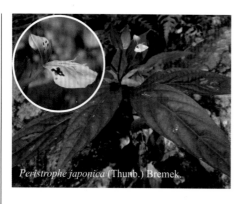

Peristrophe japonica (Thunb.) Bremek.

■ **别　　名**　化痰青、接骨草。

■ **药用部位**　全草。

■ **植物特征与采制**　草本。茎直立或披散，6棱，被细毛，节稍膨大。叶对生，卵状披针形或椭圆形，边缘微波状。花序顶生或腋生，由2～8个聚伞花序组成；花冠红紫色，2唇形，喉部有紫色斑点。蒴果。夏季开花。多生于山坡、旷野、路旁阴湿地。分布于长江流域以南各地。夏、秋季采收，鲜用或晒干。

■ **性味功用**　微甘、苦、咸，凉。清肺泻火，消肿解毒。主治感冒发热、肺炎、咳嗽、咯血、咽喉肿痛、小儿惊风、目赤肿痛、痔疮、痈疽疔疖、无名肿毒、蛇伤。15～30克，水煎服；外用鲜叶适量，捣烂敷患处。

实用简方　①感冒发热、咽喉疼痛：鲜九头狮子草30～60克，水煎服。②食欲不振：九头狮子草15～30克，猪瘦肉适量，水炖服。③尿道感染：九头狮子草、车前草各15克，水煎服。④咽喉肿痛：鲜九头狮子草60克，捣汁，调蜂蜜服。⑤痔疮：鲜九头狮子草适量，水煎熏洗，每日2次。

- ■**别　名**　六角英、六角仙、麦穗癀。
- ■**药用部位**　全草。
- ■**植物特征与采制**　二年生草本。茎多分枝，披散，被毛，基部匍匐，着생处常生根。叶对生，椭圆形或卵形，全缘或微波状，两面有短毛。穗状花序顶生或腋生，圆柱形；花冠淡红色。蒴果椭圆形。夏、秋季开花。生于路旁、旷野等较潮湿地。分布于秦岭以南各地。夏、秋季采收，鲜用或晒干。

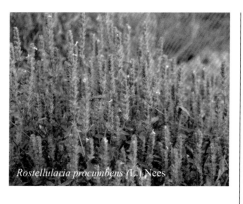

Rostellularia procumbens (L.) Nees

- ■**性味功用**　微苦，凉。清热利湿，消肿解毒。主治感冒发热、腰腿痛、肝炎、痢疾、肾炎、肾盂肾炎、尿道炎、膀胱炎、乳糜尿、咳嗽、肺炎、崩漏、乳腺炎、咽喉炎、扁桃体炎、口腔炎、结膜炎、瘰疬、痈疽疔疖、痔疮、湿疹、毒蛇咬伤、跌打损伤。15～30克，水煎服；外用适量，捣烂敷患处。

实用简方　①急性肾盂肾炎、膀胱炎、尿道炎：爵床、海金沙藤、地锦草各60克，车前草45克，水煎，分3次服。②扁桃体炎：爵床24克，鬼针草30克，蟛蜞菊15克，山豆根9克，水煎服。③痢疾：爵床、荷莲豆草、鱼腥草、凤尾草各30克，水煎服。④急性阑尾炎：鲜爵床、败酱草、白花蛇舌草各60克，冬瓜仁15克，水煎服。

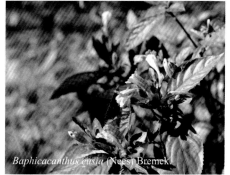

- ■**别　名**　马蓝、南板蓝根、大青叶。
- ■**药用部位**　全草。
- ■**植物特征与采制**　多年生亚灌木状草本。茎直立，多分枝，有钝棱，节膨大。叶对生，长圆形或卵状椭圆形，边缘有锯齿。花常数朵集生于小枝顶端；花冠管状，淡紫色，先端5浅裂。蒴果长圆形。6～11月开花。生于山谷沟沿阴湿地，或栽培。分布于广东、海南、香港、台湾、广西、云南、贵州、四川、福建、浙江等地。夏、秋季采收，鲜用或晒干。

Baphicacanthus cusia (Nees) Bremek

- ■**性味功用**　苦，寒。清热解毒，凉血止血。主治乙脑、流行性脑脊髓膜炎、流感、黄疸、腮腺炎、睾丸炎、气管炎、咽喉肿痛、扁桃体炎、肺炎、病毒性肠炎、吐血、咯血、鼻出血、牙龈出血、口腔炎、丹毒、痈肿。15～30克，水煎服；外用适量，捣烂敷患处。

实用简方　①肺炎：板蓝叶、鱼腥草各15克，水煎服。②预防流感：板蓝叶、夏枯草各9克，积雪草15克，水煎服。③预防流脑：板蓝叶15克，菊花6克，水煎服。④咽喉肿痛、急性支气管炎：鲜板蓝叶30～60克，水煎服。

447

爵床

448

板蓝

透骨草科

449

透骨草

Phryma leptostachya L. subsp. *asiatica* (Hara) Kitamura

- **别　　名**　接生草、毒蛆草、粘人裙。
- **药用部位**　全草。
- **植物特征与采制**　多年生草本。茎四棱形，密生细毛，节膨大，节间较长，茎下部木质化。叶对生，下部叶有长柄，叶片卵形，边缘有粗锯齿，两面疏生细柔毛。长穗状的总状花序顶生或腋生；花冠白色。瘦果具宿存花萼。生于山坡、林缘草丛中。分布于河北、山西、陕西、甘肃及东北、华东、华中、西南等地。全年可采，鲜用或晒干。
- **性味功用**　微苦，平。祛风活血，消肿解毒。主治感冒、跌打损伤、湿疹、疥疮、疔疖。9～15 克，水煎服；外用鲜叶适量，捣烂敷患处。孕妇忌服。

> **实用简方**　①风湿关节痛：鲜透骨草 100 克，鲜瓜馥木根 150 克，猪骨头适量，水煎代茶。②疔疖：鲜透骨草适量，红糖少许，捣烂敷患处。

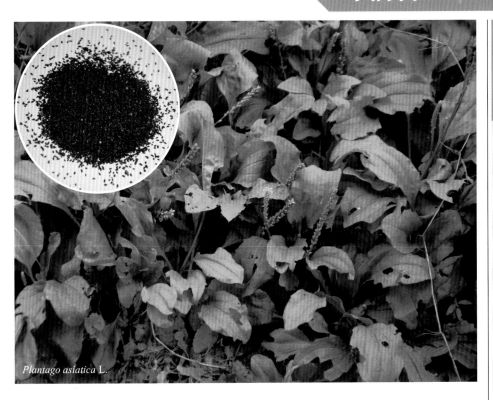

Plantago asiatica L.

■ **别　　名**　车轱轮菜、饭匙草、蛤蟆草。

■ **药用部位**　全草（药材名车前草）、种子（药材名车前子）。

■ **植物特征与采制**　多年生草本。根状茎短，须根多数。叶丛生，卵形，全缘或呈不规则的波状浅齿；叶柄与叶片近等长。花葶数条从叶丛中抽出，穗状花序占花葶的 1/2 ～ 1/3；花淡绿色。蒴果椭圆形。种子细小，黑褐色。4 ～ 10 月开花结果。生于路旁、田埂等地。分布于我国大部分地区。全草夏季开花前采，鲜用或晒干；车前子于秋季成熟时剪取果穗，晒干，搓出种子。

■ **性味功用**　全草，甘，寒；车前子，苦，寒。清热利尿，止泻明目，化痰止咳。主治肾炎、肾盂肾炎、小便不利、膀胱炎、淋浊带下、遗精、黄疸、暑湿泻痢、肺炎、支气管炎、肺脓肿、鼻出血、高血压、尿血、鼻窦炎、结膜炎、急性喉炎、乳糜尿、丹毒、痈肿疮毒。全草 15 ～ 30 克，种子 3 ～ 15 克，水煎服；外用适量，捣烂敷患处。

　实用简方　①肾炎：车前草 15 ～ 30 克，白花蛇舌草、积雪草各 10 ～ 15 克，野菊花 15 ～ 30 克，水煎服。②肾盂肾炎：鲜车前草、玉米须各 30 克，水煎服。③膀胱炎：鲜车前草 30 克，爵床 15 克，水煎，冲冬蜜服。④小便血淋作痛：车前子晒干，研为末，每次服 6 克，车前叶煎汤下。⑤黄疸：鲜车前草 60 克，鲜萱草根 30 ～ 60 克，水煎服。⑥乳糜尿：鲜车前草 30 克，益母草 15 克，水煎服。

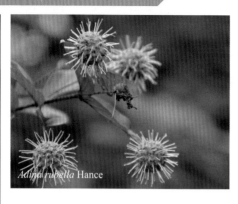

Adina rubella Hance

451 细叶水团花

■ **别 名** 水杨柳、水杨梅、白消木。

■ **药用部位** 根、叶。

■ **植物特征与采制** 灌木。小枝红褐色、被毛，老枝无毛。叶对生，卵状披针形或卵状椭圆形，全缘，干后边缘反卷，叶面近无毛或中脉上有疏毛，叶背沿脉上被疏毛。头状花序顶生或腋生；花冠白色或淡紫红色。蒴果小，成熟时带紫红色，整个果序形状似杨梅。6～9月开花结果。生于溪边、堤畔、山坡、路旁湿地或林缘溪谷边。分布于广东、广西、福建、江苏、浙江、湖南、江西和陕西等地。根全年可采，叶夏秋季采；鲜用或晒干。

■ **性味功用** 微苦，平。清热利湿，祛风解表，解毒消肿。根主治肝炎、感冒、流感、咽喉肿毒、关节痛、痢疾、腮腺炎；叶主治肠炎、痢疾、扭伤、骨折、创伤出血、痈疽肿毒。15～30克，水煎服；外用鲜叶适量，捣烂敷患处。

> **实用简方** ①菌痢、肠炎：细叶水团花全草30克，水煎代茶。②外伤出血：鲜细叶水团花叶或花适量，捣烂敷患处。

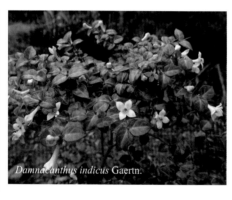

Damnacanthus indicus Gaertn.

452 虎 刺

■ **别 名** 绣花针、伏牛花。

■ **药用部位** 根。

■ **植物特征与采制** 有刺矮小灌木。根粗壮，淡黄色。小枝具针状刺，对生于两叶间。叶对生，卵形或椭圆状卵形，全缘，叶背脉上疏生细毛。花常2～3朵腋生或顶生；花冠漏斗状，白色，带有红晕。核果球形，成熟时朱红色。4～8月开花结果。生于山坡灌木丛中或林下阴湿处。分布于长江流域及其以南各地。全年可采，鲜用或晒干。

■ **性味功用** 甘、微苦，平。健脾益肾，祛风利湿，化痰止咳。主治咳嗽、肺痈、百日咳、黄疸、肝脾肿大、胃脘痛、水肿、劳倦乏力、风湿痹痛、遗精、疳积、产后风痛、白带异常、闭经、月经不调。15～30克，水煎服。

> **实用简方** ①肺热咳嗽多痰：鲜虎刺60克，冰糖适量，水炖服。②肝炎：鲜虎刺30克，阴行草9克，车前草15克，酌加冰糖，水煎服。③脾脏肿大：鲜虎刺60克，羊肉适量，水炖服。④风湿痛：虎刺、盐肤木根各15～30克，猪蹄1只，水炖服。

■ **别　　名**　锯子草、拉拉藤。

■ **药用部位**　全草。

■ **植物特征与采制**　一年生蔓生或攀缘状草本。茎纤细，多分枝，有倒生小刺。叶6～8片轮生，倒披针状条形至狭卵状长圆形，边缘及叶背中脉有倒生小刺。聚伞花序腋生，疏散；花冠近白色。果稍肉质，有钩毛。春、夏季开花结果。生于园边湿地。我国除海南外，全国均有分布。春、夏季采收，鲜用或晒干。

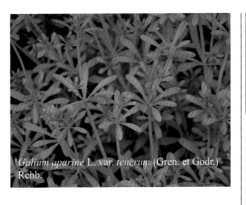

Galium aparine L. var. *tenerum* (Gren. et Godr.) Rchb.

■ **性味功用**　微苦，凉。清热解毒，利尿消肿。主治感冒、阑尾炎、淋病、水肿、尿道感染、尿血、乳腺炎、痈疽、疔疖、刀伤出血、跌打损伤。15～30克，水煎服；外用适量，捣烂敷患处。

　　实用简方　①感冒：猪殃殃15～30克，陈皮9克，生姜3片，水煎服。②急慢性阑尾炎：鲜猪殃殃60～90克，水煎服。③肠癌：猪殃殃、三尖杉、鬼针草各20克，玉叶金花、七叶一枝花、王瓜各15克，水煎服。④前列腺炎：猪殃殃、十大功劳各20克，鸡眼草10克，水煎服。⑤扭伤：鲜猪殃殃、酢浆草各适量，捣烂敷患处。⑥化脓性指头炎：鲜猪殃殃适量，酌加冷饭，捣烂敷患处。

453 猪殃殃

■ **别　　名**　四叶拉拉藤、冷水丹。

■ **药用部位**　全草。

■ **植物特征与采制**　多年生草本。根丝状，红色。茎纤细，具棱，上部直立，下部匍匐地面。叶4片轮生，椭圆状长圆形或长圆状披针形，全缘；叶近无柄。聚伞花序腋生或顶生；花小，淡黄绿色。双悬果扁球形。4～8月开花、结果。生于路旁、溪边、田畔等湿地。我国广布，以长江流域中下游和华北地区较常见。夏季采收，鲜用或晒干。

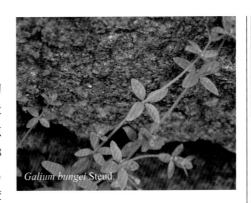

Galium bungei Steud.

■ **性味功用**　苦，微辛，凉。清热利湿，消肿解毒。主治痢疾、咯血、吐血、肺炎、食管炎、尿道感染、热淋、白带异常、蛇头疔、毒蛇咬伤、痈肿疔疖、跌打损伤。15～30克，水煎服；外用鲜全草适量，捣烂敷患处。

　　实用简方　①吐血：鲜四叶葎60～120克，冰糖适量，水炖服。②痢疾：四叶葎15～30克，水煎，酌加红糖调服。③赤白带下：鲜四叶葎30～60克，水煎，饭前服。④毒蛇咬伤：鲜四叶葎120克，地瓜酒250克，炖服，渣酌加雄黄末，捣匀敷患处。

454 四叶葎

455 栀子

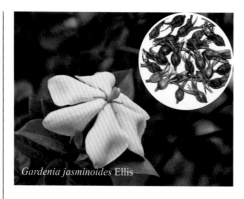

Gardenia jasminoides Ellis

■ **别　　名**　黄栀子、山栀、枝子。

■ **药用部位**　根、叶、果实（药材名栀子）。

■ **植物特征与采制**　常绿灌木。叶对生或3叶轮生，椭圆状倒卵形或长圆状倒卵形，全缘或微波状。花大，单生于叶腋；花冠白色，高脚碟状。果长圆形或长圆状椭圆形，成熟时黄色或淡红色。5～7月开花，8～10月结果。生于山坡灌木丛中。分布于山东、安徽、福建、台湾、湖南、香港、四川、云南及华南等地。根、叶随时可采，鲜用或晒干；果实在夏、秋季成熟时采，晒干或炒黑。

■ **性味功用**　根，微甘，寒；清热利湿，凉血止血。叶，微苦、甘，平；消肿解毒。栀子，苦，寒；清热利湿，泻火除烦，凉血止血。主治黄疸、胆囊炎、鼻出血、吐血、血淋、便血、尿血、痢疾、虚烦不眠、热痹、腮腺炎、牙痛、小儿惊风、目赤肿痛、睑腺炎、口舌生疮、带状疱疹、无名肿毒、烫火伤、扭伤。根15～30克，栀子9～15克，水煎服；外用叶或栀子适量，捣烂敷患处。

> **实用简方**　①吐血、血淋：栀子、大蓟根各15克，生藕节30克，水煎服。②牙痛：栀子根30克，臭牡丹根、石仙桃各15克，水煎服。

456 金毛耳草

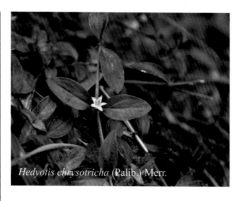

Hedyotis chrysotricha (Palib.) Merr.

■ **别　　名**　黄毛耳草、过路蜈蚣、铺地蜈蚣。

■ **药用部位**　全草。

■ **植物特征与采制**　多年生匍匐草本。全株被金黄色毛。茎多分枝，节着地生根。叶对生，长卵形或椭圆形。花数朵腋生；花冠白色或淡蓝色，漏斗状。蒴果球形，被疏毛，具宿存的萼裂片。5～9月开花结果。生于山坡湿地。分布于长江以南各地。全年可采，以夏、秋季为佳，鲜用或晒干。

■ **性味功用**　甘、微苦，凉。清热利湿，凉血祛瘀，消肿解毒。主治湿热黄疸、泄泻、痢疾、肾炎性水肿、中暑、咽喉肿痛、中耳炎、尿道炎、乳糜尿、白带异常、血崩、便血、走马牙疳、带状疱疹、乳腺炎、疔疮肿毒、砒霜及有机磷等农药中毒、跌打损伤、毒蛇咬伤。15～30克，水煎服；外用鲜全草适量，捣烂敷患处。

> **实用简方**　①急性病毒性肝炎：金毛耳草60克，紫金牛、白茅根、蒲公英、兖州卷柏各15克，水煎服。②中暑：鲜金毛耳草30～60克，鲜车前草15～21克，水煎服。

■ **别　名**　蛇舌草、二叶葎。

■ **药用部位**　全草。

■ **植物特征与采制**　一年生草本。茎纤细，披散，多从基部分枝。叶对生，条形。花 1～2 朵腋生；花冠白色。蒴果近球形。5～11 月开花结果。生于田埂湿地。分布于我国东南至西南部各地。夏、秋季采收，鲜用或晒干。

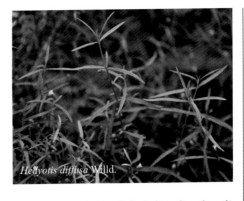
Hedyotis diffusa Willd.

■ **性味功用**　甘、淡、凉。清热解毒，消肿止痛。主治肿瘤、阑尾炎、肺炎、扁桃体炎、喉炎、尿道炎、痢疾、肠炎、热淋、肾盂肾炎、鼻出血、盆腔炎、带状疱疹、痈、疖、毒蛇咬伤。15～30 克，水煎服；外用适量，捣烂敷患处。

> **实用简方**　①阑尾炎：鲜白花蛇舌草、海金沙藤、鬼针草各 30～60 克，水煎服，第 1 日服 2 剂，以后每日服 1 剂。②泌尿系统感染：白花蛇舌草 30 克，水煎服。③宫颈炎：白花蛇舌草 30 克，水煎，饭前服。④痤疮：白花蛇舌草 15～30 克，水煎服，连服 6～12 日。

457 白花蛇舌草

■ **别　名**　山甘草、凉茶藤。

■ **药用部位**　根、叶。

■ **植物特征与采制**　攀缘状亚灌木。幼枝四棱形。叶对生，卵状椭圆形或长圆形，全缘。伞房花序式聚伞花序顶生或腋生；花白色。蒴果近球形。秋、冬季开花结果。生于林缘或灌木丛中。分布于广东、广西、云南、贵州、福建、台湾等地。根夏、秋季采收，叶春、夏季采收；鲜用或晒干。

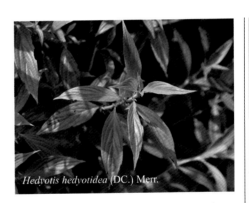
Hedyotis hedyotidea (DC.) Merr.

■ **性味功用**　甘、淡、凉。祛风通络，止血消肿，清热解毒。主治感冒、中暑、咳嗽、瘰疬、甲状腺瘤、便血、痔疮出血、腰膝酸痛、产后关节痛、乳腺炎、疔、疖、湿疹、带状疱疹、跌打损伤。15～30 克，水煎服；外用适量，捣烂敷患处。孕妇禁服。

> **实用简方**　①感冒、中暑：鲜牛白藤叶适量，水煎代茶。②甲状腺瘤：牛白藤 30 克，夏枯草、叶下珠各 15 克，水煎服；痰多者加三桠苦 15 克。③风湿性关节炎：牛白藤根、茎 20 克，草珊瑚、三桠苦各 15 克，两面针 10 克，水煎服。④皮肤瘙痒：鲜牛白藤叶适量，煎水洗患处。

458 牛白藤

剑叶耳草

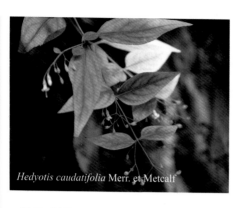

Hedyotis caudatifolia Merr. et Metcalf

■ **别　　名**　山甘草、少年红。

■ **药用部位**　全草。

■ **植物特征与采制**　直立草本。根近木质。茎近方形，干后中空。叶对生，干后变黄，长卵形或披针形，全缘。圆锥式聚伞花序顶生或腋生；花冠白色，漏斗状。蒴果椭圆形。6～11月开花结果。生于山坡湿地。分布于广东、广西、福建、江西、浙江、湖南等地。夏、秋季采收，鲜用或晒干。

■ **性味功用**　甘，平。止咳化痰，消积，止血。主治肺结核咳嗽、支气管炎、哮喘、咯血、咽喉肿痛、腹泻、疳积、跌打损伤、外伤出血。15～30克，水煎服；外用适量，捣烂敷患处。

实用简方　①肺结核咳嗽：剑叶耳草15～30克，石仙桃12～15克，水煎服。②咽喉肿痛：剑叶耳草15～30克，水煎含咽。③小儿疳积：鲜剑叶耳草30克，猪瘦肉适量，水炖服。④急性结膜炎：剑叶耳草15～30克，水煎服；另取剑叶耳草适量，水煎熏洗患眼。⑤外伤出血：鲜剑叶耳草适量，捣烂敷患处。

龙船花

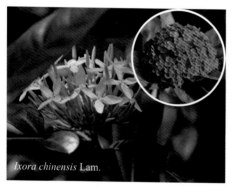

Ixora chinensis Lam.

■ **别　　名**　红绣球、山红花。

■ **药用部位**　全株。

■ **植物特征与采制**　灌木。叶对生，长圆形或长圆状倒披针形，全缘。伞房花序顶生，花序柄短并有红色的分枝；花冠高脚碟状，纤细，红色。浆果球形，紫红色。4～8月开花。生于林缘或栽培。分布于福建、广东、香港、广西等地。全年可采，鲜用或晒干。

■ **性味功用**　苦、微辛，凉。根、茎，祛风活络，散瘀止血；主治咯血、胃痛、咳嗽、闭经、风湿关节痛、跌打损伤。叶，解毒消肿，主治疮疖痈肿。花，清热凉血，调经活血；主治月经不调、闭经、高血压、疮疡疖肿。根、茎、叶15～30克，花9～15克，水煎服。孕妇忌服。

实用简方　①高血压、闭经：龙船花10～15克，水煎服。②肺结核咯血：龙船花根60克，甘草10克，水煎3小时，顿服；或加猪瘦肉60克，同煎。③跌打损伤：龙船花根60克，七叶莲、接骨草各30克，草珊瑚10克，水煎服。④疮疖痈肿：鲜龙船花叶适量，捣烂敷患处。

■ **别　　名**　巴戟、巴吉天。

■ **药用部位**　根。

■ **植物特征与采制**　缠绕藤本。根肉质，圆柱形，多少作不规则的收缩，干后皱缩，断裂呈链珠状露出木质部分。叶对生，长圆形，全缘，叶面幼时有短毛，后脱落，叶背毛较密。花序头状，或由3至多个头状花序组成伞形花序；花冠肉质，白色，漏斗状。果近球形或扁球形，红色。4～10月开花结果。生

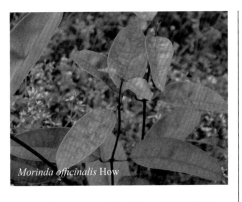

Morinda officinalis How

于山谷林下，或栽培。分布于福建、广东、海南、广西等地。夏至冬初采挖，鲜用或晒干。

■ **性味功用**　辛、甘、微温。温肾阳，强筋骨，祛风湿。主治腰痛、坐骨神经痛、风寒湿痹、阳痿、遗精、早泄、宫冷不孕、白带异常。9～15克，水煎服。

> **实用简方**　①肾阳虚阳痿：巴戟天、淫羊藿各15克，枸杞子、人参各10克，水煎服。
> ②肾虚腰痛：巴戟天、川杜仲、制狗脊各15克，猪骨头适量，水炖服。③小便清长、尿频：巴戟天、怀山药各15克，益智仁、金樱子、覆盆子各10克，猪尾巴1条，水炖服。④带下清稀、腰酸痛：巴戟天、川杜仲各15克，鹿角霜30克，水煎服。

461 巴戟天

■ **别　　名**　蓝藤、放筋藤、土巴戟。

■ **药用部位**　根、叶。

■ **植物特征与采制**　攀缘状灌木。幼根稍肉质，圆柱形，外皮黄褐色，干后皮部断裂成节，露出较粗的木质部。叶对生，长圆状披针形或长圆形，叶背脉腋有束毛。花顶生，伞形花序式排列；花冠白色。聚合果近球形，先端有数个凹眼。5～7月开花，7～10月

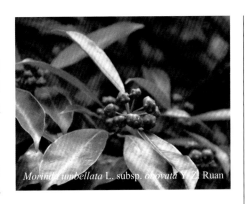

Morinda umbellata L. subsp. *obovata* Y. Z. Ruan

结果。生于山坡灌木丛中或疏林下。分布于西南至东南部。全年可采，鲜用或晒干。

■ **性味功用**　辛、甘、温。祛风止痛，利湿解毒。根主治风湿关节痛、腰痛、阳痿、胃痛、肝炎、脱肛；叶主治蛇伤、外伤出血。根15～60克，水煎服；外用适量，捣烂敷患处。

> **实用简方**　①虚寒性腰痛：羊角藤根50克，黄芪15克，当归10克，大枣5枚，炖鸡服。②肾虚腰痛：羊角藤根皮15～30克，猪骨头适量，水炖服。③风湿关节痛：羊角藤根、龙须藤、草珊瑚、南五味子根各15克，水煎服。④多发性脓肿、疖肿：羊角藤根30克，猪瘦肉适量，水炖服。

462 羊角藤

藕花

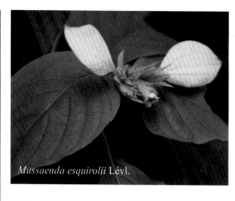

Mussaenda esquirolii Lévl.

■ **别　　名**　山膏药、大叶白纸扇。

■ **药用部位**　茎、叶或根。

■ **植物特征与采制**　直立灌木。叶对生，长圆形或卵形，全缘，叶面近无毛，叶背有短毛。聚伞花序顶生；萼筒陀螺形；少数花中有一裂片扩大成叶状，白色；花冠黄色。果肉质，近球形。5～6月开花，8～10月结果。生于林缘或溪旁灌木丛中。分布于广东、广西、江西、贵州、湖南、湖北、四川、安徽、福建、浙江等地。夏、秋季采收，多鲜用。

■ **性味功用**　甘、苦、凉。清热解毒，解暑利湿，消肿排脓。主治感冒、中暑、咽喉肿痛、痢疾、泄泻、脚底脓肿、无名肿毒、毒蛇咬伤。10～30克，水煎服；外用适量，捣烂敷患处。

> **实用简方**　①咽喉肿痛：鲜藕花叶适量，食盐少许，捣烂绞汁，频频含咽。②小便不利：藕花藤、忍冬藤、车前草各30克，水煎服。③无名肿毒：鲜藕花叶适量，擂米泔水，敷患处。

玉叶金花

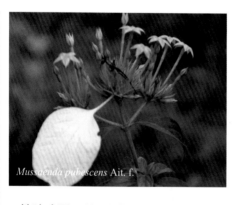

Mussaenda pubescens Ait. f.

■ **别　　名**　野白纸扇、土甘草、山甘草。

■ **药用部位**　全草。

■ **植物特征与采制**　攀缘灌木。叶对生，有时近轮生，卵状披针形，全缘，叶面近无毛或被疏毛，叶背毛较密；叶柄短。聚伞花序顶生；花冠黄色。浆果球形，干后黑色。6～9月开花，8～10月结果。生于山坡较阴的灌木丛中。分布于长江以南各地。夏、秋季采收，鲜用或晒干。

■ **性味功用**　甘、微苦，凉。清热利湿，消食和胃，解毒消肿。预防中暑、感冒，主治感冒、中暑、支气管哮喘、肺痈、急性扁桃体炎、肾盂肾炎、肾炎性水肿、膀胱炎、尿血、痢疾、肠炎、泄泻、消化不良、肝炎、脾脏肿大、风湿关节痛、疳积、风火赤眼、乳腺炎、痈肿疔疮，以及解断肠草、木薯、毒菇等中毒。15～30克，水煎服；外用适量，捣烂敷患处。

> **实用简方**　①防暑：鲜玉叶金花适量，切碎，酌加食盐，用文火微炒，取出晾凉，用时取适量，以开水冲泡代茶。②感冒、咽喉疼痛：鲜玉叶金花适量，擂烂，冲入开水，捞去渣，代茶服。③急性扁桃体炎：玉叶金花、山豆根、夏枯草各15克，水煎服。④小儿疳积：玉叶金花、一点红、白马骨各等分，共研细末，每次30克，和鸡肝或猪肝炖服。⑤急性胃肠炎：鲜玉叶金花30～60克，水煎服。

■ **别　　名**　荷包草、山苋菜。

■ **药用部位**　全草。

■ **植物特征与采制**　矮小草本。茎有毛，直立或依地倾斜，着地处常生根。叶对生，椭圆形或卵形，全缘，叶面毛稀疏，叶背较密。聚伞花序顶生；花冠白色，管形。蒴果近棱形。夏、秋季开花结果。生于疏林下阴湿地的草丛中。分布于广西、广东、江西、福建、台湾等地。夏、秋季采收，鲜用或晒干。

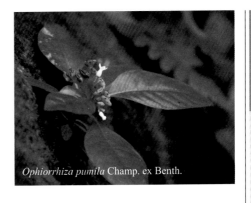
Ophiorrhiza pumila Champ. ex Benth.

■ **性味功用**　苦，寒。清热解毒。主治感冒发热、咳嗽、百日咳、外伤感染、痈、疽、毒蛇咬伤。9～30克，水煎服。

　　实用简方　百日咳：短小蛇根草15克，南天竹子9克，水煎服。

■ **别　　名**　臭藤、鸡屎藤。

■ **药用部位**　全草。

■ **植物特征与采制**　多年生草质缠绕藤本，揉后有鸡屎臭味。叶对生，卵形或长卵形，全缘或微波状。圆锥状聚伞花序顶生或腋生而疏散；花冠钟形，蓝紫色。果球形，成熟时黄色。6～9月开花，9～11月结果。生于村旁篱边或山坡灌木丛中。分布于长江流域及其以南各地。全年均可采收，鲜用或晒干。

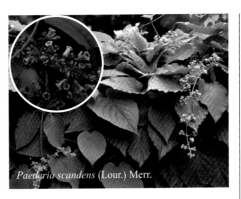
Paederia scandens (Lour.) Merr.

■ **性味功用**　辛、微苦，平。消食和胃，理气破瘀，祛风除湿，解毒止痛。主治腹泻、痢疾、食积腹胀、疳积、阑尾炎、胸闷、中暑、黄疸、脾肿大、风湿痹痛、鼻窦炎、耳道炎、头风贯眼、闭经、乳腺炎、痈疽肿毒、蛇头疔、湿疹、蛇虫咬伤。15～30克，水煎服；外用适量，捣烂敷或水煎外洗。

　　实用简方　①急性病毒性肝炎：鸡矢藤、天胡荽、白英、虎杖各15克，水煎服。②风热感冒、咳嗽：鸡矢藤30克，爵床、土牛膝各15克，紫苏10克，陈皮6克，水煎服。③小儿疳积：鸡矢藤、独脚金、白马骨各30克，水煎服。④久痢：鲜鸡矢藤叶60克，冰糖30克，水炖服。⑤风湿关节痛：鸡矢藤、络石藤各30克，水煎服。⑥闭经：鸡矢藤30克，鸡血藤、蛇莓各15克，水煎服。⑦鼻窦炎：鲜鸡矢藤根适量，捣烂，敷贴印堂穴。

九节

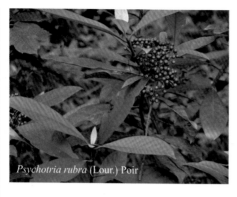

Psychotria rubra (Lour.) Poir

- **别　　名**　山大刀、山大颜。
- **药用部位**　根、叶。
- **植物特征与采制**　灌木。叶对生，椭圆状长圆形，全缘，网脉不明显。复聚伞花序常顶生，短于叶；花冠筒状，白色，喉部密生白毛。核果近球形，红色。种子半圆形。5月开花，10月果成熟。生于山谷阴湿地。分布于我国西南部、南部至东部各地。全年可采，鲜用或晒干。

- **性味功用**　辛，凉。清热解毒，祛风除湿，行瘀消肿。叶主治感冒、咽喉肿痛、白喉、痢疾、疮疡肿毒；根主治水肿、风湿痹痛、月经不调、痛、疔、跌打损伤。15～30克，水煎服；外用适量，捣烂敷患处。

> **实用简方**　①白喉：九节叶30克，酌加白糖，水煎服。②食管癌初期：九节根30克，八角莲10克，鱼腥草20克，球兰15克，水煎服。③疮疖：鲜九节叶、土牛膝叶各适量，捣烂，酒调敷患处。④刀伤出血：鲜九节叶适量，捣烂敷患处。⑤骨折：九节根、叶研粉，酒醋调敷患处。

蔓九节

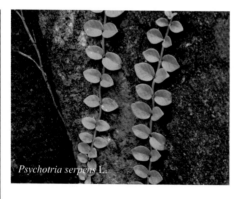

Psychotria serpens L.

- **别　　名**　穿根藤、风不动、匍匐九节。
- **药用部位**　全草。
- **植物特征与采制**　攀缘藤本。茎细长，常以气根攀附树上或岩石上；幼茎稍扁，老枝圆柱形。叶对生，稍厚，卵形、椭圆形、倒卵形或倒披针形，全缘，稍反卷。聚伞花序顶生；花冠白色，管状，喉部被长毛。浆果状核果球形，成熟时白色。5～7月开花，6～12月结果。生于山野阴湿的树上或岩石上。分布于我国南部。全年可采，鲜用或晒干。

- **性味功用**　微苦，平。祛风除湿，舒筋活络。主治风湿痹痛、头风痛、手足麻木、坐骨神经痛、腰肌劳损、骨结核、哮喘、多发性脓肿、骨折、跌打损伤、蛇伤。15～30克，水煎或捣烂绞汁服；外用适量，水煎熏洗患处。孕妇忌服。

> **实用简方**　①腰肌劳损：蔓九节、马蹄金各15克，杜仲10克，水煎服。②头风痛：蔓九节15～30克，水煎服。③糖尿病：蔓九节30克，猪瘦肉适量，水炖服。④多发性脓肿：蔓九节、杠板归各60克，地瓜酒250毫升，炖服。

■ **别　　名**　锯子草、涩拉秧。

■ **药用部位**　全草。

■ **植物特征与采制**　多年生攀缘草本。根细长，圆柱形，外皮紫红色。茎方形，棱上倒生小刺。叶通常 4 片轮生，卵形或卵状披针形，全缘，叶面粗糙，叶背脉上有小刺。圆锥状聚伞花序顶生或腋生；花冠黄色。浆果球形，成熟时由红色转为黑色。7 ~ 10 月开花结果。生于灌木丛中。分布于全国大部分地区。夏、秋季采收，鲜用或晒干。

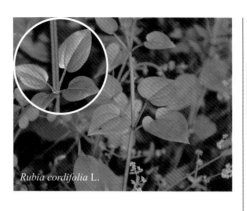
Rubia cordifolia L.

469

茜草

■ **性味功用**　苦，寒。活血化瘀，凉血止血。主治鼻出血、咯血、吐血、尿血、水肿、肾炎、黄疸、痛经、闭经、崩漏、小儿腹泻、风湿痹痛、血栓闭塞性脉管炎、痔疮、痈肿、跌打损伤。9 ~ 15 克，水煎服。

> **实用简方**　①月经不调：茜草根 30 克，水煎，酌加红糖调服。②产后伤风：鲜茜草根 30 克，酒炒 7 次，水煎服。③风湿腰痛：茜草根、地桃花根各 30 克，水煎服。④痈肿：鲜茜草茎叶适量，捣烂敷患处。

■ **别　　名**　鸡骨柴、六月雪、满天星。

■ **药用部位**　全草。

■ **植物特征与采制**　常绿小灌木。根坚硬，外皮黄色。幼枝具短毛，老枝光滑无毛。叶对生，狭椭圆形或椭圆状披针形，全缘。花单生或数朵丛生于枝梢或叶腋；花冠白色或淡红色，漏斗状。果近球形。5 ~ 8 月开花，9 ~ 10 月结果。生于山坡、路旁灌木丛中。分布于江苏、安徽、浙江、江西、福建、台湾、湖北、广东、香港、广西等地。全年可采，鲜用或晒干。

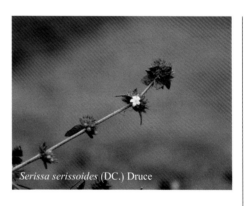
Serissa serissoides (DC.) Druce

470

白马骨

■ **性味功用**　淡，平。清热解毒，祛风除湿，补脾调气。主治感冒、咳嗽、咽喉肿痛、肝炎、风湿关节痛、久泻、痢疾、肠炎、肾炎、水肿、瘰疬、肾盂肾炎、睾丸炎、白带异常、产后风、月经不调、小儿疳积、神经性皮炎、带状疱疹、牙痛、口腔炎、痈疽肿毒、跌打损伤。15 ~ 30 克，水煎服；外用鲜叶适量，捣烂敷患处。

> **实用简方**　①肝硬化腹水、黄疸：白马骨根 120 克，臭牡丹根 60 克，猪瘦肉适量，水煎服。②风热感冒：白马骨、白英各 15 克，大青叶、爵床各 10 克，水煎服。③小儿疳积：白马骨、铁包金各 15 克，冰糖、大枣各 30 克，水煎服。

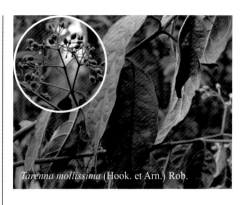

Tarenna mollissima (Hook. et Arn.) Rob.

471 白花苦灯笼

■ **别　　名**　乌口树、青作树。

■ **药用部位**　根。

■ **植物特征与采制**　灌木。幼枝四棱形，密生短毛。叶对生，长圆形，全缘，叶两面有毛，叶背较密，叶片干后黑褐色。聚伞花序顶生，有短毛；花白色。浆果近球形，干时黑色，有毛。5～8月开花结果。生于林下阴湿地。分布于浙江、江西、福建、湖南、广东、香港、广西、海南、贵州、云南等地。全年可采，鲜用或晒干。

■ **性味功用**　辛、微苦，凉。祛风利湿，清热解毒。主治肾炎、风湿关节痛、白带异常、疮疖脓肿。15～30克，水煎服。

> **实用简方**　①急性热病发热（如流感、麻疹、乙脑等高热不退）：白花苦灯笼根15～30克，毛冬青、香茶菜、大青叶、栀子、白茅根各9～15克，水煎服。②创伤、疮疖脓肿：鲜白花苦灯笼叶适量，捣烂敷患处。

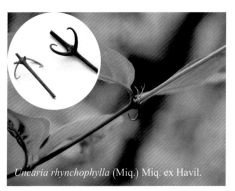

Uncaria rhynchophylla (Miq.) Miq. ex Havil.

472 钩藤

■ **别　　名**　倒挂刺、倒钩藤、双钩藤。

■ **药用部位**　根、变态枝（药材名钩藤）。

■ **植物特征与采制**　常绿藤本。根淡黄色。变态枝钩状，一般单钩与双钩相间，生于每节的叶腋内。叶对生，卵状椭圆形或椭圆形，全缘。头状花序顶生或腋生；花冠黄色，管状。蒴果倒圆锥形，有毛。6～11月开花结果。生于山谷林下阴湿地。分布于广东、广西、云南、贵州、福建、湖南、湖北、江西等地。根全年可采，鲜用或晒干；钩藤变淡黄色时采，晒干用。

■ **性味功用**　苦，寒。清热息风，平肝镇惊。根主治风湿关节痛、坐骨神经痛、半身不遂、骨折、跌打损伤；钩藤主治小儿惊风、夜啼、斑疹不透、高血压。根、钩藤通治头晕、头痛、偏头痛。根15～30克，钩藤9～15克，水煎服；外用适量，捣烂敷患处。

> **实用简方**　①头晕、头痛、偏头痛：钩藤根、蒺藜各30克，水煎服。②高血压：钩藤根、夏枯草各15克，毛花猕猴桃根30克，水煎服。③小儿急惊风：钩藤6～9克，菊花、地龙干各6克，薄荷1.5克，水煎服。④斑疹不透：钩藤、紫草根各等分，研为细末，每次1～1.5克，开水送服。

■ **别　　名**　金银花、双花、二宝花。

■ **药用部位**　根、茎藤（药材名忍冬藤）、叶、花（药材名金银花）。

■ **植物特征与采制**　藤本。小枝紫褐色，有柔毛。叶对生，卵状披针形至卵状椭圆形，全缘，嫩叶两面被毛，老后叶面无毛。总花梗单生于茎上部叶腋；花冠先白色，后转黄色，外被疏柔毛，稍呈二唇形。浆果球形，黑色。

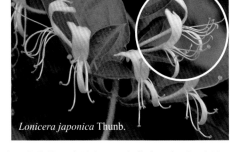

Lonicera japonica Thunb.

4 ～ 6 月开花。生于山坡、路旁、灌木丛、疏林中，或栽培。除黑龙江、内蒙古、宁夏、青海、新疆、海南和西藏无自然生长外，全国各地均有分布。根、茎、叶随时可采，鲜用或晒干；花于 4 ～ 6 月间于清晨日出前采含苞待放的花蕾，晒干或微火烘干。

■ **性味功用**　甘，寒。叶、花，清热解毒；主治感冒、中暑、肺炎、扁桃体炎、淋巴结炎、痢疾、乳腺炎、阑尾炎、丹毒、疔、疖。茎藤、根，清热解毒，舒筋通络；主治风湿热痹、关节红肿疼痛、骨结核、肺脓肿、肾炎、肾盂肾炎、乳腺炎、疮痈肿毒、带状疱疹。9 ～ 30 克，水煎服；外用鲜叶、花适量，捣烂敷患处。

> **实用简方**　①肾盂肾炎：忍冬藤、海金沙藤、白茅根各 30 克，野菊花、瓦韦各 20 克，水煎服。②感冒：金银花、菊花各 9 克，薄荷 6 克，水煎服。

■ **别　　名**　陆英、蒴藋、走马箭。

■ **药用部位**　根、茎、叶。

■ **植物特征与采制**　多年生草本至亚灌木。根状茎横走，多弯曲，节膨大。单数羽状复叶对生；小叶椭圆状披针形，边缘具细锯齿，叶揉之有臭味。复伞房花序顶生；花小，白色。浆果卵形，成熟时红色或橙黄色，后变为黑色。

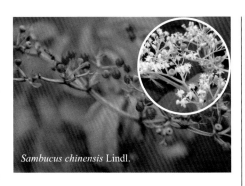

Sambucus chinensis Lindl.

7 ～ 9 月开花结果。生于旷野、路旁、水沟边等阴湿处。分布于陕西、甘肃、江苏、安徽、浙江、江西、福建、台湾、河南、湖北、湖南、广东、广西、四川、贵州、云南、西藏等地。根全年可采，茎、叶夏秋季采收；鲜用或晒干。

■ **性味功用**　甘、微苦，平。根，活血散瘀，祛风利湿；主治风湿疼痛、坐骨神经痛、腰膝酸痛、咯血、糖尿病、淋证、肾炎性水肿、遗精、白带异常、痔疮、流火、丹毒、跌打损伤。茎、叶，祛风利湿，活血止痛；主治风湿痹痛、腰腿痛、黄疸、痢疾、肾炎性水肿、乳腺炎、骨折、跌打损伤、外伤出血。15 ～ 30 克，水煎服；外用鲜叶适量，捣烂敷患处。

> **实用简方**　①肾炎性水肿：接骨草根 60 克，金丝草、兖州卷柏各 30 克，水煎服。②腰痛：接骨草根 30 克，多花勾儿茶 50 克，水煎服。

475

白花败酱

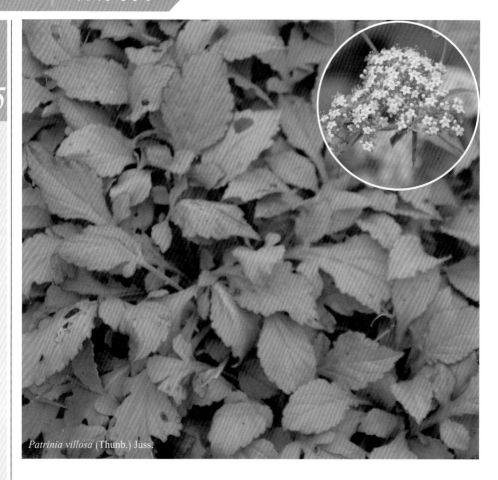

Patrinia villosa (Thunb.) Juss.

■ **别　　名**　攀倒甑、败酱、苦菜。

■ **药用部位**　全草（药材名败酱草）。

■ **植物特征与采制**　多年生草本。基生叶丛生，宽卵形或近圆形，边缘有锯齿；茎生叶对生，卵形、菱状卵形，羽状分裂，上部叶不分裂或有 1～2 对窄裂片，边缘具锯齿，两面具毛。伞房状圆锥聚伞花序顶生；花小，白色。瘦果倒卵形。7～11 月开花结果。生于山坡或沟边湿地。分布于东北、华北、华东、华南、西南及台湾等地。夏、秋季采收，鲜用或晒干。

■ **性味功用**　苦，微寒。清热解毒，消痈排脓。主治肠痈、肺痈、胆道感染、痢疾、咽喉炎、便秘、痔疮、痈肿、无名肿毒。15～30 克，水煎服；外用适量，捣烂敷患处。孕妇慎服。

> **实用简方**　①阑尾炎：白花败酱 60 克，薏苡仁、鬼针草各 30 克，水煎服。②急性肠胃炎：白花败酱 60 克，鸡血藤 20 克，龙芽草 15 克，水煎服。③鹅口疮：鲜白花败酱 120 克，豆腐适量，或鸭蛋 2 个，水炖服。④牙周炎：鲜白花败酱 60～120 克，豆腐适量，或鸭蛋 1～2 个，水炖服。⑤扁平疣：鲜白花败酱 30 克，捣烂外敷患处。

■ **别　　名**　番瓜、番蒲。

■ **药用部位**　全草、果实、种子（药材名南瓜子）、茎汁。

■ **植物特征与采制**　一年生蔓生草本。叶片宽卵形或卵圆形，质稍柔软，边缘有小而密的细齿。卷须稍粗壮，与叶柄一样被短刚毛和茸毛。雌雄同株，雄花单生；花萼筒钟形；花冠黄色。瓠果。我国南北各地广泛种植。夏秋季采收，鲜用或晒干；茎汁通常在秋冬果实收成后，剪断离地面 33 ~ 100 厘米的茎，置断端于瓶中滴取液汁备用。

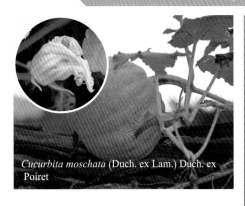

Cucurbita moschata (Duch. ex Lam.) Duch. ex Poiret

■ **性味功用**　甘，凉。根，清热利湿；主治黄疸、痢疾、淋证。叶，清热解毒，止血止痛；主治热痢、牛皮癣、中暑、外伤出血、疔疮疖肿。花、果实、茎汁，清热泻火，消肿解毒；花主治黄疸、痢疾、痈疽肿毒、蜈蚣咬伤；果实主治烫火伤、毒蜂螫伤；茎汁主治烫火伤、结膜炎。果蒂，解毒，安胎；主治痈肿、疔疮、胎动不安。藤茎，泻火止痛；主治牙痛、水火烫伤。种子，驱虫，益肾；主治绦虫病、蛔虫病、糖尿病。15 ~ 30 克，水煎服；外用适量，捣烂敷患处。

实用简方　①肺结核低烧：南瓜藤 15 ~ 30 克，水煎服。②便秘：南瓜根 45 克，水浓煎，灌肠。③小儿疳积：南瓜叶适量，焙干，研末，每次 3 克，酌加白糖调服。

■ **别　　名**　木鳖、壳木鳖。

■ **药用部位**　种子（药材名木鳖子）。

■ **植物特征与采制**　攀缘草质藤本。根块状。茎疏生短柔毛或无毛。卷须不分枝。叶互生，近圆形。花单生叶腋，单性，雌雄异株；花冠白色或淡黄色，钟状。果实卵形，密生刺，成熟时红色。种子暗黑色，卵形或宽卵形，扁，表面有皱纹，边缘具齿状缺刻，略呈鳖甲状。6 ~ 11 月开花结果。多栽培，或生于山坡灌木丛中。分布于江苏、安徽、江西、福建、台湾、广东、广西、湖南及西南等地。秋、冬季果实成熟时采，用刀切开剥出种子，洗净，晒干。用时去壳取仁。

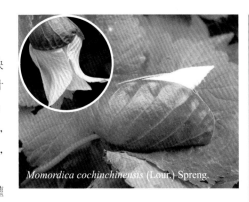

Momordica cochinchinensis (Lour.) Spreng.

■ **性味功用**　苦、微甘，温。有毒。消肿散结，排脓生肌。主治痔疮、稻田性皮炎、神经性皮炎、头癣、粉刺、痈、瘰疬、无名肿毒。多作外用，研末调醋敷、磨汁涂或煎水熏洗。孕妇忌服。

实用简方　①痔疮：木鳖子、荆芥、朴硝各等分，水煎熏洗患处。②脱肛：木鳖子 15 克，研极细末备用；先用升麻、乌梅、枳壳各 30 克，煎水洗患处，洗后擦干，再用上述药液将木鳖子末调成糊状，涂患处，送入复位，躺 30 分钟即可。

茅瓜

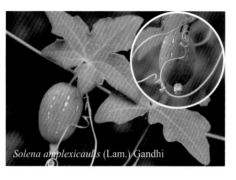

Solena amplexicaulis (Lam.) Gandhi

■ **别　名**　土白蔹、杜瓜。

■ **药用部位**　块根、叶。

■ **植物特征与采制**　多年生草质藤本。块根纺锤形，外皮淡黄色，断面黄白色，多纤维，粉质而硬。茎纤细，有棱。卷须不分枝。叶互生，形状变异很大，卵形、三角形至戟形，边缘波状，浅 3 裂或 5 裂，叶面粗糙，有白色小点。花单性，雌雄同株；花冠浅黄色。果实长圆形或纺锤形，成熟时红色。夏季开花结果。生于向阳的低山坡地。分布于台湾、福建、江西、广东、广西、云南、贵州、四川、西藏等地。夏、秋季采挖，鲜用或晒干。

■ **性味功用**　甘、微苦，寒。清热解毒，化瘀散结。根主治多发性脓肿、痈疽肿毒、黄疸、痢疾、泄泻、胃痛、肺痈、乳汁稀少、急性结膜炎、咽喉肿痛、腮腺炎、骨髓炎、睾丸炎、脱肛、痔漏、湿疹、烫火伤、淋巴结炎；叶主治外伤出血。根 15 ~ 30 克，水煎服；外用适量，捣烂敷患处。

> **实用简方**　①肺痈：茅瓜块根 45 克，鱼腥草 15 克，糖适量，水煎服。②扁桃体炎、咽炎：鲜茅瓜块根 30 克，水煎服。

栝楼

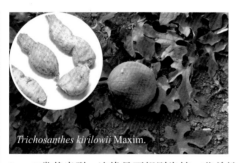

Trichosanthes kirilowii Maxim.

■ **别　名**　瓜蒌。

■ **药用部位**　根（药材名天花粉）、果实（药材名瓜蒌）、果皮（药材名瓜蒌皮）、种子（药材名瓜蒌仁）、叶。

■ **植物特征与采制**　攀缘草本。块根肥厚，外皮灰黄色，断面白色，粉质。卷须生于叶柄基部一侧。叶互生，近圆形或近心形，常 3 ~ 5 掌状半裂，边缘具不规则齿缺。花单性，雌雄异株；花冠白色。瓠果近球形，成熟时黄褐色。种子多数，扁平。5 ~ 10 月开花结果。生于山坡、林缘向阳处或栽培。分布于华北、华东、中南及辽宁、陕西、甘肃、四川、贵州、云南等地。根全年可采，叶夏、秋季采收，果实于 9 ~ 11 月采，鲜用或切片晒干；瓜蒌仁于成熟果实中取出种子，洗净瓜瓤，晒干。

■ **性味功用**　微苦、甘，寒。天花粉，清热止渴，润肺化痰，消肿解毒；主治肺燥咳嗽、口渴、黄疸、糖尿病、多发性脓肿、疮疡肿毒、毒蛇咬伤、葡萄胎。瓜蒌、瓜蒌仁、瓜蒌皮，润肺化痰，宽胸滑肠；主治咳嗽、胁痛、胃溃疡、胆囊炎、胸闷、结胸、心绞痛、咯血、便秘、咽喉肿痛、痔疮出血、无名肿毒、乳腺炎。叶，解毒，消肿，止痛；主治痈。9 ~ 15 克，水煎服；外用鲜叶适量，捣烂敷患处，或取天花粉磨水涂患处。反乌头。

> **实用简方**　①肺痈：瓜蒌皮、冬瓜子各 15 克，薏苡仁、鱼腥草各 30 克，水煎服。②咳嗽：鲜瓜蒌 15 ~ 30 克，浙贝母 15 克，捣碎，水煎服。

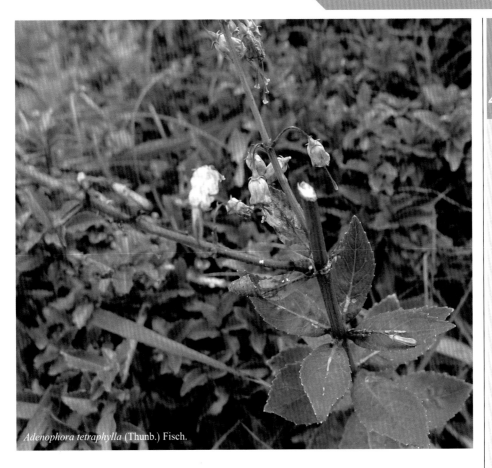

Adenophora tetraphylla (Thunb.) Fisch.

■ **别　　名**　南沙参、四叶沙参。

■ **药用部位**　根（药材名南沙参）。

■ **植物特征与采制**　多年生草本。有乳汁。主根粗壮，圆锥形，黄褐色。叶3～6片轮生，叶形变化较大，卵形、椭圆状卵形或披针形，边缘具不规则的锯齿。花序圆锥状，花下垂；花冠钟状，蓝紫色。蒴果倒卵圆形。6～10月开花结果。生于山野、林缘草丛中。分布于东北、华东及内蒙古、河北、山西、广东、广西、云南、四川、贵州等地。秋季采挖，除去地上部分及须根，剥去粗皮，鲜用或晒干。

■ **性味功用**　甘、微苦，微寒。养阴清肺，祛痰止咳。主治咳嗽、支气管炎、消渴、百日咳、睾丸肿痛、牙痛、乳汁稀少、产后关节痛、津伤口渴。9～15克，水煎服。

　实用简方　①咳嗽：南沙参、麦冬各9克，玉竹6克，桑叶、天花粉各4.5克，甘草3克，水煎服。②产后无乳：南沙参12克，猪瘦肉适量，水炖服。③虚火牙痛：南沙参15～60克，鸡蛋1～2个，水炖服。

金钱豹

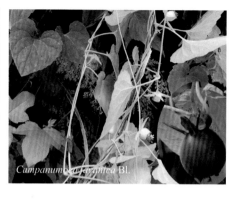

Campanumoea javanica Bl.

■ **别　　名**　土党参、土人参。

■ **药用部位**　根。

■ **植物特征与采制**　多年生草质藤本。主根肉质，肥大，长圆柱形或圆锥形，稍弯曲。叶对生或互生，卵圆状心形。花钟形，单生于叶腋；花冠白色，有时黄绿色。浆果近球形。6～10月开花结果。生于山坡林下阴湿处。分布于四川、贵州、湖北、湖南、广西、广东、江西、福建、浙江、安徽、台湾等地。秋、冬季挖根，除去须根，晒干。

■ **性味功用**　甘，平。补脾润肺，生津通乳。主治咳嗽、气虚乏力、食欲不振、泄泻、小儿疳积、乳汁稀少、白带异常、痈疽难溃、毒蛇咬伤、遗精。15～30克，水煎服；外用鲜全草适量，捣烂敷患处。

> **实用简方**　①泄泻：鲜金钱豹30～60克，水煎服。②劳倦乏力：鲜金钱豹30～60克，猪蹄1只（或猪瘦肉适量），酒水各半炖服。③肺虚咳嗽：鲜金钱豹30克，百部9克，水煎服。④小儿疳积：金钱豹15克，独脚金10克，水炖服。⑤小儿发热：金钱豹10～15克，冰糖少许，水炖服。

羊乳

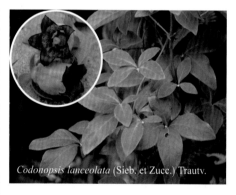

Codonopsis lanceolata (Sieb. et Zucc.) Trautv.

■ **别　　名**　山海螺、四叶参。

■ **药用部位**　根。

■ **植物特征与采制**　多年生草质藤本。有白色乳汁。主根肥大，呈圆锥形或纺锤形，外皮灰褐色。主茎上的叶互生，呈对生状或轮生状，叶片菱状卵形、椭圆状披针形或椭圆形，全缘。花单生或成对生于枝端；花冠钟形，外面黄绿色，内面暗紫色。蒴果有宿存花萼。7～10月开花结果。生于山谷、灌木丛等阴湿处。分布于东北、华北、华东和中南等地。夏、秋季挖取，去净须根，鲜用或晒干。

■ **性味功用**　甘、辛，平。益气，催乳，排脓，解毒。主治劳倦乏力、头晕头痛、乳汁稀少、白带异常、咳嗽、肺痈、肠痈、乳腺炎、疮疖肿毒、瘰疬、毒蛇咬伤。15～30克，水煎服；外用鲜根适量，捣烂敷患处。

> **实用简方**　①咳嗽痰多：羊乳60克，桔梗、木贼各9克，水煎服。②病后虚弱：羊乳60～120克，猪蹄1只，水炖服。③自汗、盗汗：羊乳20克，党参15克，益母草、黄芪、枸杞子各10克，水煎服。④痈疽肿毒：鲜羊乳120克，水煎服。

■ **别　　名**　台参、上党人参、狮头参。

■ **药用部位**　根（药材名党参）。

■ **植物特征与采制**　多年生缠绕草本，有乳汁。根圆柱形，表面灰棕色，顶端有一膨大根头。叶互生、对生或假轮生，卵形或宽卵形，边缘具浅波状钝齿。花单生叶腋；花冠钟形，黄绿色，有紫色小斑点。蒴果圆锥形，具宿存花萼。7～10月开花结果。多为栽培。

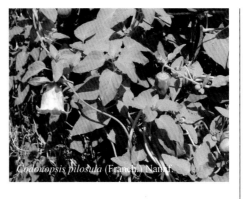

Codonopsis pilosula (Franch.) Nannf.

分布于东北、华北及陕西、宁夏、甘肃、青海、河南、四川、云南、西藏等地。秋季采挖，洗净泥沙，晒至半干，用手搓揉，使皮部与木质部紧贴，然后再晒、再搓，如此3～4次，最后晒干。

■ **性味功用**　甘，平。补肺健脾，益气生津。主治心悸、肺虚喘咳、气血两亏、劳倦乏力、食少便溏、脱肛、子宫脱垂。9～30克，水煎服。

> **实用简方**　①腹泻、便溏：党参、茯苓、白术、炙甘草、山药、莲子肉、诃子各9克，赤石脂15克，水煎服。②小儿自汗：党参30克，黄芪20克，水煎成50毫升，分3次服，1岁以内减半。③小儿口疮：党参30克，黄柏15克，研末，吹撒患处。

483 党参

■ **别　　名**　急解索、细米草。

■ **药用部位**　全草。

■ **植物特征与采制**　多年生草本。茎匍匐，节上常生根。叶互生，条状披针形或条形，边缘具疏浅齿或全缘。花单生于叶腋，花梗长；花冠淡红色。蒴果倒圆锥形。5～9月开花，7～10月结果。生于田旁、沟边等潮湿地。分布于长江中下游及其以南各地。春季至秋季采，鲜用或晒干。

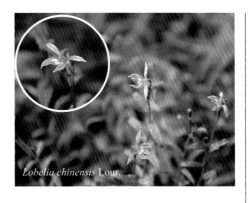

Lobelia chinensis Lour.

■ **性味功用**　甘，平。清热解毒，利水消肿。主治阑尾炎、肝炎、肝硬化腹水、肾炎、肾盂肾炎、泌尿系统结石、肺痈、扁桃体炎、肠炎、癌症、小儿高热、乳腺炎、闭经、跌打伤痛、毒蛇咬伤、外伤出血、蛇头疔、带状疱疹、漆过敏、湿疹、化脓性感染。15～30克，水煎服；外用适量，捣烂敷患处。

> **实用简方**　①肝硬化腹水：半边莲、半枝莲、马兰根、隔山香根、地耳草、马鞭草、兖州卷柏各15克，茯苓30克，水煎服。②黄疸：半边莲、马蹄金各30克，积雪草、白马骨各15克，水煎服。③肾炎性水肿：鲜半边莲60克，大腹皮、薏苡仁各9克，牡蛎15克，水煎，分2次饭前服。

484 半边莲

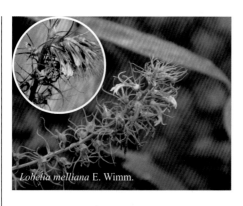

Lobelia melliana E. Wimm.

485 线萼山梗菜

■ **别　名**　山梗菜、东南山梗菜、大号半边莲。

■ **药用部位**　全草。

■ **植物特征与采制**　多年生亚灌木状草本。叶互生，狭卵形或宽披针形，边缘具疏锯齿，叶折断有乳汁，味麻辣，幼叶背面常呈紫红色。花单生叶腋；花冠蓝紫色，稍呈二唇形。蒴果近卵形，有细棱。7～10月开花结果。生于山坡、路旁、沟边潮湿地。分布于广东、福建、江西、湖南、浙江等地。夏、秋季采收，鲜用或晒干。

■ **性味功用**　辛、微甘，温。有毒。解毒消肿，止咳化痰，杀虫止痒。主治胃痛、骨结核、支气管炎、蛇虫咬伤、血栓性脉管炎、湿疹、疮疖肿毒、跌打损伤。3～6克，水煎服；外用鲜全草适量，捣烂敷或水煎洗患处。

　　实用简方　①毒蛇咬伤：线萼山梗菜根适量，酒浸7日后，捣烂敷患处；另取线萼山梗菜叶适量，研末，每次3克，冷开水送服。②疥疮：线萼山梗菜适量，研末，调茶油擦患处。③毒虫咬伤：线萼山梗菜叶适量，绞汁擦患处。④扁桃体炎：线萼山梗菜根适量，水煎，含漱。

486 桔梗

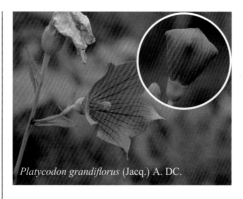

Platycodon grandiflorus (Jacq.) A. DC.

■ **别　名**　苦桔梗。

■ **药用部位**　根（药材名桔梗）。

■ **植物特征与采制**　多年生草本。根圆锥形或长圆柱形。茎中下部的叶对生或轮生，卵形或卵状披针形，边缘具不规则的锯齿。花一至数朵生茎或枝顶端；花冠宽钟状，蓝紫色。蒴果倒卵形。7～11月开花结果。生于山坡、林缘草丛中，或栽培。分布于东北、华北、华东、华中及广东、广西、贵州、云南、四川、陕西等地。秋季挖根，洗净，搓去栓皮，鲜用或晒干。

■ **性味功用**　苦、辛，平。宣肺清咽，祛痰止咳，消肿排脓。主治咽喉肿痛、肺痈吐脓、咳嗽、肺脓肿、痢疾腹痛、疔疮。6～12克，水煎服。

　　实用简方　①咽喉肿痛、声音嘶哑：桔梗、浙贝母各9克，玄参12克，胖大海3粒，蝉蜕3只，甘草3克，水煎代茶。②风热咳嗽：桔梗、黄芩各6克，桑叶9克，白茅根25克，水煎服。③风热咳嗽痰多、咽喉肿痛：桔梗9克，桑叶15克，菊花12克，杏仁6克，甘草9克，水煎服。

■ **别　　名**　小铜锤、土油甘。

■ **药用部位**　全草。

■ **植物特征与采制**　多年生匍匐草本。茎纤细，略呈方形，具短毛。叶互生，圆状至心状卵形，边缘具钝齿。花单生叶腋；花冠近二唇形，淡紫色。浆果椭圆形。5～9月开花结果。生于路旁山地、林下阴湿地。分布于西南、华南、华东及湖南、湖北、台湾、西藏等地。全年可采，鲜用或晒干。

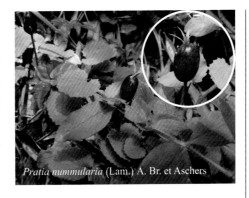
Pratia nummularia (Lam.) A. Br. et Aschers

■ **性味功用**　辛、苦，平。祛风除湿，活血散瘀。主治风湿痛、遗精、白带异常、月经不调、跌打损伤、创伤出血、目赤肿痛、无名肿毒。30～60克，水煎服；外用鲜全草适量，捣烂敷患处。孕妇慎服。

> **实用简方**　①急慢性肝炎：铜锤玉带草50克，水煎代茶。②热咳脓痰：铜锤玉带草15～30克，水煎，酌加蜂蜜兑服。③小儿肝火旺：鲜铜锤玉带草10～15克，水煎，白糖少许兑服。④腰痛：铜锤玉带草30克，切碎，水煎，打入鸡蛋1个，煎熟，吃蛋喝汤。⑤外伤出血：鲜铜锤玉带草适量，捣烂敷患处。⑥急性淋巴结炎：鲜铜锤玉带草适量，糯米少许，酌加清水，捣烂绞汁，擦患处。

487　**铜锤玉带草**

■ **别　　名**　寒草、兰花参、金线吊葫芦。

■ **药用部位**　全草。

■ **植物特征与采制**　多年生草本。主根粗，肉质。茎直立或披散，基部分枝，有棱。叶互生，条形、披针形或倒披针形，边缘波状或全缘。花一至数朵生于茎顶；花冠淡蓝色，钟形。蒴果被宿存花萼。3～9月开花结果。多生于路旁、田埂、山野等潮湿地。分布于长江流域以南各地。夏、秋季采收，鲜用或晒干。

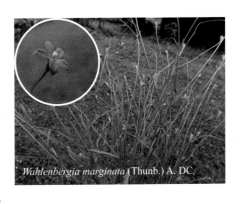
Wahlenbergia marginata (Thunb.) A. DC.

■ **性味功用**　甘、微苦，微温。益气健脾，祛风解表，宣肺化痰。主治感冒、风寒咳嗽、慢性支气管炎、腹泻、痢疾、白带异常、疳积、百日咳、劳倦乏力、急性结膜炎。15～30克，水煎服。

> **实用简方**　①风寒咳嗽：蓝花参30～60克，大枣或冰糖适量，水煎服。②风寒泄泻：鲜蓝花参30～60克，酌加红糖，水煎服。③痢疾、腹泻：鲜蓝花参15～30克，水煎服。④骨质增生：蓝花参、盐肤木各30克，白簕根20克，爵床10克，水煎服。⑤小儿疳积：蓝花参9～15克，猪瘦肉适量，水炖服。

488　**蓝花参**

489

藿香蓟

Ageratum conyzoides L.

- **别　　名**　胜红蓟、臭草。
- **药用部位**　全草。
- **植物特征与采制**　一年生草本，有特殊气味。茎直立，绿色或带紫色，有毛。叶对生，卵形或菱状卵形，边缘具钝齿，两面疏生毛。头状花序排成顶生的伞房花序；花白色或蓝色，两性；全为管状。瘦果柱状。几全年有花。生于村旁荒地。分布于广东、广西、云南、贵州、四川、江西、福建等地。全年可采，鲜用或晒干。
- **性味功用**　辛、微苦，凉。清热解毒。主治感冒、白喉、扁桃体炎、咽喉炎、口舌生疮、痢疾、中耳炎、外伤出血、痈疽肿毒、蜂窝织炎、疮疖、湿疹、小腿溃疡。15～30克，水煎服；外用鲜全草适量，捣烂敷或煎水洗患处。

> **实用简方**　①咽喉肿痛：藿香蓟30克，一枝黄花、金银花各15克，水煎服。②肝炎引起的肝区痛：藿香蓟、白英各30克，水煎服。③痈疽肿毒：鲜藿香蓟适量，酌加酸饭粒、食盐，捣烂敷患处。④湿疹：鲜藿香蓟适量，水煎洗患处；或患处先涂一些老茶油，再撒上藿香蓟粉末即可。

■ **别　　名**　一枝香、金边兔耳草。

■ **药用部位**　全草。

■ **植物特征与采制**　多年生草本。茎直立，不分枝，具黄棕色毛。叶数枚，集生于近茎的基部，长卵形，全缘，叶背及叶柄密生土黄色毛。头状花序条形；每花序仅有数朵花，全部为管状，白色。瘦果近倒披针形，具纵条纹。8～12月开花结果。生于疏林下或林缘坡地。分布于台湾、福建、浙江、安徽、江苏、江西、湖北、四川、湖南、广东、广西等地。全年可采，以夏、秋季为佳，鲜用或晒干。

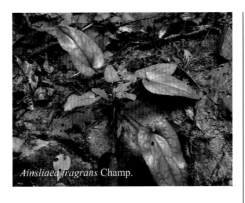

Ainsliaea fragrans Champ.

■ **性味功用**　辛、微苦，平。清热解毒，凉血止血。主治上呼吸道感染、咯血、吐血、肺脓肿、支气管扩张、咳嗽、黄疸、水肿、血崩、癥瘕、乳腺炎、小儿惊风、疳积、中耳炎、口腔炎、无名肿毒、痈疽、毒蛇咬伤、跌打损伤。9～15克，水煎服；外用鲜全草适量，捣烂敷患处。

实用简方　①感冒发热：杏香兔儿风30～60克，大米数粒，水煎代茶。②宫颈炎、附件炎、盆腔炎：杏香兔儿风60克，虎杖、马鞭草各15克，鬼针草15～30克，水煎代茶。体虚者加千斤拔、鸡血藤、党参、黄芪；肝郁者加柴胡、香附。

■ **别　　名**　恶实、牛子、大力子、鼠黏草。

■ **药用部位**　根（药材名牛蒡根）、茎、叶、种子（药材名牛蒡子）。

■ **植物特征与采制**　二年生草本。根肉质。基生叶丛生，茎生叶互生，宽卵形或心形，边缘浅波状或不规则的浅齿，叶面绿色，无毛，叶背密被灰白色绒毛。头状花序；花全为管状，淡紫色。瘦果椭圆形或倒卵形。3～6月开花结果。生于山野路旁、草丛中、荒地、村宅周围，或栽培。分布于全国大部分地区。根、茎、叶夏、秋季采收，鲜用或晒干；果实秋季成熟时采，晒干，打出种子，再晒干。

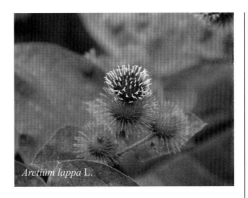

Arctium lappa L.

■ **性味功用**　根、茎、叶，苦、微甘，凉；除湿，解毒，消肿。根，主治感冒、头痛、咽喉肿痛、腮腺炎、湿疹；茎、叶主治头痛、咽喉肿痛、痈肿、疥癣。种子，辛、苦，寒；疏风散热，宣肺透疹，清热解毒；主治感冒、咳嗽、咽喉肿痛、麻疹、风疹瘙痒、疮疡肿毒。根、茎、叶6～15克，种子4.5～9克，水煎服；外用适量，捣烂敷患处。

实用简方　①急性咽炎、扁桃体炎：牛蒡子9克，薄荷4.5克，桔梗6克，淡竹叶15克，甘草3克，水煎服。②麻疹不透：牛蒡子、金银花、柽柳各9克，水煎服。

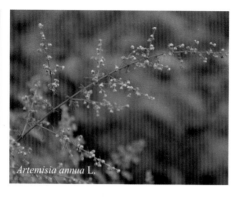

Artemisia annua L.

492

黄花蒿

■**别　　名** 青蒿、臭蒿、草蒿。

■**药用部位** 全草（药材名青蒿）。

■**植物特征与采制** 一年生草本。茎多分枝，具细纵纹。叶3回羽状分裂，裂片短而细，深裂或具齿；上部的叶小，常1次羽状细裂。头状花序细小；花黄色，全为管状。瘦果椭圆形。8～11月开花结果。生于旷野、山坡、路边、河岸、村庄周围。分布于全国各地。花蕾期采收，以立秋至白露时采最佳，鲜用或晒干。

■**性味功用** 辛、苦，凉。疏风清热，解暑截疟。主治感冒、中暑、黄疸、疟疾、咳嗽、胃痛、腹胀、小儿夏季热、盗汗、疥疮、风疹瘙痒、湿疹。9～15克，水煎服；外用适量，捣烂敷患处。

实用简方 ①中暑：鲜黄花蒿嫩叶适量，手捻成丸，如黄豆大，7～8粒，泉水送服。②风寒感冒：黄花蒿根30克，石菖蒲根、柚子皮各15克，生姜3片，水煎，晚睡前服。③黄疸：黄花蒿9～15克，绵茵陈9克，水煎，酌加冰糖调服。

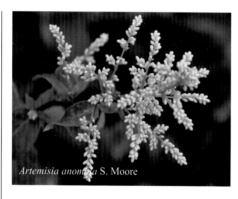

Artemisia anomala S. Moore

493

奇　蒿

■**别　　名** 六月雪、刘寄奴。

■**药用部位** 全草。

■**植物特征与采制** 多年生草本，有香气。茎直立，有纵棱及细毛。叶互生，下部叶在花期凋落，中上部叶卵状披针形，边缘具细齿，叶面疏生毛，叶背密生灰白色细毛。头状花序密集成顶生圆锥花序；花白色或带淡紫色，全为管状。瘦果极小。6～10月开花结果。生于山坡、林下。分布于我国中部至南部各地。夏、秋季采收，鲜用或晒干。

■**性味功用** 苦，微温。破血通经，消食化积，消肿止痛。主治风湿痹痛、痢疾、腰腿痛、食积腹胀、闭经、痛经、产后瘀血痛、癥瘕、扭伤、疔疮、痈肿疮毒。果9～15克，水煎服；外用适量，捣烂敷患处。孕妇忌服。

实用简方 ①食积不消、腹痛胀满：奇蒿15～30克，水煎服。②行房忍精导致的白浊、便短刺痛，或大便里急等症：奇蒿、白术各30克，车前子15克，黄柏1.5克，水煎服。③疔疮疖肿：鲜奇蒿嫩叶适量，捣烂敷患处。

- **别　　名**　茵陈、绵茵陈。
- **药用部位**　地上部分（药材名茵陈）。
- **植物特征与采制**　多年生草本。茎多分枝，具纵条纹，幼枝有毛，老后脱落。叶互生，在幼枝顶端密集成丛；茎下部的叶2～3回羽状深裂；茎上部的叶羽状全裂。头状花序密集成圆锥状；花淡黄色，全为管状。瘦果长圆形。9～12月开花结果。生于荒山坡地。分布于华东、中南及辽宁、陕西、河北、四川、台湾等地。早春幼苗高10～17厘米时采收，鲜用或晒干后，揉搓成团。

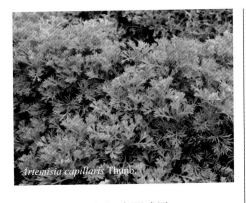
Artemisia capillaris Thunb.

494

茵陈蒿

- **性味功用**　微苦、辛、微寒。清热利湿。主治黄疸、肝硬化腹水、中暑、胆囊炎、胆石症、小便不利、水肿、淋浊、带下病、夜盲、牙痛、皮肤瘙痒、湿疮、湿疹、疮疖。9～15克，水煎服；外用鲜全草适量，水煎洗患处。

> **实用简方**　①肝炎：茵陈蒿、龙胆草、蒲公英、败酱草各15克，水煎服。②高脂血症：茵陈蒿、泽泻、葛根各15克，水煎服。③急性扁桃体炎：茵陈蒿、白英各30克，卷柏15克，车前草、板蓝根各9克，水煎，含服。④结膜炎：茵陈蒿9～15克，车前子9克，水煎服。

- **别　　名**　齐头蒿、土柴胡。
- **药用部位**　全草。
- **植物特征与采制**　多年生草本。全株有香气。茎直立，多分枝，上部有细毛。茎下部叶匙形，先端浅裂或有粗齿，中下部全缘而渐狭成柄，花期凋落；茎上部叶较狭小，羽裂或3裂，顶裂片较大，先端有齿；靠近花序的叶更小或条状不裂。头状花序；花淡黄色，全为管状。瘦果椭圆形。7～10月开花结果。生于山坡草丛中。广布于我国南北各地。夏、秋季采收，鲜用或晒干。

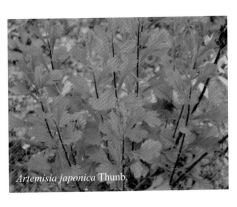
Artemisia japonica Thunb.

495

牡蒿

- **性味功用**　辛、苦、微甘、平。疏风散热，凉血止血。主治感冒、头痛、痢疾、骨蒸潮热、劳倦乏力、黄疸、白带异常、鼻出血、便血、崩漏、月经不调、湿疹、疥疮、丹毒。15～30克，水煎服；外用适量，水煎洗或捣烂敷患处。

> **实用简方**　①急性肾炎：牡蒿根、美丽胡枝子根、羊耳菊根各15～30克，地胆草15克，炖黑兔服。②肝炎：牡蒿60克，猪瘦肉适量，水炖服。③血崩：牡蒿30克，母鸡1只，水炖服。

白苞蒿

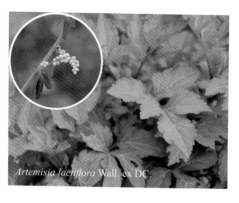

Artemisia lactiflora Wall. ex DC.

■ **别　　名**　鸭脚艾、甜菜子、四季菜。

■ **药用部位**　全草。

■ **植物特征与采制**　多年生草本。全株有香气，具匍匐的根茎。茎直立，或基部倾斜。茎基部的叶卵圆形，1～2次羽状深裂，边缘有锯齿；叶柄基部有假托叶，花期凋萎。花白色或浅黄色，全为管状。瘦果小，椭圆形。10～12月开花结果。生于林缘湿地、路旁、灌丛下。分布于华东、中南、西南至西部各地。夏、秋季采收，鲜用或晒干。

■ **性味功用**　辛、苦，微温。活血通经，健脾消食，祛风止痒。主治月经不调、闭经、痛经、产后瘀血痛、白带异常、肝炎、肝脾肿大、食积腹胀、寒湿泄泻、急性胃肠炎、疳积、癥瘕、疝气、脚气、阴疽肿毒、跌打损伤、创伤出血、荨麻疹、湿疹。15～30克，水煎服；外用鲜全草适量，捣烂敷患处。

> **实用简方**　①白带异常：鲜白苞蒿、地菍根各30～60克，水煎服。②糖尿病：鲜白苞蒿60克，猪瘦肉适量，水炖服。③风火牙痛：鲜白苞蒿根30～60克，鸭蛋1～2个，水炖，吃蛋喝汤。

白术

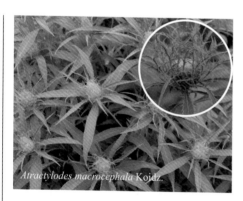

Atractylodes macrocephala Koidz.

■ **别　　名**　于术、浙术。

■ **药用部位**　根茎（药材名白术）。

■ **植物特征与采制**　多年生草本。根茎块状，有不规则的瘤状突起，外皮灰黄色。叶互生；茎上部叶椭圆形或披针形；茎中下部叶3裂或羽状5～7深裂，顶端裂片较大，椭圆形至披针形，边缘具刺状齿。头状花序顶生；花全为管状，花冠紫红色。瘦果椭圆形。9～11月开花结果。多为栽培。分布于江苏、浙江、福建、江西、安徽、四川、湖北、湖南等地。霜降至立冬采挖生长2～3年的根茎，除去茎叶，洗净，切片或整个晒干（称为生术或冬术），或用火烘干（称为烘术）。

■ **性味功用**　甘、苦，温。健脾益气，燥湿利水。主治消化不良、食少腹胀、便溏、痰饮水肿、自汗、胎动不安、耳源性眩晕。5～9克，水煎服。

> **实用简方**　①脾虚泄泻：白术、茯苓各9克，党参、木香、葛根、炙甘草各3克，水煎服。②单纯性消化不良：白术、茯苓各9克，枣仁12克，淮山、扁豆各15克，鸡内金3克，水煎服。

■**别　　名**　三叶鬼针草、盲肠草。

■**药用部位**　全草。

■**植物特征与采制**　一年生草本。茎直立，近方形，有纵棱，下部稍带淡紫色。中部和下部叶对生，3深裂或羽状分裂，裂片卵形或卵状椭圆形，边缘具锯齿；上部叶对生或互生。头状花序着生于茎上部叶腋及茎顶；缘花舌状，通常白色，或无舌状花；盘花管状，黄褐色。瘦果条形。4～11月开花结果。生于路旁、山坡、荒地杂草丛中。分布于华东、华中、华南、西南各地。夏、秋季采收，鲜用或晒干。

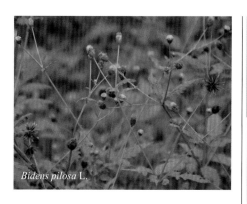
Bidens pilosa L.

■**性味功用**　甘、微苦，平。清热解毒，行瘀消肿。主治阑尾炎、肾炎、胆囊炎、肠炎、细菌性痢疾、肝炎、上呼吸道感染、流感、咳嗽、扁桃体炎、咽喉肿痛、喉炎、闭经、疳积、痔疮、高血压、烫火伤、毒蛇咬伤、跌打损伤、皮肤感染。15～30克，水煎服；外用鲜全草适量，捣烂敷患处或水煎洗。

实用简方　①急性肠炎：鬼针草30克，铁苋菜15克，水煎服。②阑尾炎：鬼针草30～90克，败酱草30～60克，水煎服。

498 鬼针草

■**别　　名**　金盏菊、山菊花。

■**药用部位**　全草、根、花。

■**植物特征与采制**　一年生或二年生草本。全株被细毛。茎具纵棱，有紫色条纹。叶互生，长圆形或长圆状倒卵形，抱茎。头状花序顶生；花橙黄色，缘花舌状；盘花管状，两性，不育。瘦果微弯，无冠毛。冬季至翌年春季开花。分布于福建、广东、广西、四川、贵州、云南等地。全国各地多有栽培。根3～4月采，花1～3月采；鲜用或晒干。

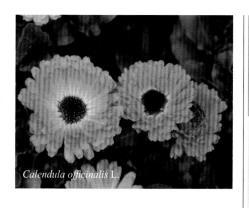
Calendula officinalis L.

■**性味功用**　全草，苦，寒；活血调经；主治月经不调。根，微苦，平；行气活血；主治胃寒痛、疝气、癥瘕。花，淡，平；凉血止血；主治肠风便血、目赤肿痛。全草6～15克，根30～60克，花5～10朵，水煎服。

实用简方　①胃寒痛：鲜金盏花根30～60克，水煎服，或酒水各半煎服。②癥瘕：金盏花根30～60克，酒水各半煎服。③月经不调：金盏花全草9克，水煎服。④中耳炎：鲜金盏花叶适量，捣汁滴耳。

499 金盏花

天名精

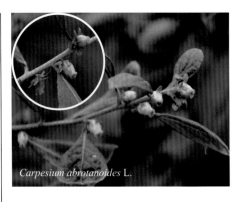

Carpesium abrotanoides L.

■ **别　　名**　天蔓青、地菘、鹤虱草。
■ **药用部位**　全草、果实（药材名鹤虱）。
■ **植物特征与采制**　多年生草本，全株有臭气。茎上部多分枝，密生短毛。叶互生，长圆形，全缘或具浅齿，叶面有短毛，叶背密生短柔毛。头状花序腋生；花黄色，全为管状，外围的为雌花，中央的花两性。瘦果条形，上部有黏液。夏、秋季开花结果。生于山坡草丛中。分布于华东、华南、华中、西南及河北、陕西等地。全草全年可采，鲜用或晒干；果实于夏、秋季成熟时采收，晒干。
■ **性味功用**　全草，苦、辛，寒；清热利湿，破瘀止血，杀虫解毒；主治中暑、胃溃疡、胃痛、咽喉肿痛、扁桃体炎、吐血、鼻出血、血淋、虫积、疔疮肿毒、蛇虫咬伤。果实，苦、辛，平；有小毒；杀虫消积；主治蛔虫病、钩虫病、蛲虫病、绦虫病、疳积、湿疹。9～15克，水煎服；外用适量，捣烂敷患处。孕妇慎服。

> **实用简方**　①肝炎：鲜天名精全草120克，生姜3克，水煎服。②乳腺炎：鲜天名精叶30克，水煎服，渣捣烂，敷患处。

红花

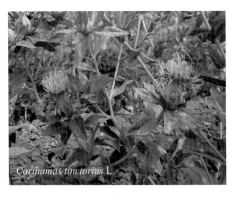

Carthamus tinctorius L.

■ **别　　名**　草红花、刺红花、川红花。
■ **药用部位**　花（药材名红花）。
■ **植物特征与采制**　一年生草本。茎直立，基部木质化，上部多分枝。叶互生，长圆形或卵状披针形，边缘有刺齿，上部叶渐小成苞片状围绕着头状花序；叶近于无柄或抱茎。头状花序；花全为管状，橘红色。瘦果椭圆形或倒卵形。6～9月开花结果。多为栽培。分布于云南、四川等地。5～6月花由黄变红时采摘，晒干、阴干或微火烘干。
■ **性味功用**　辛，温。活血通经，祛瘀止痛。主治闭经、痛经、癥瘕、难产、胎衣不下、死胎、产后瘀血痛、胸痹心痛、癥瘕积聚、痈肿、跌打损伤、关节痛。3～9克，水煎服；外用适量，研末调敷患处。孕妇及月经过多者忌服。

> **实用简方**　①关节肿痛：红花适量，炒后研末，加入等量的地瓜粉，酌加盐水或烧酒，调敷患处。②预防压疮：红花3克，浸泡在自来水中（冬天泡2小时，夏天泡半小时），取液轻轻揉擦压疮好发部位，每次10～15分钟。

■**别　名**　小蓟。

■**药用部位**　全草（药材名小蓟）。

■**植物特征与采制**　多年生草本。根状茎
细长，肉质。茎有纵槽，无毛或被蛛丝状毛。
叶互生，长圆形或长圆状披针形，有刺尖，
基部圆钝，全缘或有波状疏齿，齿端钝而有刺。
头状花序单生于茎顶；花全为管状，紫红色。
瘦果椭圆形或长卵形。5～9月开花结果。
多生于山坡荒地。分布于全国各地。夏秋季
采收，鲜用或晒干。

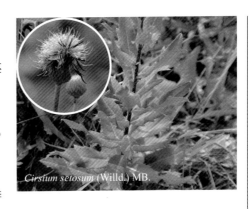

Cirsium setosum (Willd.) MB.

■**性味功用**　甘、苦，凉。破血祛瘀，凉血止血，消肿解毒。主治咯血、鼻出血、血淋、
尿血、便血、消化道出血、血崩、产后出血、肝炎、肾炎、高血压、痢疾、咽喉炎、扁桃
体炎、烫火伤、痈疽肿毒、创伤出血、毒蛇咬伤、乳腺炎、疔、痈。9～15克，水煎服；
外用鲜全草适量，捣烂敷患处。

　　实用简方　①高血压：鲜刺儿菜根60克，冰糖适量，水炖服。②急性肾炎、泌尿系
统感染：刺儿菜15克，生地黄9克，白茅根60克，水煎服。③乳腺炎：鲜刺儿菜根
适量，酌加蜂蜜、米泔水，捣烂敷患处。

■**别　名**　大蓟、刺蓟菜。

■**药用部位**　全草（药材名大蓟）。

■**植物特征与采制**　多年生草本。具多数
纺锤状宿根，肉质，有黏液。茎粗壮，有纵棱，
被毛。基生叶丛生；茎生叶互生；叶片倒卵
状披针形，羽状深裂，裂片和齿端均有针刺。
头状花序顶生或腋生；花均为管状，两性，
紫红色或白色。3～6月开花，5～8月结果。
多生于山坡林中、林缘、灌丛中。分布于河北、

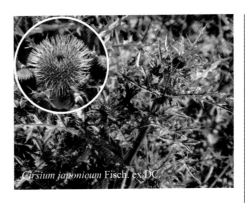

Cirsium japonicum Fisch. ex DC.

山东、陕西、江苏、湖北、四川、云南、广西、福建、台湾等地。春、夏季采收，鲜用或晒干。

■**性味功用**　微苦，凉。清热利湿，凉血止血，行瘀消肿。主治吐血、咯血、血淋、血崩、
便血、尿血、鼻出血、肝炎、肾炎、肾盂肾炎、失眠、前列腺炎、乳糜尿、白带异常、乳
腺炎、漆过敏、带状疱疹、烫火伤、痈疽疔疖、疮疡肿痛、毒蛇咬伤。15～30克，水煎服；
外用适量，捣烂敷患处。

　　实用简方　①急性肺炎：鲜大蓟根、栀子根、虎杖各30克，水煎服。②肾盂肾炎、
前列腺炎：大蓟15～18克，蒲公英、白茅根各15～20克，积雪草15克，水煎服。

502

刺儿菜

503

蓟

504 芙蓉菊

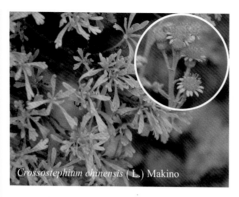

Crossostephium chinensis (L.) Makino

■ **别　　名**　千年艾、白芙蓉、玉芙蓉。

■ **药用部位**　全草。

■ **植物特征与采制**　直立亚灌木。全株被灰白色短柔毛。叶互生，多紧聚于枝上部，倒披针形或条状倒披针形。头状花序在枝端排成总状；花均为管状，黄色。瘦果5棱，撕裂状。11月至翌年5月开花结果。野生于沿海各地海岸岩壁或海滩石缝中，或栽培为盆景。分布于我国中南及东南地区。全年可采，鲜用或晒干。

■ **性味功用**　辛、苦，微温。祛风除湿，解毒消肿。主治风寒感冒、风湿痹痛、胃痛、淋浊、腹泻、白带异常、痈疽疔毒、蜂螫伤。15～30克，水煎服；外用适量，捣烂敷患处。

实用简方　①风寒感冒：芙蓉菊叶15～18克，水煎，酌加冰糖调服。②胃脘冷痛：鲜芙蓉菊根90克，酒水各半炖服。③遗精、白浊：鲜芙蓉菊叶15克，炖猪腰服。④风湿关节痛：鲜芙蓉菊根30～60克，猪蹄1只，黄酒适量，水炖服。⑤颈部生痈：鲜芙蓉菊根30克，饭粒少许，捣烂敷患处。⑥蜂螫伤：鲜芙蓉菊叶适量，捣烂敷患处。

505 野菊

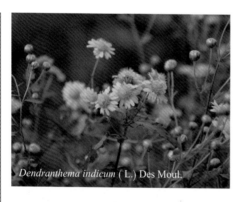

Dendranthema indicum (L.) Des Moul.

■ **别　　名**　野山菊、路边菊、黄菊仔。

■ **药用部位**　全草、花（药材名野菊花）。

■ **植物特征与采制**　多年生草本。茎直立或斜举，多分枝，有毛。叶互生，卵形或长圆状卵形，羽状深裂。头状花序顶生；花黄色。秋、冬季开花。生于山坡、林缘湿地。分布于东北、华北、华中、华东、华南、西南各地。全草全年可采，花秋、冬采收；鲜用或晒干。

■ **性味功用**　苦、辛，凉。疏风散热，清热解毒。主治感冒、头痛、咽喉肿痛、高血压、肠炎、痢疾、结膜炎、中耳炎、鼻炎、疔疮疖肿、深部脓肿、湿疹、蜈蚣咬伤、毒蜂螫伤。全草15～30克，花6～15克，水煎服；外用适量，捣烂敷患处。

实用简方　①偏头痛、肠炎：野菊花15克（根40～60克），马鞭草15～18克，水煎，冲白糖适量，早晚饭后服。②肺炎、气管炎：野菊花30克，一点红、积雪草、紫花地丁、金银花、白茅根各15克，水煎服。③急性肾盂肾炎：野菊花、积雪草、白茅根、兖州卷柏、车前草各15克，水煎服。④风热感冒：野菊花、积雪草各15克，地胆草9克，水煎服。

■**别　名**　茯苓菜、山胡椒菊。

■**药用部位**　全草。

■**植物特征与采制**　一年生草本。茎具棱，被柔毛或近无毛。叶互生，椭圆形、卵形或倒卵形，通常羽状或琴状分裂。头状花序近球形，排列成顶生或腋生的圆锥花序；花冠淡绿黄色。瘦果扁平。夏至冬季开花结果。生于路旁、田野潮湿处。分布于云南、四川、贵州、陕西南部、湖北、广东、广西、福建、台湾等地。夏、秋季采收，鲜用或晒干。

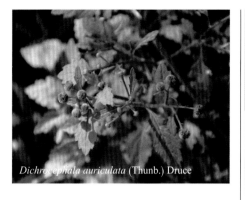
Dichrocephala auriculata (Thunb.) Druce

■**性味功用**　辛、苦，平。清热解毒，消肿止痛。主治肾炎、扁桃体炎、咽喉肿痛、口腔炎、眼翳、疔疮疖肿、蜂窝织炎、带状疱疹、跌打伤痛、毒蛇咬伤、寻常疣。9～15克，水煎服；外用鲜品适量，捣烂敷或绞汁涂患处。

> **实用简方**　①寻常疣：患处先用剪刀剪后，针刺出血，再用鲜鱼眼草，捣烂敷患处。②疔毒肿痛：鲜鱼眼草、冷稀饭各适量，酌加食盐，捣烂敷患处，每日换2次。③毒蛇咬伤：鲜鱼眼草适量，捣烂敷患处。

■**别　名**　旱莲草、墨旱莲。

■**药用部位**　全草（药材名墨旱莲）。

■**植物特征与采制**　一年生草本。全株被粗毛，揉后汁液很快变黑。茎直立，常带暗红色，斜举或匍匐，着地易生根。叶对生，披针形、条状披针形或椭圆形。头状花序顶生或腋生；花白色，缘花舌状，雌性；盘花管状，两性。瘦果椭圆形而扁。4～10月开

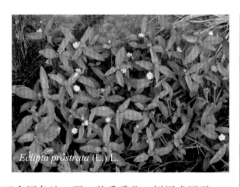
Eclipta prostrata (L.) L.

花结果。生于路旁、沟边、田埂潮湿地。分布于全国各地。夏、秋季采收，鲜用或晒干。

■**性味功用**　微甘，凉。补肝益肾，养阴清热，凉血止血。主治肝肾不足、头晕目眩、须发早白、吐血、咯血、尿血、便血、肠风下血、鼻出血、痢疾、肠炎、尿道炎、膀胱炎、淋浊、梦遗、咽喉炎、白喉、血崩、白带异常、牙龈炎、鹅口疮、结膜炎、痔疮、外伤出血、痛疖疔疮、脚癣、稻田性皮炎、疮疡肿毒、带状疱疹、竹叶青蛇咬伤。15～30克，水煎服；外用适量，捣烂敷患处。

> **实用简方**　①痢疾：鲜鳢肠30克，酌加冰糖，水煎服。②吐血：鲜鳢肠120克，鲜侧柏叶60克，捣烂取汁，调童便服。③白带异常、梦遗：鳢肠60克，白果14粒，冰糖30克，水煎服。④背痈：鳢肠120克，绞汁，炖后冲酒服，渣捣烂敷患处。

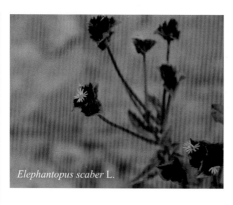

Elephantopus scaber L.

■ **别　　名**　苦地胆、地胆头。

■ **药用部位**　全草。

■ **植物特征与采制**　多年生草本。叶大部分基生，匙形或长圆状倒披针形，边缘具浅齿。头状花序有小花4朵，成束；花全为管状，两性，花冠紫红色。瘦果有棱，被毛，刺毛状。8～10月开花结果。生于路旁、田埂、山坡、旷野等草丛中。分布于浙江、江西、福建、台湾、湖南、广东、广西、贵州、云南等地。夏、秋季采收，鲜用或晒干。

■ **性味功用**　微苦、辛，凉。清热解毒，利水消肿，祛瘀消积。主治感冒、流感、咳嗽、水肿、脚气、肾炎、糖尿病、泌尿系统感染、消化不良、肝炎、肝硬化腹水、风湿痛、细菌性痢疾、月经不调、闭经、白带异常、扁桃体炎、冻疮、疖肿、湿疹、跌打损伤。15～30克，水煎服；外用适量，捣烂敷或水煎外洗。

　　实用简方　①水肿：鲜地胆草60克，生姜、红糖各30克，水煎服。②黄疸：鲜地胆草60克，牛肉适量，水炖，晚睡前服。

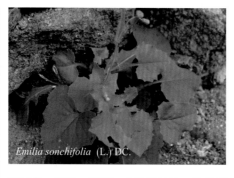

Emilia sonchifolia (L.) DC.

■ **别　　名**　红背叶、羊蹄草。

■ **药用部位**　全草。

■ **植物特征与采制**　一年生草本。叶互生，叶背常为淡紫红色；茎下部叶卵形，作琴状分裂，边缘具钝齿；茎上部的叶三角状披针形，渐上渐小，通常全缘，基部抱茎。头状花序排列成疏散伞房花序式；花冠紫色。瘦果长圆形。3～5月开花，4～8月结果。生于村旁、路边、田埂、山坡等湿地。分布于云南、贵州、四川、湖北、湖南、江苏、浙江、安徽、广东、海南、福建、台湾等地。夏、秋季采收，鲜用或晒干。

■ **性味功用**　淡、微苦，凉。清热解毒，散瘀消肿。主治肺炎、肺脓肿、咽喉肿痛、感冒、咯血、尿血、尿道感染、肝炎、痢疾、肠炎、水肿、小儿急惊风、崩漏、阴道炎、盆腔炎、乳腺炎、疔疮痈肿、丹毒、湿疹、结膜炎、蛇虫咬伤。15～30克，水煎服；外用适量，捣烂敷患处。

　　实用简方　①水肿：一点红、灯心草各60克，水煎服。②慢性肠炎：一点红、赤小豆各30克，赤地利60克，水煎服。

■**别　　名**　华泽兰、兰草、六月雪。

■**药用部位**　全草。

■**植物特征与采制**　多年生草本。茎上部多分枝，被短柔毛，有紫褐色斑点。叶对生，卵形或椭圆状披针形，边缘具粗齿，两面有短毛。头状花序在枝顶成复伞房花序式排列；花白色，两性，全为管状。瘦果圆柱形。6～9月开花结果。多生于山坡草地。分布于我国东南及西南各地。夏、秋季采收，鲜用或晒干。

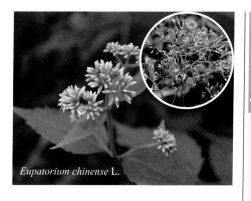

Eupatorium chinense L.

■**性味功用**　苦、辛，平。有毒。疏肝解郁，清热解毒，调经行血，消肿止痛。主治感冒、胸胁痛、胃痛、脘腹胀痛、产后浮肿、产后瘀血痛、月经不调、风湿关节痛、跌打损伤、蛇伤、烫火伤、痈肿疮毒、臁疮。9～15克，水煎服；外用鲜叶适量，捣烂敷患处。孕妇忌服。

实用简方　①月经不调：多须公90克，当归、白芍各30克，甘草15克，共研细末，每日2次，每次9克，开水或酒送服。②跌打损伤：多须公15克，积雪草30克，水煎服。③臁疮：鲜多须公叶适量，人中白少许，捣烂外敷；待腐肉去尽后，再用海芋叶先密刺细孔，并于叶面涂上生桐油后，敷贴患部，每日换药2次。

510 多须公

■**别　　名**　兰草、大泽兰、醒头草。

■**药用部位**　地上部分（药材名佩兰）。

■**植物特征与采制**　直立草本。茎有纵棱。叶对生或上部的叶互生，卵状披针形，边缘有粗锯齿，但大部分的叶为3全裂，裂叶卵状披针形，边缘有锯齿，两面近无毛。头状花序在茎顶排成聚伞花序；花两性，全为管状，通常淡红色。瘦果圆柱状。8～12月开花结果。生于山坡、路边，或栽培。分布于

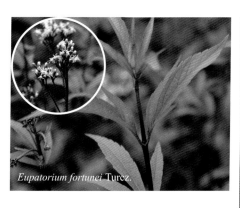

Eupatorium fortunei Turcz.

511 佩兰

山东、江苏、江西、福建、湖北、云南、四川、广西、广东、陕西等地。夏季茎叶生长茂盛，未开花前采收，鲜用或晒干。

■**性味功用**　苦、微辛，平。化湿健脾，辟秽和中，解暑通络。主治头痛、中暑腹痛、急性胃肠炎、食欲不振、胸闷腹胀、恶心呕吐、口中发黏、口臭、消渴、风湿痛、荨麻疹。5～9克，水煎服；外用适量，捣烂敷患处。

实用简方　①中暑：佩兰30克，猪瘦肉适量，水炖服。②急性胃肠炎：佩兰、藿香、苍术、茯苓、三棵针各9克，水煎服。③口臭：佩兰、藿香各10克，陈皮6～10克，白豆蔻仁6克（后入），水煎代茶，或用开水冲泡代茶。

大吴风草

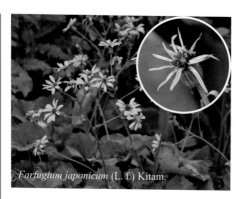

Farfugium japonicum (L. f.) Kitam.

■ **别　名** 八角乌、大马蹄、活血莲。

■ **药用部位** 全草。

■ **植物特征与采制** 多年生草本。根状茎粗短，须根粗壮。叶基生，肾形，边缘波状，具凸头状细齿，或近全缘。头状花序数个，疏生成伞房状；花黄色。瘦果狭圆柱形。10～12月开花结果。生于山地溪谷、石岩旁潮湿处，或栽培。分布于湖北、湖南、广西、广东、福建、台湾等地。夏、秋季采收，鲜用或晒干。

■ **性味功用** 辛、甘、微苦，凉。清热解毒，凉血止血，消肿止痛。主治感冒、咽喉肿痛、咯血、吐血、尿血、便血、月经不调、瘰疬、乳腺炎、疔、痈、无名肿毒。9～15克，水煎服；外用适量，捣烂敷患处。

> **实用简方** ①慢性喉炎、咽喉肿痛：鲜大吴风草30克，鲜半边莲50克，酌加冰糖，水煎服。②瘰疬：鲜大吴风草根茎60克，捣烂取汁，入鸡蛋2个打匀，用茶油炒熟，饭后服。③疔疮：鲜大吴风草叶1～2片，密刺细孔，以热米汤或开水泡软，贴患处，每日换2～3次。④毒蛇咬伤：鲜大吴风草、半边莲各适量，捣烂敷患处。

鹿角草

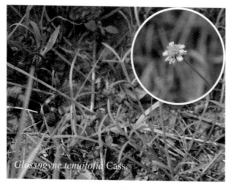

Glossogyne tenuifolia Cass.

■ **别　名** 香茹、小叶鬼针草。

■ **药用部位** 全草。

■ **植物特征与采制** 多年生草本。主根粗，圆柱状。茎粗短，顶端分枝。基生叶羽状深裂，裂片条形；茎中部叶互生，羽状深裂。头状花序，单生于枝顶；缘花黄色；盘花两性，管状。瘦果条形。7～10月开花结果。生于路旁、山坡、旷野草丛中。分布于广东、广西、福建沿海、台湾等地。夏、秋季采收，鲜用或晒干。

■ **性味功用** 微苦，凉。清热利湿，解毒消肿。主治痢疾、泄泻、中暑吐泻、咳嗽、哮喘、咯血、水肿、尿道炎、头痛、泪囊炎、牙龈炎、带状疱疹、腮腺炎、跌打损伤、痈疖肿毒。9～15克，水煎服；外用鲜全草适量，捣烂或绞汁涂患处。

> **实用简方** ①中暑吐泻：鲜鹿角草30～60克，水煎服。②淋病：鲜鹿角草60克，水煎，酌加冰糖调服。③牙痛：鹿角草60克，青壳鸭蛋1个，水炖服。④湿疹：鹿角草适量，焙干研末，调茶油涂患处。⑤跌打肿痛：鲜鹿角草适量，捣敷患处。

- **别　名**　佛耳草、清明香、鼠曲草。
- **药用部位**　全草。
- **植物特征与采制**　一年生或二年生草本。全株密生白色绵毛。茎少分枝。基生叶条状匙形，花期枯萎；上部叶互生，倒披针形或匙形，全缘，两面密被灰白色绵毛。头状花序成伞房状花序密集于枝顶；花全为管状，金黄毛。瘦果长圆形。3～6月开花结果。

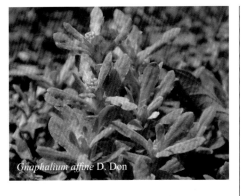
Gnaphalium affine D. Don

生于路旁、田埂、山坡草丛中，尤以稻田最为常见。分布于台湾及华东、华南、华中、华北、西北、西南各地。春季采收，鲜用或晒干。
- **性味功用**　甘，平。止咳化痰，健脾和胃。主治支气管炎、咳嗽、水肿、胃痛、腹泻、带下病、蚕豆病、急性溶血症、痈肿疔疮。15～30克，水煎服；外用适量，捣烂敷患处。

　实用简方　①感冒咳嗽：鼠麴草30克，青蒿15克，薄荷10克，水煎服。②高血压、消化不良：鲜鼠麴草60克，水煎服。③便秘：鼠麴草、虎杖各30克，水煎服。④脾虚浮肿：鲜鼠麴草60克，水煎服。

514

鼠麴草

- **别　名**　天青地白、白背鼠麴草。
- **药用部位**　全草。
- **植物特征与采制**　一年生草本。根丛生，须根状。茎纤细，着地生根，被白色绵毛。基生叶莲座状，条状倒披针形或条形，叶面绿色，有疏毛或无毛，叶背密生白色绒毛。头状花序簇生枝顶；花黄色。瘦果椭圆形。2～4月开花，3～5月结果。生于路旁、山坡草地上。分布于长江流域以南各地。夏季采收，鲜用或晒干。

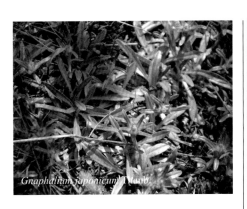
Gnaphalium japonicum Thunb.

- **性味功用**　甘、淡，凉。清热解毒。主治感冒、咳嗽、百日咳、神经衰弱、带下病、淋浊、尿道炎、尿血、咽喉肿痛、乳腺炎、痈疖、目赤肿痛、口腔炎、蛇伤。15～30克，水煎服；外用适量，捣烂敷患处。

　实用简方　①风热咳嗽：细叶鼠麴草15～30克，水煎服。②神经衰弱、烦热不眠、心烦：鲜细叶鼠麴草30～60克，猪心1个，水炖服。③尿道炎、尿血：鲜细叶鼠麴草30～60克，捣汁，酌加冰糖炖温服。④小儿夜啼：鲜细叶鼠麴草30克，酌加冰糖，水炖服。

515

细叶鼠麴草

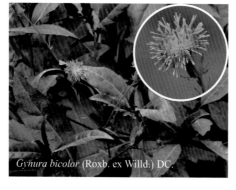

Gynura bicolor (Roxb. ex Willd.) DC.

516 红凤菜

■ **别　名**　观音菜、红背三七、红番苋。

■ **药用部位**　全草。

■ **植物特征与采制**　多年生草本。茎有细棱，带紫色。叶互生，椭圆状披针形、椭圆状倒披针形或椭圆形，边缘具不规则锯齿或浅裂，叶背常带紫色。头状花序在茎顶排列成疏散的伞房花序；花均为管状，两性，外缘花的花冠黄色，中央的猩红色。瘦果圆柱形。秋季至翌年春季开花结果。多为栽培。分布于云南、贵州、四川、广西、广东、台湾、湖南、福建等地。全年可采，鲜用或晒干。

■ **性味功用**　微甘，凉。清热凉血，消肿解毒。主治脾脏肿大、肝炎、痢疾、咯血、呕血、痛经、结膜炎、疮疡、皮肤溃疡、丝虫病淋巴管炎、跌打损伤、扭伤、疔疮疖肿。30～60克，水煎服；外用适量，捣烂敷患处。

> **实用简方**　①肾盂肾炎、腰痛：鲜红凤菜60克，金毛耳草、仙鹤草各15克，水煎服。②肝炎：鲜红凤菜嫩茎叶适量，猪肝少许，炒食或煮汤服。③咯血：鲜红凤菜60～120克，水煎服。④痛经：鲜红凤菜叶60～120克，酒炒，水煎服。⑤甲状腺肿大：红凤菜30克，朱砂根20克，白绒草15克，满山红根10克，水煎服。

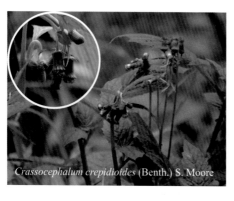

Crassocephalum crepidioides (Benth.) S. Moore

517 野茼蒿

■ **别　名**　革命菜、安南草。

■ **药用部位**　全草。

■ **植物特征与采制**　一年生直立草本。茎具纵条纹，无毛或被疏毛。叶互生，长圆形，边缘具不规则锯齿或有时基部羽状分裂。头状花序圆柱形；花均为管状，两性，金黄色。瘦果圆柱形，紫红色，冠毛白色。3～12月开花结果。生于路旁、山坡、旷野等地。分布于江西、福建、湖南、湖北、广东、广西及西南等地。夏、秋季采收，鲜用或晒干。

■ **性味功用**　微苦，凉。清热解毒，健脾利湿。主治消化不良、肠炎、痢疾、坏血病、脚气病、脾虚浮肿、腮腺炎、乳腺炎、痈疽疔毒。30～60克，水煎服；外用适量，捣烂敷患处。

> **实用简方**　①腹泻：野茼蒿、车前草各30克，金锦香25克，水煎服。②脾虚浮肿：鲜野茼蒿250～500克，猪骨头适量，水炖服。③消化不良、营养吸收不良性水肿：鲜野茼蒿250～500克，鸡蛋1～2个，水炖服。④小儿肝火旺：鲜野茼蒿根15～30克，炖水鸭母或猪瘦肉服。

■ **别　　名**　白牛胆、山白芷、白面风。

■ **药用部位**　全草。

■ **植物特征与采制**　亚灌木。茎直立，多分枝，密生灰白色或淡黄色毛。叶互生，长圆形，近全缘，或具稀疏的小齿，叶面绿色，密生短毛，叶背密被绢毛。头状花序倒卵形；花黄色。瘦果圆柱形。秋、冬季开花结果。生于低山坡地或林缘。分布于四川、云南、贵州、广西、广东、江西、福建、浙江等地。夏、秋季采收，鲜用或晒干。

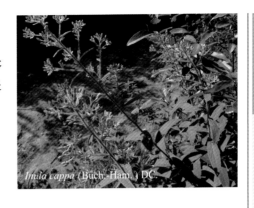
Inula cappa (Buch.-Ham.) DC.

■ **性味功用**　辛、微苦，微温。祛风散寒，行气止痛，解毒消肿。主治风寒感冒、咳嗽、哮喘、头痛、胃痛、肺结核、肝炎、痢疾、水肿、风湿痹痛、月经不调、痛经、白带异常、痔疮、湿疹、刀伤、疔。15～30克，水煎服；外用适量，捣烂敷患处。

　　实用简方　①风寒感冒、咳嗽、慢性支气管炎：羊耳菊15～30克，水煎服。②感冒头痛：鲜羊耳菊根30克，生姜3克，红糖适量，水煎服。③风湿痹痛：羊耳菊根（酒炒）30～60克，猪蹄1只，水炖服。

518

羊耳菊

■ **别　　名**　山菊、鸡儿肠、路边菊。

■ **药用部位**　全草。

■ **植物特征与采制**　多年生草本。茎直立，多分枝。叶互生，倒披针形或倒卵状长圆形，边缘具粗齿；上部叶小，近全缘。头状花序生于上部分枝顶端；缘花舌状，一层，蓝紫色；盘花管状，黄色。瘦果扁倒卵形。8～12月开花。生于路旁、田埂、河边等较潮湿地。分布于全国各地。全年可采，鲜用或晒干。

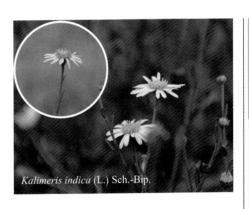
Kalimeris indica (L.) Sch.-Bip.

■ **性味功用**　微辛，凉。清热利湿，凉血止血，消肿解毒。主治感冒、咳嗽、咽喉肿痛、胃及十二指肠溃疡、肝炎、吐血、咯血、鼻出血、血痢、牙龈出血、崩漏、水肿、小便淋痛、白浊、睾丸炎、肾炎、河豚中毒、目赤肿痛、乳腺炎、疔疮痈肿、带状疱疹、毒蛇咬伤、跌打损伤。15～30克，水煎服；外用适量，捣烂敷患处。

　　实用简方　①急性病毒性肝炎：马兰、兖州卷柏各30克，酢浆草、地耳草各9克，水煎服。②流行性感冒：马兰、水蜈蚣、鸡眼草、积雪草各15克，水煎服。③胃及十二指肠溃疡：鲜马兰30克，石菖蒲6克，野鸦椿果实15克，水煎服。

519

马兰

520

六棱菊

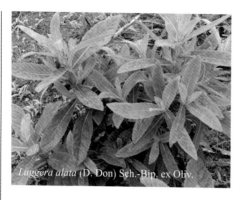

Laggera alata (D. Don) Sch.-Bip. ex Oliv.

■ **别　　名**　臭灵丹、鹿耳翎。

■ **药用部位**　全草。

■ **植物特征与采制**　多年生草本。全株密生淡黄色柔毛及腺点，嗅之有特殊香味。茎粗壮，多分枝，有明显的翅。叶互生，椭圆形或椭圆状倒披针形。头状花序排列成顶生具叶的圆锥花序，果时下垂；花均为管状，紫色。瘦果圆柱形。秋、冬季开花结果。多生于路旁、山坡、旷野等处。分布于我国东部、东南部和西南部等地。夏、秋季采收，鲜用或晒干。

■ **性味功用**　苦、辛，微温。祛风除湿，活血解毒。主治感冒、咳嗽、风湿关节痛、头痛、眩晕、肾炎性水肿、胃痛、腰痛、腹泻、闭经、产后腹痛、产后风痛、乳腺炎、瘰疬、骨结核、多发性脓肿、疔疮痈肿、湿疹、跌打损伤。15～30克，水煎服；外用适量，捣烂敷患处。

> **实用简方**　①感冒：六棱菊、夏枯草、海金沙藤各15克，水煎服。②酒后、色后伤风：六棱菊30克，水煎，兑鸡汤服。③久年头痛、产后风痛：鲜六棱菊根60克，水煎服，或炖羊脑1个，加酒少许服。④过饥胃痛：六棱菊根30～60克，猪瘦肉适量，水炖服。⑤寒痹：六棱菊30～45克，猪蹄1只，酒水各半炖服。

521

千里光

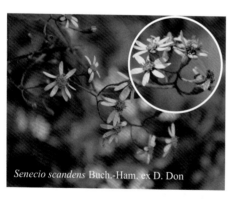

Senecio scandens Buch.-Ham. ex D. Don

■ **别　　名**　千里及、九里明、黄花草。

■ **药用部位**　全草。

■ **植物特征与采制**　多年生攀缘状草本。茎近木质，有纵条纹。叶互生，卵状披针形，叶缘具浅齿或浅裂。头状花序在枝顶呈伞房状排列；舌状花黄色；中央的全为管状花。瘦果圆柱形。2～5月开花结果。生于林缘灌木丛中。分布于华东、中南、西南及陕西、甘肃等地。全年可采，鲜用或晒干。

■ **性味功用**　苦，凉。清热解毒，杀虫止痒。主治上呼吸道感染、急性扁桃体炎、咽喉炎、肺炎、肝炎、肠炎、痢疾、阑尾炎、疔疖、湿疹、皮肤瘙痒、皮炎、痔疮、结膜炎、丹毒、蛇伤。15～30克，水煎服；外用适量，捣烂敷患处。

> **实用简方**　①痢疾：鲜千里光30～60克，酌加冰糖，水炖服。②黄疸初起：千里光120克，鲜萝卜500克，水煎，分3次，饭后服。③反胃吐酸：鲜千里光60克，炖豆腐或猪肚服。④咽喉肿痛：千里光15克，玄参、蚤休各9克，桔梗6克，甘草3克，水煎服。

■ 别　　名　雷骨散、和尚帽子。

■ 药用部位　全草、根茎。

■ 植物特征与采制　多年生草本。根状茎横走，须根粗。根生叶单一，具长柄，花期枯萎；茎生叶通常 2 片，互生，叶片盾形，掌状 5 ~ 9 深裂，裂片作二叉状深裂，边缘具裂状齿或浅齿。头状花序密集成伞房状；花淡红色，管状。瘦果长圆形。7 ~ 10 月开花结果。多生于林下阴湿地。分布于全国各地。夏、秋季采收，鲜用或晒干。

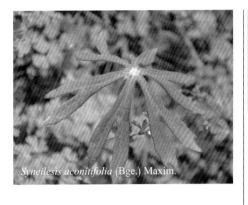
Syneilesis aconitifolia (Bge.) Maxim.

522

兔儿伞

■ 性味功用　苦、辛，微温。有毒。祛风除湿，解毒消肿，活血止痛。主治风湿关节痛、四肢麻木、腰腿痛、月经不调、痛经、跌打损伤、瘰疬、痈疽、痔疮、毒蛇咬伤。6 ~ 15 克，水煎服；外用鲜全草适量，捣烂敷患处。孕妇忌服。

　　实用简方　①痈疽：鲜兔儿伞适量，捣烂，调鸡蛋清敷患处。②毒蛇咬伤：鲜兔儿伞根茎适量，捣烂敷患处。③颈淋巴结结核：兔儿伞根茎、蛇莓各 30 克，香茶菜根 15 克，水煎服；另取鲜八角莲根适量，捣烂敷患处。

■ 别　　名　卤地菊、路边菊。

■ 药用部位　全草。

■ 植物特征与采制　多年生匍匐草本。全株被短伏毛。叶对生，椭圆状披针形，全缘或具疏锯齿，两面密被伏毛。头状花序单生于枝顶或叶腋；花黄色，缘花舌状；盘花管状。瘦果长圆形，扁平。3 ~ 10 月开花结果。生于田边、沟边、路旁近水潮湿处。分布于辽宁、福建、台湾、广东、广西、海南、贵州等地。全年可采，鲜用或晒干。

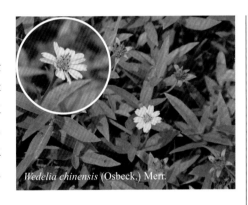
Wedelia chinensis (Osbeck.) Merr.

523

蟛蜞菊

■ 性味功用　微苦、甘，凉。清热解毒，凉血止血。主治感冒发热、白喉、咽喉炎、扁桃体炎、气管炎、肺炎、肺脓肿、百日咳、鼻出血、咯血、尿血、痢疾、麻疹、肝炎、风湿性关节炎、痔疮、牙龈炎、疔疮痈肿、毒蛇咬伤。15 ~ 30 克，水煎服，或捣烂绞汁服。孕妇慎服。

　　实用简方　①上呼吸道感染：鲜蟛蜞菊 30 ~ 60 克，水煎，酌加蜂蜜调服。②痢疾：鲜蟛蜞菊 30 ~ 60 克，红糖适量，水煎服。③急性扁桃体炎：蟛蜞菊、鬼针草、马兰各 15 克，一枝黄花 9 克，水煎服。

524 苍耳

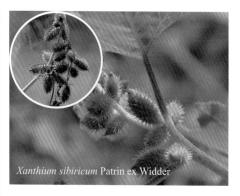

Xanthium sibiricum Patrin ex Widder

■ **别　名**　虱麻头、刺儿棵。

■ **药用部位**　根、全草、果实（药材名苍耳子）。

■ **植物特征与采制**　一年生草本。全株有短毛。叶互生，三角状卵形，边缘有浅裂或不规则的齿缺。花单性，雌雄同株；成熟后具瘦果的总苞坚硬，淡黄色，生有具钩的总苞刺。瘦果卵形，压扁。6～10月开花结果。生于村旁荒地或栽培。分布于全国各地。全草夏、秋季采收，苍耳子秋季成熟时采；鲜用或晒干。

■ **性味功用**　根，微苦，平；有小毒；清热利湿；主治风湿痹痛、肾炎性水肿、尿道感染、乳糜尿、阑尾炎、多发性脓肿、疔疮、皮肤瘙痒。全草，苦、辛，微寒；有小毒；发汗散热、祛湿解毒；主治感冒、头风、鼻渊、风湿痹痛、痔疮、皮肤瘙痒、疥疮、湿疹、荨麻疹、疔疮疖肿。苍耳子，苦、甘，微温；有小毒；疏风散寒，通鼻窍，祛风止痒；主治鼻渊、鼻炎、风寒头痛、风湿痹痛、牙痛、疥癣、皮肤瘙痒、风疹、湿疹。根15～30克，全草6～15克，苍耳子6～10克，水煎服；外用适量，水煎洗或捣烂敷患处。

> **实用简方**　①头痛、眩晕：苍耳子30克，水煎，取汤煮鸡蛋2个服。②鼻窦炎：苍耳子、浙贝母、辛夷各10克，当归、炒栀子各9克，白芷8克，钩藤15克，水煎服。

525 黄鹌菜

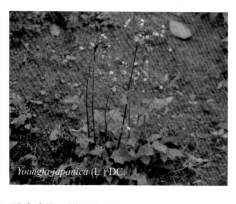

Youngia japonica (L.) DC.

■ **别　名**　黄瓜菜、黄花菜。

■ **药用部位**　全草。

■ **植物特征与采制**　一年生草本。茎直立，少分枝。叶多为基生，倒披针形，作提琴状深裂，顶端裂片大，向下渐小，有细毛。头状花序或聚伞状圆锥花序式排列；花黄色，全为舌状。瘦果红棕色。春、夏季开花结果。生于荒野湿地。分布于北京、陕西、甘肃、广东、广西及华东、华中、西南等地。春、夏季采收，鲜用或晒干。

■ **性味功用**　甘、微苦，凉。清热解毒，利尿消肿。主治感冒、咽喉炎、痢疾、尿道炎、肾炎、淋浊、鹅口疮、疖肿、睾丸肿痛、白带异常、乳腺炎、毒蛇咬伤、蜂螫伤。15～30克，水煎服；外用鲜全草适量，捣烂敷患处。

> **实用简方**　①急性肾炎：鲜黄鹌菜2～3株，烤干研末，和鸡蛋炒食。②小便淋沥：黄鹌菜60克，水煎服。③肿痛：鲜黄鹌菜适量，黄土、食盐各少许，捣烂敷患处。

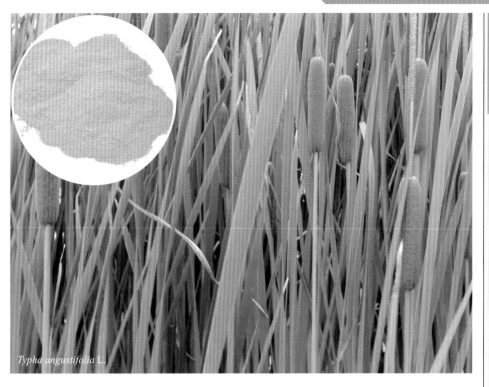

Typha angustifolia L.

■ **别　　名**　鬼蜡烛、毛蜡烛、狭叶香蒲。

■ **药用部位**　花粉（药材名蒲黄）。

■ **植物特征与采制**　多年生沼生草本。茎单一。叶狭条形。花单性，雌雄同株；穗状花序圆柱形，形似"烛"，褐色；雌雄花序离生，雄花序位于上部，雌花序位于下部。坚果细小。夏、秋季开花。多生于浅水沼泽地。分布于黑龙江、辽宁、内蒙古、山东、河南、陕西、新疆、江苏、云南、福建、台湾等地。夏、秋季采收初开放的花，剪取上段雄花序，晒干，碾碎，除去杂质，用细筛筛出花粉。

■ **性味功用**　甘、微辛，平。止血，祛痰，利尿，止痛。主治咯血、吐血、鼻出血、血痢、血淋、子宫出血、闭经、痛经、产后瘀痛、瘰疬、口舌生疮、刀伤出血、烫火伤、皮肤瘙痒。3～15克，水煎服（包煎）；外用适量，研末撒或调敷。散瘀止痛多生用，止血宜炒用，血瘀出血生熟各半。孕妇慎用。

> **实用简方**　①心腹诸痛、产后瘀血腹痛：蒲黄、五灵脂各等量，研末，每次3克，每日2次，黄酒或米醋送服。②异常子宫出血：蒲黄炭9克，熟地黄12克，侧柏叶炭15克，水煎服。③脱肛：蒲黄60克，以猪脂和敷肛上，纳之。④渗液性湿疹：净蒲黄适量，直接撒患处，以不见渗液为度，盖以纱布。换药时勿将已干燥的药粉去掉或洗去。⑤刀伤出血：蒲黄适量敷患处。

527

浮叶眼子菜

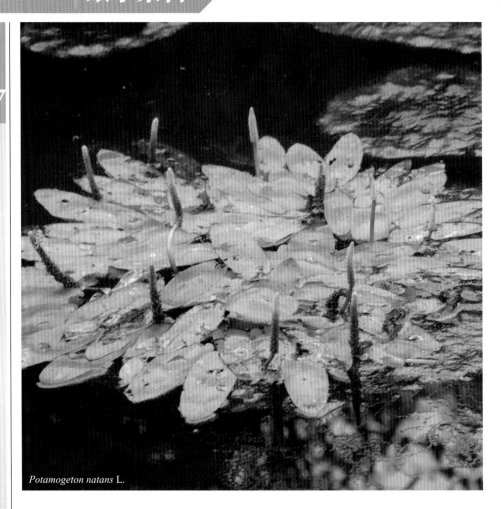

Potamogeton natans L.

■ **别　　名**　蟑螂草、黄砸草。

■ **药用部位**　全草。

■ **植物特征与采制**　多年生水生草本。根状茎匍匐，细长。叶二形，沉水叶为叶柄状，条形，全缘；浮水叶卵状长圆形至椭圆形。穗状花序腋生；花黄绿色。小坚果倒卵形。6～9月开花结果。生于水田、池沼等地。分布于我国南北各地。4～10月采收，鲜用或晒干。

■ **性味功用**　甘、微苦，凉。清热解毒，消肿止痛。主治遗精、黄疸、疳积、痔疮、中耳炎、目赤肿痛、睑腺炎、疔疖。9～15克，水煎服；外用鲜全草适量，捣烂敷患处或绞汁滴耳。

> **实用简方**　①小儿疳积：浮叶眼子菜6克，研末，鸡蛋1个，水煎服，每日服1次，连服7日。②疔疖：鲜浮叶眼子菜叶适量，冷饭少许，捣烂敷患处。

■ **别　　名**　大花瓣泽泻、天鹅蛋、水泽。

■ **药用部位**　块茎（药材名泽泻）。

■ **植物特征与采制**　多年生水生草本。地下块茎球形或倒卵形。叶根生，椭圆形至卵状椭圆形，全缘，两面均光滑无毛。花茎由叶丛中抽出，成大型的轮生状圆锥花序；花瓣 3，白色，倒卵形，较萼短。瘦果多数。6～8 月开花，7～9 月结果。多种植于水田中。分布于东北、华东、西南及河北、新疆、河南等地。冬至大寒叶子枯萎后挖出块茎，去叶，留住顶芽（以防烘焙时流出黑色液汁），反复交替进行四次烘焙和三道笼拢（笼为竹片编成，形如橄榄状），温度掌握在 35～60℃（初次 50～60℃，第二次 45～50℃，均烘 36 小时，后两次温度逐降 5℃，均烘 24 小时，烘时，每隔 1.5 小时翻动 1 次），每次烘、拢后须在常温下反潮一星期左右，再行烘、拢，去尽残叶、须根和粗皮，达到色白、光滑即可。浸泡润软后切片晒干。

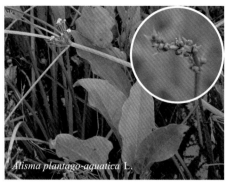

Alisma plantago-aquatica L.

528

泽泻

■ **性味功用**　甘、淡，寒。清热，渗湿，利尿。主治小便不利、水肿、淋浊、痰饮、遗精、肠炎、腹泻、高脂血症、脂肪肝、冠心病。9～15 克，水煎服。

> **实用简方**　①眩晕、水泻、小便短赤：泽泻 15 克，车前子 9 克，水煎服。　②慢性支气管炎：泽泻全草 30 克，每日 3 次煎服，10 日为 1 疗程。

■ **别　　名**　茨菰、矮慈姑、白地栗。

■ **药用部位**　全草。

■ **植物特征与采制**　多年生水生草本。根茎横走，先端膨大成球茎。叶基生，突出水面的叶常呈戟形。花单性，雌雄同株；总状花序；花白色。瘦果斜倒卵形，有翅。8 月开花。多生于浅水池塘、沼泽、湖泊或稻田中。分布于东北、华北、西北、华东、华南及四川、贵州、云南等地。球茎冬季至翌年春季采挖，叶夏、秋季采，鲜用或晒干。

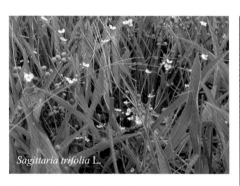

Sagittaria trifolia L.

529

野慈姑

■ **性味功用**　甘、微苦，寒。球茎，通淋逐瘀，活血凉血；主治淋浊、带下病、崩漏、咯血、呕血、乳腺结核、骨膜炎、睾丸炎。叶，清热解毒；主治咽喉肿痛、黄疸、湿疹、疔疖。球茎 15～30 克，水煎服；外用适量，捣烂敷患处，不宜久敷。孕妇慎服。

> **实用简方**　①石淋：鲜野慈姑球茎 30～90 克，捣烂绞汁，开水冲服，每日 2 次。②疔肿：鲜野慈姑花适量，捣烂敷患处。③湿疹：鲜野慈姑适量，捣烂敷患处。

530 薏苡

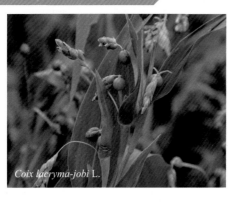

Coix lacryma-jobi L.

- **别　　名**　薏米、米仁、苡仁。
- **药用部位**　根、种子（药材名薏苡仁）。
- **植物特征与采制**　一年生粗壮草本。须根黄白色，海绵质。秆直立丛生，节多分枝。叶片扁平宽大，开展，边缘粗糙。总状花序腋生成束；雌小穗位于花序的下部，外面包以骨质念珠状的总苞，总苞卵圆形，釉质，坚硬，有光泽。颖果。花、果期6～12月。多生于湿润的屋旁、池塘、河沟、山谷、溪涧。我国大部分地区均有分布。一般为栽培品。秋末果实成熟时采挖，鲜用或晒干；打下果实，脱壳，晒干，生用或炒用。
- **性味功用**　根，苦、甘，寒；清热利湿，杀虫；主治风湿痹痛、黄疸、水肿、热淋、白带异常、虫积腹痛。薏苡仁，甘、淡，凉；健脾补肺，渗湿利水；主治脚气、水肿、肺脓肿、风湿痹痛、带下病、肠痈、泄泻、荨麻疹、扁平疣、湿疹、过敏性鼻窦炎。15～30克，水煎服。孕妇忌服。

> **实用简方**　①肺脓肿：薏苡仁30克，桔梗15克，甘草6克，水煎服。②白带异常：薏苡根30克，白果10～15枚，鸡冠花15克，水煎服。③过敏性鼻窦炎：薏苡仁30克，苍耳子15克，水煎服。

531 牛筋草

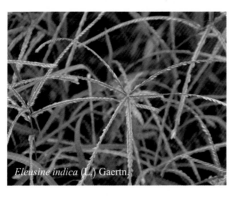

Eleusine indica (L.) Gaertn.

- **别　　名**　蟋蟀草、牛顿草、千斤拔。
- **药用部位**　全草。
- **植物特征与采制**　一年生草本。须根细而密。秆丛生，直立或基部伏地，扁平。叶片条形。穗状花序3至数枚，呈指状簇生于茎顶。颖果近卵形。7～11月开花结果。多生于村边、路旁、旷野、田边等地。分布于我国南北各地。夏、秋季采收，鲜用或晒干。
- **性味功用**　甘、淡，凉。清热利湿。主治乙脑、黄疸、痢疾、肠炎、中暑、淋浊、睾丸炎、尿道炎、小便不利、肾炎。15～30克，水煎服。

> **实用简方**　①预防乙脑：牛筋草60克，爵床、鲜大青叶各30克，甘草6克，水煎，每日1剂，连服1个星期。②肝炎：鲜牛筋草60克，水煎服。有黄疸者加栀子根9克，腹胀加灯心草9克。③中暑发热：鲜牛筋草60克，水煎服。④尿道炎：鲜牛筋草60克，水煎，酌加蜂蜜调服。⑤急淋、尿血：牛筋草、灯心草、土麦冬各30克，水煎服。

■**别　名**　茅针、白茅根、茅草根。

■**药用部位**　根茎（药材名白茅根）、花序（药材名白茅花）。

■**植物特征与采制**　多年生草本。根茎横走，白色，有甜味，秆丛生，直立，节具柔毛。叶互生，条形或条状披针形，边缘具细小锐齿。圆锥花序圆柱形；小穗长圆形或披针形。颖果，成熟的果序被白色长柔毛。6～9月开花。多生于路旁、山坡、荒地向阳处。分布于全国大部分地区。白茅根全年可挖取，白茅花于夏、秋季采；鲜用或晒干。

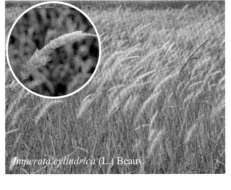
Imperata cylindrica (L.) Beauv.

■**性味功用**　白茅根，甘，凉；清热利尿，凉血止血，生津止渴；主治麻疹高热、热病烦渴、胃热呕逆、鼻出血、黄疸、水肿、肾炎、高血压、中暑、咯血、血淋、白浊、血崩、小儿夏季热、口腔炎、血小板减少性紫癜。白茅花，淡，凉；凉血止血；主治鼻出血、吐血、刀伤出血。白茅根15～60克，白茅花9～15克，水煎服；外用白茅花适量，按敷局部。

　　实用简方　①肾炎：白茅根、益母草、桑寄生各30克，枸杞子15克，桂枝9克，水煎服。②鼻出血：白茅花、侧柏叶、藕节各9～15克，水煎服。③尿血：白茅根30克，荠菜30～60克，水煎代茶。

■**别　名**　竹叶麦冬、山鸡米。

■**药用部位**　全草。

■**植物特征与采制**　多年生草本。根状茎粗短，稍木质化，须根中部常膨大成纺锤形的肉质块根。茎丛生，光滑，中空。叶互生，广披针形，全缘。圆锥花序顶生；小穗疏散，排列偏于穗轴一侧；颖片长圆形。颖果纺锤形。5～10月开花结果。生于山坡林下阴湿处。分布于江苏、浙江、江西、福建、台湾、湖南、广东、四川、云南等地。夏初未抽穗时采收，鲜用或晒干。

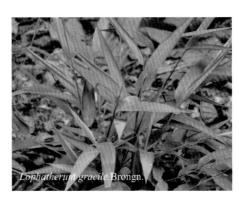
Lophatherum gracile Brongn.

■**性味功用**　甘、淡，微寒。根，清热止咳；主治咳嗽、咽痛、心烦口渴、小便不利。叶，清热除烦，利尿；主治热病烦渴、淋病、口腔糜烂、牙龈肿痛、小便涩痛。9～15克，水煎服；外用鲜根适量，捣烂敷患处。孕妇慎服。

　　实用简方　①暑热：淡竹叶地下部分适量，炖水鸭母服。②肺炎高热：鲜淡竹叶30克，麦冬15克，球兰叶7片，水煎服。③尿血：鲜淡竹叶、白茅根各30克，水煎服。④小儿夜啼：淡竹叶9克，木通5克，车前子6克，蝉蜕5只，甘草3克，水煎服。

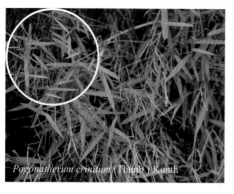

Pogonatherum crinitum (Thunb.) Kunth

534 金丝草

■ **别　　名**　笔仔草、笔尾草、金丝茅。

■ **药用部位**　全草。

■ **植物特征与采制**　多年生小草本。秆丛生，直立或基部稍倾斜，纤细。叶互生，条状披针形，两面均被毛。穗状花序顶生；花乳黄色；穗轴节间短，两侧扁，节大，穗轴两侧及节上具毛。颖果长圆形。7～9月开花结果。多生于山坡、河边、墙缝、旷野等湿地。分布于安徽、浙江、江西、福建、台湾、湖南、湖北、广东、海南、广西、四川、贵州、云南等地。夏、秋季采收，鲜用或晒干。

■ **性味功用**　淡，凉。清热利水，凉血止血。主治尿道感染、乳糜尿、肾炎、尿道结石、糖尿病、黄疸、白带异常、小儿疳热、吐血、咯血、尿血、鼻出血、血崩。15～30克，水煎服。

> **实用简方**　①急性肾盂肾炎、肾炎：金丝草、海金沙藤、积雪草各30克，水煎服。②血淋：鲜金丝草30克，水煎，酌加白糖调服。③淋浊：鲜金丝草60～120克，冰糖适量，水煎服。④肝炎：金丝草、茵陈蒿各30克，水煎服。⑤糖尿病：金丝草60克，白果12枚，水煎服。

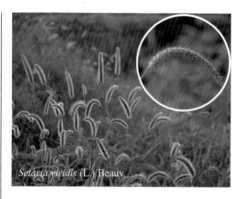

Setaria viridis (L.) Beauv.

535 狗尾草

■ **别　　名**　狗尾半支、谷莠子。

■ **药用部位**　全草。

■ **植物特征与采制**　一年生草本。直立或基部略倾斜。叶长三角状狭披针形或线状披针形。圆锥花序呈紧密的圆柱形，通常直立。颖果灰白色。4～10月开花结果。多生于荒野、路旁、田间等地。分布于全国各地。夏、秋季采收，鲜用或晒干。

■ **性味功用**　甘、淡，凉；清热利湿，平肝明目。全草主治小儿肝热、疳积、痢疾、黄疸、目赤肿痛、小便涩痛、淋病、百日咳、寻常疣；种子主治疟疾。9～15克，水煎服；外用适量，捣烂敷或煎水洗患处。

> **实用简方**　①病毒性肝炎：狗尾草30克，一枝黄花、茵陈各15克，白英20克，栀子10克，水煎服。②急性泌尿系统感染：鲜狗尾草120克，水煎服。③急性结膜炎：狗尾草60克，冰糖适量，水煎服。

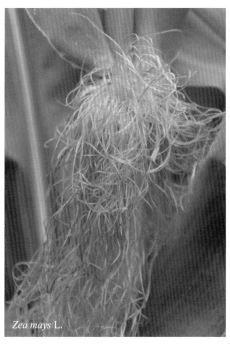
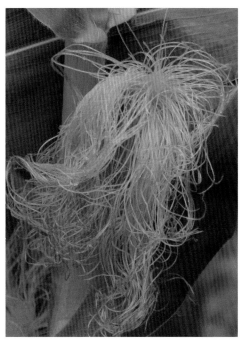

Zea mays L.

玉蜀黍

■ **别　　名**　玉米、包谷、苞麦米。

■ **药用部位**　根、叶、花、花柱及柱头（药材名玉米须）、总苞片、穗轴、种子。

■ **植物特征与采制**　一年生高大草本。叶片扁平宽大，线状披针形，边缘微粗糙。顶生雄性圆锥花序；在叶腋内抽出圆柱状的雌花序。颖果球形或扁球形。花、果期秋季。我国各地均有栽培。夏、秋季采收，鲜用或晒干。

■ **性味功用**　甘、平。清热利尿。根、叶、总苞片主治肾及膀胱结石、胃炎、小便不利、腹水；花主治胆囊炎、肝炎；穗轴主治小便不利、水肿；须主治糖尿病、高血压、肺结核、百日咳、肾炎、泌尿道感染、乳糜尿、黄疸、胆囊炎、白带异常。根、种子 30 ~ 60 克，叶、花、穗轴、须、总苞片 9 ~ 15 克，水煎服。

　实用简方　①高血压：玉米须 60 克，冰糖适量，水炖服。②肾炎：玉米须 100 克，水煎服。③肾结石：玉米须 30 克，海金沙 10 克，活血丹 20 克，水煎服。④胆囊炎、胆结石、病毒性肝炎：玉米须 30 克，蒲公英、茵陈蒿各 15 克，水煎服。⑤腹水：玉米根 60 克，砂仁 6 克，水炖服。⑥百日咳：玉米须 30 克，李咸（李子经食品加工而成）2 粒，水煎服。

537

香附子

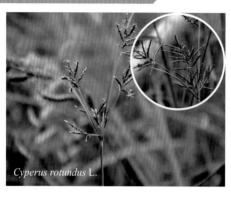

Cyperus rotundus L.

■ **别　　名**　香附、莎草。

■ **药用部位**　根茎（药材名香附）、茎叶。

■ **植物特征与采制**　多年生草本。匍匐茎细长，先端常具纺锤形的块茎，外皮黑褐色，质坚硬。茎直立，三棱形。叶出自茎的基部，条形。复穗状花序 2 ～ 8 个，在茎顶排成伞状。小坚果长三棱形，光滑。5 ～ 7 月开花结果。生于田野、路旁、荒地。分布于华东、中南、西南及辽宁、陕西、甘肃、山西、河北、台湾等地。秋季采收，茎、叶多鲜用；根茎挖出后，用火烧去须根及鳞叶，晒干，再放入竹笼内，来回撞擦，去净须毛，即成"光香附"；亦有不经火烧而将根茎装入麻袋内撞擦，晒干。

■ **性味功用**　辛、微苦，平。理气解郁，调经止痛。根茎主治胃痛、胸胁痛、月经不调、经行腹痛、乳房胀痛、乳腺炎、疝痛、跌打损伤；茎叶主治痈肿、皮肤瘙痒。6 ～ 12 克，水煎服；外用鲜茎叶适量，捣烂敷或煎水洗患处。

> **实用简方**　①感冒：香附 5 克，紫苏叶 6 克，淡豆豉 9 克，陈皮 3 克，葱白、甘草各 2 克，水煎服。②痛经：香附、马鞭草、益母草各 15 克，水煎服。③疝气：香附、何首乌叶、橘叶各 6 克，水煎服。④皮肤瘙痒、遍体生风：鲜莎草全草适量，煎水洗浴。

538

短叶水蜈蚣

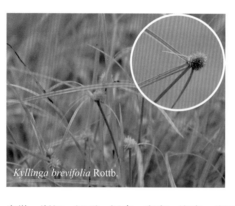

Kyllinga brevifolia Rottb.

■ **别　　名**　水蜈蚣、球子草、草含珠。

■ **药用部位**　全草。

■ **植物特征与采制**　多年生草本。根茎近圆柱形，节下生许多须根，每节向上抽出一株地上茎，三角形，基部有膜质、棕色叶鞘包围。叶互生，条形，全缘。穗状花序顶生，排列成头状或卵状。坚果卵形。7 ～ 9 月开花，8 ～ 10 月结果。多生于田埂、河边、旷野等潮湿处。分布于湖北、湖南、贵州、四川、云南、安徽、浙江、江西、福建、广东、海南、广西等地。全年可采，鲜用或晒干。

■ **性味功用**　微辛，平。清热利湿，祛瘀消肿。主治感冒、疟疾、肝炎、痢疾、乙脑、痞块、百日咳、热淋、砂淋、肾炎、小儿羊痫风、角膜溃疡、荨麻疹、带状疱疹、乳腺炎、疔疮、皮肤瘙痒、乳糜尿、毒蛇咬伤、跌打肿痛。15 ～ 30 克，水煎服；外用适量，捣烂敷患处。

> **实用简方**　①细菌性痢疾：鲜短叶水蜈蚣 30 ～ 120 克，冰糖适量，水煎服。②外感发热：鲜短叶水蜈蚣 15 ～ 30 克，水煎服。③热淋、砂淋、小便不利：鲜短叶水蜈蚣、土牛膝根各 30 克，水煎服。

■**别　　名**　扇叶葵、葵树。

■**药用部位**　根、叶、种子（药材名蒲葵子）。

■**植物特征与采制**　常绿乔木。叶丛生茎干顶端，扇形，掌状深裂至中部，裂片条状披针形，先端2深裂，下垂；叶柄下部边缘有倒钩刺。圆锥花序腋生；佛焰苞棕色；花小，黄绿色。核果椭圆形或长圆形，状如橄榄，成熟时黑褐色。4～5月开花。多为栽培。分布于我国南方各地。根、叶全年可采，种子秋季采收；鲜用或晒干。

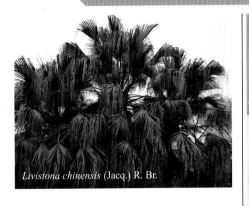

Livistona chinensis (Jacq.) R. Br.

■**性味功用**　甘、涩，平。根，止痛；主治各种疼痛。陈叶，止血，止汗；主治咯血、吐血、鼻出血、崩漏、自汗、盗汗。种子，抗癌；主治癌症。陈叶烧灰3～6克，开水送服；根6～9克，种子15～30克，水煎服。

实用简方　①各种癌症：蒲葵子30克，水煎1～2小时服，或与猪瘦肉炖服。②肺癌：蒲葵子、半枝莲各60克，水煎服。③恶性葡萄胎、白血病：蒲葵子30克，大枣6枚，水煎服，20日为1个疗程。

539

蒲葵

■**别　　名**　棕树、栟榈。

■**药用部位**　全株。

■**植物特征与采制**　常绿乔木。树干圆柱形，被不易脱落的老叶柄基部和密集的网状纤维。叶片呈3/4圆形或者近圆形，深裂成30～50片具皱折的线状剑形。花序粗壮，多次分枝，从叶腋抽出。果实阔肾形，成熟时由黄色变为淡蓝色，有白粉。花期4月，果期12月。多为栽培。分布于我国南方各地。

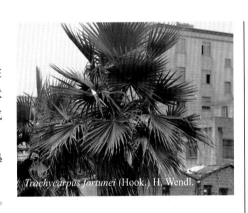

Trachycarpus fortunei (Hook.) H. Wendl.

根、叶全年可采，果实于冬季成熟时采收；鲜用或晒干。

■**性味功用**　苦、涩，凉。凉血止血，涩肠止痢。主治血崩、咯血、吐血、便血、尿血、鼻出血、白带异常、闭经、崩漏、肠风下血、泻痢。10～30克，水煎服。

540

棕榈

实用简方　①子宫下垂：鲜棕榈根120克，桂圆9克，猪瘦肉适量，水炖服。②白带异常：旧棕衣30克，烧灰存性，调开水服，每日1次。③便血、尿血：鲜棕榈根30克，猪瘦肉适量，水炖服。④淋证：鲜棕榈根、天冬各15～30克，猪瘦肉适量，水炖服。

541

菖蒲

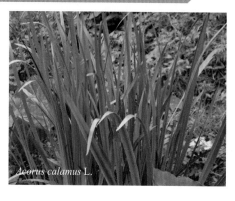

Acorus calamus L.

■ **别　　名**　水菖蒲、白昌。

■ **药用部位**　根状茎。

■ **植物特征与采制**　多年生丛生草本。根茎粗大，横卧，有辛香气。叶从基部生出，剑状条形。花序柄叶状；佛焰苞叶状；肉穗花序无柄，圆柱形。浆果倒卵形，成熟时红色。6～8月开花结果。多生于浅水池塘、水沟、溪涧湿地，或栽培。分布于全国各地。全年可采，鲜用或晒干。

■ **性味功用**　辛、苦，温。化痰开窍，散风祛湿，辟秽杀虫，理气消肿。主治胃痛、腹痛、癫痫、痰厥、惊悸健忘、风湿痛、耳聋、耳鸣、痈、疥。3～9克，水煎服；外用适量，捣烂敷患处。

实用简方　①健忘、惊悸、神志不清：菖蒲、远志、茯苓、龙骨各9克，龟甲15克，研末，每次服4.5克，每日3次。②腹胀、消化不良：菖蒲、炒莱菔子、神曲各9克，香附12克，水煎服。③胃痛：鲜菖蒲6～9克，水煎，酌加白糖调服。④水肿：鲜菖蒲6～9克，黄豆60克，水煮服。⑤风寒湿痹：菖蒲适量，水煎洗患处。⑥乳腺炎：鲜菖蒲适量，葱白少许，捣烂敷患处。

542

金钱蒲

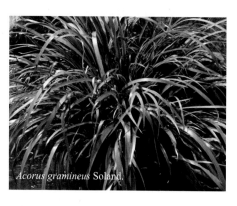

Acorus gramineus Soland.

■ **别　　名**　石菖蒲、粉菖、菖蒲。

■ **药用部位**　根茎。

■ **植物特征与采制**　多年生丛生草本。根茎有分枝，有香气。叶从基部生出，剑状条形。花序柄叶状；佛焰苞叶状，狭长；肉穗花序无柄，圆柱形；花小，密生，两性，黄绿色。浆果倒卵形。3～5月开花结果。多生于山谷溪沟中或河边石上。分布于黄河以南各地。全年可采，除去茎叶及须根，鲜用或晒干。

■ **性味功用**　辛、苦，微温。辟秽开窍，理气豁痰，散风祛湿，解毒杀虫。主治热病神昏、胃痛、腹痛、癫痫、胸闷、风湿痹痛、牙龈脓肿、湿疹、带状疱疹、腰扭伤。3～15克，水煎服；外用适量，煎水洗，或研末调茶油涂患处。

实用简方　①胃脘胀痛：鲜金钱蒲、乌药各15克，鲜栀子根30克，水煎服。②中暑、腹痛、泻痢：盐制金钱蒲10克，盐制山鸡椒6克，捣烂，冷开水送服。③食积腹痛：金钱蒲15克，磨冷开水，酌加食盐调服。④健忘、抑郁：金钱蒲30克，远志、人参各3克，茯苓60克，研末，每次服1克，每日3次。

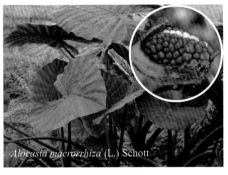

别　　名　天芋、狼毒。

药用部位　根茎。

植物特征与采制　高大草本。茎轴粗壮，外皮茶褐色，多黏液。叶聚生茎顶，叶片略为盾状着生，卵状戟形。花序粗壮；佛焰苞下部长筒状；肉穗花序短于佛焰苞。果朱红色或紫红色。3月开花。多生于山谷、水边或村旁等阴湿处。分布于江西、福建、台湾、湖南、广东、广西、四川、贵州、云南等地。全年可采，鲜用或晒干。

Alocasia macrorrhiza (L.) Schott

性味功用　辛、寒。有毒。消肿、拔毒、杀虫。主治痈疽肿毒、疔疮、对口疮、斑秃、脂溢性皮炎、铁钉刺伤、毒蛇咬伤。外用适量，捣烂敷患处。

　实用简方　①风热头痛：鲜海芋根茎适量，切片，贴太阳穴。②痈肿疮疖：鲜海芋根茎适量，酌加酒糟，捣烂，用海芋叶包裹煨热敷患处。

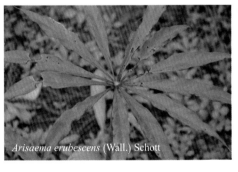

Arisaema erubescens (Wall.) Schott

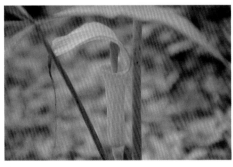

别　　名　虎掌、南星、一把伞。

药用部位　块茎（药材名天南星）。

植物特征与采制　多年生草本。块茎扁球形。叶单一，辐射状全裂，椭圆状倒披针形至长披针形，全缘；叶柄圆柱形，下部成鞘，基部包有膜质的鞘。花序顶生，总花梗短于叶柄；佛焰苞通常绿色，或上部带紫色，下部筒状。浆果成熟时红色。4～8月开花结果。多生于山野阴湿的地方。除西北、西藏外，全国大部分地区都有分布。秋季茎叶枯黄后采挖，除去茎叶及须根，刮净外皮，晒干。

性味功用　苦、辛、温。有大毒。散结、消肿。主治瘰疬、跌打瘀肿、痈肿、毒蛇咬伤。生品有大毒，仅供外用，内服需经严格加工炮制后方可入药。

　实用简方　皮肤化脓性感染：食醋600毫升煎熬成200毫升，加入天南星粉300克调成糊状备用；疖肿部位消毒后，取天南星醋膏适量敷患处，每日换药1次。

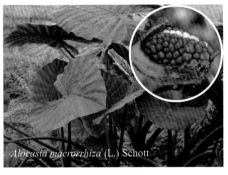

543

海芋

544

一把伞南星

滴水珠

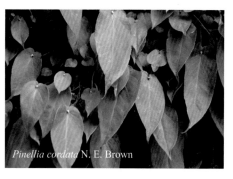

Pinellia cordata N. E. Brown

■ **别　　名**　水半夏、石半夏、心叶半夏。

■ **药用部位**　块茎。

■ **植物特征与采制**　多年生草本。块茎卵圆形。叶1枚基生，三角状戟形，边缘呈不规则波状；叶柄基部及顶部有珠芽。佛焰苞长圆形；附属体线状，伸出佛焰苞以外。浆果。5～9月开花结果。多生于山野岩石旁阴湿处。分布于安徽、浙江、江西、福建、湖北、湖南、广东、广西、贵州等地。全年可采，鲜用或晒干。

■ **性味功用**　辛，温。有小毒。散瘀止痛，解毒消肿。主治毒蛇咬伤、胃痛、腰痛、乳痈、瘰疬、挫伤、跌打损伤。0.3～0.6克，研末装胶囊内吞服；外用鲜块茎适量，捣烂敷患处。孕妇忌服。

> **实用简方**　①毒蛇咬伤、痈疖初起：鲜滴水珠0.3～0.6克，装入胶囊，开水送服，每日2～3次；另取鲜滴水珠适量，捣烂敷患处。②扭挫伤：鲜滴水珠、石胡荽各适量，捣烂敷患处。

546

半夏

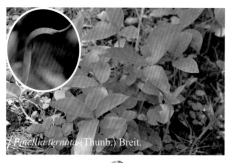

Pinellia ternata (Thunb.) Breit.

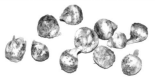

■ **别　　名**　半月莲、三步跳、三叶半夏。

■ **药用部位**　块茎（药材名半夏）。

■ **植物特征与采制**　多年生草本。块茎球形。叶基生，一年生者常为单叶，叶片卵状心形；老株的叶裂成3小叶，中间小叶较大，卵状椭圆形或倒卵状长圆形，稀披针形，全缘；叶柄近基部内侧有白色珠芽，有时柄端也有珠芽。花葶高出叶；佛焰苞长圆形，顶端合拢。浆果卵圆形，成熟时红色。3～5月开花结果。多生于肥沃湿润的山坡、路旁，或栽培。我国大部分地区均有分布。秋季采挖地下块茎，除去须根，浸、洗搓去外皮，晒干即为生半夏，鲜用或制用。

■ **性味功用**　辛，温。有毒。制用燥湿化痰，降逆止呕，消痞散结；主治咳嗽痰多、胸脘痞满、恶心呕吐。生用消肿散结；主治带状疱疹、癣、乳腺炎、神经性皮炎、毒蛇咬伤、胼胝。6～9克，水煎服；外用生品适量，捣烂或研末敷患处。孕妇慎服。生半夏有毒，内服宜慎。反乌头。

> **实用简方**　①反胃呕吐：姜半夏、生姜各9克，水煎，冲白蜜适量服。②毒蝎螫伤：生半夏、白矾等分为末，以醋和，敷伤处。

■ **别　　名**　母猪莲、大浮萍、水浮莲。

■ **药用部位**　全草。

■ **植物特征与采制**　多年生浮水草本。主茎短缩，具匍匐茎，顶端能发出新株。叶簇生成莲座状，叶片倒卵状楔形。花序生于叶腋间；佛焰苞白色。浆果。6～7月开花。多生于池塘、水沟等处。分布于福建、台湾、广东、广西、云南、湖南、湖北、江苏、浙江、安徽、山东、四川等地。夏、秋季采收，鲜用或晒干。

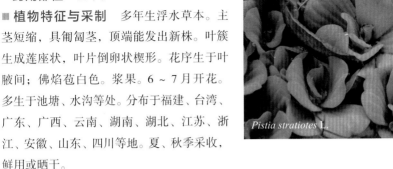
Pistia stratiotes L.

547
大藻

■ **性味功用**　辛，凉。疏风透疹，祛风利水。主治水肿、小便不利、风湿痛、荨麻疹、麻疹不透、湿疹。9～15克，水煎服；外用煎水熏洗患处。孕妇忌服。

> **实用简方**　①跌打伤肿：鲜大藻适量，酌加冰糖，捣烂，加热敷患处。②汗斑：鲜大藻适量，捣烂取汁，调硫黄粉涂患处。③无名肿毒：鲜大藻适量，捣烂敷患处。④血热身痒：鲜大藻、忍冬藤、水龙各240克，鲜地稔、土荆芥各120克，鲜樟树叶90克，水煎洗浴。

■ **别　　名**　假慈菇、土半夏。

■ **药用部位**　全草及块茎。

■ **植物特征与采制**　多年生草本。块茎近球形。叶基生，戟形或深心状戟形，先端渐尖，形似犁头，全缘或微波状。肉穗花序自块茎顶部抽出；佛焰苞卵状披针形，紫色，先端扭卷成鞭状。浆果倒卵形。夏季开花。多生于村旁、路旁、田野等较潮湿的杂草丛中。分布于浙江、江西、福建、湖南、广东、广西、四川、云南等地。夏、秋季采收，多为鲜用。

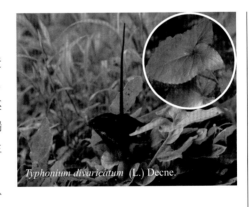
Typhonium divaricatum (L.) Decne.

548
犁头尖

■ **性味功用**　苦，辛，温。有毒。散结止痛，消肿解毒。主治毒蛇咬伤、蛇头疔、甲沟炎、带状疱疹、无名肿毒、疥癣、蜂螫伤、跌打损伤、瘰疬、腮腺炎。外用适量，捣烂或调醋敷患处。本品有毒，内服宜慎。孕妇忌服。

> **实用简方**　①毒蛇咬伤：犁头尖、七叶一枝花、天南星各适量，浸酒精一星期后，取药液涂患处。②蜂螫伤：鲜犁头尖适量，磨白酒涂患处，每日数次。③无名肿毒、跌打肿痛：鲜犁头尖适量，食盐、食醋少许，捣烂敷患处。

549

谷精草

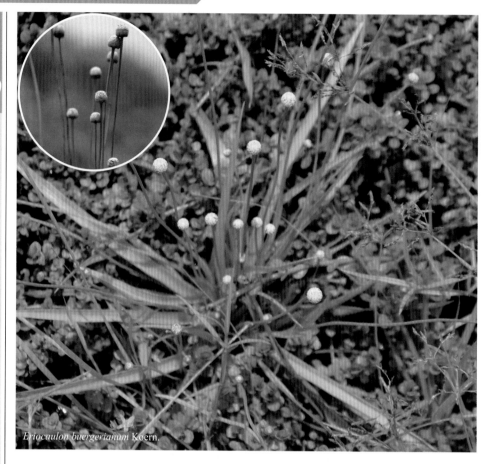

Eriocaulon buergerianum Koern.

■ **别 名** 谷精珠、戴星草、佛顶珠。

■ **药用部位** 头状花序（药材名谷精草）、全草。

■ **植物特征与采制** 一年生草本。叶基生，条状披针形。花葶多数，从叶丛中抽出，长短不一；头状花序近球形。蒴果3裂。6～10月开花结果。多生于稻田中或池边湿地。分布于江苏、安徽、浙江、江西、福建、台湾、湖北、湖南、广东、广西、四川、贵州等地。夏、秋季开花时采收带花全草。鲜用或晒干。

■ **性味功用** 辛、甘，平。疏散风热，明目退翳。主治结膜炎、角膜云翳、羞明流泪、夜盲、中心性视网膜炎、疳积、头痛、牙痛、鼻窦炎。9～15克，水煎服；外用适量，煎水熏洗患处。

> **实用简方** ①小儿中暑吐泻：谷精草30～60克，鱼首石9～15克，水煎服。②结膜炎：谷精草15克，金银花、菊花叶、木贼各9克，水煎服。③目赤肿痛：谷精草、荠菜、紫金牛各15克，水煎服。

饭包草

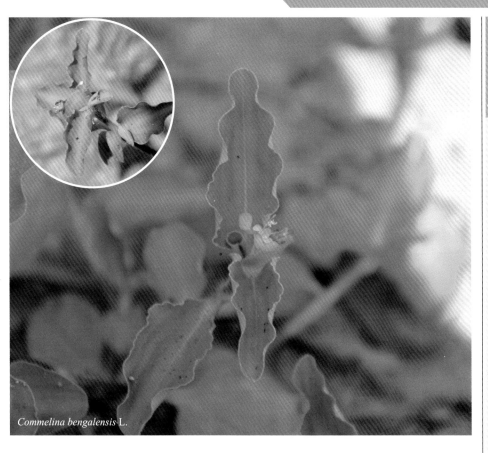

Commelina bengalensis L.

■ **别　　名**　火柴头、竹叶菜。

■ **药用部位**　全草。

■ **植物特征与采制**　多年生草本。茎圆柱形，节上生根，节稍膨大。叶互生，卵状椭圆形或卵形，全缘。聚伞花序生于茎顶，具花数朵；花瓣3，深蓝色。蒴果膜质。5～10月开花，8～11月结果。多生于山坡草丛或路边湿地。分布于山东、河北、陕西、江西、江苏、福建、台湾及华中、西南等地。夏、秋季采收，鲜用或晒干。

■ **性味功用**　甘，寒。清热利湿，消肿解毒。主治小便短赤涩痛、痢疾、喉炎、咽喉肿痛、热淋、小便不利、痔疮、疔疮。15～30克，水煎服；外用适量，捣烂敷患处。

　实用简方　①小便不通、淋沥作痛：饭包草30～60克，水煎代茶。②赤痢：鲜饭包草60～90克，水煎服。③疔疮肿毒、红肿疼痛：鲜饭包草适量，冬蜜少许，捣烂敷患处。④痔疮：鲜饭包草、爵床各适量，水煎洗患处。⑤蛇伤：鲜饭包草适量，以冷开水洗净，捣烂绞汁冷服，渣敷伤处。

551 鸭跖草

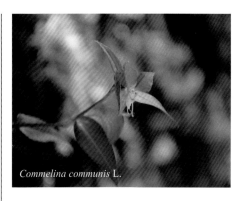

Commelina communis L.

■ **别　　名**　碧竹子、翠蝴蝶、竹叶菜。

■ **药用部位**　全草。

■ **植物特征与采制**　一年生草本。茎多分枝，节上生根，节稍膨大。叶互生，披针形或阔披针形，抱茎，全缘。聚伞花序生于茎及分枝顶端；花瓣3，2枚大，深蓝色，1枚较小。蒴果椭圆形，稍压扁。5～10月开花，8～11月结果。多生于田埂、山沟湿处。分布于我国南北大部分地区。春至秋季采收，鲜用或晒干。

■ **性味功用**　甘、淡，寒。清热利尿，消肿解毒。主治发热、小儿夏季热、肺炎、咽喉肿痛、肾炎性水肿、肾盂肾炎、腹水、痢疾、便血、暑热口渴、泌尿系统感染、关节肿痛、高热惊厥、痈疽疔毒、丹毒、睑腺炎、毒蛇咬伤。15～30克，水煎或捣烂绞汁服；外用适量，捣烂敷患处。

> **实用简方**　①急性泌尿系感染：鲜鸭跖草、车前草各30克，水煎，酌加冬蜜调服。②肾盂肾炎：鸭跖草30克，车前草、白花蛇舌草、石韦各15克，水煎服。发热重者加爵床、蒲公英；红细胞多者加炒栀子；偏寒者加积雪草、马蹄金；后期或体弱者加肾气丸。

552 吊竹梅

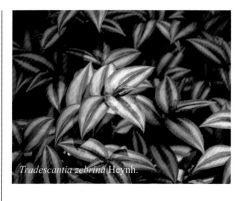

Tradescantia zebrina Heynh.

■ **别　　名**　水竹草、鸭舌红、金瓢羹。

■ **药用部位**　全草。

■ **植物特征与采制**　多年生草本。茎多分枝，伏地，节着地生根，先端斜举，绿色杂有紫红色斑点。叶互生，卵状椭圆形或卵形，全缘，叶面淡紫色而杂以银白色，中间及边缘有紫色条纹，叶背紫红色。花数朵成束，生于茎顶。花不定期开。多为栽培。我国各地均有分布。春至秋季采收，鲜用或晒干。

■ **性味功用**　辛，寒。清热凉血，解毒消肿。主治肺结核咯血、呕血、肺炎、百日咳、关节痛、慢性痢疾、泌尿系统感染、乳糜尿、失眠、白带异常、急性结膜炎、狂犬或毒蛇咬伤、无名肿毒。15～60克，水煎服；外用适量，捣烂敷患处。孕妇忌服。

> **实用简方**　①急性结膜炎：鲜吊竹梅30～60克，鲜一点红30克，捣烂敷患眼。②无名肿毒：鲜吊竹梅适量，酌加冬蜜，捣烂敷患处。③痈肿：鲜吊竹梅适量，捣烂敷患处。④白带异常：吊竹梅、金樱子根各30克，鸡冠花24克，水煎服。

鸭舌草

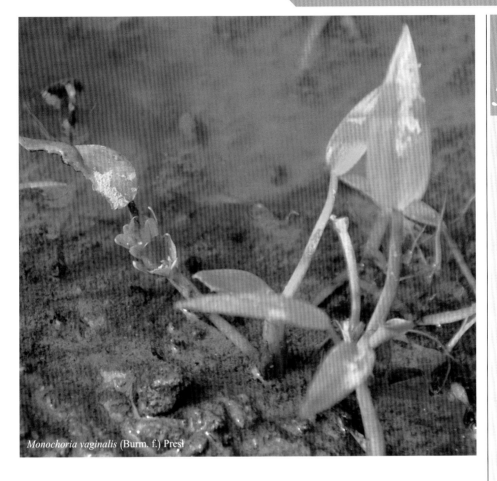

Monochoria vaginalis (Burm. f.) Presl

■**别　　名**　猪马菜、鸭儿嘴、少花鸭舌草。

■**药用部位**　全草。

■**植物特征与采制**　水生草本。叶基生，长卵形或卵圆形，全缘，叶面光亮，叶脉弧状，纤细。总状花序自叶柄中上部抽出；花蓝色。蒴果卵形。6～8月开花结果。生于稻田或浅水沟中。分布于我国南北各地。夏、秋季采收，鲜用或阴干。

■**性味功用**　微苦，凉。清热解毒，利尿消肿。主治痢疾、肠炎、咽喉肿痛、肾炎、吐血、咯血、尿血、牙龈炎、疔疮、毒蛇咬伤。15～30克，水煎服；外用适量，捣烂敷患处。

　实用简方　①毒菇中毒：鲜鸭舌草250～500克，捣烂绞汁，加入冰糖60克，炖至冰糖溶化，分2次服。②尿血：鲜鸭舌草、灯心草各30～60克，水煎服。③小儿高热、小便不利：鲜鸭舌草、莲子草各15～30克，鲜水蜈蚣10～20克，水煎服。④蜂螫伤：鲜鸭舌草适量，捣烂敷患处。⑤疔疮：鲜鸭舌草、紫花地丁、一点红各适量，捣烂敷患处。⑥丹毒：鲜鸭舌草30～60克，捣烂敷患处。

554

田葱

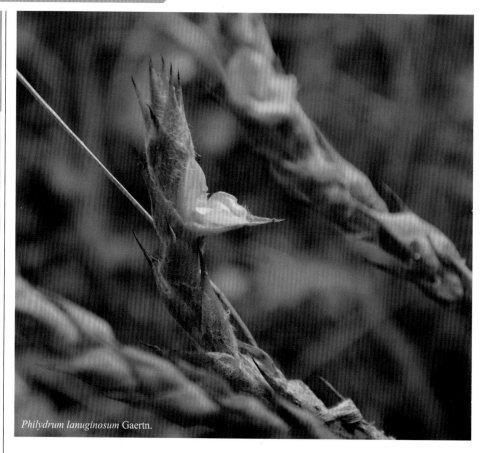

Philydrum lanuginosum Gaertn.

■ **别　名**　水芦荟、扇合草。

■ **药用部位**　全草。

■ **植物特征与采制**　水生草本。茎单一，直立，扁圆柱形，被白色绵毛。茎基部叶嵌叠，茎上部叶基部抱茎；叶剑形，全缘。穗状花序顶生，被白色绵毛；花被淡黄色，花瓣状。果椭圆形。6～10月开花，8～11月结果。多生于沼泽地或水田中。分布于福建、台湾、广东、广西等地。夏、秋季采收，鲜用或晒干。

■ **性味功用**　微咸，平。清热利湿，解毒消肿。主治水肿、热痹、多发性脓肿、疥癣、疮疡肿毒。15～30克，水煎服；外用适量，捣烂敷患处。

　　实用简方　①疝气：田葱20克，蔓性千斤拔、枳壳各10克，人参5克，土牛膝、白绒草各15克，水煎服。②脚癣：鲜田葱适量，水煎熏洗患处。

灯心草

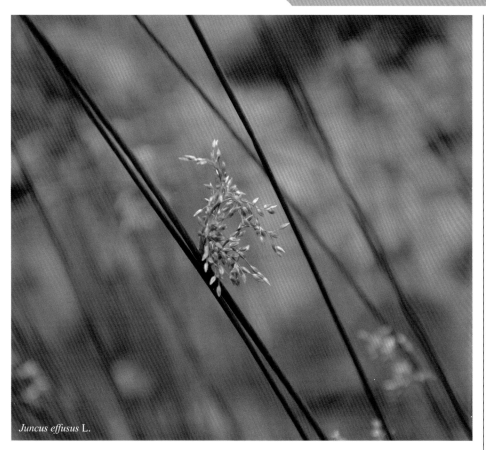

Juncus effusus L.

- **别　　名**　灯芯草、碧玉草。
- **药用部位**　全草。
- **植物特征与采制**　多年生草本。根状茎横走，粗壮。秆丛生，密集，直立，圆柱状。具细纵沟，髓部海绵状，有弹性，白色。复聚伞花序假侧生；花小。蒴果长圆形。4～7月开花结果。多生于山坡湿地或浅水沟中。分布于长江下游及陕西、福建、四川、贵州等地。夏、秋季采收，鲜用或晒干。
- **性味功用**　甘、淡，凉。降心火，利小便。主治心烦不寐、泌尿系统感染、肾炎性水肿、痢疾、黄疸、咳嗽、咽喉肿痛、口舌生疮、小儿夜啼、糖尿病。9～15克，水煎服。

> **实用简方**　①尿道感染：灯心草60～120克，水煎代茶。②五淋癃闭：灯心草30克，麦冬、甘草各15克，浓煎饮。③虚烦失眠：鲜灯心草30克，水煎，酌加冰糖调服。④心悸不安：灯心草根30～90克，酌加冰糖，水炖服。⑤小儿夜啼：鲜灯心草15克，栀子3枚，车前草5克，水煎服。⑥扁桃体炎：灯心草适量，煅灰吹患部，或灯心草30克，水煎服。

百部科

556

大百部

Stemona tuberosa Lour.

- **别　名**　对叶百部、百部、山百根。
- **药用部位**　块根（药材名百部）。
- **植物特征与采制**　多年生攀缘草本。块根纺锤形，肉质，黄白色或淡棕色。叶常对生，稀轮生、互生，卵状披针形或宽卵形，全缘或微波状。花腋生；花大，黄绿色。蒴果倒卵形而扁。5～9月开花结果。多生于山坡疏林中，攀缘其他植物体上。分布于长江流域以南各地。春、秋季采挖，一般以新芽出土前及苗枯后挖取，鲜用；或置沸水中烫片刻后捞出，晒干。
- **性味功用**　甘、苦，微温。润肺止咳，杀虫疗癣。主治肺结核、新久咳嗽、百日咳、慢性支气管炎、滴虫阴道炎、蛲虫病、头癣、发虱、阴虱。6～12克，水煎服；外用适量，煎水洗患处。

> **实用简方**　①肺结核咳嗽：鲜百部250克，空心菜500克，焙干研末，每次6克，开水送下，每日服3次。②肺结核空洞：蜜炙百部、白及各12克，黄芩6克，黄精15克，水煎服。③发虱、阴虱：百部捣烂，按1：5比例浸于75%的乙醇或米醋中12小时，取浸出液涂患处。

557 薤头

- **别　　名**　薤、薤白、藠子、荞头。
- **药用部位**　鳞茎（药材名薤白）。
- **植物特征与采制**　多年生草本。鳞茎卵状长圆形，白色或稍带紫色。基生叶 2 ~ 5 枚，半圆柱状条形，中空。花茎侧生，单一，与叶等长或稍长；伞形花序有花 5 ~ 12 朵；花被片紫红色，长圆形。9 ~ 10 月开花结果。多生于山地路旁阴湿处，或栽培供食用。除新疆、青海外，我国各地均有分布。4 ~ 5 月采挖，除去茎、叶和外面的膜质鳞片，鲜用或略蒸一下晒干，亦可用沸水煮十余分钟，捞出晒干。

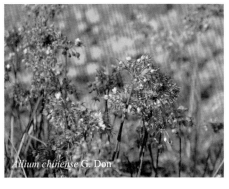
Allium chinense G. Don

- **性味功用**　辛、微苦，温。理气宽胸，通阳散滞。主治胸痹、头痛、脘腹疼痛、牙痛、扭伤肿痛。9 ~ 15 克，水煎服；外用鲜鳞茎适量，捣烂敷患处。

> **实用简方**　①食欲不振、消化不良：薤白 9 克，陈皮 10 克，谷芽 15 克，水煎服。
> ②鼻窦炎：薤白 9 克，辛夷 10 克，猪鼻管 100 克，水炖服。

558 韭

- **别　　名**　韭菜。
- **药用部位**　根、叶、种子（药材名韭菜子）。
- **植物特征与采制**　多年生草本。根茎横卧，鳞茎簇生，近圆柱状。叶条形，扁平，实心。伞形花序半球状或近球状；花白色或微带红色。蒴果。花果期 7 ~ 9 月。多为栽培。分布于全国各地。根、叶全年可采，通常鲜用；种子 8 ~ 9 月成熟时采集，筛净，晒干。

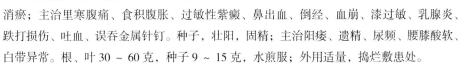
Allium tuberosum Rottl. ex Spreng.

- **性味功用**　辛，温。根、叶，行气，温中，消瘀；主治里寒腹痛、食积腹胀、过敏性紫癜、鼻出血、倒经、血崩、漆过敏、乳腺炎、跌打损伤、吐血、误吞金属针钉。种子，壮阳，固精；主治阳痿、遗精、尿频、腰膝酸软、白带异常。根、叶 30 ~ 60 克，种子 9 ~ 15 克，水煎服；外用适量，捣烂敷患处。

> **实用简方**　①阳痿：鲜韭菜根 30 克，剁碎，酌加食盐，与鸡蛋 1 ~ 2 个拌匀，用油炒熟服。②多尿、遗尿：韭菜子 10 克，桑螵蛸、覆盆子各 6 克，水煎服。③倒经：鲜韭菜 30 克，捣烂绞汁，与半杯童便兑匀蒸服。④漆过敏：鲜韭菜叶、杉木刨花各适量，水煎洗患处。⑤误吞铜类异物：鲜韭菜适量，炒热，搓成小丸吞下。⑥中耳炎：鲜韭菜适量，绞汁滴耳内，每日 2 ~ 3 次。

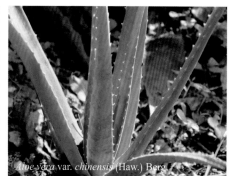

559 芦荟

■ **别　名**　象胆、奴会。

■ **药用部位**　叶。

■ **植物特征与采制**　多年生肉质草本。叶莲座状着生短茎上，肥厚，折断具丰富的黏液，披针形，叶面稍凹，叶背拱凸，粉绿色，常具白色斑纹，边缘疏生刺状小齿。花茎单一；花黄色，开放时下垂。蒴果长圆形。12月开花。多栽培于庭园。分布于我国南方各地。全年均可采收，多鲜用。

Aloe vera var. *chinensis* (Haw.) Berg.

■ **性味功用**　苦，寒。泻火通便，解毒消肿。主治扭伤、脚底深部脓肿炎症期、轻度烧烫伤、甲沟炎、蜂螫伤、百日咳、糖尿病、风火赤眼、便秘、白浊、尿血、痈疖肿毒。叶15～30克，水煎服；外用鲜叶适量，捣烂敷患处。孕妇忌服。

实用简方　①糖尿病：鲜芦荟叶120克，冰糖15克，水炖服。②百日咳：鲜芦荟叶适量，捣烂绞汁1茶匙，加糖顿服。③胼胝：鲜芦荟叶适量，置童便中浸泡半天，加热敷贴患处。④疖肿：鲜芦荟叶适量，捣烂外敷。

560 天门冬

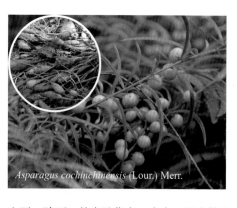

■ **别　名**　天冬。

■ **药用部位**　块根（药材名天冬）。

■ **植物特征与采制**　多年生攀缘草本。块根丛生，肉质，长圆形，表皮灰黄色。茎多分枝，有细纵棱，分枝基部具锐刺。叶状枝常2～4枚簇生，条形，具三棱，稍呈镰刀状弯曲。花两性或杂性，腋生；花被片黄白色或绿白色。浆果球形，成熟时红色。5月开花。多生于林缘阴湿地。分布于河北、

Asparagus cochinchinensis (Lour.) Merr.

山西、陕西、甘肃及华东、中南、西南等地。夏、秋季采收，除去须根，水煮至外皮稍裂易剥为度，剥去外皮，捞起晒干。

■ **性味功用**　甘，苦，寒。滋阴润燥，清肺止咳。主治燥热咳嗽、咽喉肿痛、内热消渴、便秘、病后虚热、百日咳、烫火伤。6～15克，水煎服；外用适量，捣烂取汁涂抹。

实用简方　①咳嗽：天冬、百部各15克，冬瓜糖30克，水煎服。②肺结核咳嗽：天冬15克，百合30克，大枣10枚，水煎，酌加冰糖调服。③石淋：鲜天冬120克，冬瓜糖30克，水炖服。④乳汁不足：天冬30克，蒲公英、通草各15克，猪瘦肉120克，酒水各半炖服。⑤百日咳：天冬、南天竹各15克，矮地茶12克，水煎服。⑥扁桃体炎、咽喉肿痛：天冬、麦冬、板蓝根、桔梗、山豆根各9克，甘草6克，水煎服。

■ **别　　名**　露笋、芦笋、山文竹。

■ **药用部位**　嫩茎。

■ **植物特征与采制**　直立草本。根粗壮，稍肉质。茎质硬，稍具白粉，多分枝；枝条细长而柔软；叶状枝簇生，条形。叶膜质，鳞片状。花1～4朵腋生或与叶状枝同生于一簇；单性，雌雄异株；淡黄色，呈钟形。浆果球形，成熟时红色。7～8月开花。多为栽培。分布于全国各地。夏、秋季采收，鲜用或晒干。

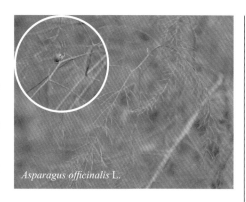

Asparagus officinalis L.

■ **性味功用**　微甘，微温。清热利湿，温肺止咳。主治银屑病、肝炎、风寒咳嗽、肺结核、百日咳。15～30克，水煎服。

> **实用简方**　①银屑病：石刁柏茎2000克，水煎3次，合并滤液浓缩，加白糖至500毫升，每次服20毫升，每日3次。②白血病：鲜石刁柏100克，绿茶3克，置砂锅中，加入清水500毫升，煮沸10分钟，代茶频饮，当日服完。适用于白血病引起的神经系统损害，对面红烦躁者尤宜。③肺结核：石刁柏适量，煎汤食用。

561 石刁柏

■ **别　　名**　平面草、云片竹、蓬莱竹。

■ **药用部位**　全草。

■ **植物特征与采制**　攀缘有刺草本。枝条和叶状枝甚密，水平排列；叶状枝簇生，丝状。主茎上的叶鳞片状，白色。花1～3朵着生于一短柄上，白色。浆果球形，紫黑色。夏季开花。全国各地常见栽培。全年可采，通常鲜用。

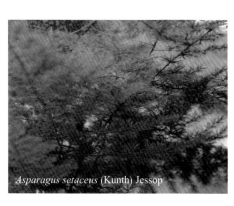

Asparagus setaceus (Kunth) Jessop

■ **性味功用**　苦，寒。凉血通淋，润肺止咳。主治咯血、吐血、淋浊、支气管炎、咳嗽。鲜全草15～30克，水煎服。

> **实用简方**　①咯血、吐血：鲜文竹30～60克，加冰糖少许，水炖服。②小便淋沥：文竹30克，水煎服。③咯血：文竹30克，冰糖适量，水炖服。

562 文竹

蜘蛛抱蛋

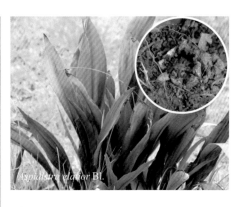

Aspidistra elatior Bl.

■ **别　　名**　飞天蜈蚣、入地蜈蚣。

■ **药用部位**　根茎。

■ **植物特征与采制**　多年生草本。根状茎横生，具节和鳞片，生多数须根。叶基生，单一；叶片披针形或椭圆状披针形，全缘；叶柄具浅槽。花单出于根状茎，贴近地面；花被肉质，钟状，紫色。浆果球形。2～7月开花结果。生于溪谷林阴处，或栽培。分布于我国长江以南各地。全年可采，鲜用或晒干。

■ **性味功用**　甘，淡，平。消暑祛湿，利尿通淋，和胃安神。主治中暑、肠胃炎、肾炎、砂淋、小便不利、咳嗽、头痛、牙痛、关节痛、失眠。9～15克，水煎服。孕妇慎服。

实用简方　①肺热咳嗽：鲜蜘蛛抱蛋30～60克，水煎，酌加冰糖调服。②伤暑感冒：蜘蛛抱蛋30克，酌加红糖，水炖服。③经闭腹痛：蜘蛛抱蛋9～15克，水煎服。

万寿竹

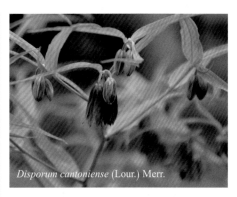

Disporum cantoniense (Lour.) Merr.

■ **别　　名**　山竹、白龙须。

■ **药用部位**　根茎。

■ **植物特征与采制**　多年生草本。根状茎横走，质硬，呈结节状。茎直立，上部呈二叉状分枝。叶长圆状披针形或披针形。伞形花序有花3～7朵；花白色至淡紫色，稍长于花梗。浆果球形，黑色。4月开花。生于灌木丛中或林下。分布于台湾、福建、安徽、湖北、湖南、广东、广西、贵州、云南、四川、陕西、西藏等地。春、秋季采挖，鲜用或晒干。

■ **性味功用**　微甘，平。祛痰止咳，舒筋活络。主治咳嗽、肺结核、风湿痹痛、腰腿痛、烫火伤。9～15克，水煎服。

实用简方　①肺热咳嗽、肺结核咯血：万寿竹、天冬、枇杷叶、鱼腥草、三白草根各15克，百部9克，水煎服。②手足麻痹：万寿竹60克，鸡蛋1个，水炖，食蛋喝汤。③腰痛：万寿竹适量，研末，每次6克，水酒冲服，早晚各1次。④烫火伤：万寿竹适量，熬膏，外涂患处。

■**别　　名**　金针菜、黄花菜。

■**药用部位**　根、花。

■**植物特征与采制**　多年生草本。根状茎粗短。根肉质，多数膨大呈长纺锤形。叶基生，叶片条形。花葶从叶丛中抽出，粗壮，高超过叶；花 6～12 朵，成顶生蝎尾状聚伞花序复组成圆锥状；花被橘红色，漏斗状。蒴果长圆形。5～9 月开花结果。生于溪谷或栽培。分布于秦岭以南各地，全国各地常见栽培。根全年可挖，花夏、秋季采摘；鲜用或晒干。

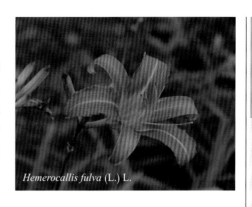

Hemerocallis fulva (L.) L.

■**性味功用**　甘，凉；根有小毒。清热利湿，凉血消肿。主治腮腺炎、黄疸、水肿、睾丸炎、关节炎、牙痛、血淋、便血、鼻出血、白浊、乳腺炎、乳汁不通、带下病、痔疮出血。9～15 克，水煎服；外用适量，捣烂敷患处。

　　实用简方　①湿热痢：萱草花、马齿苋各 50 克，水煎，酌加冰糖调服。②久嗽失音：萱草根 30 克，白木耳 10 克，百合 15 克，炖猪肺或冰糖服。③关节炎：鲜萱草根 30～90 克，猪蹄 1 只，酒水各半炖服。

■**别　　名**　百合花、夜合花。

■**药用部位**　鳞茎（药材名百合）、花。

■**植物特征与采制**　多年生草本。鳞茎球形，如莲座状，鳞瓣白色，卵状匙形，肉质。茎直立，常带紫褐色斑点。叶互生，渐上渐小，披针形或椭圆状披针形，全缘。花 1～4 朵生于茎顶；花被喇叭形，白色，背面稍带褐色。蒴果长圆形。4～9 月开花结果。多生于山坡湿地草丛中。分布于广东、广西、湖北、

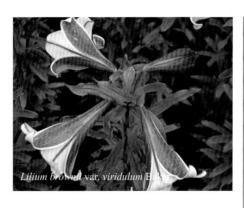

Lilium brownii var. viridulum Baker

安徽、福建、浙江、四川、陕西、甘肃、河南等地。鳞茎秋季采挖，散开鳞片，置开水烫或蒸 5～10 分钟后，用清水洗净黏液，晒干；花夏、秋季采收，通常鲜用。

■**性味功用**　甘，微苦，微寒。鳞茎，润肺止嗽，清心安神；主治咳嗽、咯血、心烦不宁、失眠多梦、精神恍惚、无名肿毒。花，清热利咽，宁心安神；主治咳嗽喑哑、心烦、失眠。9～15 克，水煎服；外用适量，捣烂敷患处。

　　实用简方　①肺热咳嗽：百合、浙贝母各 15 克，桔梗 5 克，冰糖适量，水煎服。②肺阴虚久咳：百合 30 克，石斛 12 克，水炖服。③咳嗽喑哑：鲜百合花 30～60 克，蜂蜜 15 克，猪肺适量，水炖服。

麦冬

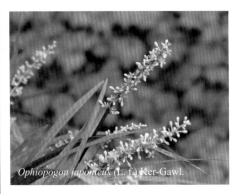

Ophiopogon japonicus (L. f.) Ker-Gawl.

■ **别　　名**　沿阶草、麦门冬、韭叶麦冬。

■ **药用部位**　块根（药材名麦冬）。

■ **植物特征与采制**　多年生草本。地下具细长的匍匐茎，节上被膜质鳞片；须根细长，常有部分膨大成纺锤形肉质块根。叶丛生，窄条形。花葶从叶丛中抽出，比叶短；花被紫红色或蓝紫色，长圆形。浆果球形，成熟时蓝黑色。7～11月开花结果。野生于山坡林下潮湿地，或栽培于庭园。分布于华东、中南及四川、云南、贵州、陕西、河北等地。全年可采，以春末夏初采为佳，鲜用或晒干。

■ **性味功用**　甘、微苦，微寒。生津润肺，清心养胃。主治咳嗽、支气管炎、肺痈、声音嘶哑、热渴、消渴、心烦失眠、胃酸缺少、神经官能症、口腔炎、小儿疳热、泌尿系统感染、肠燥便秘。9～15克，水煎服。

> **实用简方**　①支气管炎：麦冬10克，鬼针草、枇杷叶各6克，百部、陈皮各4.5克，水煎服。②肺结核潮热：麦冬15克，地骨皮10克，水煎服。③尿痛：麦冬60克，海金沙30克，水煎服。

华重楼

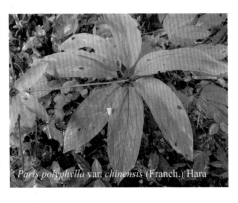

Paris polyphylla var. *chinensis* (Franch.) Hara

■ **别　　名**　重楼、七叶一枝花、草河车、蚤休。

■ **药用部位**　根茎。

■ **植物特征与采制**　多年生草本。根状茎呈结节状，横走，肉质，外皮黄褐色。茎单一，直立，基部带紫红色。叶5～9枚，通常7枚轮生茎顶，叶片长圆状披针形，全缘。花单生茎顶；外轮花被片叶状，内轮花被片窄条形，短于萼，黄色。蒴果室背开裂。4～10月开花结果。多生于山谷林下及灌丛阴湿地，或栽培。分布于西藏、云南、四川、福建、贵州等地。夏、秋季采收，鲜用或晒干。

■ **性味功用**　苦，微寒。有小毒。清热解毒，消肿止痛。主治蛇虫咬伤、乙脑、咽喉肿痛、肿瘤、腮腺炎、乳腺炎、无名肿毒、跌打伤痛、疔疮。3～9克，水煎服或研末服；外用适量，加水或醋，磨浆涂患处。孕妇忌服。

> **实用简方**　①食管癌：华重楼15克，垂盆草20克，射干9克，水煎服。②慢性喉炎：华重楼9～15克，水煎服。③乳腺炎初起：鲜华重楼适量，红糖少许，捣烂敷患处。④疮痈肿毒：华重楼9～15克，研末，调酒或醋涂患处。

■ **别　　名**　黄精、黄精姜、山姜、老虎姜。

■ **药用部位**　根状茎（药材名黄精）。

■ **植物特征与采制**　多年生草本。根状茎横生，结节状，肉质。叶互生，椭圆形或长圆状披针形，两面无毛。花序腋生，呈伞形状；花被片黄绿色，筒状。浆果球形，成熟时黑色。4～9月开花结果。多生于山地林下阴湿处，或栽培。分布于四川、湖北、河南、江西、安徽、浙江、福建、广东、广西等地。秋季采收，除去地上部分及须根，蒸到透心后，晒干。

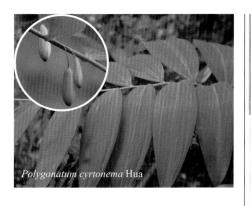
Polygonatum cyrtonema Hua

■ **性味功用**　甘，平。益阴生津，滋肾填精，润肺养胃。主治病后体虚、阳痿遗精、须发早白、脾虚乏力、消渴、高脂血症、神经衰弱、贫血、咳嗽、风癞癣疾、皮炎。9～15克，水煎服。

　　实用简方　①高血压、神经衰弱、头昏失眠：黄精9克，珍珠母30克，水煎代茶。②糖尿病：黄精、淮山药各15克，楤木根皮12克，水煎服。③肺燥咳嗽：黄精15克，北沙参12克，杏仁、桑叶、麦冬各9克，生甘草6克，水煎服。④肺虚咳嗽：黄精、百合各20克，陈皮3克，水煎服。⑤肾虚腰痛：黄精250克，黑豆60克，煮食。

■ **别　　名**　白河车、斩蛇剑。

■ **药用部位**　全草或根茎。

■ **植物特征与采制**　多年生常绿草本。根茎粗壮，肥厚，节密，节上生许多须根。叶丛生，阔带状，全缘，有时微波状。穗状花序自叶腋抽出；花被片黄绿色。浆果球形，橘红色。4～5月开花。多为栽培。分布于山东、江苏、浙江、江西、福建、湖北、湖南、广东、广西、贵州、四川等地，各地常有盆栽。全年可采，多鲜用。

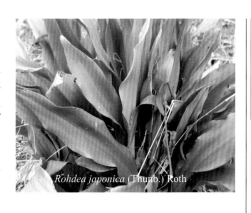
Rohdea japonica (Thunb.) Roth

■ **性味功用**　苦、微辛、甘，寒。有小毒。强心利尿，清热解毒。主治白喉、咽喉肿痛、细菌性痢疾、水肿、疔疮疖肿、牙痛、乳痈、无名肿毒、毒蛇咬伤。3～9克，水煎服；外用鲜品适量，捣烂敷患处。孕妇忌服。

　　实用简方　①一般喉痛或白喉初起：鲜万年青适量，捣烂，取汁漱口，吐出痰涎。②细菌性痢疾：万年青根茎40克，切碎，加醋100毫升，浸3日，去渣过滤，加开水100毫升，入糖浆少许即成。成人首次服5毫升，以后每次2毫升，开始1日6次，症状改善后，改1日4次。

571

菝葜

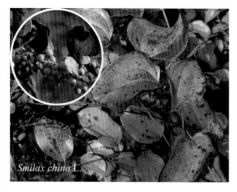

Smilax china L.

■ **别　　名**　金刚刺、铁菱角。

■ **药用部位**　根茎、叶。

■ **植物特征与采制**　落叶攀缘灌木。根状茎呈不规则菱角状，坚硬，土棕色。茎与枝散生倒刺。叶互生，卵圆形或椭圆形，全缘；叶柄近中部有 2 条卷须。伞形花序单生叶腋；花单性；花被黄绿色。浆果球形，成熟时红色。3 ～ 5 月开花结果。多生于山坡、路旁灌木丛中。分布于华东、中南、西南及台湾等地。全年可采，秋、冬季挖根茎较佳，切片晒干。

■ **性味功用**　甘、酸，平。根茎，祛风利湿；叶，解毒消肿。主治癌肿、糖尿病、风湿痹痛、关节痛、慢性结肠炎、白带异常、痢疾、疮疖肿毒、烫火伤。15 ～ 30 克，水煎服；外用适量，捣烂敷或煎水洗患处。

> **实用简方**　①赤白痢疾：菝葜根茎 60 ～ 120 克，白痢酌加红糖，赤痢酌加冰糖，水煎，饭前服。②黄疸：鲜菝葜根茎 120 克，水煎去渣，打入鸡蛋 2 个炖熟，酌加白糖调服。③肾虚多尿：菝葜根茎 30 ～ 60 克，水煎服。

572

土茯苓

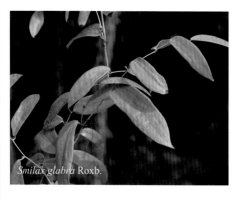

Smilax glabra Roxb.

■ **别　　名**　硬饭藤、光叶菝葜。

■ **药用部位**　根状茎（药材名土茯苓）。

■ **植物特征与采制**　多年生攀缘状灌木。具有结节状坚硬肥厚的根状茎，表面褐色，断面黄白色，粉性，有淡红色点，其上生刺及须根。叶互生，革质，椭圆状披针形或长圆形，全缘，叶面有光泽，叶背常被白粉；常有两条长卷须。伞形花序腋生；花被片白色。浆果球形，紫红色，被白粉。7 ～ 8 月开花，9 ～ 10 月结果。多生于土层深厚山坡、灌木丛中。分布于甘肃、长江流域以南及台湾、海南、云南等地。全年可挖，切片晒干。

■ **性味功用**　微甘，凉。清热除湿，消肿解毒。主治钩端螺旋体病、梅毒、风湿关节痛、头风痛、痢疾、泄泻、淋浊、胃痛、醉酒、咽喉肿痛、瘰疬、湿疹、剥脱性皮炎、痈肿疔毒、疥疮、漆过敏。15 ～ 60 克，水煎服。

> **实用简方**　①梅毒：鲜土茯苓 250 克，蒲公英、忍冬藤各 15 克，马齿苋 30 克，甘草 3 克，水煎服。②赤白带下：鲜土茯苓 125 克，红糖适量，水煎服，每日 3 次。

- ■ **别　　名**　草菝葜、大通筋。
- ■ **药用部位**　根及根茎。
- ■ **植物特征与采制**　多年生攀缘藤本。根茎粗短，略弯曲，结节状。茎具纵沟。叶互生，卵状披针形或披针状长圆形；叶柄基部有一对卷须。花单性，雌雄异株，伞形花序腋生；花被片黄绿色。浆果黑色。5～6月开花，6～9月结果。生于山坡林下阴湿地。除内蒙古、新疆、西藏、青海、宁夏、四川、云南外，全国大部分地区均有分布。全年可采，鲜用或晒干。

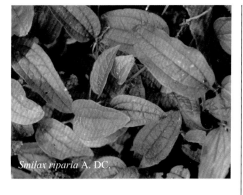
Smilax riparia A. DC.

573

牛尾菜

- ■ **性味功用**　甘、微苦，平。祛风利湿，通经活络。主治风湿痹痛、筋骨疼痛、坐骨神经痛、腰痛、乳糜尿、泌尿系统感染、闭经、跌打损伤。15～30克，水煎服；外用适量，捣烂敷患处。

> **实用简方**　①寒湿腰痛：牛尾菜45克，乌豆90克，老姜、紫苏根各15克，鸡蛋2个，老酒适量，水煎服。②风湿痹痛：牛尾菜60克，地桃花30克，下肢加土牛膝30克，水煎服。③肾虚腰腿痛：牛尾菜30～60克，猪蹄1只，水炖服。

- ■ **别　　名**　藜芦、闽浙藜芦、七厘丹。
- ■ **药用部位**　根及根茎（药材名藜芦）。
- ■ **植物特征与采制**　多年生草本。根茎不明显膨大，基部具黑褐色网状纤维的残存叶鞘；须根多数，肉质。叶披针形或条状披针形，基部叶可为长圆形。圆锥花序；主轴、花梗、苞片均被灰色卷曲绵毛；花被片淡绿色。蒴果椭圆形。7～10月开花结果。多生于高山林下阴湿地。分布于江西、江苏、浙江、安徽、湖南、湖北、广东、广西、福建等地。夏、秋季采收，以初夏为佳，晒干。

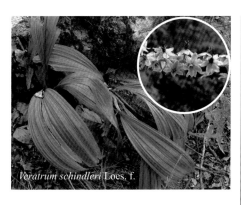
Veratrum schindleri Loes. f.

574

牯岭藜芦

- ■ **性味功用**　苦，寒。有毒。催吐，涌痰，杀虫。主治跌打损伤、关节痛、狂躁、癫痫、疥癣、恶疮。内服，研末，每次0.3～0.6克，开水送服；外用适量，研末或捣烂敷患处。孕妇忌服。不可与诸参（人参、丹参、沙参、玄参、苦参等）、细辛、芍药配伍。

> **实用简方**　①蛀牙痛：藜芦适量，研末，取少许塞蛀牙洞内，勿咽汁。②疥癣：藜芦适量，研末，酌加花生油调匀，涂敷患处。

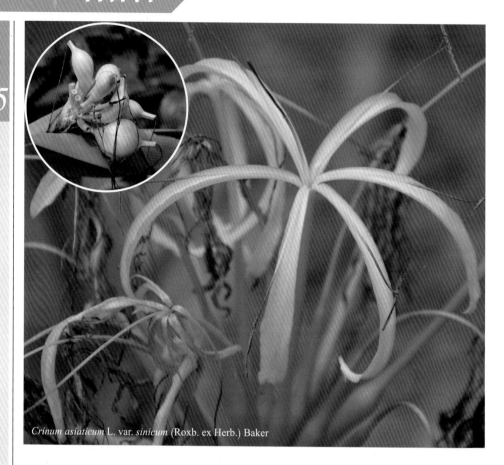

575

文殊兰

Crinum asiaticum L. var. *sinicum* (Roxb. ex Herb.) Baker

■ **别　　名**　郁蕉、十八学士。

■ **药用部位**　叶。

■ **植物特征与采制**　多年生草本。鳞茎球形。叶基生，带状披针形或披针形，边缘波状。花葶从叶丛中抽出，直立，粗壮，肉质；伞形花序顶生，通常有花 10～20 朵或更多；花白色，高脚碟形。蒴果球形。5～10 月开花结果。多生于沿海及河旁沙质地，或栽培。分布于福建、台湾、广东、广西等地。全年可采，通常鲜用。

■ **性味功用**　辛，温。有毒。行血祛瘀，消肿止痛。主治头痛、风湿关节痛、甲沟炎、跌打扭伤、痈疽、痔疮、蛇伤、无名肿毒。外用鲜叶适量，捣烂敷或煎水熏洗患处。

　　实用简方　①头痛：将鲜文殊兰叶用火烘软，剪 2 小块，贴太阳穴上。②扭伤：鲜文殊兰叶用酒煮软，先擦后敷患处。③跌打损伤、瘀血作痛：鲜文殊兰叶适量，捣烂，酌加酒调匀，敷患处。④横痃（性病引起的腹股沟淋巴结肿大）：文殊兰根 1 株，红糖 15 克，捣烂，烤温后敷患处。⑤牙痛：鲜文殊兰鳞茎 1 小片，置痛处，咬含 15 分钟左右。⑥无名肿毒：鲜文殊兰鳞茎适量，捣汁涂患处。

■ **别　　名**　地棕、独茅、千年棕。

■ **药用部位**　根茎（药材名仙茅）。

■ **植物特征与采制**　多年生草本。根状茎粗壮，肉质，褐色。叶基生，披针形、全缘；叶柄基部扩大成鞘。总状花序短，隐存于叶鞘内，上部为雄花，下部为两性花；花被黄色，下部呈管状。蒴果椭圆形。6～8月开花结果。多生于山坡湿地或林下草丛中。分布于浙江、江西、福建、台湾、湖南、广东、广西、四川南部、云南、贵州等地。夏、秋季采收，去叶，鲜用或晒干，或酒炒用。

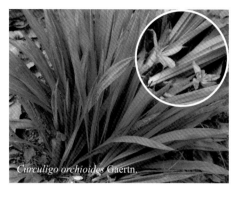

Curculigo orchioides Gaertn.

仙茅

■ **性味功用**　辛，温。有小毒。温肾壮阳，散寒除湿。主治阳痿、遗精、遗尿、慢性肾炎、腰膝酸痛、风湿关节痛、胃痛、脘腹冷痛、小儿疳积、白带异常、月经不调、瘰疬。9～15克，水煎服；外用适量，捣烂敷患处。

实用简方　①阳痿：仙茅、淫羊藿、何首乌各15克，水煎服，连服7日为1个疗程。②腰酸痛：仙茅6克，猪肾1副，水炖服。③老年遗尿：仙茅30克，泡酒服。④毒蛇咬伤：鲜仙茅、半边莲各适量，捣烂敷患处。⑤瘰疬：仙茅全草、一枝黄花各30克，酒水各半炖服。

■ **别　　名**　红花石蒜、老鸦蒜、鬼蒜。

■ **药用部位**　鳞茎（药材名石蒜）。

■ **植物特征与采制**　多年生草本。鳞茎球形或卵形，外被紫褐色薄膜，下端密生须根。叶基生、全缘、绿色、被白粉。花序单生；花鲜红色。10～11月开花，11～12月结果。多生于山地、岩石缝及草丛阴湿处。分布于华中、华东、广东、广西、陕西、四川、贵州、云南等地。全年可采，通常鲜用。

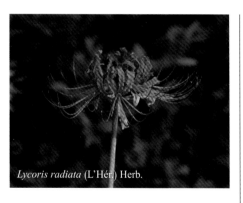

Lycoris radiata (L'Hér.) Herb.

石蒜

■ **性味功用**　微甘、辛，温。有毒。祛痰催吐，散结消肿。主治癫狂、误服毒物、肾炎、胸膜炎、腹膜炎、面神经麻痹、瘰疬、腮腺炎、痈疽肿毒、蛇头疔、蛇伤。1.5～3克，水煎或捣烂绞汁服；外用适量，捣烂敷患处。孕妇忌服。

实用简方　①食物中毒、痰涎壅塞：石蒜1.5～3克，煎服催吐。②水肿：石蒜、蓖麻子各适量，捣烂，贴涌泉穴。③痈疽肿毒：石蒜3～5个，捣烂，加热敷贴患处。④腮腺炎：石蒜适量，捣烂敷患处。

578

葱莲

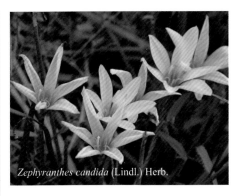

Zephyranthes candida (Lindl.) Herb.

■ **别　名**　玉帘、葱兰。

■ **药用部位**　全草。

■ **植物特征与采制**　多年生草本。鳞茎球形，表面薄膜灰黄色，内层白色，含黏液，具明显的颈。叶丛生，条形，稍肉质，深绿色。花葶从叶腋抽出，圆柱形，中空；花白色。种子扁平，黑色。7～9月开花，8～10月结果。多为栽培。分布于全国各地。全年可采，多为鲜用。

■ **性味功用**　苦、甘，平。有毒。平肝息风，镇痉解痉。主治小儿急惊风、疳热、癫痫、破伤风。鲜全草2～3株，水煎或绞汁服。本品有催吐作用，内服宜慎，且不宜多用，以防中毒。

实用简方　①小儿急惊风：鲜玉帘全草3～4株，水煎，调冰糖服；另用鲜玉帘全草3～4株，食盐3～6克同捣烂，分为2丸，贴于左右额角（太阳穴），外用纱布覆盖固定。②小儿癫痫：鲜玉帘全草3株，水煎，调冰糖服。

579

韭莲

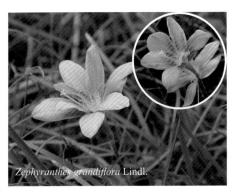

Zephyranthes grandiflora Lindl.

■ **别　名**　风雨花。

■ **药用部位**　全草。

■ **植物特征与采制**　多年生草本。鳞茎卵圆形，表皮膜质，褐色。叶条形。花单生于花葶顶部，苞片佛焰苞状；花冠漏斗状，粉红色。蒴果近球形。种子黑色。3～10月开花结果。多为栽培。分布于全国各地。全年可采，鲜用或晒干。

■ **性味功用**　苦，寒。有小毒。清热解毒，凉血止血。主治吐血、便血、崩漏、跌打损伤、痈疮红肿、毒蛇咬伤。15～30克，水煎服；外用鲜全草适量，捣烂敷患处。

实用简方　①痈疮红肿：鲜韭莲根适量，捣烂敷患处。②跌伤红肿：鲜韭莲适量，捣烂敷患处。③毒蛇咬伤：鲜韭莲适量，捣烂敷患处。

■**别　　名**　零余薯、雷公薯。

■**药用部位**　珠芽（药材名零余子）、块茎（药材名黄药子）。

■**植物特征与采制**　多年生草质宿根藤本。块茎球形或梨形，外皮棕黑色，密生须根。叶互生，心形或心状卵形，全缘；叶柄长，叶腋间常生黄褐色球形珠芽（零余子）。穗状花序数条腋生，下垂；花单性，雌雄异株。蒴果下垂，长圆形。种子镰刀状，有膜质翅。

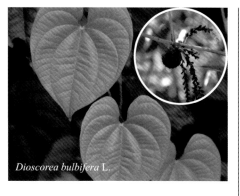

Dioscorea bulbifera L.

580

黄独

7～9月开花，8～10月结果。多生于林缘湿地或种于村旁。分布于华东、中南及陕西、甘肃、台湾等地。秋季采收，鲜用或晒干。

■**性味功用**　苦、辛，凉。有小毒。止咳化痰，散结消肿。主治百日咳、头痛、瘰疬、瘿瘤、产后瘀血痛。块茎3～9克，珠芽9～15克，水煎服。不宜过量及久服。

> **实用简方**　①热性咳喘：黄药子9克，买麻藤、薜荔茎、七叶一枝花各15克，杜衡3克，水煎服。②百日咳：鲜零余子9～15克，水煎，酌加冰糖调匀，饭后服，每日2次。③头痛：鲜大的零余子切薄片，贴太阳穴。④瘰疬：黄药子9克，水煎冲酒服。

■**别　　名**　红孩儿、朱砂莲、血三七。

■**药用部位**　块茎。

■**植物特征与采制**　缠绕藤本。块茎肉质，长圆形或不规则，外皮棕褐色，有疣状突起，断面红色。茎近基部有刺。茎下部的叶互生，阔心形或长圆形；茎上部的叶对生，长卵形至长圆状披针形，叶背网脉明显，有白粉。花单性，雌雄异株。蒴果光滑无毛。4～10月开花结果。生于山坡林缘。分布于浙江、

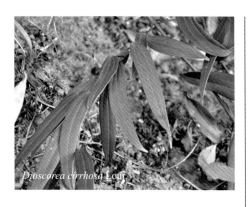

Dioscorea cirrhosa Lour.

581

薯莨

江西、福建、台湾、湖南、广东、广西、贵州、四川、云南、西藏等地。全年均可采，鲜用或切片晒干。

■**性味功用**　苦、涩，平。有小毒。活血止血，固涩收敛，清热解毒。主治各种出血、腹泻、痢疾、烫火伤、带状疱疹、月经不调、闭经、痛经、鱼虾中毒、疮疖、跌打损伤。3～9克，水煎服；外用研末，调敷患处。孕妇慎服。

> **实用简方**　①胃脘胀痛：薯莨30克，鸭蛋1～2个，水炖服。②痢疾：薯莨、地榆各9克，水煎服。③异常子宫出血、产后出血、上消化道出血、咯血：薯莨500克，加水5000毫升，煎成2500毫升，每次服20毫升，每日3次。

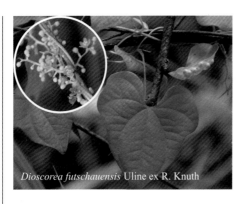

582 福州薯蓣

Dioscorea futschauensis Uline ex R. Knuth

- **别　　名**　山萆薢、萆薢。
- **药用部位**　根茎、果（药材名风车子）。
- **植物特征与采制**　缠绕藤本。根状茎横生，呈不规则的圆柱状，外表土黄色，有瘤状突起的茎基痕迹，断面灰白色或淡黄色。叶互生，卵圆形或圆形，边缘通常 5～7 裂，茎上部的叶片边缘波状或全缘。雄花序圆锥状，腋生；花小，花被片橙黄色。蒴果成熟时下垂，具 3 翅。6～10 月开花结果。多生于山坡土层深厚的灌木丛中。分布于浙江、福建、湖南、广东、广西等地。根茎全年可采，果秋季采收；鲜用或晒干。
- **性味功用**　苦，平。根茎，祛风湿、分清浊；主治淋证、白浊、白带异常、风湿痹痛、关节痛、扭伤。果，消肿解毒；主治耳聋、慢性中耳炎。根茎 9～20 克，果 9～15 克，水煎服。

> **实用简方**　①痛风：福州薯蓣根茎 35 克，土茯苓、白茅根、车前草、薏苡仁各 30 克，威灵仙、爵床各 18 克，水煎服。②风寒湿痹、腰骨强痛：福州薯蓣根茎 15～30 克，猪脊骨适量，水炖服。③乳糜尿：福州薯蓣根茎、益智仁各 15 克，石菖蒲、乌药各 10 克，食盐少许，水煎服。

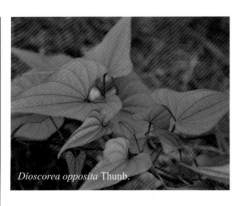

583 薯蓣

Dioscorea opposita Thunb.

- **别　　名**　山药、淮山、怀山药。
- **药用部位**　块茎（药材名山药）。
- **植物特征与采制**　缠绕藤本。块茎垂直生长，略呈圆柱形，外皮灰褐色，断面白色，有黏液。基部叶互生，中上部叶对生，叶片三角状卵形。花单性，雌雄异株，腋生，穗状；花小，黄绿色。蒴果具 3 翅。6～10 月开花结果。栽培或生于山坡、林下、路旁及灌丛中。分布于华北、西北、华东、华中等地。秋、冬季采挖，洗净，除去须根，用火烤至七八成干即刨皮、切片，晒干或烤干。
- **性味功用**　甘，平。健脾止泻，润肺止咳，补脾益肾。主治脾虚泄泻、久痢、肺虚咳喘、糖尿病、遗精、小便频数、白带异常、小儿疳积、中耳炎、痈肿。9～15 克，水煎服；外用鲜块茎适量，捣烂敷患处。养阴宜生用，健脾止泻宜炒黄用。

> **实用简方**　冻疮：山药少许，于新瓦上磨为泥，涂疮口上。

射干

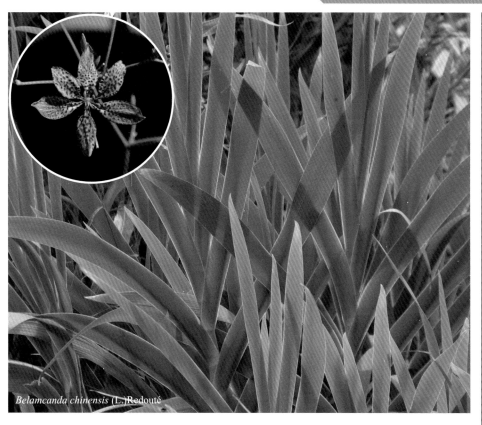

Belamcanda chinensis (L.)Redouté

■ **别　　名**　扁竹、蝴蝶花。

■ **药用部位**　根茎（药材名射干）。

■ **植物特征与采制**　多年生直立草本。地下有不规则结节状根茎，鲜黄色。叶互生，扁平，嵌叠而抱茎，剑形，全缘，平行脉多条。花为二歧状或疏散的伞房花序，顶生；花被片橙黄色而带有暗红色斑点。蒴果椭圆形。种子球形，黑色。7～8月开花，8～9月结果。栽培或野生于草地、山坡、林下阴湿地。分布于全国各地。夏、秋季采收，洗净，剪除须根；鲜用或晒干。

■ **性味功用**　苦，寒。有小毒。清咽，祛痰，消肿，解毒。主治扁桃体炎、咽喉肿痛、白喉、口舌生疮、咳喘气逆、瘰疬、腮腺炎、睾丸炎、乳腺炎、牙疳、疮毒肿痛。3～15克，水煎服；外用鲜品适量，捣烂敷患处。孕妇忌服。

　　实用简方　①小儿疳积：鲜射干10克，猪瘦肉适量，水炖服。②流行性腮腺炎：射干、海金沙藤各15克，大蓟根9克，水煎服。③乳腺炎：鲜射干、萱草根各适量，捣烂，调蜂蜜敷患处；另取鲜射干15克，捣烂取汁服。④扁桃体脓肿：鲜射干、积雪草、天胡荽、车前草各适量，捣烂绞汁服。⑤痈肿焮赤：射干15克，金银花30克，水煎服。

姜科

585 华山姜

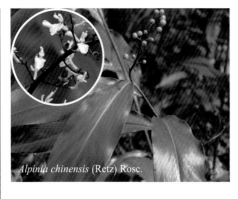

Alpinia chinensis (Retz) Rosc.

- ■ **别　　名**　土砂仁、华良姜。
- ■ **药用部位**　根茎、种子。
- ■ **植物特征与采制**　多年生直立草本。具横走的根茎。叶互生，长圆形或条状披针形，两面光滑无毛；叶柄短；叶舌短。狭圆锥花序顶生；花冠白色，有红色小斑点。果球形，成熟时红色。6～7月开花，11～12月果成熟。多生于山谷疏林下。分布于我国东南部至西南部各地。夏、秋季采收，鲜用或晒干。

■ **性味功用**　辛，温。温中消食，止咳平喘，散寒止痛。主治感冒、咳嗽、哮喘、胃痛、脘腹胀痛、消化不良、风湿关节痛、月经不调、跌打损伤、无名肿毒。根茎6～15克，种子3～6克，水煎服；外用鲜根茎适量，捣烂敷患处。

> **实用简方**　①胃气痛：华山姜根茎30克，水煎服。②肺结核咳嗽：华山姜根茎、干姜、核桃仁各15克，酌加蜂蜜，蒸服。③喘咳：华山姜根茎30克，用童便浸泡3日，取出晒干，加酒250毫升，浸泡10日后，每日早晚各服15毫升。

586 山姜

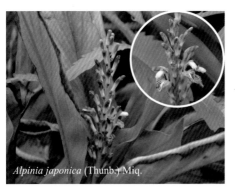

Alpinia japonica (Thunb.) Miq.

- ■ **别　　名**　建砂仁、土砂仁。
- ■ **药用部位**　根茎、种子（药材名山姜子）。
- ■ **植物特征与采制**　多年生草本。根茎横走，多分枝，棕褐色。叶互生，宽披针形，全缘，两面具短柔毛，叶背尤密，主脉在叶背凸起；几无柄，叶鞘抱茎；叶舌2裂，极短。总状花序式的圆锥花序顶生。蒴果长圆形，橙红色，被短柔毛。4～8月开花，9～10月果成熟。多生于山谷林下阴湿地。分布于我国东南部、南部至西南部各地。根茎全年可挖，果实9～10月采，晒干。

■ **性味功用**　辛，温。祛风行气，温中止痛。根茎主治风湿痹痛、脘腹冷痛。种子主治胃痛、食欲不振、胸腹胀痛、呕吐、泄泻、哮喘。3～9克，水煎服。

> **实用简方**　①胃痛：山姜根30～50克，水煎，兑番鸭汤服，每隔7日服1次。②慢性胃炎：山姜子30～60克，置野猪肚内，用线扎紧，炖烂，酌加水酒、食盐，分2～3次服。③反胃：山姜子9克，水煎服。④外感咳嗽：山姜根、桑白皮、白茅根各9克，紫苏叶6克，水煎服。⑤无名肿毒：鲜山姜根、蒲公英各适量，捣烂敷患处。

■ **别　　名**　阳春砂仁、缩砂仁、春砂仁。

■ **药用部位**　花、果皮、种子（药材名砂仁）。

■ **植物特征与采制**　多年生草本。根状茎横走，有分枝，节上具圆筒形膜质鳞片。叶披针形，全缘；叶鞘抱茎，具缘毛，无柄；叶舌具缘毛。穗状花序自根茎抽出。蒴果长圆形，具肉刺凸起，成熟时红棕色。6～8月开花结果。多栽培于山谷林下阴湿地。分布于福建、广东、广西、云南等地。8～9

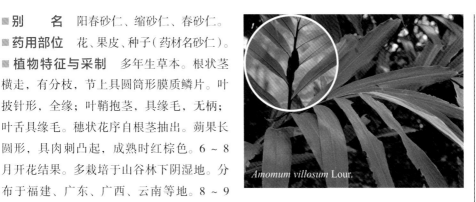

Amomum villosum Lour.

月间将成熟的果剪下，放入铁筛中以微火烘至半干时，趁热喷冷水1次，使其骤然收缩，果皮与种子紧密结合，再晒干，称为阳春砂或壳砂；剥去果皮的种子团称为砂仁；果皮为砂壳。

■ **性味功用**　辛，温。理气，开胃，消食，安胎，醒酒。主治脘腹胀痛、呃逆、呕吐、肠炎、食欲不振、宿食不消、胎动不安。1.5～6克，水煎或研末服。

> **实用简方**　①牙齿常疼痛：砂仁常嚼之。②骨鲠：砂仁、威灵仙各4.5克，水2盅，入砂糖半碗，煎1盅，含在口中慢慢咽下，四五次即出。③口疮：砂仁火煅存性为末，撒患处。

砂仁

■ **别　　名**　蓬莪术、蓬术。

■ **药用部位**　根茎（药材名莪术）。

■ **植物特征与采制**　多年生宿根草本。根状茎圆柱形，肉质，淡黄色；根末端常膨大呈纺锤形。叶片窄长圆形；花冠淡黄色。春季开花。栽培或野生于林荫下。分布于台湾、福建、江西、广东、广西、四川、云南等地。冬季采收，洗净，以清水浸泡，闷透，蒸熟，切片晒干。

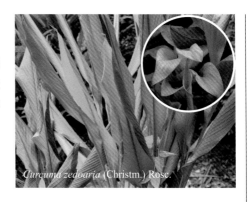

Curcuma zedoaria (Christm.) Rosc.

■ **性味功用**　苦、辛，温。行气破血，消积止痛。主治脘腹胀痛、积滞、闭经、痛经、癥瘕、脱白、跌打损伤。3～9克，水煎服。孕妇忌服。行气止痛多生用，破血祛瘀宜醋炒。

> **实用简方**　①吞酸吐酸：莪术30克，萸黄连15克（吴茱萸15克同煮，后去吴茱萸），水煎服。②伤扑疼痛：莪术、白僵蚕、苏木各30克，没药15克，研末，每次6克，水煎温服，每日3～5次。③漆过敏：莪术、贯众各适量，煎水洗患处。

莪术

郁金

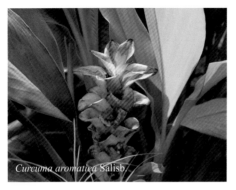

Curcuma aromatica Salisb.

■ **别　　名**　温郁金、玉金。

■ **药用部位**　块根（药材名郁金）。

■ **植物特征与采制**　多年生草本。根状茎粗短，肥大，断面黄色；根端膨大呈纺锤形。叶长圆形，全缘，叶背具短柔毛；叶柄与叶片近等长，基部叶的柄较短。花葶从根茎抽出，与叶同时发出或先叶而出；穗状花序圆锥形；花冠白色。4～6月开花。多栽培于阴湿地。分布于我国东南部至西南部各地。立春前后当地上部分枯萎后采挖，取下根端的块根，洗净，用开水煮后晒干。

■ **性味功用**　辛、苦，寒。行气解郁，活血化瘀，疏肝利胆。主治胸胁痛、脘腹胀痛、风湿关节痛、鼻出血、尿血、痛经、闭经、月经不调、癫狂、黄疸、砂淋、中耳炎、疮疡肿痛。3～9克，水煎服。孕妇慎服。

> **实用简方**　①病毒性肝炎：郁金适量，研末，每次服5克，每日3次。②期前收缩：郁金适量，研末，每次服5～10克，每日3次。如无不适反应加量至10～15克，每日3次，3个月为1疗程。③带状疱疹后顽固性肋间神经痛：郁金、木香各10克，水煎服。④疮疡肿痛：郁金适量，研末，调水涂之。

姜黄

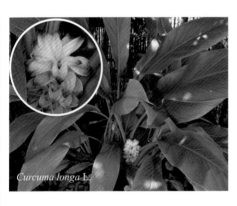

Curcuma longa L.

■ **别　　名**　黄姜。

■ **药用部位**　根茎（药材名姜黄）。

■ **植物特征与采制**　多年生宿根草本。根状茎短圆柱形，分枝丛聚呈指状，断面深黄色；根粗壮，末端膨大成块状。叶基生，长圆形，基部渐狭，两面无毛；叶柄长。花葶从叶鞘内抽出；穗状花序圆柱状；花冠淡黄色。秋季开花。栽培或野生于山坡草地向阳处。分布于台湾、福建、广东、广西、云南、西藏等地。冬季或初春采挖，煮熟晒干，锤去外皮。

■ **性味功用**　辛、苦，温。行气破瘀，通经止痛。主治腹胀、中暑腹痛、风湿痹痛、月经不调、痛经、闭经、痛、跌打损伤。3～9克，水煎服。孕妇慎服。

> **实用简方**　①小便艰涩不通：姜黄、滑石各20克，木通10克，水煎服。②产后血痛（腹内有血块）：姜黄、桂心等分为末，酒冲服1匙，血下尽后即愈。③疮癣初发：姜黄研末，搽患处。

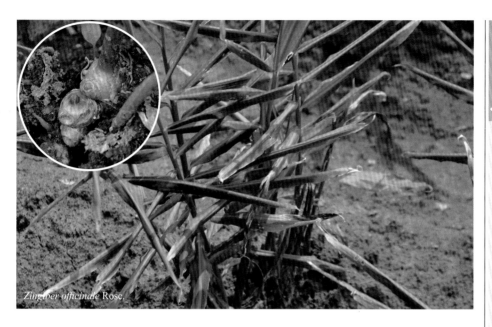

Zingiber officinale Rosc.

■ **别　　名**　生姜。

■ **药用部位**　根茎。

■ **植物特征与采制**　多年生草本。根茎肥厚，多分枝，有芳香及辛辣味。叶片披针形或线状披针形。穗状花序球果状；花冠黄绿色。秋季开花。多为栽培。分布于我国中部、东南部至西南部各地。9～11月采收，除去茎、叶、须根，即为生姜。干姜：冬季挖取老根茎，除去茎、叶、须根，洗净，闷润，切片，晒干。姜皮：生姜浸于清水中过夜，削取外皮，晒干。炮姜：取干姜置锅中炒至发泡鼓起，表面呈焦黄色时，取出喷洒少许清水，晾干。姜炭：干姜放锅内炒至黑色，洒水少许，再炒片刻，取出晾凉。

■ **性味功用**　生姜，辛，温；发表散寒，安胃止呕，消痰止咳；主治感冒、咳嗽、胃痛、呕吐、蛔虫性肠梗阻、风疹、食欲不振、冻疮。干姜，辛，热；温阳，散寒，温中；主治胃腹疼痛、慢性胃肠炎、手足厥冷、痰饮咳嗽。姜皮，辛，微温；行气消水；主治感冒、水肿。炮姜，辛，热；温经止血；主治吐血、便血、痛经、异常子宫出血。姜炭，辛、涩、热；温中固泄；主治久泄、久痢。生姜，6～9克，水煎或捣汁服；外用适量，擦患处。干姜、姜皮，3～9克，水煎服；炮姜，3～9克，水煎或研末服；姜炭，3～6克，研末服。炮姜，孕妇忌服；姜炭，孕妇慎服。

　　实用简方　①风寒感冒：生姜5片，紫苏叶30克，水煎服。②胃热呕吐：生姜6克，鲜竹茹30克，莲子心3克，水煎服。③干咳日久不愈：生姜20克，剁碎，与鸡蛋1个拌匀，用香油煎熟，饭后服，每日1次，连服5～7日。④牙痛：干姜30克，雄黄9克，研末搽患处。

592

美人蕉

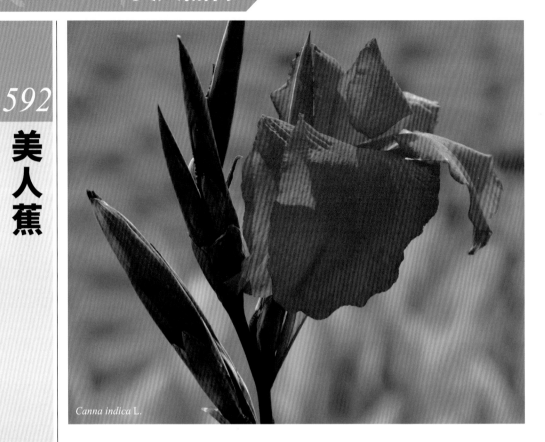

Canna indica L.

■ **别　　名**　连蕉、小芭蕉。

■ **药用部位**　根茎。

■ **植物特征与采制**　多年生草本。具块状根茎。叶互生，长圆形，先端短渐尖，基部阔楔形，全缘，中脉明显；叶鞘抱茎。总状花序顶生，常被蜡质白粉。蒴果长卵形，被软刺。4～9月开花。多为栽培。分布于全国各地。秋、冬季采挖，鲜用或晒干。

■ **性味功用**　甘、淡，凉。清热，利湿，调经，凉血。主治黄疸、痢疾、高血压、鼻出血、白带异常、月经不调、血崩、跌打损伤、疮疡肿毒。15～30克，水煎服；外用鲜根茎适量，捣烂敷患处。

实用简方　①急性病毒性肝炎：鲜美人蕉根茎60～120克，水煎服。服药期间忌食鱼虾、辛辣、荤油。②遗精：鲜美人蕉根茎60克，金樱根30克，水煎，酌加冰糖调服。③白浊：鲜美人蕉根茎60克，无根藤40克，猪小肚或猪小肠适量，水炖服。④湿热型带下病：美人蕉根茎15克，炒贯众9克，水煎服。⑤吐血、鼻出血：美人蕉花6克，白茅根30克，水煎服。⑥扭挫伤：鲜美人蕉根茎适量，酌加酒糟，捣烂敷患处。⑦疮疡肿毒：鲜美人蕉根茎、苦瓜叶各适量，捣烂敷患处。

■ **别　　名**　花叶开唇兰、金线莲、鸟人参。

■ **药用部位**　全草（药材名金线莲）。

■ **植物特征与采制**　多年生矮小草本。根状茎横卧。叶互生，卵圆形，叶面光泽，近黑紫色，有金黄色脉网，叶背暗红色。总状花序顶生，有 2 ~ 5 朵花。9 ~ 10 月开花。多生于阔叶

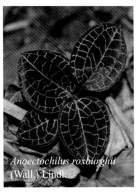
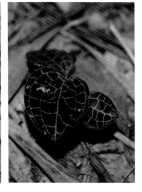

Anoectochilus roxburghii (Wall.) Lindl.

林下而常被树叶遮盖的阴湿地，或栽培。分布于浙江、江西、福建、湖南、广东、海南、广西、四川、云南、西藏等地。秋季采收，鲜用或晒干。

■ **性味功用**　甘，平。清热凉血，祛风利湿。主治咯血、咳嗽、肺痈、支气管炎、结核性脑膜炎、肾炎、膀胱炎、糖尿病、乳糜尿、尿血、泌尿系统结石、风湿痹痛、小儿急惊风、小儿高热不退。6 ~ 20 克，水煎服。

实用简方　①肺痈：金线莲 15 克，冬瓜糖 30 克，水炖服。②糖尿病、肺结核：金线莲 9 ~ 15 克，酌加冰糖，水炖服。③咳嗽痰稠：金线莲 15 克，冰糖 30 克，水炖服。④小儿急惊风：金线莲 3 ~ 9 克，八角莲 3 克，水煎服。

593

金线兰

■ **别　　名**　竹兰、禾叶竹叶兰。

■ **药用部位**　全草。

■ **植物特征与采制**　直立草本。根状茎横走，结节状或不规则块状。叶 2 列，坚挺，条形。总状花序具花 2 ~ 12 朵；花大，粉红色；唇瓣较长，3 裂，中裂片较大，有缺刻。夏秋季开花结果。生于山坡湿地。分布于浙江、江西、福建、台湾、湖南、广东、海南、广西、四川、云南、西藏等地。全年可采，鲜用或晒干。

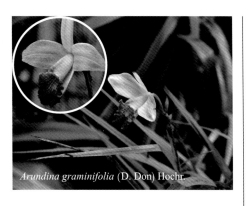

Arundina graminifolia (D. Don) Hochr.

594

竹叶兰

■ **性味功用**　苦，平。清热利湿，解毒止痛。主治黄疸、风湿痹痛、膀胱炎、热淋、水肿、疮痈肿毒、毒蛇咬伤、跌打损伤。15 ~ 30 克，水煎服；外用鲜全草适量，捣烂敷患处。

实用简方　①急性肝炎：竹叶兰 25 克，茵陈蒿 15 克，地耳草 10 克，水煎服。②毒蛇咬伤：鲜竹叶兰捣烂，调敷患处。③小便涩痛：竹叶兰 30 克，水煎代茶。

595

白及

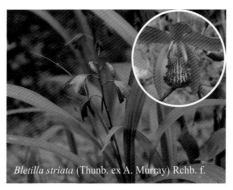

Bletilla striata (Thunb. ex A. Murray) Rchb. f.

■ **别　名**　双肾草、白芨。

■ **药用部位**　块茎（药材名白及）。

■ **植物特征与采制**　多年生草本。块茎肉质，扁球形或不规则菱形，上有荸荠样的环带，黄白色，富黏性，常数个并生。叶披针形，基部下延成鞘，抱茎。总状花序有 3 ～ 8 朵花，顶生；花紫色或淡红色。4 ～ 7 月开花。多为栽培。分布于陕西、甘肃东南部、江苏、安徽、浙江、江西、福建、湖北、湖南、广东、广西、四川、贵州等地。8 ～ 10 月间挖取老块茎，除去地上茎、叶和须根，洗净，放开水内浸泡，使内含物糊化，剥去外皮，晒干。

■ **性味功用**　苦，平。消肿生肌，收敛止血。主治咯血、肺脓肿、胃及十二指肠溃疡、吐血、便血、烫火伤、乳头及手足皲裂、疮痈肿毒、肛裂、鸡眼。9 ～ 15 克，水煎服；外用研末，调敷患处。反乌头。

> **实用简方**　①肺热吐血：白及研细末，每次 3 克，白米汤送服。②烫火伤：白及研细末，老茶油调敷。③手足皲裂：白及研细末，板油适量，调敷患处。④鼻出血：用口水调白及末涂鼻梁上；另取白及粉 3 克，水冲服。

596

石斛

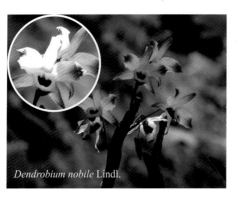

Dendrobium nobile Lindl.

■ **别　名**　金钗石斛、吊兰花。

■ **药用部位**　茎（药材名石斛）。

■ **植物特征与采制**　多年生草本。茎丛生，直立。叶生于茎的上部，革质，长圆形，先端有凹缺，基部鞘状，抱茎，叶面有光泽。总状花序具 1 ～ 4 朵花；花白色，末端呈淡红色。4 ～ 6 月开花。多附生于阴湿的岩壁上、树上，或栽培。分布于台湾、湖北、香港、海南、福建、广西、四川、贵州、云南、西藏等地。全年可采，以夏、秋季为佳；鲜用或用开水泡后晒干。

■ **性味功用**　甘，微寒。清热生津，滋养肺胃。主治热病伤津、口干烦渴、咳嗽、病后虚热。3 ～ 15 克，水煎服。

> **实用简方**　①病后虚热口渴：鲜石斛、麦冬、五味子各 9 克，水煎代茶。②慢性咽炎：石斛 15 克，冰糖 8 克，水煎代茶。③虚热咳嗽：石斛、梨皮各 12 克，麦冬、桔梗各 10 克，水煎服。

■ **别　　名**　大斑叶兰、银丝盘、银线莲。

■ **药用部位**　全草。

■ **植物特征与采制**　多年生草本。茎基部匍匐。叶 4 ~ 8 枚，多生于茎的基部，互生，卵形或卵状披针形，叶面绿色，具白色斑纹，叶背浅绿色。总状花序具 5 ~ 10 朵花；花偏向花序轴的一侧，白色或带微红。8 ~ 10 月开花。多生于林下阴湿多腐殖质的地方。分布于长江以南各地及台湾、西藏。夏、秋季采收，鲜用或晒干。

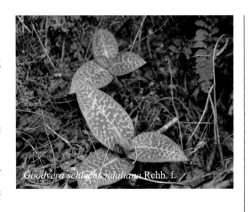
Goodyera schlachtendaliana Rchb. f.

■ **性味功用**　苦，寒。清肺止咳，解毒消肿，止痛。主治高热、支气管炎、肺痨咳嗽、喉痛、吐血、糖尿病、小儿急惊风、关节痛、疔疮、乳痈、瘰疬、毒蛇咬伤。6 ~ 15 克，水煎服；外用鲜全草适量，捣烂敷患处。

　　实用简方　①肺结核：斑叶兰 15 克，猪瘦肉适量，水炖服。②气管炎：斑叶兰 3 ~ 6 克，酌加冰糖，水炖服。③风湿痛：斑叶兰 18 克，盐肤木、蔓九节、薜荔藤各 30 克，土牛膝 25 克，水煎服。④毒蛇咬伤：斑叶兰 15 克，半边莲、野菊花各 10 克，金银花 12 克，水煎服，渣捣烂敷患处。

597 斑叶兰

■ **别　　名**　广东石仙桃、石橄榄、岩珠。

■ **药用部位**　全草。

■ **植物特征与采制**　多年生附生草本。根状茎匍匐；假鳞茎肉质。叶条状披针形。总状花序从假鳞茎顶部伸出，具 10 余朵花；花小，白色或淡黄色。6 ~ 12 月开花。多生于溪谷林下阴湿的岩石上。分布于浙江、江西、福建、台湾、湖南、广东、广西等地。全年可采，多鲜用。

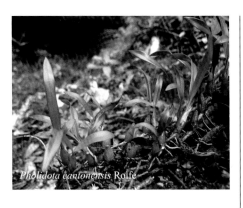
Pholidota cantonensis Rolfe

■ **性味功用**　微甘，凉。清热凉血，滋阴润肺。主治肺热咳嗽、高热、咯血、头晕、头痛、支气管炎、急性胃肠炎、慢性骨髓炎、风火牙痛、小儿疝气。30 ~ 60 克，水煎服。

　　实用简方　①头晕、头痛：鲜细叶石仙桃 30 ~ 60 克，钩藤、菊花各 15 克，水煎服。②失眠：鲜细叶石仙桃 30 克，合欢皮、女贞子各 15 克，旱莲草 20 克，鸡血藤 10 克，水煎服。③热咳：鲜细叶石仙桃 30 ~ 50 克，栀子根 30 克，水炖服。④肺热咳嗽、咯血：鲜细叶石仙桃 30 ~ 90 克，水煎，调冰糖服。

598 细叶石仙桃

石仙桃

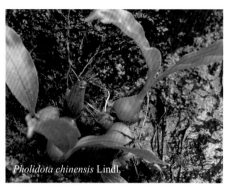

Pholidota chinensis Lindl.

- **别　　名**　石橄榄。
- **药用部位**　全草。
- **植物特征与采制**　多年生附生草本。假鳞茎肉质，卵形或卵状长圆形。叶片椭圆形或椭圆状披针形，全缘，有数条明显的基出脉。总状花序顶生，从两叶间抽出，下垂，有花8～20朵，绿白色。蒴果橄榄形。3～4月开花，4～10月结果。多附生于溪谷、林下具腐殖质土的岩石和树干上，或栽培。分布于浙江、福建、广东、海南、广西、贵州、云南、西藏等地。全年可采，多鲜用。
- **性味功用**　苦、微酸，凉。清热养阴，化痰止咳，敛阴降火，平肝息风。主治头晕、头痛、肺热咳嗽、肺结核咯血、支气管炎、咳嗽、胃痛、风湿关节痛、尿道炎、梦遗、扁桃体炎、咽喉肿痛、瘰疬、白带异常、乳腺炎、牙痛。30～60克，水煎服；外用适量，捣烂敷患处。

> **实用简方**　①梦遗、滑精：石仙桃30克，金丝草15克，水煎服。②慢性胃炎：石仙桃30～60克，猪肚1只，水炖服。③急性扁桃体炎：石仙桃30克，鲜杠板归60克，鲜一枝黄花15克，水煎服。

绶草

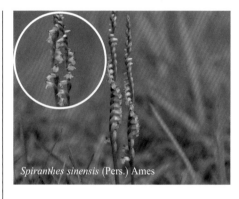

Spiranthes sinensis (Pers.) Ames

- **别　　名**　盘龙参、青龙抱柱。
- **药用部位**　全草。
- **植物特征与采制**　草本。有数条粗壮、肉质、簇生的根。叶3～6片，近基生，条形或条状倒披针形。穗状花序顶生，小花多数，呈螺旋状排列在花序轴上；花冠白色或带粉红色。3～5月开花。多生于山坡湿地。分布于全国各地。夏、秋季采收，鲜用或晒干。
- **性味功用**　甘，平。滋阴益气，凉血解毒。主治病后体虚、神经衰弱、肺结核咯血、慢性肝炎、糖尿病、淋浊、白带异常、遗精、咽喉肿痛、小儿急惊风、小儿夏季热、带状疱疹、指头疔、牙痛、疮疡痈肿、毒蛇咬伤。9～15克，水煎服；外用适量，捣烂敷患处。

> **实用简方**　①虚热咳嗽：绶草15克，浙贝母8克，水煎服。②带状疱疹：绶草根适量，晒干研末，麻油调搽。③糖尿病：绶草根30克，猪胰1条，酌加水煎服。④遗精：绶草根、黄花倒水莲、金樱根各15克，水煎服。⑤小儿夏季热：绶草9～15克，水煎服。

植物拉丁学名索引

（植物拉丁学名前的数字为每种中草药的序号，而非页码）

558	*Allium tuberosum* Rottl. ex Spreng.	韭
543	*Alocasia macrorrhiza* (L.) Schott	海芋
559	*Aloe vera* var. *chinensis* (Haw.) Berg.	芦荟
585	*Alpinia chinensis* (Retz) Rosc.	华山姜
586	*Alpinia japonica* (Thunb.) Miq.	山姜
84	*Alternanthera philoxeroides* (Mart.) Griseb.	空心莲子草
85	*Alternanthera sessilis* (L.) DC.	莲子草
364	*Alyxia sinensis* Champ. ex Benth.	链珠藤
587	*Amomum villosum* Lour.	砂仁
265	*Ampelopsis cantoniensis* (Hook. et Arn.) Planch.	广东蛇葡萄
266	*Ampelopsis japonica* (Thunb.) Makino	白蔹
173	*Amygdalus persica* L.	桃
444	*Andrographis paniculata* (Burm. f.) Nees	穿心莲
338	*Angelica decursiva* (Miq.) Franch. et Sav.	紫花前胡
14	*Angiopteris fokiensis* Hieron.	福建观音座莲
593	*Anoectochilus roxburghii* (Wall.) Lindl.	金线兰
71	*Antenoron filiforme* (Thunb.) Rob. et Vaut.	金线草
300	*Aquilaria sinensis* (Lour.) Spreng.	土沉香
325	*Aralia chinensis* L.	楤木
491	*Arctium lappa* L.	牛蒡
342	*Ardisia brevicaulis* Diels	九管血
343	*Ardisia crenata* Sims	朱砂根
344	*Ardisia gigantifolia* Stapf	走马胎
345	*Ardisia mamillata* Hance	虎舌红
346	*Ardisia punctata* Lindl.	山血丹
347	*Ardisia pusilla* A. DC.	九节龙
544	*Arisaema erubescens* (Wall.) Schott	一把伞南星
69	*Aristolochia debilis* Sieb. et Zucc.	马兜铃
172	*Armeniaca mume* Sieb.	梅
492	*Artemisia annua* L.	黄花蒿
493	*Artemisia anomala* S. Moore	奇蒿
494	*Artemisia capillaris* Thunb.	茵陈蒿
495	*Artemisia japonica* Thunb.	牡蒿
496	*Artemisia lactiflora* Wall. ex DC.	白苞蒿
594	*Arundina graminifolia* (D. Don) Hochr.	竹叶兰
70	*Asarum caudigerum* Hance	尾花细辛

373	*Asclepias curassavica* L.	马利筋
560	*Asparagus cochinchinensis* (Lour.) Merr.	天门冬
561	*Asparagus officinalis* L.	石刁柏
562	*Asparagus setaceus* (Kunth) Jessop	文竹
563	*Aspidistra elatior* Bl.	蜘蛛抱蛋
25	*Asplenium prolongatum* Hook.	长叶铁角蕨
176	*Astragalus sinicus* L.	紫云英
497	*Atractylodes macrocephala* Koidz.	白术
2	*Auricularia auricula-judae* (Bull.) Quél.	木耳
211	*Averrhoa carambola* L.	阳桃
34	*Azolla imbricata* (Roxb.) Nakai	满江红

序号	**B** 拉丁学名	药名
448	*Baphicacanthus cusia* (Nees) Bremek.	板蓝
94	*Basella alba* L.	落葵
177	*Bauhinia championii* (Benth.) Benth.	龙须藤
298	*Begonia fimbristipula* Hance	紫背天葵
584	*Belamcanda chinensis* (L.) Redouté	射干
260	*Berchemia floribunda* (Wall.) Brongn.	多花勾儿茶
261	*Berchemia lineate* (L.) DC.	铁包金
498	*Bidens pilosa* L.	鬼针草
26	*Blechnum orientale* L.	乌毛蕨
595	*Bletilla striata* (Thunb. ex A. Murray) Rchb. f.	白及
439	*Boea hygrometrica* (Bunge) R. Br.	旋蒴苣苔
66	*Boehmeria nivea* (L.) Gaudich.	苎麻
215	*Boenninghausenia albiflora* (Hook.) Reichb. ex Meisn.	臭节草
13	*Botrychium ternatum* (Thunb.) Sw.	阴地蕨
57	*Broussonetia papyrifera* (L.) L' Hér. ex Vent.	构树
143	*Bryophyllum pinnatum* (L. f.) Oken	落地生根
358	*Buddleja asiatica* Lour.	白背枫
359	*Buddleja lindleyana* Fort.	醉鱼草
331	*Bupleurum chinense* DC.	北柴胡

序号	**C** 拉丁学名	药名
178	*Caesalpinia decapetala* (Roth) Alston	云实

499	*Calendula officinalis* L.	金盏花
389	*Callicarpa formosana* Rolfe	杜虹花
390	*Callicarpa kochiana* Makino	枇杷叶紫珠
291	*Camellia oleifera* Abel.	油茶
292	*Camellia sinensis* (L.) O. Ktze.	茶
481	*Campanumoea javanica* Bl.	金钱豹
435	*Campsis grandiflora* (Thunb.) Schum.	凌霄
307	*Camptotheca acuminata* Decne.	喜树
226	*Canarium album* (Lour.) Raeusch.	橄榄
592	*Canna indica* L.	美人蕉
137	*Capsella bursa-pastoris* (L.) Medic.	荠
420	*Capsicum annuum* L.	辣椒
179	*Caragana sinica* (Buc'hoz) Rehd.	锦鸡儿
138	*Cardamine hirsuta* L.	碎米荠
256	*Cardiospermum halicacabum* L.	倒地铃
500	*Carpesium abrotanoides* L.	天名精
501	*Carthamus tinctorius* L.	红花
391	*Caryopteris incana* (Thunb.) Miq.	兰香草
180	*Cassia occidentalis* L.	望江南
181	*Cassia tora* L.	决明
125	*Cassytha filiformis* L.	无根藤
52	*Castanea mollissima* Bl.	栗
436	*Catalpa ovata* G. Don	梓
365	*Catharanthus roseus* (L.) G. Don	长春花
267	*Cayratia japonica* (Thunb.) Gagnep.	乌蔹莓
253	*Celastrus gemmatus* Loes.	大芽南蛇藤
86	*Celosia argentea* L.	青葙
89	*Celosia cristata* L.	鸡冠花
53	*Celtis sinensis* Pers.	朴树
332	*Centella asiatica* (L.) Urban	积雪草
39	*Cephalotaxus fortunei* Hook. f.	三尖杉
182	*Cercis chinensis* Bge.	紫荆
80	*Chenopodium ambrosioides* L.	土荆芥
123	*Chimonanthus praecox* (L.) Link	蜡梅
45	*Chloranthus oldhami* Solms−Laub.	台湾金粟兰
46	*Chloranthus serratus* (Thunb.) Roem. et Schult.	及己

248	*Choerospondias axillaris* (Roxb.) Burtt et Hill.	南酸枣
183	*Christia obcordata* (Poir.) Bahn. f.	铺地蝙蝠草
18	*Cibotium barometz* (L.) J. Sm.	金毛狗
126	*Cinnamomum cassia* Presl	肉桂
503	*Cirsium japonicum* Fisch. ex DC.	蓟
502	*Cirsium setosum* (Willd.) MB.	刺儿菜
268	*Cissus repens* Lamk.	白粉藤
224	*Citrus maxima* (Burm.) Merr.	柚
102	*Clematis chinensis* Osbeck	威灵仙
403	*Clerodendranthus spicatus* (Thunb.) C. Y. Wu	肾茶
392	*Clerodendrum cyrtophyllum* Turcz.	大青
393	*Clerodendrum japonicum* (Thunb.) Sweet	赪桐
115	*Cocculus orbiculatus* (L.) DC.	木防己
482	*Codonopsis lanceolata* (Sieb. et Zucc.) Trautv.	羊乳
483	*Codonopsis pilosula* (Franch.) Nannf.	党参
530	*Coix lacryma-jobi* L.	薏苡
550	*Commelina bengalensis* L.	饭包草
551	*Commelina communis* L.	鸭跖草
272	*Corchoropsis tomentosa* (Thunb.) Makino	田麻
273	*Corchorus aestuans* L.	甜麻
1	*Cordyceps sobolifera* (Hill.) Berk. et Br.	蝉花
333	*Coriandrum sativum* L.	芫荽
134	*Corydalis incise* (Thunb.) Pers.	刻叶紫堇
517	*Crassocephalum crepidioides* (Benth.) S. Moore	野茼蒿
575	*Crinum asiaticum* L. var. *sinicum* (Roxb. ex Herb.) Baker	文殊兰
504	*Crossostephium chinensis* (L.) Makino	芙蓉菊
184	*Crotalaria pallida* Ait.	猪屎豆
185	*Crotalaria sessiliflora* L.	农吉利
235	*Croton tiglium* L.	巴豆
476	*Cucurbita moschata* (Duch. ex Lam.) Duch. ex Poiret	南瓜
55	*Cudrania cochinchinensis* (Lour.) Kudo et Masam.	构棘
576	*Curculigo orchioides* Gaertn.	仙茅
589	*Curcuma aromatica* Salisb.	郁金
590	*Curcuma longa* L.	姜黄
588	*Curcuma zedoaria* (Christm.) Rosc.	莪术
379	*Cuscuta chinensis* Lam.	菟丝子

35	*Cycas revoluta* Thunb.	苏铁
374	*Cynanchum auriculatum* Royle ex Wight	牛皮消
375	*Cynanchum stauntonii* (Decne.) Schltr. ex Lévl.	柳叶白前
387	*Cynoglossum lanceolatum* Forssk.	小花琉璃草
537	*Cyperus rotundus* L.	香附子

序号	**D** 拉丁学名	药名
452	*Damnacanthus indicus* Gaertn.	虎刺
421	*Datura metel* L.	洋金花
103	*Delphinium anthriscifolium* Hance	还亮草
505	*Dendranthema indicum* (L.) Des Moul.	野菊
596	*Dendrobium nobile* Lindl.	石斛
326	*Dendropanax dentiger* (Harms) Merr.	树参
186	*Desmodium caudatum* (Thunb.) DC.	小槐花
187	*Desmodium styracifolium* (Osbeck) Merr.	广东金钱草
95	*Dianthus superbus* L.	瞿麦
380	*Dichondra repens* Forst.	马蹄金
147	*Dichroa febrifuga* Lour.	常山
506	*Dichrocephala auriculata* (Thunb.) Druce	鱼眼草
445	*Dicliptera chinensis* (L.) Juss.	狗肝菜
17	*Dicranopteris dichotoma* (Thunb.) Berhn.	芒萁
580	*Dioscorea bulbifera* L.	黄独
581	*Dioscorea cirrhosa* Lour.	薯莨
582	*Dioscorea futschauensis* Uline ex R. Knuth	福州薯蓣
583	*Dioscorea opposita* Thunb.	薯蓣
564	*Disporum cantoniense* (Lour.) Merr.	万寿竹
257	*Dodonaea viscosa* (L.) Jacq.	车桑子
142	*Drosera peltata* Smith var. *multisepala* Y. Z. Ruan	茅膏菜
96	*Drymaria diandra* Bl.	荷莲豆草
27	*Drynaria roosii* Nakaike	槲蕨
155	*Duchesnea indica* (Andr.) Focke	蛇莓
394	*Duranta repens* L.	假连翘
110	*Dysosma pleiantha* (Hance) Woods.	六角莲

序号	**E** 拉丁学名	药名
366	*Ecdysanthera rosea* Hook. et Arn.	酸叶胶藤
507	*Eclipta prostrata* (L.) L.	鳢肠
301	*Edgeworthia chrysantha* Lindl.	结香
303	*Elaeagnus oldhamii* Maxim.	福建胡颓子
508	*Elephantopus scaber* L.	地胆草
531	*Eleusine indica* (L.) Gaertn.	牛筋草
323	*Eleutherococcus nodiflorus* (Dunn) S. Y. Hu	细柱五加
324	*Eleutherococcus trifoliatus* (L.) S. Y. Hu	白簕
509	*Emilia sonchifolia* (L.) DC.	一点红
135	*Eomecon chionantha* Hance	血水草
111	*Epimedium sagittatum* (Sieb. et Zucc.) Maxim.	三枝九叶草
404	*Epimeredi indica* (L.) Rothm.	广防风
11	*Equisetum ramosissimum* Desf. subsp. *debile* (Roxb. ex Vauch.) Hauke	笔管草
171	*Eriobotrya japonica* (Thunb.) Lindl.	枇杷
549	*Eriocaulon buergerianum* Koern.	谷精草
370	*Ervatamia divaricata* (L.) Burk.	狗牙花
310	*Eucalyptus citriodora* Hook. f.	柠檬桉
153	*Eucommia ulmoides* Oliv.	杜仲
510	*Eupatorium chinense* L.	多须公
511	*Eupatorium fortunei* Turcz.	佩兰
236	*Euphorbia helioscopia* L.	泽漆
237	*Euphorbia hirta* L.	飞扬草
100	*Euryale ferox* Salisb.	芡实
255	*Euscaphis japonica* (Thunb.) Dippel	野鸦椿
216	*Evodia lepta* (Spreng.) Merr.	三桠苦
217	*Evodia rutaecarpa* (Juss.) Benth.	吴茱萸
381	*Evolvulus alsinoides* (L.) L.	土丁桂

序号	**F** 拉丁学名	药名
72	*Fagopyrum dibotrys* (D. Don) Hara	金荞麦
76	*Fallopia multiflora* (Thunb.) Harald.	何首乌
512	*Farfugium japonicum* (L. f.) Kitam.	大吴风草

56	*Ficus carica* L.	无花果
58	*Ficus erecta* Thunb.	天仙果
59	*Ficus hirta* Vahl	粗叶榕
60	*Ficus pandurata* Hance	琴叶榕
61	*Ficus pumila* L.	薜荔
62	*Ficus sarmentosa* Buch.–Ham. ex J. E. Sm. var. *henryi* (King ex Oliv.) Corner	珍珠莲
63	*Ficus variolosa* Lindl. ex Benth.	变叶榕
286	*Firmiana platanifolia* (L. f.) Marsili	梧桐
124	*Fissistigma oldhamii* (Hemsl.) Merr.	瓜馥木
334	*Foeniculum vulgare* Mill.	茴香

序号	**G** 拉丁学名	药名
453	*Galium aparine* L. var. *tenerum* (Gren. et Godr.) Rchb.	猪殃殃
454	*Galium bungei* Steud.	四叶葎
4	*Ganoderma lucidum* (Curtis) P. Karst.	灵芝
455	*Gardenia jasminoides* Ellis	栀子
360	*Gelsemium elegans* (Gardn. et Champ.) Benth.	钩吻
361	*Gentiana davidii* Franch.	五岭龙胆
362	*Gentiana loureirii* (G. Don) Griseb.	华南龙胆
363	*Gentiana scabra* Bge.	龙胆
36	*Ginkgo biloba* L.	银杏
405	*Glechoma longituba* (Nakai) Kupr.	活血丹
188	*Gleditsia sinensis* Lam.	皂荚
238	*Glochidion puberum* (L.) Hutch.	算盘子
513	*Glossogyne tenuifolia* Cass.	鹿角草
514	*Gnaphalium affine* D. Don	鼠麴草
515	*Gnaphalium japonicum* Thunb.	细叶鼠麴草
41	*Gnetum parvifolium* (Warb.) C. Y. Cheng ex Chun	小叶买麻藤
87	*Gomphrena globosa* L.	千日红
322	*Gonocarpus micranthus* Thunb.	小二仙草
67	*Gonostegia hirta* (Bl.) Miq.	糯米团
597	*Goodyera schlechtendaliana* Rchb. f.	斑叶兰
279	*Gossypium hirsutum* L.	陆地棉
274	*Grewia biloba* G. Don	扁担杆

| 376 | *Gymnema sylvestre* (Retz.) Schult. | 匙羹藤 |
| 516 | *Gynura bicolor* (Roxb. ex Willd.) DC. | 红凤菜 |

序号	H 拉丁学名	药名
327	*Hedera nepalensis* K. Koch var. *sinensis* (Tobl.) Rehd.	常春藤
459	*Hedyotis caudatifolia* Merr. et Metcalf	剑叶耳草
456	*Hedyotis chrysotricha* (Palib.) Merr.	金毛耳草
457	*Hedyotis diffusa* Willd.	白花蛇舌草
458	*Hedyotis hedyotidea* (DC.) Merr.	牛白藤
287	*Helicteres angustifolia* L.	山芝麻
386	*Heliotropium indicum* L.	大尾摇
565	*Hemerocallis fulva* (L.) L.	萱草
440	*Hemiboea henryi* Clarke	半蒴苣苔
278	*Hibiscus mutabilis* L.	木芙蓉
280	*Hibiscus rosa-sinensis* L.	朱槿
281	*Hibiscus sabdariffa* L.	玫瑰茄
282	*Hibiscus syriacus* L.	木槿
42	*Houttuynia cordata* Thunb.	蕺菜
262	*Hovenia acerba* Lindl.	枳椇
377	*Hoya carnosa* (L. f.) R. Br.	球兰
20	*Humata tyermanni* Moore	圆盖阴石蕨
64	*Humulus scandens* (Lour.) Merr.	葎草
7	*Huperzia serrata* (Thunb. ex Murray) Trev.	蛇足石杉
148	*Hydrangea macrophylla* (Thunb.) Ser.	绣球
335	*Hydrocotyle nepalensis* Hook.	红马蹄草
294	*Hypericum japonicum* Thunb. ex Murray	地耳草
293	*Hypericum monogynum* L.	金丝桃
295	*Hypericum sampsonii* Hance	元宝草

序号	拉丁学名	药名
250	*Ilex asprella* (Hook. et Arn.) Champ. ex Benth.	秤星树
251	*Ilex cornuta* Lindl. et Paxt.	枸骨
252	*Ilex pubescens* Hook. et Arn.	毛冬青
259	*Impatiens balsamina* L.	凤仙花
532	*Imperata cylindrica* (L.) Beauv.	白茅

518	*Inula cappa* (Buch.-Ham.) DC.	羊耳菊
384	*Ipomoea aquatica* Forsk.	蕹菜
382	*Ipomoea cairica* (L.) Sweet	五爪金龙
383	*Ipomoea pes-caprae* (L.) Sweet	厚藤
88	*Iresine herbstii* Hook. f.	血苋
460	*Ixora chinensis* Lam.	龙船花

序号	J 拉丁学名	药名
356	*Jasminum sambac* (L.) Ait.	茉莉花
555	*Juncus effusus* L.	灯心草

序号	K 拉丁学名	药名
118	*Kadsura longipedunculata* Finet et Gagnep.	南五味子
519	*Kalimeris indica* (L.) Sch.-Bip.	马兰
81	*Kochia scoparia* (L.) Schrad.	地肤
189	*Kummerowia striata* (Thunb.) Schindl.	鸡眼草
538	*Kyllinga brevifolia* Rottb.	短叶水蜈蚣

序号	L 拉丁学名	药名
210	*Lablab purpureus* (L.) Sweet	扁豆
305	*Lagerstroemia indica* L.	紫薇
520	*Laggera alata* (D. Don) Sch.-Bip. ex Oliv.	六棱菊
406	*Lamium barbatum* Sieb. et Zucc.	野芝麻
395	*Lantana camara* L.	马缨丹
407	*Leonurus artemisia* (Laur.) S. Y. Hu	益母草
139	*Lepidium virginicum* L.	北美独行菜
28	*Lepidogrammitis drymoglossoides* (Baker) Ching	抱石莲
29	*Lepisorus thunbergianus* (Kaulf.) Ching	瓦韦
190	*Lespedeza cuneata* G. Don	截叶铁扫帚
191	*Lespedeza formosa* (Vog.) Koehne	美丽胡枝子
408	*Leucas mollissima* Wall.	白绒草
337	*Ligusticum sinense* Oliv.	藁本
336	*Ligusticum chuanxiong* Hort.	川芎
357	*Ligustrum lucidum* Ait.	女贞
566	*Lilium brownii* var. *viridulum* Baker	百合

352	*Limonium sinense* (Girard) Kuntze	补血草
127	*Lindera aggregata* (Sims) Kosterm	乌药
128	*Lindera glauca* (Sieb. et Zucc.) Bl.	山胡椒
152	*Liquidambar formosana* Hance	枫香树
129	*Litsea cubeba* (Lour.) Pers.	山鸡椒
130	*Litsea rotundifolia* Hemsl. var. *oblongifolia* (Nees) Allen	豺皮樟
539	*Livistona chinensis* (Jacq.) R. Br.	蒲葵
484	*Lobelia chinensis* Lour.	半边莲
485	*Lobelia melliana* E. Wimm.	线萼山梗菜
473	*Lonicera japonica* Thunb.	忍冬
533	*Lophatherum gracile* Brongn.	淡竹叶
151	*Loropetalum chinense* (R. Br.) Oliv.	檵木
319	*Ludwigia adscendens* (L.) Hara	水龙
320	*Ludwigia octovalvis* (Jacq.) Raven	毛草龙
321	*Ludwigia prostrata* Roxb.	丁香蓼
422	*Lycium chinense* Mill.	枸杞
6	*Lycopodiastrum casuarinoides* (Spring) Holub ex Dixit	藤石松
409	*Lycopus lucidus* Turcz. ex Benth.	地笋
577	*Lycoris radiata* (L' Hér.) Herb.	石蒜
16	*Lygodium japonicum* (Thunb.) Sw.	海金沙
349	*Lysimachia alfredii* Hance	广西过路黄
350	*Lysimachia christinae* Hance	过路黄
351	*Lysimachia fortunei* Maxim.	星宿菜
441	*Lysionotus pauciflorus* Maxim.	吊石苣苔

| 序号 | **M** 拉丁学名 | 药名 |

131	*Machilus pauhoi* Kanehira	刨花润楠
132	*Machilus velutina* Champ. ex Benth.	绒毛润楠
136	*Macleaya cordata* (Willd.) R. Br.	博落回
348	*Maesa japonica* (Thunb.) Moritzi	杜茎山
119	*Magnolia liliflora* Desr.	紫玉兰
120	*Magnolia officinalis* Rehd. et Wils. subsp. *biloba* (Rehd. et Wils.) Law	凹叶厚朴
112	*Mahonia bealei* (Fort.) Carr.	阔叶十大功劳
113	*Mahonia fortunei* (Lindl.) Fedde	十大功劳
239	*Mallotus apelta* (Lour.) Muell. -Arg.	白背叶

| 序号 | **N** 拉丁学名 | 药名 |

序号	**O** 拉丁学名	药名
411	*Ocimum basilicum* L.	罗勒
19	*Odontosoria chinensis* J. Sm.	乌蕨
23	*Onychium japonicum* (Thunb.) Kze.	野雉尾金粉蕨
12	*Ophioglossum vulgatum* L.	瓶尔小草
567	*Ophiopogon japonicus* (L. f.) Ker-Gawl.	麦冬
465	*Ophiorrhiza pumila* Champ. ex Benth.	短小蛇根草
299	*Opuntia stricta* (Haw.) Haw. var. *dillenii* (Ker-Gawl.) Benson	仙人掌
442	*Oreocharis maximowiczii* Clarke	大花石上莲
412	*Origanum vulgare* L.	牛至
197	*Ormosia henryi* Prain	花榈木
316	*Osbeckia chinensis* L.	金锦香
317	*Osbeckia opipara* C. Y. Wu et C. Chen	朝天罐
15	*Osmunda japonica* Thunb.	紫萁
212	*Oxalis corniculata* L.	酢浆草
213	*Oxalis corymbosa* DC.	红花酢浆草

序号	**P** 拉丁学名	药名
198	*Pachyrhizus erosus* (L.) Urb.	沙葛
466	*Paederia scandens* (Lour.) Merr.	鸡矢藤
104	*Paeonia lactiflora* Pall.	芍药
105	*Paeonia suffruticosa* Andr.	牡丹
5	*Palhinhaea cernua* (L.) Vasc. et Franco	垂穗石松
263	*Paliurus ramosissimus* (Lour.) Poir.	马甲子
568	*Paris polyphylla* var. *chinensis* (Franch.) Hara	华重楼
475	*Patrinia villosa* (Thunb.) Juss.	白花败酱
429	*Paulownia fortunei* (Seem.) Hemsl.	白花泡桐
242	*Pedilanthus tithymaloides* (L.) Poit.	红雀珊瑚
413	*Perilla frutescens* (L.) Britt.	紫苏
446	*Peristrophe japonica* (Thunb.) Bremek.	九头狮子草
385	*Pharbitis nil* (L.) Choisy	裂叶牵牛
554	*Philydrum lanuginosum* Gaertn.	田葱
598	*Pholidota cantonensis* Rolfe	细叶石仙桃
599	*Pholidota chinensis* Lindl.	石仙桃

449	*Phryma leptostachya* L. subsp. *asiatica* (Hara) Kitamura	透骨草
400	*Phyla nodiflora* (L.) Greene	过江藤
243	*Phyllanthus emblica* L.	余甘子
244	*Phyllanthus urinaria* L.	叶下珠
199	*Phyllodium pulchellum* (L.) Desv.	排钱草
91	*Phytolacca acinosa* Roxb.	商陆
68	*Pilea peploides* (Gaudich.) Hook. et Arn.	矮冷水花
545	*Pinellia cordata* N. E. Brown	滴水珠
546	*Pinellia ternata* (Thunb.) Breit.	半夏
37	*Pinus massoniana* Lamb.	马尾松
44	*Piper kadsura* (Choisy) Ohwi	风藤
547	*Pistia stratiotes* L.	大薸
200	*Pithecellobium clypearia* (Jack) Benth.	猴耳环
201	*Pithecellobium lucidum* Benth.	亮叶猴耳环
450	*Plantago asiatica* L.	车前
50	*Platycarya strobilacea* Sieb. et Zucc.	化香树
38	*Platycladus orientalis* (L.) Franco	侧柏
486	*Platycodon grandiflorus* (Jacq.) A. DC.	桔梗
353	*Plumbago zeylanica* L.	白花丹
368	*Plumeria rubra* L.	鸡蛋花
534	*Pogonatherum crinitum* (Thunb.) Kunth	金丝草
230	*Polygala fallax* Hemsl.	黄花倒水莲
229	*Polygala glomerata* Lour.	华南远志
231	*Polygala japonica* Houtt.	瓜子金
569	*Polygonatum cyrtonema* Hua	多花黄精
75	*Polygonum aviculare* L.	萹蓄
73	*Polygonum chinense* L.	火炭母
77	*Polygonum orientale* L.	红蓼
78	*Polygonum perfoliatum* L.	杠板归
92	*Portulaca oleracea* L.	马齿苋
527	*Potamogeton natans* L.	浮叶眼子菜
156	*Potentilla discolor* Bge.	翻白草
157	*Potentilla kleiniana* Wight et Arn.	蛇含委陵菜
487	*Pratia nummularia* (Lam.) A. Br. et Aschers	铜锤玉带草
396	*Premna microphylla* Turcz.	豆腐柴
414	*Prunella vulgaris* L.	夏枯草

311	*Psidium guajava* L.	番石榴
467	*Psychotria rubra* (Lour.) Poir	九节
468	*Psychotria serpens* L.	蔓九节
22	*Pteris multifida* Poir.	井栏边草
51	*Pterocarya stenoptera* C. DC.	枫杨
202	*Pueraria lobata* (Wild.) Ohwi	野葛
306	*Punica granatum* L.	石榴
158	*Pyracantha fortuneana* (Maxim.) Li	火棘
339	*Pyrola decorata* H. Andr.	普通鹿蹄草
31	*Pyrrosia lingua* (Thunb.) Farwell	石韦
159	*Pyrus calleryana* Dcne.	豆梨

序号	**Q** 拉丁学名	药名
309	*Quisqualis indica* L.	使君子

序号	**R** 拉丁学名	药名
415	*Rabdosia amethystoides* (Benth.) Hara	香茶菜
106	*Ranunculus sceleratus* L.	石龙芮
141	*Raphanus sativus* L.	萝卜
367	*Rauvolfia verticillata* (Lour.) Baill.	萝芙木
74	*Reynoutria japonica* Houtt.	虎杖
160	*Rhaphiolepis indica* (L.) Lindl. ex Ker	石斑木
340	*Rhododendron molle* (Bl.) G. Don	羊踯躅
341	*Rhododendron simsii* Planch.	杜鹃
312	*Rhodomyrtus tomentosa* (Ait.) Hassk.	桃金娘
249	*Rhus chinensis* Mill.	盐肤木
203	*Rhynchosia volubilis* Lour.	鹿藿
245	*Ricinus communis* L.	蓖麻
570	*Rohdea japonica* (Thunb.) Roth	万年青
140	*Rorippa indica* (L.) Hiern.	蔊菜
161	*Rosa bracteata* Wendl.	硕苞蔷薇
162	*Rosa cymosa* Tratt.	小果蔷薇
163	*Rosa laevigata* Michx.	金樱子
447	*Rostellularia procumbens* (L.) Nees	爵床
304	*Rotala rotundifolia* (Buch.–Ham. ex Roxb.) Koehne	圆叶节节菜

469	*Rubia cordifolia* L.	茜草
164	*Rubus alceaefolius* Poir.	粗叶悬钩子
166	*Rubus chingii* Hu	掌叶覆盆子
167	*Rubus corchorifolius* L. f.	山莓
168	*Rubus hirsutus* Thunb.	蓬蘽
169	*Rubus lambertianus* Ser.	高粱泡
165	*Rubus parvifolius* L.	茅莓
79	*Rumex japonicus* Houtt.	羊蹄
219	*Ruta graveolens* L.	芸香

序号 S 拉丁学名　　　　　　　　　　　　　　药名

264	*Sageretia thea* (Osbeck) Johnst.	雀梅藤
97	*Sagina japonica* (Sw.) Ohwi	漆姑草
529	*Sagittaria trifolia* L.	野慈姑
48	*Salix babylonica* L.	垂柳
416	*Salvia bowleyana* Dunn	南丹参
33	*Salvinia natans* (L.) All.	槐叶蘋
474	*Sambucus chinensis* Lindl.	接骨草
170	*Sanguisorba officinalis* L.	地榆
258	*Sapindus mukorossi* Gaertn.	无患子
246	*Sapium discolor* (champ. ex Benth.) Muell. Arg.	山乌桕
247	*Sapium sebiferum* (L.) Roxb.	乌桕
47	*Sarcandra glabra* (Thunb.) Nakai	草珊瑚
318	*Sarcopyramis nepalensis* Wall.	楮头红
109	*Sargentodoxa cuneata* (Oliv.) Rehd. et Wils.	大血藤
133	*Sassafras tzumu* (Hemsl.) Hemsl.	檫木
43	*Saururus chinensis* (Lour.) Baill.	三白草
149	*Saxifraga stolonifera* Curt.	虎耳草
328	*Schefflera delavayi* (Franch.) Harms	穗序鹅掌柴
329	*Schefflera octophylla* (Lour.) Harms	鹅掌柴
430	*Scoparia dulcis* L.	野甘草
431	*Scrophularia ningpoensis* Hemsl.	玄参
417	*Scutellaria barbata* D. Don	半枝莲
418	*Scutellaria indica* L.	韩信草
144	*Sedum lineare* Thunb.	佛甲草

145	*Sedum sarmentosum* Bunge	垂盆草
146	*Sedum aizoon* L.	费菜
9	*Selaginella doederleinii* Hieron.	深绿卷柏
10	*Selaginella involvens* (Sw.) Spring	兖州卷柏
8	*Selaginella tamariscina* (P. Beauv.) Spring	卷柏
107	*Semiaquilegia adoxoides* (DC.) Makino	天葵
521	*Senecio scandens* Buch.-Ham. ex D. Don	千里光
470	*Serissa serissoides* (DC.) Druce	白马骨
204	*Sesbania cannabina* (Retz.) Poir.	田菁
535	*Setaria viridis* (L.) Beauv.	狗尾草
432	*Siphonostegia chinensis* Benth.	阴行草
571	*Smilax china* L.	菝葜
572	*Smilax glabra* Roxb.	土茯苓
573	*Smilax riparia* A. DC.	牛尾菜
423	*Solanum lyratum* Thunb.	白英
424	*Solanum photeinocarpum* Nakamura et. S. Odashima	少花龙葵
425	*Solanum torvum* Swartz	水茄
478	*Solena amplexicaulis* (Lam.) Gandhi	茅瓜
205	*Sophora flavescens* Ait.	苦参
82	*Spinacia oleracea* L.	菠菜
600	*Spiranthes sinensis* (Pers.) Ames	绶草
397	*Stachytarpheta jamaicensis* (L.) Vahl	假马鞭
99	*Stellaria media* (L.) Cyr.	繁缕
98	*Stellaria uliginosa* Murr.	雀舌草
556	*Stemona tuberosa* Lour.	大百部
116	*Stephania cepharantha* Hayata	金线吊乌龟
117	*Stephania longa* Lour.	粪箕笃
369	*Strophanthus divaricatus* (Lour.) Hook. et Arn.	羊角拗
355	*Symplocos paniculata* (Thunb.) Miq.	白檀
354	*Symplocos sumuntia* Buch.-Ham. ex D. Don	山矾
522	*Syneilesis aconitifolia* (Bge.) Maxim.	兔儿伞
313	*Syzygium grijsii* (Hance) Merr. et Perry	轮叶蒲桃

| 序号 | **T** 拉丁学名 | 药名 |

| 206 | *Tadehagi triquetrum* (L.) Ohashi | 葫芦茶 |

93	*Talinum paniculatum* (Jacq.) Gaertn.	土人参
296	*Tamarix chinensis* Lour.	柽柳
471	*Tarenna mollissima* (Hook. et Arn.) Rob.	白花苦灯笼
437	*Tecomaria capensis* (Thunb.) Spach	硬骨凌霄
330	*Tetrapanax papyrifer* (Hook.) K. Koch	通脱木
269	*Tetrastigma hemsleyanum* Diels et Gilg	三叶崖爬藤
270	*Tetrastigma planicaule* (Hook.) Gagnep.	扁担藤
419	*Teucrium viscidum* Bl.	血见愁
371	*Thevetia peruviana* (Pers.) K. Schum.	黄花夹竹桃
150	*Tiarella polyphylla* D. Don	黄水枝
443	*Titanotrichum oldhamii* (Hemsl.) Soler.	台闽苣苔
220	*Toddalia asiatica* (L.) Lam.	飞龙掌血
227	*Toona sinensis* (A. Juss.) Roem.	香椿
40	*Torreya grandis* Fort. ex Lindl.	榧树
372	*Trachelospermum jasminoides* (Lindl.) Lem.	络石
540	*Trachycarpus fortunei* (Hook.) H. Wendl.	棕榈
552	*Tradescantia zebrina* Heynh.	吊竹梅
3	*Tremella fuciformis* Berk.	银耳
214	*Tribulus terrestris* L.	蒺藜
479	*Trichosanthes kirilowii* Maxim.	栝楼
388	*Trigonotis peduncularis* (Trev.) Benth. ex Baker et Moore	附地菜
254	*Tripterygium wilfordii* Hook. f.	雷公藤
275	*Triumfetta rhomboidea* Jack.	刺蒴麻
378	*Tylophora floribunda* Miq.	七层楼
526	*Typha angustifolia* L.	水烛
548	*Typhonium divaricatum* (L.) Decne.	犁头尖

序号	U 拉丁学名	药名
54	*Ulmus parvifolia* Jacq.	榔榆
472	*Uncaria rhynchophylla* (Miq.) Miq. ex Havil.	钩藤
208	*Uraria crinite* (L.) Desv. ex DC.	猫尾草
284	*Urena lobata* L.	地桃花
285	*Urena procumbens* L.	梵天花

序号	**V** 拉丁学名	药名
574	*Veratrum schindleri* Loes. f.	牯岭藜芦
398	*Verbena officinalis* L.	马鞭草
433	*Veronica peregrina* L.	蚊母草
434	*Veronicastrum axillare* (Sieb. et Zucc.) Yamazaki	爬岩红
207	*Vigna vexillata* (L.) Rich.	野豇豆
297	*Viola diffusa* Ging.	七星莲
399	*Vitex trifolia* L. var. *simplicifolia* Cham.	单叶蔓荆
271	*Vitis bryoniifolia* Bge.	蘡薁

序号	**W** 拉丁学名	药名
488	*Wahlenbergia marginata* (Thunb.) A. DC.	蓝花参
288	*Waltheria indica* L.	蛇婆子
523	*Wedelia chinensis* (Osbeck.) Merr.	蟛蜞菊
302	*Wikstroemia indica* (L.) C. A. Mey.	了哥王

序号	**X** 拉丁学名	药名
524	*Xanthium sibiricum* Patrin ex Widder	苍耳

序号	**Y** 拉丁学名	药名
525	*Youngia japonica* (L.) DC.	黄鹌菜

序号	**Z** 拉丁学名	药名
221	*Zanthoxylum armatum* DC.	竹叶花椒
222	*Zanthoxylum avicennae* (Lam.) DC.	簕欓花椒
223	*Zanthoxylum nitidum* (Roxb.) DC.	两面针
536	*Zea mays* L.	玉蜀黍
578	*Zephyranthes candida* (Lindl.) Herb.	葱莲
579	*Zephyranthes grandiflora* Lindl.	韭莲
591	*Zingiber officinale* Rosc.	姜
209	*Zornia gibbosa* Spanog.	丁癸草

中草药正名、别名笔画索引

（中草药名前的数字为内文中草药名称学的序号，而非页码）

393

405